"博学而笃志，切问而近思。"

（《论语》）

博晓古今，可立一家之说；
学贯中西，或成经国之才。

旦博学・复旦博学・复旦博学・复旦博学・复旦博学・复旦博学・复旦博学

主编简介

郑松柏 男，1963年生。先后毕业于武汉大学医学院、复旦大学公共卫生学院，获硕士学位。现为复旦大学附属华东医院副院长、老年病科及消化科主任医师、教授，复旦大学上海医学院老年医学系负责人，老年医学硕士生导师。担任中华医学会老年医学分会青年委员、老年消化病学组委员，上海市老年医学会委员兼秘书，中国老年学学会骨质疏松委员会委员，上海市老年学学会骨质疏松委员会副主任委员，《中国新药与临床杂志》、《中华老年多器官疾病杂志》等多本杂志编委或审稿人。长期从事老年病和消化病的基础和临床研究，主持厅局级以上科研课题多项，发表学术论文50多篇。曾获国家教育部科技进步三等奖、上海市高尚医德奖等荣誉。主编专著4部，参编多部。

朱汉民 男，1938年生。1961年毕业于上海第二医学院（现上海交通大学医学院）。现为复旦大学附属华东医院骨质疏松防治研究中心主任、教授，老年医学硕士生导师。先后承担国家"九五"攻关，卫生部、上海市科研课题十余项，获得上海市科技进步二、三等奖及中国老年学会十年优秀成果奖多项。先后担任WHO社区老年保健合作中心主任、卫生部老年医学专家组成员、中华医学会骨质疏松和骨矿疾病学会副主任委员、上海市医学会和上海市老年学学会骨质疏松委员会主任委员，以及《中国骨质疏松杂志》、《老年医学与保健杂志》、《中华医学杂志》、《中华医学检验杂志》等杂志的副主编、编委。长期从事老年医学及骨质疏松防治研究，发表学术论文100余篇，主编、参编书籍20余部。

博学·临床医学系列

老年医学概论

主编　郑松柏　朱汉民

顾　问	王赞舜　王传馥	瞿介明	顾同进	
	马永兴　胡允平	杨蕊敏	尤传一	
主　审	俞卓伟　郑志学			
编写者	（按姓氏笔画排序）			
	马永兴　尤传一	叶志斌	朱汉民	朱惠莉
	孙建琴　肖世富	吴菊芳	何芳德	沈念慈
	张　玉　林伟龙	竺　越	郑志学	郑松柏
	郑洁皎　胡允平	项丹妮	耿晓芳	郭新贵
	高　燕　章如新	解耀邦	魏文石	
主编助理	张　伟			

LINCHUANG

YIXUE

XILIE

复旦大学出版社

内容提要

　　《老年医学概论》共分23章，内容包括人口老龄化概况及挑战，老年医学概述，衰老，老年流行病学，老年人营养，老年药理学，老年人患病特点，老年人感染及抗菌药物的合理应用，老年心血管系统疾病，老年呼吸系统疾病，老年消化系统疾病，老年内分泌代谢疾病，老年泌尿系统疾病，老年血液系统疾病，老年中枢神经系统疾病，老年精神障碍性疾病，老年骨关节系统疾病，老年妇科疾病，老年眼科疾病，老年耳科疾病，老年皮肤疾病，老年口腔疾病，老年病康复治疗等。可供医学生、医学研究生使用，也可供老年病工作者及社区卫生工作者参阅。

Preface

There is a growing concern about the changing demographics in the United States of America — the aging of our society. What will this mean? Are our health care providers experienced, well - educated, and knowledgeable about aging? Are our health care institutions prepared? Can our economy support a growing number of retirees with a proportionately smaller workforce?

In the United States in 2008, the Institute of Medicine of the National Academies released a report called "Retooling for an Aging America: Building the Health Care Workforce". The report called for us to prepare using a three - fold approach: (1) enhance the geriatric competence of the entire workforce; (2) increase the recruitment and retention of geriatric specialists and caregivers; and (3) improve the way that care is delivered. These are strong calls to action. A textbook such as this one is an important step in providing the health care workforce with the knowledge that it needs.

The changes that have resulted in United States "aging boom" or "aging crisis" are multiple. Each factor itself is not a bad thing, but combined, they make us wonder how we will as a nation age successfully. Among these factors is an increased life expectancy for both men and women. Another factor is that there is our reduced birth rate. Also, our workforce today as opposed to 50 years ago is now quite mobile. Not only does this mean that not all workers will be employed for life by the same company, but also that adult children may be working and living far from their childhood homes. Today there are greater opportunities for women to enjoy success in more and diverse career paths outside of the home. As well, there is a growth in the expectation for what the government will do (as opposed to what the community or family will do).

When examining these factors, I have come to appreciate that these factors in China are magnified. China will experience the aging of their society in a profound way.

I understand that by 2050, China will have an estimated 400 million people aged 60 and older, and 100 million older than 80. Along with a recent tradition of enforced family planning, this has resulted in a dramatic change in the make-up of the population. Not only at the level of the household are there frequently two aging parents for one adult child, as a society, the ratio of workers to retirees in China will decrease from 20 to 1 in the early 1980s to 2.5 to 1 by 2020. These younger workers were previously the economic engine that helped support the older population. With an increased standard of living and an expansion of the safety net (only 19% of the population was eligible for benefits in 2000; 90% is now eligible). The ancient tradition of *xiao shun*, or filial piety, has meant that children will care for their parents in older age of duty and respect, becomes more difficult when there are not siblings to help and the distance between parents and children may be geographically great.

Many of the founders of geriatric medicine in the United States were trained overseas, mainly in the United Kingdom. When they were studying there were few opportunities for training in the U. S. As the academic geriatric medicine has matured, we hope in the U. S. to share much of what we have learned with the rest of the world. As we interact, we in the U. S. will discover that we have as much to learn, in partnership, as we have to teach. We will find ourselves learning from our students. Some of our ideas from geriatric care in the U. S. will offer much to the world. In other cases, we will need to design new models of care. Today in the U. S. there are 2.3 million older adults living in nursing homes or assisted living facilities. Worldwide, it seems impossible to imagine that this model of care could be sustained. Most older adults in the U. S. would prefer not to go to a facility to age in their homes and in their communities.

I congratulate you on your accomplishment in completing this new textbook. I hope that it becomes a useful tool in helping you honor and serve your nation's elderly population.

Ted Johnson

Ted Johnson, M. D. , M. P. H.
Atlanta Site Director, Birmingham/Atlanta VA GRECC
Interim Director, Woodruff Health Sciences Center for Health in Aging
Director, Division of Geriatric Medicine and Gerontology
Associate Professor of Medicine, Emory School of Medicine
August 8, 2010

序（译文）

　　美国人口统计数据的变化使得人们日益关心美国社会的老龄化问题。这将意味着什么？我们的卫生工作者在老龄化问题上受过良好的教育、拥有足够的知识和经验吗？我们的卫生保健机构准备好了吗？我们的经济能够承受退休人员日益增多而劳动人口日益减少的压力吗？

　　2008年，美国国家科学院医学研究所发表了一份报告，题为《为适应老龄化的美国而重新装备：建设卫生保健大军》。报告要求我们从3个方面进行准备：①提高全体卫生保健工作者对老年病的反应能力；②招聘新成员、挽留原有的老年病专家和医护人员；③改进医疗保健模式。这些都强烈要求我们卫生工作者采取行动。编写一本这样的教科书就是向卫生保健人员提供他们所需老年医学知识的一个重要步骤。

　　导致美国的"老龄化潮"或"老龄化危机"的因素是多方面的。每个因素自身都不是坏事，可是这些因素结合起来，使得我们要思考如何使一个国家"成功地老龄化"。一个因素是男、女预期寿命增加，另一个因素是出生率下降。同时，与50年前相比，现在劳动人口的流动性增大。这不但意味着并非所有的劳动者都会终生受雇于同一家公司，而且意味着成年子女会在远离他们儿童时代的家的地方生活和工作。今天妇女有更多机会在家庭之外享受各种职业生涯的成功。而且人们期待政府做得更多（相对于社区和家庭）。

　　当检视这些因素时，我已经意识到这些因素在中国将成倍放大。中国将以一种更深刻的方式经历社会的老龄化。

　　我知道，预计到2050年中国将有4亿人超过60岁，1亿人超过80岁。由于计划生育政策，使得人口构成急剧改变。在家庭层面上，通常是两个老年父母和一个成年子女；而在社会层面上，劳动人口与退休人员的比例将从20世纪80年代早期的20∶1变为2020年的2.5∶1。这些年轻的劳动力从前是帮助支撑老年人口的经济动力。与此同时，生活水平提高了、社会保障网的扩大了（2000年只有19%的人口有资格受益，而现在是90%）。传统的"孝顺"意味着子女有责任尊敬和照顾老年父母，但现在由于没有兄弟姐妹帮忙和父母与子女地理距离可能很远而变得困难。

在美国,许多老年医学学科的创立者都在海外受过训练,主要是在英国,因为当时在美国很少有机会受训。随着美国老年医学的发展成熟,我们也希望与世界其他地方分享我们所知的东西。一旦开始互动,教学相长,将会发现有许多东西需要相互学习。美国的一些老年医学和保健学理念将给世界其他地方提供许多借鉴和参考。此外,我们也需要不断更新保健模式。今天在美国有230万老人住在护理院或辅助生活机构里。在世界范围,这种模式是难以持续的。即使在美国,绝大多数老年人也更喜欢待在家里或社区里而不愿去养老机构。

祝贺你们成功地完成这本新的教科书。我希望它成为一个提高老年医疗保健服务的有用工具。

Ted Johnson, M. D., M. P. H.

亚特兰大地区,伯明翰/亚特兰大退伍军人医院,老年学教育和临床研究中心主任
Woodruff 老年健康与健康科学中心代理主任
Emory 大学医学院副教授,老年医学和老年学系

2010 年 8 月 8 日

Preface

前　　言

　　银发浪潮席卷全球，人口老龄化是社会发展的必然结果。据统计，2000 年全球总人口约 60 亿，老年人口 6 亿，占 10%，总体已进入老龄化社会。2006 年全球人口为 65.55 亿人，≥65 岁人口为 4.836 7 亿，占 7.38%。我国已于 1999 年进入老龄化社会，当年人口总数为 12.658 3 亿人，60 岁以上老年人口占 10.8%；到 2009 年底，全国总人口 13.347 4 亿，60 岁以上老年人口占 12.5%，65 岁以上老年人口占 8.5%。我国人口老龄化有数量大（约占全球老年人口的 1/5）、增长快、高龄化等特点，对我国经济社会的全面协调可持续发展带来了严峻挑战，也对我国养老保障、医疗保障、养老服务以及老年卫生服务提出了严峻挑战。人口老龄化给医疗卫生服务带来的最显著变化是社区卫生服务对象的老龄化和医院门急诊、住院患者的老龄化，这必然对老年卫生服务队伍的需求，对老年医疗卫生服务的能力和水平提出了新的更高的要求。因此，对即将踏上医疗卫生岗位的医学生，掌握一定的老年医学知识很有必要。在欧美国家，老年医学已列为医学生重要的必修课，但我国老年医学起步较晚，仅少数医学院校开设了老年医学选修课。考虑到医学生课业负担较重、学时有限，我们编写了这本《老年医学概论》，供医学生、医学研究生使用，也可供老年病工作者及社区卫生工作者参阅，内容包括老年医学基本知识和各系统、各科常见老年病，编写时力求简明扼要和实用，体现老年医学特点，试图让读者用较少的时间掌握老年医学概况及常见老年病的特点。

　　本书的编写得到复旦大学上海医学院和复旦大学附属华东医院领导的大力支持，得到诸多老年医学界前辈的悉心指导，美国 Emory 大学医学院老年医学系主任 Ted Johnson 教授专门作序予以鼓励，在此一并表示诚挚的谢意。我们深知，由于水平有限、编写教材的经验较少，不足及错漏之处在所难免，祈望前辈、同行及广大读者不吝指正。

郑松柏　朱汉民

2010 年 8 月

目　　录

第一章

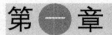

人口老龄化概况及挑战

人口老龄化是社会发展的趋势与潮流，对我国经济社会的全面协调、可持续发展产生了深刻影响，也对我国养老保障、医疗保障、养老服务以及老年卫生服务提出了严峻挑战。

第一节　老年人年龄的界定及老龄化相关指标

一、年龄分期及老年人年龄的界定

1. 时序年龄（chronologic aging，CA）　也称历法年龄，是按出生年月计算出的年龄，指个体离开母体后在地球上生存的时间。按时序年龄可分为幼儿期（0～5岁）；童年期（6～11岁）；青春期（12～17）；青年期（18～24岁）；壮年期（25～44岁）；老年前期（45～59岁）；老年期（60～89岁）；长寿期（≥90岁）。

2. 心理年龄（mental aging，MA）　一般有两个含义。首先常用心理年龄反映心情状态，心理年龄与时序年龄可不相符，心理年龄可较时序年龄年轻，亦可较时序年龄年老；其次心理年龄是心理学"智力测验"的术语，系根据标准化测量表的常模（norm），以衡量智力水平。将心理年龄与时序年龄相对照，可看出其智力绝对水平的高低。

3. 生理学年龄　也称生物学年龄，是以正常个体生理学上或解剖上的状况所推算的年龄，通常是同一功能状态的人的时序年龄的平均值。

4. 其他

（1）世界卫生组织（WHO）曾将成人年龄界限划分为：＜44岁为青年人；45～59岁为中年人；60～74为年轻老年人；75～89岁为老年人；≥90岁为长寿老人。

（2）1956年联合国将≥65岁定为老年人，目前欧美等发达地区多采用此标准；1982年维也纳老龄问题世界大会将≥60岁定为老年人，WHO建议亚太地区和发展中国家使用该标准。

（3）我国多将老年人的年龄分期按以下标准：老年前期（45～59岁）；老年期（60～89岁）；长寿期（90～99岁）；寿星或百岁老人（≥100岁）。

（4）有根据不同年龄组别老年人的工作能力、健康状况、对卫生保健及社会照顾的需求，将老年人口分为：55～64岁为准老年人，65～75岁为年轻老年人，＞75岁为高龄老年人。另我国也有将≥80岁称为高龄老年人，≥90岁为长寿老年人，≥100岁为百岁老人。国外将≥110

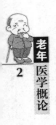

岁定为超级百岁老人。

二、老龄化的指标

(一) 老年人口系数

老年人口系数(proportion of aged population)又称老年人口比例,即老年人口占全人口的比值,反映老龄化强度。WHO 规定,≥60 岁人口超过 10%或≥65 岁人口超过 7%时,即属老年型社会(表 1-1)。

表 1-1　人口分型标准

老化指标	年龄构成	年轻型人口	成年型人口	老年型人口
老年人口系数	≥60 岁人口	<8%	8%~10%	≥10%
	≥65 岁人口	<4%	4%~7%	≥7%
少儿人口系数	0~14 岁人口	>40%	30%~40%	≤30%
老少比	≥60 岁/0~14 岁	<15%	15%~30%	≥30%
年龄中位数		<20 岁	20~30 岁	≥30 岁

(二) 老年人口指数

老年人口指数(index of aged population),又称老年人口负担系数,是指老年人口数占劳动力人口数(15~59 岁)的百分比,表示劳动者负担老年人的轻重程度。

(1) 如按≥60 岁为老年人,则老年人口指数(%)=(≥60 岁人口数/15~59 岁人口数)×100%

(2) 如按≥65 岁为老年人,则老年人口指数(%)=(≥65 岁人口数/15~64 岁人口数)×100%

(三) 年龄中位数

从 0 岁起,将每个年龄的人口总数逐年累加至总人口的 50%时的年龄,即较高年龄组与较低年龄组人口各占一半时的年龄。中位数可反映人口年龄结构的变动趋势。一般以≥30 岁为老年型。

(四) 老龄化指数

老龄化指数(index of aging),即老少比(aged-child ratio),老年人口(≥60 岁)数与少儿人口(0~14 岁)数之比。老少比达 30%以上时为老年型人口。

(五) 抚养系数

抚养系数(dependency ratio)又称社会负担系数,指人口中非劳动年龄人口数与劳动年龄人口数之比。1982 年我国平均 12.6 个劳动力人口负担 1 个老年人,2000 年下降至 9.4 个劳动力人口负担 1 个老年人,2005 年下降至 5.4 个劳动力人口负担 1 个老年人。

1. 老年抚养系数(aged-dependency ratio)　为≥60 岁人口数与 15~59 岁人口数的比例。

2. 儿童抚养系数(child dependency ratio) ≤14岁人口数与15～59岁人口数的比例。

3. 总抚养系数(total dependency ratio) ≥60岁人口数加≤14岁人口数之和与15～59岁人口数的比例。总抚养系数等于老年抚养系数与儿童抚养系数之和。

一般常用老年抚养系数评价社会负担的轻重程度。老龄化社会的老年抚养系数增高，儿童抚养系数下降。

(六) 长寿水平

指≥80岁者占老年人口的比值，反映达到长寿的可能性。长寿水平<5%属较低水平，5%～9.9%属中等水平，≥10%属较高水平。

第二节 全球人口老龄化概况

人口老龄化(population aging)在人口学中被称为人口学转变(demographic transition)，指从高出生率、高死亡率的青年人群向低出生率、低死亡率的老年人群转变的过程，导致老年人口比例增高，也即社会老龄化。人口老龄化是20世纪末以来世界范围的重大社会问题，也是中国社会在经济发展中带有全局性、战略性的问题。人口老龄化的趋势是世界性的，也是社会发展的必然结果。由于科学的发展，人口发展从早期的高出生率、高死亡率转变为现代的低出生率、低死亡率，人口平均预期寿命延长，老年人在人口中的绝对数和比例明显增加，人口年龄结构老化。

全球及我国人口老龄化的严峻形势，已引起联合国及我国政府的高度重视。根据联合国世界人口及世界人口老龄化资料，2006年全球人口为65.55亿人，≥65岁人口为4.836 7亿，占7.38%，显示全球已进入老龄化社会(有报道2000年全球总人口约60亿，老年人口6亿，占10%，如按此数据，2000年已进入老龄化社会)。2007年世界人口近67亿，最长寿者122岁。

平均预期寿命：2002年全世界人口62.15亿，平均预期寿命67岁(男65岁，女69岁)。其中较发达地区人口11.97亿，≥65岁人口占15%，平均预期寿命76岁(男72岁，女79岁)；不发达地区人口50.18亿，≥65岁人口占5%，平均预期寿命65岁(男63岁，女67岁)；不发达地区(除中国外)人口37.37亿，≥65岁人口占4%，平均预期寿命63岁(男61岁，女64岁)。联合国经济和社会司务部人口局2004年11月4日公布资料，推测2050年世界人口将达峰值92.2亿，随后将略下降，但2300年前均将保持在90亿上下。预测人口平均寿命2300年将达到95岁，日本人平均寿命可达106岁。全世界长寿国家排名：日本第1位，多年来冰岛和瑞典紧随其后，但2007年澳大利亚跃居全球第2长寿国家。

全球百岁老人概况：全球百岁老人人数1998年135 000人，1999年145 000人，2010年将达到20万，预计2050年将增加15倍，可达220万人。日本厚生省百岁老人资料显示，1963年为153人，1998年10 158人，2001年15 475人，2003年20 561人，2004年9月为23 038人，2006年32 000人。预测2050年中国百岁老人将达47.2万人，其次为美国29.8万人，日本27.2万人，印度11.1万人。

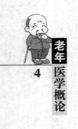

第三节　中国人口老龄化概况

　　根据 2000 年第 5 次全国人口普查结果,全国总人口 12.953 3 亿,其中大陆 12.658 3 亿,≥60 岁老年人口 1.29 亿,占 10.2%,因此我国 2000 年已进入老龄化社会。

　　我国人口老龄化有数量大、增长快、高龄化等特点。1953 年,我国第 1 次人口普查,截至该年 6 月 30 日,全国人口数为 6.193 亿。我国近 5 年人口数及其构成见表 1 - 2。

表 1 - 2　我国近 5 年人口数及其构成

年份 (年)	总人口数 (万)	男性人口		女性人口		≥60 岁人口		≥65 岁人口	
		人数(万)	比率(%)	人数(万)	比率(%)	人数(万)	比率(%)	人数(万)	比率(%)
2005	130 756	67 375	51.5	63 381	48.5			10 055	7.7
2006	131 448	67 728	51.5	63 720	48.5	14 901	11.3	10 419	7.9
2007	132 129	68 048	51.5	64 081	48.5	15 340	11.6	10 636	8.1
2008	132 802	68 357	51.5	64 445	48.5	159 89	12.0	10 956	8.3
2009	133 474	68 652	51.4	64 822	48.6	16 714	12.5	11 309	8.5

　　1953～2000 年的 5 次全国人口普查老年人口数比较、几项人口老化指标及我国第 4 次人口普查的各省市老年人口系数见表 1 - 3～1 - 5。

表 1 - 3　5 次全国人口普查老年人口数的比较(万人)

年龄	1953 年	1964 年	1982 年	1990 年	2000 年
≥60 岁	4 154	4 254	7 664	9 697	12 900
≥65 岁	2 504	2 458	4 928	6 229	8 810

表 1 - 4　5 次全国人口普查几项人口老化指标的比较

年份 (年)	≥60 岁老年 人口系数(%)	≥65 岁老年 人口系数(%)	老少比(%)	年龄中位数 (岁)	儿童人口 系数(%)
1953	7.3	4.4	12.2	21.7	36.3
1964	6.1	3.7	8.7	20.2	40.4
1982	7.6	4.9	14.6	22.9	33.5
1990	8.6	5.6	20.1	25.3	27.7
2000	10.2	6.96			22.89

表1-5　我国第4次人口普查的各省市老年人口系数(%)

序号	地区	老年人口系数 (≥60 岁)	序号	地区	老年人口系数 (≥60 岁)	序号	地区	老年人口系数 (≥60 岁)
1	上海	13.96	11	湖南	8.66	21	西藏	7.53
2	浙江	10.44	12	山西	8.53	22	吉林	7.26
3	北京	10.27	13	安徽	8.53	23	贵州	7.10
4	江苏	10.24	14	海南	8.27	24	内蒙古	6.43
5	天津	10.21	15	湖北	8.27	25	黑龙江	6.35
6	山东	9.46	16	广西	8.11	26	甘肃	6.22
7	广东	9.06	17	福建	7.90	27	新疆	6.16
8	辽宁	9.00	18	江西	7.69	28	宁夏	5.24
9	四川	8.98	19	陕西	7.58	29	青海	5.15
10	河南	8.79	20	云南	7.63	30	全国平均	8.59

1995～2006 年全国老年人口增长与占总人口比重的情况见表1-6,显示老年人口增长趋势明显。

表1-6　1995～2006 年我国老年人口增长与占总人口比重(亿人)

年份(年)	≥60 岁		≥65 岁	
	人数	比重(%)	人数	比重(%)
1995	1.14	9.41	0.75	6.21
1996	1.18	9.67	0.78	6.41
1997	1.21	9.82	0.81	6.54
1998	1.24	9.96	0.84	6.69
1999			0.86	6.85
2000	1.29	10.2	0.88	6.96
2001			0.906	7.1
2005	1.43	10.97	1.006	
2006			1.04	7.9

我国人口老龄化的发展趋势见表1-7。

表1-7　我国人口老龄化的发展趋势

项　目	1982 年	1985 年	1990 年	1995 年	2000 年	2025 年	2050 年
全国总人口(万)	100 379	104 900	114 333	119 700	127 000	149 800	154 700
≥60 岁老年人口(万)	7 665	8 600	9 821	11 600	12 900	26 400	33 100
老年人口系数(%)	7.64	8.20	8.59	9.69	10.18	17.63	21.33

全国人口平均预期寿命见表1-8。我国人口平均预期寿命超过亚洲平均预期寿命,但与发达国家比较,尚有 4.5 岁差距。

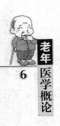

表1-8 全国人口平均预期寿命

年份	预期寿命(岁)	年份(年)	预期寿命(岁)
1949	35	1991	69
1957(11省市部分地区调查结果)	57	1997	70
1963(21省市部分地区调查结果)	61.7	2000	71.2
1978(23省市部分地区调查结果)	62.8	2005	72
1981	68	2007	73(卫生部资料)
1985	68.92		

中国百岁老人统计见表1-9、1-10。

表1-9 中国百岁老人统计

项 目	年份(年)	人数
第1次全国人口普查	1953	3 284
第2次全国人口普查	1964	3 900
第3次全国人口普查	1982	3 765
第4次全国人口普查	1990	6 434
第5次全国人口普查	2000	10 811

注:1990年比1982年增长70%(总人口仅增长20%)。

表1-10 1990年中国汉族以及日本、瑞典高龄及百岁老人统计

年龄(岁)	中国汉族			日本			瑞典		
	男	女	性别比(%)	男	女	性别比(%)	男	女	性别比(%)
80~84	1 845 877	3 155 219	58.50	3 109 384	5 067 146	61.36	759 811	1 237 222	61.41
85~89	555 217	1 227 726	45.22	1 297 711	2 520 394	51.49	329 311	676 627	48.67
90~94	82 920	240 949	34.41	323 315	765 460	42.24	93 760	241 729	38.79
95~99	10 303	28 606	26.69	44 289	128 484	34.47	15 495	49 493	31.31
100~104	779	3 611	21.56	2 803	11 106	25.24	1 291	5 109	25.27
105~109	94	447	21.11	86	466	18.45	48	246	19.51

第四节 上海人口老龄化概况

上海市早在1979年就进入了老龄化社会,是我国最早进入老龄化社会的城市。1953~2006年上海老年人口状况见表1-11。

表1-11　1953～2006年上海老年人口状况

年份(年)	全市户籍人口数 (万人)	≥60岁人口数 (万人)	≥60岁占全市 人口比率(%)	百岁人口 (人)	每10万人中 百岁老人数(人)
1953	620.44	22.82	3.68	1	—
1964	1 081.65	65.72	6.07	0	—
1982	1 180.51	136.38	11.51	20	—
1990	1 283.35	189.08	14.17	80	1
1996	1 304.43	231.67	17.76	170	1
1997	1 305.5	234.1	17.9	164	1
1999	1 306.58	235.57	18.0	208	2
1998	1 313.12	238.52	18.16	235	2
2000	1 321.63	240.65	18.31	308	2
2001	1 327.14	246.61	18.58	372	3
2002	1 330.68	249.49	18.70	428	3
2003	1 341.77	254.67	18.98	454	3
2004	1 352.39	260.78	19.28	548	4
2005	1 360.26	266.37	19.58	600	4
2006	1 368.08	275.52	20.1	680	5

上海市人口平均预期寿命见表1-12。

表1-12　上海市人口平均预期寿命(岁)

年份(年)	男(岁)	女(岁)	男女合计(岁)
1951	42.0	45.6	
1954	61.2	63.9	
1955	61.6	63.8	
1962	66.9	70.7	
1969	70.9	73.6	
1998	75.03	79.02	
2000	76.71	80.81	
2001	77.46	81.83	
2003		81.81	79.80
2004			80.29
2005	77.89	82.36	80.29
2006	78.64	83.29	80.97
2007	78.87	83.29	81.08

　　截至2008年12月31日,上海市≥60岁老年人口占总人口的21.6%,达到300.57万人。其中,≥80岁高龄老年人口达53.44万人,占老年人口的17.8%。与2000年相比,上海的高龄老年人口在9年中增加了22.88万人。中心城区的老龄化、高龄化程度均高于郊区,但郊区的增幅却远高于市区。随着老年人口增加,人口预期寿命相应提高。2008年上海市

人口预期寿命为 81.28 岁；其中男性 79.06 岁，女性 83.50 岁；百岁老人的数量也有所上升。

第五节　我国人口老龄化带来的挑战

我国人口老龄化有数量大（约占全球老年人口的 1/5）、增长快、高龄化等特点，这对我国经济社会的全面协调、可持续发展带来了严峻挑战。

一、人口老龄化挑战社会保障体系的应对能力

人口老龄化对我国社会保障体系的挑战最为直接。一是人口老龄化对社会保障覆盖面提出了挑战，我国现有的社会保障制度尚未做到应保尽保，覆盖面非常有限，农村青壮年纷纷流向城镇，农村产生大量"留守老人"，这些老人几乎没有社会保障。二是人口老龄化对现行的家庭养老方式提出了挑战，我国现行的是以居家养老为基础、社会养老为补充的家庭养老方式，但是人口老龄化所产生的"四、二、一"家庭模式和抚养系数上升将使得现行的家庭养老模式发生困难。三是人口老龄化对我国养老金支付能力提出了挑战。四是人口老龄化必然对我国医疗保障制度提出挑战，老年人是一个容易患病的特殊群体，随着人口老龄化的加剧，对医疗保险的需求将会急剧增加，并消耗大部分医疗资源，对整个社会医疗费用的承受能力提出了严峻挑战。

二、人口老龄化对劳动力结构的冲击与挑战

据有关研究预计，今后相当长的时间内（约 100 年内），我国人口老龄化不会产生西方国家所出现的劳动力供给不足问题，而在于我国劳动力质量难以满足经济社会的发展需求。统计显示，我国 15～64 岁劳动年龄人口中 ≥45 岁的中老年劳动力人口比重从 1990 年的 19% 上升到 2000 年的 24% 以及 2005 年的 27% 左右，预计到 2040 年将上升到 37% 左右。尽管这些人口拥有丰富的经验，但是他们接受新技术、采用新方法、使用新工艺、学习新知识的能力与水平一般要低于青年人，他们的动手能力、协调能力也相对较弱，往往难以适应快节奏的经济社会活动，难以适应科技革命对劳动者自身的要求，不利于技术的革新以及生产力的提高。长此以往，必将削弱我国的综合竞争力。另外，中老年劳动者重新学习与培训的费用较高，职业流动性较差，往往是结构性失业的最先承担者，而且一旦失业常常很难就业。

三、人口老龄化挑战现行的消费产业结构

一定社会的消费水平、消费结构以及由此形成的产业结构总是与这个社会的人口构成因素密切相关。自 2000 年我国进入老龄化社会以来，≤14 岁人口数量不断下降，而 ≥60 岁老年人口数量则不断上升，两者在 2030 年左右达到均衡后按照原来的运行规律继续呈反方向变动。因此，随着我国人口结构的转变，人口老龄化的加剧将使得未成年人口的消费需求逐渐下降，而适应老年人口需求的各种消费品以及服务将会不断增加，并由此对我国现有的产业结构提出挑战。

四、人口老龄化挑战老年卫生服务能力

人口老龄化给医疗卫生服务带来最显著的变化是社区卫生服务对象的老龄化和医院门急诊、住院患者的老龄化,这必然对老年卫生服务队伍的需求增加,对老年医疗卫生服务的能力和水平提出新的更高的要求。然而,在我国老年医学未受到足够重视,老年医学的研究尚处于初级阶段,老年医学教育严重滞后,只有个别医学院校设立了老年医学系或开设老年医学选修课,老年卫生服务的队伍尚不健全,尤其是缺乏老年医学的专门人才。老年人的医疗卫生服务不同于一般人群,从事老年医学的人才除具备一般的医学知识外,还要掌握老年医学基本理论和技能。因此,必须大力发展老年医学教育,应将其列为医学生的必修课,培养老年医疗服务专业技术人才,以提高老年医疗卫生服务水平。

第六节　用积极老龄化应对人口与社会老龄化

我们应该采取积极老龄化(active aging)的方针,以达到健康老龄化(healthy aging)及成功老龄化(successful aging)。现在认为成功老龄化意味着没有疾病及功能丧失,维持较高体力及认知能力水平,保持参与社会及生产活动能力。所谓积极老龄化,亦即积极应对人口老龄化,就是要积极主动地、前瞻性地、多层次多方位地采取措施应对人口老龄化,而不是被动应付。显然,我们必须通过积极应对老龄化才能达到上述成功老龄化的一般要求。

(马永兴　郑松柏)

第二章

老年医学概述

第一节　老年医学的定义

老年医学(geriatric medicine)是研究人类衰老机制、人体老化规律、老年疾病发生、发展和防治规律以及与老年人身心健康有关的社会学等问题的一门新的医学分支学科。英国老年医学会将其概括为:老年医学是医学的一个分支学科,是关系到老年人临床、预防、治疗和社会等各方面的一门新兴的综合性学科。

第二节　老年医学研究的范畴

从上述老年医学的定义可以看出,老年医学研究的主要范畴是:老年基础医学,即老年生物学,老年流行病学,老年临床医学,老年预防保健学和老年社会医学。

1. **老年基础医学**　老年基础医学是利用各种现代基础医学手段和方法,研究人类衰老的机制和人体老化的规律,探索延缓衰老的措施。其目的是协助阐明老年病的发病机制,为老年病的防治提供理论基础,预防人体过早衰老,使老年人延年益寿。

2. **老年流行病学**　老年流行病学是以流行病学方法,以老年人群为研究对象,研究老年人的健康、疾病、保健、社会、心理、营养等问题,探索老年人增进健康、防治疾病的策略。老年流行病学研究的主要任务是老年常见病、多发病的控制策略,老年病的社区综合防治方法,社区老年健康教育和健康促进,老年保健及社区卫生服务模式,提高老年人生活质量的措施及其效果评估的方法,长寿地区和长寿老人的流行病学研究等。老年流行病学研究的方法包括描述流行病学、分析流行病学、实验流行病学和理论流行病学。

3. **老年临床医学**　老年临床医学即老年病学,是研究老年疾病发生、发展规律及防治措施的临床学科。老年疾病的范围很广,几乎涉及所有的临床学科。近几年来,随着老年病学的发展,老年病学的亚学科初见雏形,《老年神经病学》《老年心脏病学》《老年呼吸病学》、《老年消化病学》《老年肾脏病学》《老年皮肤病学》等专著先后问世。老年疾病并非是老年人患有的所有疾病,主要是指那些老年人高发的疾病(如冠心病、高血压病、慢性阻塞性肺病、脑血管病等)和老年人特有的疾病(如老年痴呆症、帕金森病、白内障、前列腺增生症、骨质疏松症等),这些疾病常导致老年人病残或过早死亡,是老年临床医学研究的重点。老年临床医学还研究老年人患病的特点以及老年人在临床上的一些共性问题,如老年人围术期的管理、老年人多脏器功能障碍综合征、老年人的化疗和放疗问题以及老年人合理用药、老年人的营养与康复等。

4. 老年预防保健学 老年预防保健学是一门研究如何预防老年人常见病、多发病以及保持老年人身心健康方法的学科。研究的范畴主要包括:老年疾病的早期发现、早期诊断、早期治疗;患病或残疾老人的康复,以恢复其正常的生理功能或器官功能,提高其生存质量;老年人的自我保健;营养、体育锻炼、生活习惯等与健康长寿的关系等。

5. 老年社会医学 随着医学模式的转变,社会因素与人类疾病和健康的密切关系已逐步为人们所认识。老年社会医学主要研究社会状况(如政治、经济、文化、社会制度、环境、家庭结构、风俗等)对老年人身心健康、疾病、寿命的影响,同时研究老年人的社会福利、教育、保健和环境保护等问题。

第三节　老年医学与其他临床学科的关系

前面已经述及,老年医学几乎涉及所有临床学科,但它又显著不同于其他临床学科,最大的区别是强调老年人器官功能增龄变化、健康和疾病的特点。充分认识这些特点是正确认识老年人健康问题和正确诊治老年疾病的基础。如血肌酐水平是准确反映肾功能的一个常用指标,但在老年人并非如此,因为老年人的肌肉总量减少,肌酐的来源减少,此时虽然血肌酐水平是正常的,但是可能已发生肾功能不全了;又如老年人肝脏的代谢功能和肾脏的清除功能随增龄而减退,所以老年患者用药时,必须考虑这一特点,同时结合所用药物的药代动力学特点,综合考虑给药剂量、剂型和间隔时间,不能像中青年患者一样常规给药。总之,在人口和社会老龄化日益加剧的今天,医学生和临床医务人员掌握一些老年医学知识是非常必要的。

(郑松柏)

第三章

衰 老

第一节 概 述

衰老是自然界一切生命由遗传因素和内外环境互相作用下的生物学过程,这个过程从出生、发育、成长直到死亡,是机体功能退行性下降及紊乱的综合变化。

衰老具有 5 个特征:①累积性(cummulative),即衰老非一朝一夕所致,是一些轻度或微量变化长期积累的结果,一旦表现出来则不可逆转;②普遍性(universal),衰老是同种生物在大致相同的时间范围内都可表现出来的现象,而且几乎所有生物都有衰老过程;③渐进性(progressive),衰老是持续渐进的演变;④内生性(intrinsic),衰老源于生物固有的特性(如遗传),主要不是环境影响造成的,但不排除受环境的影响;⑤危害性(deleterious),衰老过程一般对机体不利,使功能下降乃至丧失,机体越来越容易患病,终至死亡。

关于衰老、老年学相关词汇,在中英文相应释义方面,有时不易熟谙,现略作介绍。衰老英译 aging 和 ageing,是同一词不同拼法,可译老年或增龄、老化,表示衰老过程。如人口老龄化 population aging,英国著名杂志 *Age & Aging* 可译年龄与衰老。senile 强调人衰老过程中的含义,如 senile disease(老年病)、senile cataract(老年性白内障)等,更甚者如体态或意识方面进一步衰老含有老而糊涂、老态龙钟之意。

老年人的年龄称谓以往无统一标准。为便于国际社会认可及老年医学研究交流所需,通常以人类呈现老化的平均时、环境及人类种系遗传因素以及平均寿命不同制订标准,但各有所异,如欧美国家以≥65 岁为老年人,亚太地区则以≥60 岁为老年人。

西方学术界常把老年人分成 3 个阶段:65~74 岁称 young-old 年轻老年人,75~80 岁称 middle-old 中年老年人,≥80 岁称 oldest-old 高龄老人。确切年龄界限目前尚不统一,我国 45~59 岁称老年前期,60~79 岁称老年人,≥80 岁称高龄老人。老年医学常以≥80 岁称 oldest-old 高龄老人。老年学对老年人趋向增龄过程中不同年龄段有专门对应英文:sexagenarian,60~69 岁老年人;septuagenarian,70~79 岁老年人;octogenarian,80~89 岁老年人;oldest-old,≥80 岁老年人;nonagenarian,≥90 岁老年人,又称长寿老人;centenarian,≥100 岁老年人。

第二节　衰老的机制研究

　　古希腊医学家 Hippocrates(公元前 460～337 年)曾提出温热学来解释人类衰老机制。随着科学技术和社会发展,人类平均寿命普遍延长,最大寿限相应提高。研究人类衰老的学说众多,据不完全记载有 300 余种,先后比较公认的有自由基学说(Harman,1965 年),免疫学说(Wolford,1962 年)、误差学说(Strehler,1962 年)、生物钟学说(Hayflick,1966 年)、内分泌失调学说(Finch,1972 年),这些学说从整体水平衰老、组织和器官水平衰老发展到细胞和分子水平衰老。近年来线粒体损伤和衰老、衰老网络学说和重建学说均受到重视。研究虽逐渐深入,但许多学者各执所述,难以获得统一的权威性理论共识。

　　当前评价衰老、延缓衰老及干预衰老方法经常用生物学指标进行观察和衡量,1981 年美国国立衰老研究所(National Institute of Aging,NIA)曾召开生物学标志研究会议,许多学者提出通过建立大鼠生物学标志来研究衰老,但并不理想,特别是种系差异、寿限长短、内外环境因素均需考虑。人类生物学标志选择,多数文献仅以某段年龄组作观察,选择老年人、高龄老人及少数百岁老人作横向观察。目前尚缺乏从少年人、青年人、老年人、耄耋老人持续纵向个体及群体观察。

一、衰老学说

(一)温热学说

　　温热学说(warm theory)起始于古希腊,Hippocrates 根据当时历史条件和医学实践过程中的认识,认为生命基础是"温热","温热"在体内循环,当"温热"减少时衰老就开始。Aristele(公元前 384～322 年)认为"温热"中心是心脏,它通过脉搏分布于全身。希腊医师 Galer(129～300 年)曾提出体液学说,并通过地中海猕猴活体和解剖研究提出动脉携带血液,脑是智力中心,亦认为当体内"温热"减少时,"冷和干"增加,从而引致机体衰老。距今 2 300 余年前,一些古代医学家限于当时历史背景和研究条件提出"温热"对衰老认识的描述,对现代学者似有一些启示。

(二)体细胞突变学说

　　随着放射生物学发展,Fuillat 和 Szilarel 提出体细胞壁引起衰老学说,即体细胞突变学说(somatic mutation theory)。一些物理因素和电离辐射、X 线、化学因素和生物因素都会引起体细胞突变,突变意味细胞中功能基因减损和蛋白质变异,突变细胞积累到一定程度,促使一些正常生殖功能发生变化。细胞突变与人类染色体畸变有关系,他们认为人类细胞突变随年龄增长而增加。但有些实验并不能证明突变与寿命的关系,如在人胚肺成纤维细胞培养中加入突变剂秋水仙碱,可出现 60% 突变细胞,但细胞生长寿命与未突变二倍体寿命差不多。日本广岛原子弹袭击后的幸存者亦未出现老化加剧的情况。

(三)衰老自由基学说

　　衰老自由基学说是 Johnson 及 Harman 于 1956 年提出。主要根据是机体的自由基产生和消除处于动态平衡,一旦平衡失调即趋向衰老。自由基(free radical)又称游离基。多数化学物质在电子运行轨道中含有相对旋转的配对电子,自由基在外层轨道含有未配对电子的原子、原子团和特殊状态的分子,具有未配对原子、原子团、分子或离子,如 H·(氢自由基)、OH·(羟自由基)、LOO·(过氧自由基)、O_2^-(超氧阴离子自由基)等。自由基半减期很短,平均只有 10^{-3} s,故不宜在人体内直接测定。Mechaclis 1931 年曾提出自由基学说但未被公认,当 McCord 和 Fridorich 发现超氧化物歧化酶(SOD)是体内重要的清除自由基的酶之后,自由基学说才逐渐被认识。研究发现自由基对机体、DNA、RNA、蛋白质、脂类及糖类等均有损伤或损害作用。

衰老发展与自由基量多少有关,当自由基大量累积可促进衰老,正常人群机体内不断产生自由基,又被体内酶类、抗氧化剂等及时清除而处于低水平平衡状态,随增龄体内清除自由基的酶类活性降低,大量自由基累积从而引起衰老。自由基学说是目前众多衰老学说中最为活跃的,仍在不断完善和发展。

(四) 遗传程序学说

遗传程序学说(genetic program theory)认为生物的衰老与遗传因素关系密切。衰老是机体按出生、发育、成熟、衰老和死亡这一程序安排的。人类出生后,发育和衰老过程中有一些极为明显的规律和程序,如恒齿替代乳齿,胸腺发育和萎缩,女性月经初潮后必然绝经,这是按一定程序表现出来。生命过程中这种随时刻安排的程序可比喻为"生物钟",实验证明这类"生物钟"由存在于细胞核内的 DNA 控制。不同生物在遗传上的"生物钟"时间不同,因此表现出不同寿限,说明衰老受遗传因素和基因调控。

Hagflick 等(1962 年)研究了人体成纤维细胞(WI-38)体外培养,实验显示细胞分裂次数有一定限度,WI-38 细胞分裂次数为 50 次左右。体外细胞传代分裂越多,动物寿命越长。如太平洋 Galapagos 海龟细胞分裂次数为 90~125 次,寿命约 175 年;人类细胞分裂次数为 40~60 次,寿命约 110 年;小鼠细胞分裂次数为 14~28 次,寿命约 3.5 年。这些都显示是遗传程序决定的。

(五) 脂褐素学说

脂褐素(lipofuscin)可能由溶酶体、线粒体等细胞器发生脂质过氧化而产生,所以,脂褐素与体内氧自由基生成有关。过度加剧的脂质氧化反应产生过量的脂褐素,从而出现脂褐素沉着。脂褐素可在神经、肌肉等组织器官系统广泛沉着。关于这种沉着对细胞是否具有危害作用尚存在争议,但是大多数学者认为是有害的,是机体衰老的原因之一。

(六) 内分泌功能减退学说

内分泌系统对机体的重要性显而易见。随着年龄的增加,机体靶组织对某些激素或活性物质的反应性发生改变或明显降低(如受体表达降低)。内分泌系统合成功能以及分泌、调节功能等都发生某些衰老性改变,促使机体整个内分泌系统功能紊乱和减退,从而加速机体衰老过程。其中,神经-内分泌系统的影响尤为突出。

(七)免疫功能衰老学说

免疫器官分中枢性和外周性免疫器官。中枢性免疫组织常指胸及骨髓。一生中胸腺变化最为明显,初生时胸腺重量为 10~15 g,以后逐渐加重。到青春期发育达高峰,重量30~40 g,随增龄逐渐退化、萎缩。胸腺皮质和髓质在出生前发育最好,占胸腺的80%,40 岁后减退。到老年期胸腺组织绝大部分为结缔组织和脂肪组织替代,但剩留的皮质和髓质仍有一定功能。

(八)端粒缩短学说

端粒(telomere)是染色体末端的一种特殊结构。染色体端粒又称端区,由 DNA 简单重复序列组成。

1973 年 Olovinkov 认为细胞老化是由于端粒的长度随增龄而逐渐缩短,分裂旺盛端粒较长,分裂较差端粒逐渐缩短。1990 年 Harley 等发现不同龄成纤维细胞染色体端粒长度随老化而缩短,从 4 kb 缩短到 2 kb。衰老克隆羊细胞中端粒长度比同龄羊短20%。但亦有研究认为,有些小鼠终生保持较长的端粒,但并未获得较长的寿命。因此,关于端粒研究尚在继续进行中。

(九)线粒体损伤与衰老

线粒体 DNA(mitochondrial DNA, mtDNA)是细胞的能量转换系统,在细胞合成物质、物质转运及信息传递中起重要作用。增龄等因素使 mtDNA 突变累积,线粒体氧化磷酸化(oxidative phosphorylation, OXPHOS)能力降低,这是发生衰老和疾病的基础。mtDNA 分子量约为 1.1×10^7,是由重链和轻链构成双链超螺旋结构,并有特殊遗传特征。mtDNA 是母系遗传,由于一个卵细胞含数十万个 mtDNA,而一个精细胞仅含数百个 mtDNA,所以如发生生殖系遗传,则以母系遗传为主。mtDNA 由于未受组蛋白保护,脆弱易损,容易受氧自由基的袭击及某些药物不良反应而损伤。

线粒体中酶的种类及含量非常丰富。线粒体间质、内膜、外膜、内外膜间空隙都储存多种酶或酶群。目前国内外文献报道较多与内膜有关的如琥珀酸脱氢酶(succinate dehydrogenase, SDH)、细胞色素 C 氧化酶(cytochrome C oxidase)和细胞色素 B 氧化酶,随着年龄增长,线粒体衰老时各类酶活性都下降。Villa 利用不同月龄(4、8、12、16、20、24 个月)大鼠测定其脑组织海马回纹状体线粒体中细胞色素 C 氧化酶、柠檬酸酶、苹果酸脱氢酶等,发现它们均随月龄增加而活性下降。

Calleja 通过果蝇研究发现,16S 核糖体核酸(16S ribosomal RNA)、细胞色素氧化酶 C、β(+)- ATP 合成均随果蝇增龄而含量减少。16S 核糖体核酸在果蝇头、胸部减少,腹部减少更明显。线粒体转录在雄性果蝇却保持稳定状态,所以认为上述酶系活性下降涉及线粒体生物遗传学上的一些问题。

Larson(Nature,2004,429:417)研究显示,mtDNA 突变不但与衰老相关,而且是衰老的主要原因之一。以往实验发现哺乳动物(如人、猴、鼠)在衰老过程中,体内多种组织都可出现 mtDNA 突变。Larson 等建立 mtDNA 突变的模型小鼠,衰老时会出现各种衰老征象如体重减轻、脱发、皮下脂肪减少、驼背、贫血、骨质疏松和生育能力下降。虽然该研究证实了 mtDNA 突变与衰老相关,但 mtDNA 突变不是衰老的唯一原因。

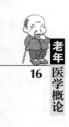

（十）衰老网络学说和重塑学说

重塑学说认为衰老受到细胞和分子组成的防御网络间接调控,认为在衰老过程中,机体对一些不良因素影响有更好的适应能力,如健康的百岁老人仍有健全的思维和活动能力即可说明这一点。2000 年 Francesdi 综合了微生物酵母、昆虫、哺乳动物家鼠及人类的衰老和长寿实验资料,将重塑学说分析发展为衰老网络学说。炎性衰老(inflamm - aging)是网络学说和重塑学说的延伸和发展。

二、长寿和衰老基因

基因调控与衰老、长寿的关系是十分复杂的,决不是个别基因支配长寿和衰老,而是系列基因激活和阻抑,基因产物相互作用以及内外环境交互作用的结果。目前人类衰老、长寿的基因尚未被证实,仅一些基因与其相关,如第 6 号染色体上 HLA - A9 位点,apoE2 等位基因等。

1998 年 Hekimi 等从新小杆线虫中发现 3 个基因 age - 1、daf - 2 和 clk - 1,3 个基因已被克隆,已知 age - 1 编码磷酸巯己醇- 3 活酶的 P110 亚单位的同系物,daf - 2 编码胰岛素受体家族成员,clk - 1 则编码一个不明生化功能的蛋白质,类似酵母代谢调节剂。这 3 个基因突变为高度多样性,单一基因制约多种性状的作用,能作用于线虫的发育和行为。在新小杆线虫证明 3 个基因突变能延长寿命,这对了解机体衰老似有一些探讨意义。

2001 年日本学者 Toda 提出衰老过程中蛋白质基因改变,proteome 是某种细胞所构成的全部蛋白质包括转译后蛋白质产物,这类产物可用蛋白质组(proteomics)分析。

蛋白质基因分析是利用高解析度二维电泳和大量广谱测定来监测蛋白质及其改变的产物,可应用于老年医学中。

三、寿命与遗传

地球上出现人类的历史大约已有 400 万年。考古学家通过对北京周口店发掘出来的中国猿人遗骨考察,经过反复研究和鉴定,证明古代人类的寿命很短,婴幼儿死亡率很高。死亡年龄≤14 岁占 69%,15～30 岁占 11%,>40～50 岁仅占 5%,说明古代猿人未成年已有大量死亡。

据研究,欧洲人的寿命在青铜时代为 18 岁,古罗马时代为 20 岁,文艺复兴时期为 35 岁,19 世纪为 40 岁,20 世纪初期为 45 岁,1920 年为 55 岁,1935 年为 60 岁,1952 年为 69 岁,1985 年已达 74 岁。

据记录,民国初年,中国人一般年龄为 50～60 岁,70 岁者寥寥无几,80 岁的更少,>90 岁有记录的仅 23 人,当时尚无百岁老人。1999 年联合国经济和社会部人口司预测,2050 年百岁以上老年人口最多的是中国(47.2 万),其次是美国(29.8 万)、日本(21.2 万)和印度(11.1 万)。全球百岁老人数 1998 年约 135 000 人,1999 年约 145 000 人,到 2050 年将增加 15 倍,预计达 220 万人。届时每 5 000 人中可能有 1 位百岁老人。

公元前约 300 年,希腊哲学家亚里士多德(Aristode)就注意到动物的寿限与成长期(即生长和成熟期)有一定关系。寿限可能是成长期的 5～6 倍,故成长期越长者寿命亦长。18 世纪法国生物学家布封(Buffon)认为,动物特别是哺乳动物寿命为生长期的 5～7 倍,一般人的生长期是 20～25 年,据此推测人类寿限为 100～175 年。犬的成长期约 2 年,其寿限应为

10～15年。虽然有些事实证明了布封理论,但不能一概而论。如有一种跳鼠,雄性经过消耗性交配即全部死亡;太平洋鲑鱼(salmon)也是一种产卵后雌鱼即死亡的,这样就谈不到寿命是成长期若干倍了。1962年Hagflick等研究人体成纤维细胞体外培养,认为体外细胞传代分裂次数越多,动物寿命越长。人类细胞分裂次数为40～60次,寿命约110年;小鼠细胞分裂次数14～28次,寿命约3.5年。

哺乳类中人的寿限领先于其他物种,这种差异与物种衰老速度有关,遗传因子有调控作用,外在环境亦有影响。如以长寿著称的我国广西巴马和近年备受国际共同关注的意大利萨丁岛(Sardinian Island),受益于自然环境条件是一重要因素。

通过家系和家谱调查可以了解长寿和遗传的关系。郑志学等曾对87份家谱进行调查,通过长寿家族和非长寿家族中先证者(proband)提供的1 215份资料,遗传(heritability)分析结果显示,百岁老人家族中长寿率为22.6%,长寿老人家族中长寿率为15.5%,老年人家族中长寿率为7%,而老年前期家族中长寿率为3.4%,长寿率变化可能是多基因遗传基因累积效应的结果。

第三节 衰老的表现

人体的衰老起始于细胞,表现为组织结构改变、器官功能减退。与许多生物一样,人类的衰老是一种普遍存在、不可逆、不可抗拒的渐进过程。衰老开始的时间及进程的快慢因人而异。除遗传因素外,个人的既往生活史(包括发育、营养、生育、劳动和疾病史等)、生存环境(包括社会、家庭、经济状况等),尤其是步入老年期后的精神状态等,起着决定性作用。

衰老的表现,既有外部形态的老化,也有内在结构、生理功能的退行性改变,这些改变在个体又进一步表现为对心理、生理、社会及环境变化的综合适应能力。

一、细胞的衰老表现

人的一生中,细胞在不断地死亡与更新。如上皮细胞、皮肤和肝细胞、血液组成细胞等可再生细胞,在健康成年人虽每分钟死亡上亿个,但可由不断生长出的新细胞替代,但随着年龄的增长,这种更新能力大大降低;而如神经细胞(神经元)、心肌细胞和骨骼肌细胞等非再生细胞,死亡后无可替代,直接与衰老相关。对细胞死亡这一普遍现象的研究,包括受内外因素影响的非正常死亡和由遗传决定的细胞凋亡,是当今衰老防治的热点。

细胞衰老的共同表现:①细胞体积改变,胞核缩小,核仁大小和数目改变,细胞器萎缩、数量减少及形态改变;②RNA、蛋白质、空泡和溶酶体含量增加;③DNA复制、修复能力下降导致RNA和蛋白质的合成能力明显下降;④细胞膜流动性降低导致功能退行性变化;⑤与增龄相关的脂褐素在重要细胞中沉着。

人体衰老的最根本变化发生在细胞,它决定由亿万个细胞组成的人体不同组织、器官和系统的衰老进程。

二、形体及外貌的衰老表现

形体和外貌的衰老变化,多在30～40岁后逐渐表现出来。最明显的是须发由黑变灰白,皮肤由洁白光滑变为暗淡松弛,出现老年斑,尤其在面、颈部。肌肉因皮下脂肪减少而由丰满变萎缩。韧带因关节磨损而失去弹性,行动变得迟缓,步履蹒跚。五官功能随增龄明显减退:40岁后因晶状体硬化而出现老花眼;耳蜗神经的退化导致耳鸣及听力减退;因牙龈萎缩、牙齿脱落致面部变形;味蕾减少使味觉迟钝;嗅觉渐失敏感;脊柱的退行性改变使人驼背,身高变矮;骨质疏松、细胞内液的减少使体重减轻等。这些变化均是不可阻挡的自然规律。随着医学及相关领域的发展,许多措施已可推迟衰老变化的到来,但老化的趋势是不可逆转的。

三、主要组织器官的衰老表现

许多器官的老化远早于其组织形态和功能的改变,多随着器官功能的成熟而开始。据有关研究报道,肌肉、动脉、心脏、胸腺、大肠的老化始于20岁;食管、气管、肾脏、输尿管、膀胱等的老化始于30岁;软骨、骨骼、静脉、毛发和耳鼓膜的老化始于40岁;肌腱、牙齿、红细胞和皮肤的老化始于50岁;神经、角膜、巩膜的老化始于60岁。

不同器官组织的老化,不仅开始时间不同,老化速度也不一样。各系统衰老的表现见本书各有关章节。表3-1列出了20～80岁机体组分与功能的变化,这些变化具有重要的临床意义。

表3-1　20～80岁机体组分与功能的变化

观察指标	20～80岁的变化（%）	观察指标	20～80岁的变化（%）
体脂/总体重	+35	肾小球滤过率	−50
血浆容量	−8	肺活量	−60
血浆白蛋白	−10	心脏指数	−40
血浆球蛋白	−10	心输出量	−40～−30
总体液	−17	内脏和肾血流量	−40
细胞外液	−40		

注:+表示增加;−表示减少。

第四节　延缓衰老

衰老是自然界一切生物发展的规律,是不以人们意志为转移的。但是多少年来祈求长生不老者甚多,英文亦有rejuvenate(返老还童之意),说明古今中外人类都有着抗衰老、求永生的愿望,但是经过长期探索均未能成功。随着社会发展,科技水平提高,人类平均预期寿命不断增加,已有人达到大自然赋予的最高寿命限值。延缓衰老(retard aging, delaying aging)是通过实现健康老龄化,使达到人类最高寿限人群不断增加,这是有一定可能性的。

老年医学中延缓衰老主要是改善和延缓生理性衰老,纠正外界不良环境因素引起或加速的病理性衰老的出现,通过延缓衰老药物或合理生活来维护机体脏器功能,保持内外环境平衡,使人们能安享天命。

一些延缓衰老药物(抗衰老药物)研究建立在衰老理论研究基础上,但迄今衰老学说众多,衰老的确切机制远未明了,因此所谓延缓衰老药物尚需不断深入研究。

一、抗氧化剂

1971 年证实维生素 E 等是重要抗氧化剂,缺乏时,不饱和脂肪酸容易与自由基作用,生成过氧化脂质危害人类健康,以后有文献认为维生素 E、维生素 C、半胱氨酸、巯基乙酸等一些常见非酶类抗氧化剂能阻止脂褐素形成。细胞内脂褐素大量积累扰乱细胞结构,改变代谢正常通道,影响细胞超微结构,从而影响正常细胞功能。

2007 年 Polidori 等获得美国国立卫生研究院资助,应用不同抗氧化剂观察萨丁岛百岁老人益寿效果。在意大利不同地区选择 153 名百岁老人,测试血浆中维生素 C、尿酸、维生素 A、维生素 E 及 SOD 等,认为血浆中维生素 A、维生素 E 升高对延长寿命有重要作用。但是在萨丁岛百岁老人中可能尚有更重要的长寿原因起作用。

目前维生素 E 作为延缓衰老药物应用极广,每日剂量 100 mg 为宜,过量服用有不良反应,如凝血功能异常、肺栓塞、乳房肥大等。

酶类抗氧化剂目前研究较多,SOD 是公认的重要抗氧化酶,尚有过氧化物酶(CAT)、谷胱甘肽氧化酶(GSH－Px)、还原型谷胱甘肽酶(GSH)等。

二、免疫调节剂

免疫制剂中胸腺激素备受注目,曾有 150 多个美国和欧洲研究中心进行胸腺激素研究。多(聚)核苷酸(polynucleotide)能提高细胞免疫,尚能作为干扰素诱导剂,能恢复老年动物免疫力及刺激 T、B 细胞生长和分化。免疫核糖核酸、银耳多糖、灵芝多糖、卡介苗、白细胞介素-2(IL-2)均有提高和调节免疫功能。2007 年沈自尹等在衰老系列研究中,发现淫羊藿总黄酮能重塑老鼠 T 细胞凋亡相关基因的平衡从而延缓衰老。赵增翰等汇集 152 种中药如灵芝、黄芪、刺五加叶等,证实能延长果蝇寿命。其中,人参、黄芪、首乌、枸杞、甘草等有调节免疫功能和改善老年人生理功能的作用。

三、微量元素制剂

抗氧化类有锌、铜、锰、硒、锗等,调节代谢类有铬、锰、钴、钒等,增强免疫功能有锌、硒等。微量元素摄入量不能过多,否则会引起一些不良反应。

四、麦角新碱类药物

国际上有 60 余个国家应用麦角新碱治疗缺血性脑血管疾病 20 余年。2000 年郑志学等用二氢麦角隐亭和咖啡因制剂(DHEC)对家蚕进行实验,发现添食 DHEC 后全茧量,茧层量,茧层率,家蚕卵、蛹、成虫生长情况均较对照明显良好;果蝇添食 DHEC 后生长日期较对照组明显延长。SD 大鼠添食 DHEC 能使脏器、组织中微血管扩张,红细胞充盈,Niles 染色观察到 ATP 含量相应增加。人体 95% 的 ATP 来自线粒体氧化酶,此酶是维护正常器官功能的主要因素,线粒体功能完整能使人体延缓衰老。

五、番茄红素

番茄红素(lycopene)是成熟番茄的主要色素,是一种不含氧的类胡萝卜素。1873 年 Hartsen 首次从浆果薯蓣 *Tamuscommunis L* 中分离出这种红色晶体。1930 年 Schunk 发现这种物质与胡萝卜素不同,将其命名为 lycopene,使用至今。长期以来,番茄红素一直作为一种普通的植物色素,并未引起太多关注。近些年来,由于番茄红素在防治癌症,特别是前列腺癌、胃癌、皮肤癌、宫颈癌等方面的功效不断被发现和证实,所以引起人们的广泛关注。

2008 年以来,番茄红素已进入细胞和分子结构学研究。同年 Devarajs 等用纯番茄红素对志愿者进行 8 周观察,认为高剂量番茄红素能降低 DNA 氧化应激损伤和尿道 8-羟基脱氧鸟苷(8-OHdG)对机体损伤。2008 年 Saedisomeolia 等发现番茄红素能增强气管上皮细胞对鼻病毒引致的炎症反应。同年 Jiaw 等用 0、200、500、2 000 mg/kg 番茄红素喂养大鼠 28 天,通过血液、临床化学、尿液、血液凝固、体重、肉眼观察均未发现有明显不良反应。

(郑志学　冯　颖　郑松柏)

第四章

老年流行病学

第一节 概 述

老年流行病学是将流行病学的方法应用于老年医学研究的一门方法学,是研究疾病和健康状态在老年人群中的分布及影响因素,制订和评价预防、控制和消灭疾病以及促进老年人健康的策略与措施的科学。由此可见:①老年流行病学的研究对象是老年人群。②老年流行病学关注的事件包括老年人疾病与健康状况。③老年流行病学主要研究内容是某(些)事件在老年人群中是怎样分布的,即揭示现象;什么因素导致某(些)事件在老年人群中呈现如此分布,即找出原因(病因);用什么策略和措施可以改变这种分布,即提供措施干预疾病在老年人群中的发展进程,老年流行病学是公共决策的科学基础;评价这些干预策略和措施的效果。④老年流行病学研究和实践的最终目的是在老年人群中防治疾病,促进老年人幸福健康,减少因人口老化所致的疾病和健康问题给社会发展带来的负担。

在美国,从 20 世纪 70 年代中期开始,随着人口老龄化进程的加剧,对老年人健康、疾病的研究也正式开始。1974 年美国国立老年研究所成立,老年流行病学研究项目逐渐成熟。随后国立卫生统计中心将老年人口接受采访调查的年龄提高到 75 岁,1984 年国立老年研究所(Epidemiological Studies of the Elderly, EPESE)资助了项目研究,这是第 1 个特别为≥65 岁老人设计的多中心前瞻性队列研究。同时,在美国已经进行了流行病学队列研究,如从 1949 年就开始进行的 Framingham 心脏研究允许扩大研究的年龄范围,把重点放在老年疾病和残疾上,目前这个研究仍在继续。随后的情况证明可以招募老年人来参加队列研究中高强度的生理和临床评估,可在研究中心及家中对老年人进行 4～6 h 的检查,并可将他们长期留在研究组中。94%的≥65 岁老人(除外因死亡而缺失的)能够连续 10 年参加多中心心血管健康队列研究的年检。需要老年人参加流行病学研究及他们对研究的顺应性认识的快速转变,使人们认识到老年人往往可以而且很热心地参加流行病学研究。20 世纪 90 年代以后,由于美国政府认识到战后"婴儿潮"时期出生的一代逐步进入老年期,将带来一系列社会经济问题,对老年流行病学的发展更为重视,投入大量经费支持老年流行病学项目的研究及老年流行病学学科的发展。其他欧洲国家如德国、英国等也开展了老年流行病学研究。

我国的老年流行病学工作始于 20 世纪 50 年代;70 年代末 80 年代初我国的老年流行病学专家就对老年人健康状况、老年人生理正常值、老年人长寿原因、老年人多发病常见病的分布及原因、老年人死因、老年人营养状态、老年人社会生活、老年人心理状态等进行了研究；进入 90 年代，在上述研究的基础上开展了对老年常见病多发病的监测和登记、老年人社区疾病的综合防治研究等。随着我国老龄化程度的加剧及学科发展的需要，1994 年 10 月中华老年医学会成立了老年流行病学学组，并于 1995 年、1997 年、2000 年、2002 年、2005 年和 2007 年成功地举行了 6 次全国老年流行病学学术会议，表明我国老年流行病学学科发展较快。

第二节　老年流行病学已取得的开创性成就

在世界范围内，老年流行病学在过去的 30 多年内快速发展，已经取得了许多开创性成就，使我们对老年疾病及健康状况有了深入的认识，对老年流行病学本身的特点和发展也有了新的认识角度。其成就主要表现在以下几个方面。

一、拟定了健康老年人的评价标准并对老年人生理正常参考值进行了探讨

在大量调查研究的基础上，1995 年中华老年流行病学组遵循新的生物-心理-社会医学模式，提出了健康老年人较为全面的 10 条标准：①躯干无明显畸形、无明显驼背等不良体型，骨关节活动基本正常；②无偏瘫、无老年痴呆症及神经系统其他疾病，神经系统检查基本正常；③心脏基本正常，无高血压、冠心病（心绞痛、冠状动脉供血不足、陈旧性心肌梗死等）及其他器质性心脏病；④无慢性肺部疾病，无明显肺功能不全；⑤无肝肾疾病、内分泌代谢疾病、恶性肿瘤及影响生活功能的严重器质性疾病；⑥有一定的视听功能；⑦无精神障碍，性格健全，情绪稳定；⑧能恰当地对待家庭和社会人际关系；⑨能适应环境，具有一定的社会交往能力；⑩具有一定的学习、记忆能力。

一般说来，老年人各项生理指标随增龄而变化，年龄越大，变化越显著。因此探讨老年人生理正常参考值也是老年流行病学研究所做的一项基础性工作。各项生理正常参考值既是老年人健康状况和衰老程度的判断标准，又是老年性疾病诊断和防治效果评价的重要依据。老年人的衰老自然进程个体差异较大，且所谓的"健康"老人往往还有这样那样的生理问题，所以统计不同年龄段老年人群的正常生理参考值并非一件容易的事情。既往我国未建立系统、完整的老年人生理正常参考值，而是以成年人的数值或参考国外报道的数值为依据进行判断。由于存在文化背景、体质以及生理差异，势必带来一定的误差，这种"借用"的数值显然是不合理的，也是不科学的。这项工作通常需要进行大量的老年人群体调查，包括工人、农民、知识分子、军人、干部、家庭主妇等，测量的项目包括一般情况（如身高、体重等）、临床指标（各科检查）、功能检查、影像学检查、实验室检查等。从 1982 年开始，在全国范围内，尤其是各大城市，先后开展老年人生理正常参考值的探讨，其结果发表在 20 世纪 80 年代《中华老年医学杂志》、《中国老年学杂志》等。

对于长寿的研究，我国老年流行病学工作者，特别是上海华东医院郑志学教授领导的流行病学研究组，通过大量流行病学调查，包括老年疾病发病率调查、长寿调查、百岁老人长寿因素调查、遗传因素与环境因素对健康长寿的影响调查，以及老年医学综合考察等，科学地总结出人类健康长寿受多种因素的影响，提出人类要实现健康长寿，必须因人而异地采取综

合措施。

二、初步确定了影响老年人健康的疾病谱及分布特征、主要危险因素和预防对策

随着世界范围内老年人口的增长,慢性疾病成为老年人的主要杀手。据世界卫生组织统计,2000年美国名列前位的三大死亡原因分别为:心血管疾病、恶性肿瘤和中风。2005年我国公布的老年人发病率最高的慢性疾病依次为高血压、冠心病、骨关节病和脑血管病。慢性疾病不仅导致老年人早死,而且会降低老年人的生活质量。慢性疾病是最普遍、花费最大的健康问题,但又是可预防的。

目前初步确定的老年人常见的慢性疾病如下:高血压病、冠心病、脑卒中、痴呆症、帕金森病、慢性阻塞性肺病、恶性肿瘤、糖尿病、睡眠呼吸暂停综合征、原发性骨质疏松症、骨关节病、抑郁症、前列腺增生症、耳聋、白内障、口腔疾病等。流行病学家已经或正在对这些疾病的分布特征、临床特点、主要危险因素进行研究,以便提出适合不同年龄和生理功能的老人的预防措施。

鉴于老年人慢性疾病发病率高及由此产生的伤残率和死亡率较高,因此老年流行病学研究的重点在病因、预防疾病发生、疾病的流行和复发,并将老年流行病学研究扩展至慢性疾病造成的结果如伤残上。绝大多数老年病,如心血管病、骨关节病、痴呆症是经过多年、渐进的发展,有一个很长的潜伏期或临床前期。研究表明,慢性疾病的危险因素往往有多个,且这些危险因素可能会因疾病的不同阶段有所变动,找出这些危险因素并进行干预,可有效预防慢性疾病的发生。如心血管疾病经典的危险因素为高血压、高水平低密度脂蛋白(LDL)、高胆固醇、高血糖、吸烟和冠心病家族史;老年人骨质疏松症可使老年人易出现髋关节骨折,骨折所致的伤残使老年人丧失独立生活能力,生活质量下降等。所有这些都可以通过对危险因素的干预来预防疾病的产生及发展。人们认识到,许多疾病来源于不健康的生活方式,包括摄入高能量食物、不适当的体力活动、缺乏营养和吸烟酗酒等。很多情况下,老年人只要简单地改变一下生活方式,就可以促进生活质量,延年益寿。

三、老年人的一些特殊健康问题得到了重视和研究

老年人除了上述的各种慢性疾病外,还有一些由于老化或疾病而带来的影响老年人生活质量的问题,如跌倒、二便失禁、精神错乱、活动不能、慢性腰背腿疼痛等,这些已经引起广泛重视并进行了深入研究。

跌倒被认为是老年人的特殊问题。1970年认识到跌倒的严重后果,而且其潜在的生理、病理生理、环境和病因因素是可改变的(A阶段),因此开始的工作是将跌倒引入老年健康状态并认定跌倒有特定的病因学。接着在1987年成立了一个国际性的工作组提出跌倒的标准定义(B阶段)。许多研究小组在20世纪80年代末及90年代初都报道了按标准定义进行的跌倒的描述性及分析性流行病学研究(B阶段和C阶段),数据显示1/3的社区老年人在1年内至少跌倒1次,其后产生相当比例的严重损伤(24%)和骨折(6%)。这些前瞻性的研究定义了跌倒的危险因素,包括镇静剂、认知缺陷、轻度肢体残疾以及步态和平衡失常。1994年Tinetti报道了一个减少社区老年人跌倒危险的多因素临床干预随机试验,结果表明通过干预减少危险因素可降低31%的跌倒危险。其他研究,特别是Wagner等的研究证明,以社区为基础的危险减少策略也能减少跌倒。在观察性和实验性

流行病学证据的基础上,美国预防性服务专责小组将跌倒危险的病例个案调查纳入老年人定期健康检查中。

这些研究跌倒的结果本身对老年流行病学研究有普遍意义。人们从跌倒的研究中认识到以下方面。①现有危险因素的数量与跌倒的危险有关,如果存在 1 个危险因素,则跌倒的危险性为 19%,而存在 4 个或多个危险因素则为 78%,这种危险因素的数量对可能结果影响幅度大小的观察性研究,已经在慢性疾病的病原学研究上得到广泛的认同(如心脏病)。据此,人们认为设计干预措施以减少危险因素数量是预防慢性疾病的有效方法。②据观察,在近一半的跌倒中,跌倒是患者易感性与暴露的环境危险相互作用的结果,因此危险随个体健康状态不同而不同,这就提供了分层分析和针对性筛选策略的基础。③在跌倒预防研究中,跌倒危险的减少程度随基线人群基本功能状态的不同而不同。④跌倒的一级预防和二级预防是有效的。⑤鉴于③、④,已得结果可能因健康状况的不同而变化。如功能良好的个体,一直无跌倒可能是其强壮肌力保持的结果。⑥一些老年特殊问题及疾病有共同的危险因素,包括久坐、相关的虚弱、平衡和步态异常。也就是说,在确定某个群体的危险因素时,我们要考虑这个危险因素带来的多种结果。

老年流行病学也促进了对老年人残疾的认识。大约有一半老年人的重度残疾是缓慢、逐步发生的,而另一半则突然发生,可能是髋关节骨折、脑卒中(中风)或外伤等事件造成的结果。总体来说,90%的残疾是由慢性疾病导致的,虽然有些问题诸如跌倒等,其表现与严重性是健康状况与环境因素相互作用的一个结果。有初步证据表明,通过群体基础的干预,许多老人带病活得更长,虽然疾病的发病率增加,但同时残疾的比例却在下降。研究还表明,卫生习惯和生活方式等因素在残疾的发展上也发挥了关键作用。强有力的证据显示,体力活动影响生活质量直至生命最后阶段。此外,社会因素,如在退休后继续参与有意义的角色(如做志愿者)是对抗残疾甚至死亡的保护手段。

四、保健习惯对老年人生活质量具有影响

谈到保健习惯,许多研究集中在运动的作用和吸烟问题上。运动和不吸烟被认为与长寿和减少心血管疾病、癌症、呼吸道疾病、骨质疏松症和髋关节骨折风险相关,同样也与残疾和死亡相关。有研究显示,不吸烟者比吸烟者长寿 5 年,而运动可增加 3 年或更长寿命,重要的是,这延长的几年往往是无残疾的。因此,运动对促进生命最后阶段的健康很重要,运动与一级、二级、三级预防有关,有针对性的运动项目可以使所有不同健康和功能水平的老年人保持运动耐力和力量。

第三节　老年流行病学的研究方法

老年流行病学以老年人群为研究对象,采用的研究方法既有经典的流行病学方法又有其自身特点,内容涉及老年人的常见病与多发病、老年人健康保健、老年人精神与心理、老年人生活质量评价、平均预期寿命和延长寿命、老年人护理等方面,对老年人进行疾病干预及卫生策略评估也是老年流行病学的重要内容。

一、老年流行病学常用指标

1. **表示发病情况的指标** 发病率(incidence rate)、罹患率(attack rate)、患病率(prevalence rate)等。

发病率:表示在一定时间内、一定人群中某病新病例出现的频率。

罹患率:该指标和发病率一样,也是人群新病例数的指标。多指在某一局限范围短时间内的发病率。

患病率:表示某特定时间内、总人口中某病的新旧病例所占比例。

2. **表示死亡情况的指标** 生存率(survival rate)、死亡率(mortality rate)、病死率(fatality rate)。

生存率:表示某病患者或接受某种治疗的患者,经过若干年的随访,到彼时尚存活的患者所占比例。

死亡率:表示在一定期间内、在一定人群中死于某病(或死于所有原因)的频率。

病死率:表示一定时间内(通常为 1 年),在患某病的全部患者中因该病死亡者的比例。

3. **表示残疾失能的指标** 病残率、潜在减寿年数(potential years of life lost)、伤残调整寿命年(disability - adjusted life year, DALY)等。

病残率:在某一人群中、一定时间内、每百(或千、万、10 万)人中实际存在的病残人数。

潜在减寿年数:某病某年龄组人群死亡者的预期寿命与实际死亡年龄之差的总和。

伤残调整寿命年:是一个定量计算因各种疾病造成的早死与残疾对健康寿命年损失的综合指标。

4. **表示平均寿命的指标** 平均期望寿命(average life expectancy)、健康期望寿命(active life expectancy)等。

平均期望寿命:是指一个国家或地区 0 岁婴儿平均期望活到的年龄。

健康期望寿命:是指去除残疾和残障后所得到的人类生存曲线。

二、流行病学的研究设计

流行病学研究的方法大体可以分为观察性研究(observational study)、实验性研究(experimental study)和理论性研究(theoretical study)3 种。

(一)观察性研究

观察性研究为流行病学研究的中心内容,其研究因素不经人为安排,是最现实、最便于开展的科学研究,一般是在较接近自然条件下进行的,研究人群较能代表靶人群。观察性研究主要分为以下两种。

1. **描述性研究(descriptive study)** 多用于对某病的发生、自然史及决定因素了解甚少时,通过观察而正确、详细地记载疾病或健康状态,按时间、地点、人群各种特征(如年龄、性别、职业、民族等)的分布特点,以形成该病的病因假设。为了正确描述分布,必须有明确统一的诊断标准、准确的病例(或因子)数字以及人口数字。通过描述性研究获得的资料可对病因提出线索或假说,或对防治提出有效的措施。

2. **分析性研究(analytical study)** 对某病已有一定了解时,可通过分析性研究来检验病

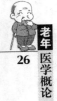

因假设。分析性研究的目的是证实该病的各种危险因素,估计它们对疾病作用的大小并提出可能的干预策略。

观察性研究的基本设计有横断面研究(cross - section study)、队列研究(cohort study)和病例对照研究(case - control study)。其中队列研究可以是前瞻性(prospective cohort study)、回顾性(retrospective cohort study)或双向性(ambispective cohort study)的。

(二) 实验性研究

实验性研究与一般医学基础学科的实验不同,主要在人群现场进行。人群现场是流行病学主要的、最大的实验室。根据研究对象不同,又可分为临床试验(clinical trial)和人群现场试验(community field trial)。后一类实验中对病因进行干预的又叫干预研究(intervention study)。当被观察对象不能随机化分组时,称为半实验或准实验研究(quasi - experimental study),如卫生政策的可行性研究及管理与服务的评价研究等。

(三) 理论性研究

理论性研究也叫数理流行病学(mathematical epidemiology)研究,是将流行病学调查所得到的数据建立有关的数学模型(modeling),或用电子计算机仿真(computer simulation)进行理论研究,又称为数理性研究(mathematical theory study)。

三、老年流行病学方法学

(一) 研究设计

老年流行病学研究方式的选择主要取决于所研究的问题。

回顾性研究往往探寻的是过去已暴露的危险因子并且患者的状态是已知的。这是处理老年人情况时最容易出现问题的一种研究方法。事实上,由于记忆障碍和老年痴呆症随年龄增长而增加,调查访问所得到资料的可靠性值得怀疑。有两种增加资料可靠性的方法,第一是依靠书面资料,第二是反复核对调查员所得的材料。

横断面研究探寻同时存在的疾病状态和潜在的危险因素,如 apoE 基因分型和老年痴呆症的关系。横断面研究可以获得患病率资料,即特定时间内罹患某病的人群比例。

前瞻性队列研究是唯一能获得发病率的研究方法。研究开始时危险因素一般已经确定下来,其后随访一定时间,通过检查或监测,了解在此期间或之后疾病的发生情况。干预性研究只能是前瞻性的,必然包含研究人员的主动措施,如处方不同类型的流感疫苗等。随机对照的临床试验就是一种典型的干预性研究,应用于老年人时,对其中可能的负面影响要注意监测。

(二) 人群选择

人群选择有 3 个问题必须考虑。①由于高龄老人增加,长期住养老院老人增多,在人群研究中如果除外居家养老的老人会产生选择性偏倚,导致老年人研究中常见的患病率低估,典型的例子如尿失禁和老年痴呆症,但如将研究限制于养老院或医院,则会专注于较重的患者。②在老年人中要完成以人群为基础的研究比较困难。一是要取得老年人及其管理者的同意,二是老年人认知障碍者多,使得工作复杂化,必须分两步走。第 1 步是评估老年人的认知状态,即使这并非研究本身的内容,第 2 步是由于老年人提供的信息可靠度低,研究人员必须再与对老人情况较为了解的知情者进一步核对。这就意味着研究必须花费大量的调查时间、有充足的人员与经费。③经济条件好的老人往往会迁移到气候或医疗条件好的地方居住(如美国老人迁往佛罗里达州或加利福尼亚州),因此这些地区的研究不能反映全国的情况。

(三) 研究对象的选择与剔除

高龄老人常常排除在研究之外,随机对照试验也常将年龄限制在 60、65 或 75 岁,特别是在抗肿瘤治疗研究中。这些年龄限制是合理的,因为高龄老年人通常更虚弱,容易出现不良反应,他们往往同时罹患多种疾病要接受其他治疗而干扰正在进行的研究,由于这些老年患者多有痴呆症,很难取得知情同意书。因此,这些研究结果不能直接推断用于高龄老年患者。

从科学角度出发,选择健康老人,也就是没有疾病或健康问题的老人作为研究对象,当然会使研究更为严谨,但是也会产生选择性偏倚,使得研究结果在常规临床应用时受到限制。一个老年患者前来就诊时,很少会与原来的研究匹配,使得临床医生很难根据少量的循证医学数据制订出处理患者的最佳方案。

(四) 抽样调查

高龄老人在总的人群中相对较少(尽管未来几十年这种状况可能会改变),而且随着年龄增长性别不对称增加,一个随机抽样可能只选择了少数很老的研究对象,且老年男性的概率可能较小。因此,为了得到正确的评估,推荐按年龄和性别随机分层抽样。

(五) 变量定义

临床或流行病学定义老年人疾病时要防止非此即彼的分类方法,如"有病的"或"健康的"。由于缺乏金标准,研究对象错误分类而使得对研究结果的认识复杂化。如一个地区的调查表明,经神经病理学验证后,血管性痴呆的临床标准敏感度很低。

由于老年患者身患多种疾病,需要收集大量的参数来校正限定的研究人群,这样会增加研究经费。另外,在缺少症状的情况下,增加疾病数量会使临床诊断困难。好在遗传学和分子流行病学可以帮助识别分类标记。

年龄本身也是一个关键的变量,因为它也是一个混杂因素,经常与危险因素和疾病同时相关。所使用的技术要与控制混杂相匹配,进行调整或标准化。一般是事先将年龄确定下来,采用那些可避免年龄混杂的分类法,而且分类可以随时采取更详细的数据来重新定义。

老年人功能状态的评估也是很重要的一个方面。可采用量表进行评估,如卡兹(Katz)日常生活能力(activity of daily life, ADL)量表等。不同类别的问题可采用不同的量表。有些研究自行评估功能状态,可能会高估真实的情况。

(六) 样本大小和统计

一旦研究问题和研究设计确定,选择统计方法就很简单。根据所期望结果的精确度,样本大小的计算从公式、统计表格,或是使用专用软件都可以确定下来。

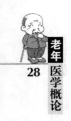

确定目标样本大小时,要考虑真正参与者的比例、失访人数和因高龄而死亡的人数,因为随年龄增长死亡率增加,参与比例下降。由于人口统计显示男女之间的不对称性,需要按年龄和性别进行调整。

第四节　老年流行病学与其他老年学科的关系

就实质而言,流行病学主要是一种研究工具,因此它与其他学科有不可分割的关系。老年基础医学、老年临床医学、老年社会学、老年心理学等学科可以在以下几个方面与老年流行病学产生交叉。

1. 老年基础医学　老年基础医学主要围绕人类衰老问题开展研究,不但研究老年期的一般表现,而且研究其基本特征、衰老机制及延缓衰老的可能以及各种疾病在衰老机体上的发生发展过程。近年来,分子生物学及遗传学的进展使得人们对老年人疾病与年龄相关的遗传特征、家族性的危险因素及遗传-环境相互作用有了进一步深入了解。一般说来,老年基础医学多偏重于细胞、分子、遗传等层面直接因素的研究,而流行病学则有助于发现这些因素,并加以预防和控制。

2. 老年临床医学　老年临床医学主要研究老年人特有的疾病、危险因素、检测方法和治疗手段等,这些均需要采用流行病学的研究设计才能使之科学严谨。老年流行病学则着重研究老年群体的健康和疾病问题。

3. 老年社会学与心理学　侧重社会经济文化环境和心理对老年人健康和疾病的影响,也需要采用流行病学的研究方法对其中的危险因素进行研究,从而进一步提出预防和控制。

4. 统计学　统计学方法是流行病学的工作基础。整个老年流行病学的研究,包括研究设计、资料收集、抽样方法、数据分析等均需要统计学为工具。近年来,计算机的发展,众多统计学软件的应用为流行病学的研究带来极大便利。

第五节　老年流行病学的发展方向

全球老龄化给老年医学工作者带来了机遇,也提出了挑战。1990年世界卫生组织在哥本哈根会议上正式提出健康老龄化服务的战略目标,2002年联合国在马德里举行了第2次世界老龄大会,展望未来、积极老龄化的观点为全球国家和地方制订应对人口老龄化的战略提供了一个框架。

老年流行病学从内容和方法学都在平稳快速地发展。在接下来的研究中,流行病学要全面完成老年人主要疾病、特殊健康问题和残疾的流行病学调查。这项工作将为制订老年人健康促进和疾病预防的有效方法及健康指南提供基础。这些指南将匹配与年龄相关的健康状况谱,以适合不同健康状况和残疾老人。

一种老年疾病要研究多个危险因素,这是老年流行病学常见的情况。鉴于老年健康情况的多重危险性,预防策略必须着重于减少现有危险因素的数量。另外,必须采取有效的策略防止危险因素的协同作用。整体而言,老年流行病学的方法学较之用于青年人的更复杂。

这是由于老年人健康和功能状况的不均一性,其普遍存在的亚临床疾病或残疾有可能改变未来的研究结果。另外,被研究者的健康状况随时间发展,必须考虑其生理功能的改善或下降。为了在未来奠定老年人群有效预防和健康关怀的科学基础,我们必须考虑这些因素。

21世纪有效的预防和健康促进必须针对那些确定能改善生活质量的领域,这就要求将一级预防扩展至二级和三级预防。流行病学家必须考虑许多比现有预防指南范围内更易于干预的在老年人中普遍存在的严重问题。如未来的预防指南将包括预防因慢性疾病所致的残疾、心血管疾病的复发、老年痴呆、抑郁、尿失禁、步态不稳、虚弱和营养不良等,并将其列为定期健康检查的筛查指标。流行病学研究还应包括行为因素的评估和促进老年人健康的有效方法。

中国是世界上老年人口最多的国家,同时也是世界上人口老化速度最快的国家之一。在我国2005年第5届全国老年流行病学学术会议上,流行病学专家指出我国老年医学面临的挑战包括:人口老龄化的压力,疾病模式的转变,研究范畴的扩展和深入,老年人期望值的不断上升,新技术和新知识的不断涌现,以及老年医学面临的伦理学问题,即如何积极主动地对待老年疾病,对老年人的研究是否适当,老年人的隐私问题,药物滥用问题,代沟和代内冲突,临终关怀等。因此,中华医学会老年流行病学专家们提出应制定适合我国国情的老年卫生工作规划、政策;探索以老年人医疗保健为重点的社区卫生服务模式,在社区内开展老年人健康促进活动,加强老年常见病的防治研究,积极培训和建设老年医学队伍,努力宣传、倡导老年医学模式在我国的普及。

未来我国老年流行病学主要研究任务和范围包括:①控制构成公共卫生问题的主要老年常见病、多发病。如研究和确定老年心脑血管疾病、呼吸系统疾病、恶性肿瘤、2型糖尿病、原发性骨质疏松症、痴呆症、帕金森病等疾病的危险因素和保护因素,在有条件的地区对中老年人进行定期体格检查,防止某些严重疾病的发生。②积极在社区内倡导老年人健康促进活动。③老年保健及社区卫生服务模式研究。社区卫生服务一般由街道医院、街道办事处共同组织,为老年人医疗、护理、康复、健康教育、定期体格检查、家庭病床等服务,探索一种适合我国国情的社区卫生服务新模式。④研究提高老年人生活质量的措施并评价其效果。老年学和老年医学的奋斗目标不仅是为了延长老年人的寿命,更重要的是提高老年人的生活质量,对其生活质量进行调查、评估,并采取有效措施改善。⑤积极开展社区综合防治试研究。在示范社区内对主要的老年疾病进行监测,通过监测获得较准确的发病率、致残率、致死率和有关危险因素等资料,在社区内针对主要老年疾病的危险因素和保护因素开展综合性防治的前瞻性研究。⑥将现代流行病学及卫生统计学方法应用于老年医学研究。评估老年医学研究课题是否科学、合理、可行,对老年人合理用药、老年人营养保健品、传统的保健方法等进行科学的评价和验证。⑦继续对长寿地区和长寿老人、百岁老人开展长寿调查。⑧积极开展老年人健康教育。老年人健康教育应包括老年人本身及其家属、基层医护人员、高层医护人员以及从事老年卫生工作的行政管理干部、决策者,以促进老年人健康方式和健康行为,提高老年人的自我保健水平。⑨协助政府部门和社区决策者们建立老年卫生工作的计划。

展望未来,我国老年流行病学任重道远,必须面对21世纪人口老龄化的挑战,结合我国国情和老年人的实际情况,与老年学和老年医学各学科同步发展,相互促进,共同提高。因此,发展我国老年流行病学必须:①积极培养老年流行病学专业人才,促进大批专家形成。

②开展多学科研究,不断提高老年流行病学的科研水平。老年流行病学是老年医学的一个重要组成部分和分支学科,因此老年流行病学的发展离不开老年学和老年医学的进步。③随着我国社会经济快速发展,人民生活和健康水平迅速提高,平均预期寿命不断延长,势必带来一系列社会和卫生问题,因此,继续开展老年多发病、常见病的调查研究已成为今后老年流行病学的重要任务之一。④贯彻"预防为主"的方针,积极开展社区老年慢性疾病的预防工作,不断改善老年人的健康状况,提高老年人的生活质量,预防慢性病并发症的发生,降低慢性病造成功能减退的危险因素,减少病残危害,延长老年人的健康寿命,这也是老年流行病学发展的必然。

（项丹妮　郑松柏）

第五章

老年人营养

营养是生命的物质基础,营养状况直接关系到老年人的健康、抗病能力、寿命及生活质量。老年人由于身体器官功能与生理的改变,以及家庭、经济及社会环境等因素的综合影响,可出现多种营养问题,其中营养不足和营养过剩的问题比较常见。营养过剩不仅导致肥胖,而且脂肪细胞分泌一系列细胞炎性因子,影响健康或加重原有的疾病,如心血管疾病、肾脏疾病及糖尿病等。营养不足也是一个需要重视的问题。研究发现,住院老年人营养不良发生率高达 50％～60％,主要原因是进食不足(如偏食、厌食或素食),食欲下降,消化道结构改变或消化道激素分泌降低,活动减少,精神抑郁,独居,合并糖尿病、慢性支气管炎、肺气肿、肺心病、高血压、冠心病等慢性疾病使心肺代偿功能减退。老年外科患者手术创伤后机体的糖类、脂肪和蛋白质代谢均发生一系列改变,机体分解代谢增强、合成下降。老年人的年龄、衰竭脏器数目与病死率明显相关。老年人年龄越大,衰竭脏器越多,病死率越高。随着年龄增大,脏器老化程度显著,功能减退明显,其基础疾病使某些脏器功能已处于功能不全或衰竭的边缘,一旦发生严重感染,各脏器负担明显加重,加之氧供不足、毛细血管功能障碍及多种介质的介导,极易出现多脏器功能损害甚至衰竭,使得老年人病死率明显增高。合理营养有助于延缓衰老、防治老年常见病和并发症、提高生活质量、促进成功老龄化。

第一节　老年人的生理代谢特点

老年人的生理变化主要是机体老化、功能障碍。老年人的基础代谢减低 11％～25％,合成代谢比分解代谢低。随着年龄的增加,老年人身体的组成逐渐改变,最明显的是体脂增加、瘦体重减少。瘦体重反映肌肉蛋白质,老年人肌肉占体重的比重比壮年期减少 40％以上。肌肉纤维萎缩的结果是出现肌力衰退、易疲劳和腰酸腿痛等现象。老年人骨密度降低,骨总矿物质减少,使骨质变松、变脆,极易发生骨折。一些软骨变硬,失去弹性,使关节的灵活性降低,脊柱弯曲,形成驼背。体细胞减少、水分含量降低和皮肤胶原纤维变性使皮肤出现皱纹。发根毛囊组织萎缩则易导致毛发脱落,色素减少导致头发发白。同时老年人还普遍出现精力不济、体力下降、记忆力下降、牙齿松动脱落、听力减退等。老年人的消化系统、呼吸系统、心血管系统、肾脏、神经系统、内分泌系统、免疫功能都随年龄增高而有不同程度的下降。各系统器官功能的衰退易导致老年人的免疫力和抵抗力下降,对疾病的易感性增加。

一、消化系统

随着年龄的增长,老年人由于牙齿逐渐松动脱落、牙龈萎缩而影响对食物的咀嚼和消化。同时舌表面味蕾萎缩,味觉和嗅觉功能降低,消化液及消化酶分泌减少,故食欲减退,消化能力降低。消化道的平滑肌和黏膜萎缩,腺体和细胞数量减少,对营养物质的消化和吸收能力降低。胃肠蠕动减慢,食物在胃内排空速率降低,易在胃内发酵,进入肠腔充气而发生腹胀。食糜进入小肠迟缓,且因消化不完全,大便通过肠道时间延长,增加了肠道对大便的水分吸收,而使大便变硬,因此经常出现老年性便秘。有的老年人还因慢性肠功能紊乱出现过敏性肠炎。另外,老年人肝脏重量减轻、功能性肝细胞减少、肝血流量也减少,肝脏解毒和合成蛋白质的功能均有所下降。胆囊与胆管增厚,收缩和排泄胆汁的功能下降,使胆汁变浓,诱发胆石症、胆囊炎等疾病。胰液分泌减少和胆囊功能减退还容易导致脂肪消化不良。

二、呼吸系统

随着年龄增长,老年人呼吸系统的功能逐渐衰退,至60岁后这种变化更为明显,主要表现为气管及喉软骨、肋软骨钙化,呼吸肌萎缩无力,呼吸道黏膜萎缩,黏膜纤毛功能减退,肺组织弹性减退,肺泡扩大、变薄,肺的通气功能和换气功能下降。这些改变使慢性气管炎、肺气肿、肺心病成为老年人常见病。

三、心血管系统

老年人心肌萎缩、心率减慢、结缔组织增生、脂肪沉积,使得心肌及瓣膜增厚、硬化,心脏输出量随年龄增长而逐渐减少,心肌收缩能力减弱,代偿能力降低,易发生心功能不全。而且随年龄增加血管变得狭窄硬化,外周阻力增高,导致血压升高。

四、肾脏

老年人肾脏改变主要是肾组织进行性萎缩,肾实质重量减轻,肾血流量减少,肾小管的分泌功能、肌酐清除率和水、钠调节能力下降。因此,老年人若应用主要经肾排泄的药物时应根据其肾脏清除率调节剂量或给药间隔时间,部分药物应进行血药浓度监测,以保护肾脏功能。

五、神经系统

老年人神经系统的改变主要是由于脑萎缩和血管硬化引起,表现为记忆力减退、易疲劳、易失眠、步态不稳、手指颤抖等。有研究表明,老年人大脑重量比青年时期减少6.6%～11%,大脑表面积减少10%,脑神经细胞可减少10%～30%,但人脑细胞有足够的储备,而且脑细胞功能具有代偿能力,因此尽管有相当比例的退化,在一般情况下仍可保持正常功能。老年人的脑血管阻力增加,大脑血流量下降,耗氧量及代谢率亦明显降低,从而影响脑的调节功能并构成对其他器官和组织功能的负面影响。因此,老年人会出现整体反应迟钝,对外界环境变化的调节与适应能力下降,而视觉、听觉、嗅觉功能也减退。有部分老年人也可能因脑动脉硬化、脑栓塞等原因造成大脑供血不足,导致脑组织软化坏死、大脑皮质萎缩,使智力及逻辑思维能力降低。

六、内分泌系统

老年期内分泌系统的改变使激素分泌发生改变,明显影响机体代谢功能。老年人胰岛素受体减少和结合能力下降影响糖的代谢,易使血糖升高,故老年人要特别注意精神心理、饮食、药物对血糖的影响,积极防治糖尿病。而维持生命的垂体-肾上腺素系统和垂体-甲状腺素系统基本保持正常,只是敏感性有所改变。此外,绝经期后随着卵巢退化,女性体内雌激素水平大幅度减少,故还应当重视女性激素的退化。

七、免疫功能

老年人的免疫功能随年龄增长而下降,易患各种疾病,主要是因为老年人胸腺萎缩,重量减轻,T细胞数目明显减少。老年人70岁以后未成熟的T细胞几乎绝迹,增加了感染的易感性,还可产生自身免疫现象,引起多器官的损伤而衰竭。

此外,老年人的泌尿、生殖系统也出现明显变化。感觉系统功能逐渐减退,表现为视力和听力随衰老而下降。运动系统也相应发生一定变化,骨骼变脆,韧性降低,关节表面粗糙不平整、变形,使老年人站立不稳,行动不便,更易发生骨折。

第二节　老年人的营养需求

老年人尤其要注意合理饮食和充足营养,这样才能保证身体健康,延缓衰老,达到延年益寿的目的。要做到合理营养,首先要了解老年人的营养需求。

一、能量

随着年龄的增加,老年人机体结构成分改变,脂肪组织比例逐渐增加而去脂组织比例减少,基础代谢下降;老年人职业性活动减少,机体功能减弱,运动量降低。因此老年人对能量的需要量减少。老年人应避免从膳食中摄取过多能量,因为剩余的能量会转变成脂肪贮存于体内,导致肥胖,加重心脏负担,引发动脉硬化、高血压、冠心病和糖尿病等多种疾病。60岁以后,老年人的能量摄入量较青壮年减少20%,70岁以后减少30%。一般而言,每日能量摄入6.72～8.4 MJ(1 600～2 000 kcal)即可满足需要,体重55 kg者每日只需摄入能量5.88～7.65 MJ(1 400～1 800 kcal)。然而,老年人群个体间差异很大,生理年龄与实际年龄不同,而且退休后有更高的非职业性自主活动时间,导致个体间能量消耗差异比较大,应按个体情况予以确定。老年人能量需要量的多少主要以体重来衡量,保持适宜体重的能量摄入就是合适的。

老年男性理想体重(kg)=身高(cm)-105

老年女性理想体重(kg)=身高(cm)-100

在理想体重的±10%范围内均属正常,超出理想体重10%或20%以上分别为过重或肥胖,低于理想体重10%或20%以下分别为消瘦或严重消瘦。

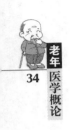

二、蛋白质

蛋白质对老年人的营养非常重要,因为蛋白质能维持机体的正常代谢,补偿人体组织蛋白的消耗,增强机体对疾病的抵抗力。老年人体内的分解代谢大于合成代谢,蛋白质合成能力低,血浆必需氨基酸水平下降,加之老年人对蛋白质的吸收利用率低,因此需要供给较为丰富和质量高的蛋白质来补充组织蛋白质的消耗。老年人蛋白质的摄入量应以维持氮平衡为原则,如果摄入过少会引起负氮平衡,对健康不利;摄入过多会加重肝肾负担,而且过多的蛋白质还可增加胆固醇的合成,所以老年人饮食中的蛋白质应适量。

一般来说,每日摄入量以达到 $1\sim1.2$ g/kg 为宜,在膳食总能量中应占 15% 左右,不宜 $>20\%$。我国 >60 岁人群的推荐量为 $65\sim75$ g/d。所摄入的蛋白质应是氨基酸齐全的高生物价的优质蛋白质,且优质蛋白质的摄入量应占总蛋白质量的 50% 以上。但是我国大多数老年人的膳食中植物蛋白质仍占主要成分,而植物性蛋白质中除黄豆外,其他植物性蛋白质生物价较低,所以每日应摄入一定量的蛋、乳、鱼、肉等动物性蛋白质,以提高摄入蛋白质的生物学价值。但动物性蛋白质不宜摄入过多,因为同时会摄入过多的动物脂肪,起到负面作用。

三、脂肪

脂肪能提供较高能量,是机体能量、必需脂肪酸和类脂的重要来源,可以减轻消化器官的负担;脂肪还可以促进脂溶性维生素的吸收,合成内分泌激素及胆固醇类物质等。但由于脂肪摄入过多与老年性疾病有关,因此老年人脂肪的摄入量不宜过多,一般以占膳食总能量 20% 为宜。老年人除应注意脂肪的摄入量,还应注意所摄入脂肪的种类。不饱和脂肪酸有软化血管、降低胆固醇、预防动脉硬化的作用,而饱和脂肪酸恰恰相反,所以老年人日常脂肪的摄入应以含不饱和脂肪酸的植物油为主,而应少食富含饱和脂肪酸的猪油、乳油等动物性脂肪。一般认为饱和脂肪酸、多不饱和脂肪酸、单不饱和脂肪酸之间的比例应以 $0.8:1:1.2$ 为宜,$\omega-6$ 和 $\omega-3$ 脂肪酸的比例以 $4:1$ 为宜。应少食用含胆固醇过多的食品,每日胆固醇以 $\leqslant300$ mg 为宜。

四、糖类

糖类是供给身体能量的主要来源,且易于消化吸收。但老年人不宜摄入过多的糖类,因为随着年龄的增长,人体的糖耐量降低,胰岛素分泌减少,对血糖的调节作用减弱,容易发生高血糖。另外,过多的糖可在体内转变为脂肪,使血脂升高,容易引发动脉硬化等心脑血管疾病。尤其是单糖的摄入,如蔗糖、葡萄糖更易引起高脂血症。但糖类摄入过少会使蛋白质分解以增加能量,故每日糖类供给以占总能量的 $55\%\sim60\%$ 为宜。老年人还应增加富含膳食纤维的食物,膳食纤维在肠道内能够吸收水分,增加粪便体积,不仅可以促进胃肠蠕动、防止便秘,而且有降糖、降血脂、预防动脉硬化等诸多功能,对维护老年人的健康十分有益。老年人应多吃蔬菜和水果等富含膳食纤维的食物,保证每日膳食纤维的摄入量达到 $10\sim20$ g。

五、矿物质

矿物质是构成骨骼、牙齿的重要成分,还可调节体内酸碱平衡,维持组织细胞渗透压,维持神经和肌肉兴奋性,构成体内某些重要生理活性物质。老年人日常膳食中,最容易因摄入不足而缺乏的微量元素是钙。老年人对钙的吸收能力下降,吸收率一般<20%,一方面是由于老年人胃酸分泌减少,胃肠道吸收功能降低;另一方面是由于肾功能降低以致形成活性高的 $1,25-(OH)_2D_3$ 减少,加上户外活动减少,日照机会减少,皮肤合成维生素 D 的量也下降,从而影响钙的吸收。同时体力活动的减少又降低了骨骼钙的沉积。故老年人易发生钙缺乏,导致骨质疏松症。钙还与心血管的健康有密切关系。因此老年人应有足量的钙摄入。乳类食品是钙的最好来源,应积极提倡老年人多食用乳类和豆类食品。有些老年人对乳糖不耐受而影响其食用乳类食品,可以给予适量的钙补充剂。但过量的钙摄入也是不足取的,以免引起高血钙及肾功能损伤。中国营养学会推荐 50 岁以上人群的钙摄入量为 1 000 mg/d,最高可耐受摄入量(UL)为 2 000 mg/d。

我国居民铁的摄入量已超过推荐的每日膳食营养素供给量标准,老年人群也一样,但贫血患病率仍较高。这主要是由于老年人胃容量缩小,胃酸及胃内因子对铁的吸收能力下降,造血功能减退,血红蛋白含量减少。另外,老年人蛋白质合成能力降低,维生素 B_{12}、维生素 B_6 及叶酸等不足也导致老年人易患缺铁性贫血。老年人铁的摄入量应充足,尤其应多摄入吸收率较高的血红素铁。同时还要注意铁的摄入不能过多,因为过量的铁会产生过多自由基。我国营养学会推荐老年人膳食铁的供给量为每日 12 mg。

锌和硒是与老年人免疫功能有关的微量营养素。锌与体内 200 多种酶的活性有关,并且对于抗衰老有重要意义,故老年人饮食中应供给足量的锌。锌的不足和过量都可使免疫功能降低,我国推荐的老年人锌供给量为 11.5 mg/d。硒在体内以含硒酶和硒蛋白的形式起抗氧化、清除体内过多自由基的作用,还可以减缓白内障患者视力障碍的发展,故老年人每日膳食中需要有一定的硒供给量以满足机体需要。

高钠是高血压的危险因素。老年人由于味觉减退,易造成菜肴中盐含量较高。所以老年人应注意减少每日食盐的摄入量,一般应控制在<6.0 g/d。

六、维生素

对老年人来说,维生素在调节代谢和延缓衰老过程中具有十分重要的作用。人体对维生素的生理需要量虽然很少,但大多数维生素,特别是水溶性维生素在体内不能合成和贮存,必须靠食物供给。而老年人由于摄食量减少,胃肠道功能减退,吸收能力变弱,加上老年性疾病,影响维生素的正常摄入,因而易出现维生素缺乏。老年人易维生素 A、维生素 B_1、维生素 B_2、维生素 C 和维生素 D 缺乏,因此应注意供给含维生素丰富的食物,同时也可以适当补充维生素制剂,预防维生素缺乏症。

维生素 A 的主要功能是维持正常视力,维持上皮组织健康和增强免疫功能。老年人由于食量减少,生理功能减退,易出现维生素 A 缺乏。因此,老年人每日应多吃富含维生素 A 的黄、绿色蔬菜。膳食中维生素 A 的推荐供给量为 800 $\mu g/d$。

维生素 C 是一种具有广泛生理作用的营养素。它能增强机体免疫力,抗氧化,防止自由基损害,抗衰老,还能促进组织胶原蛋白合成,保持毛细血管弹性,防止老年血管硬化,扩张冠状动脉,降低血浆胆固醇,可用于防治动脉硬化等老年性疾病。老年人每日应多吃新鲜蔬菜和水果,以保持维生素 C 的供给,另外可通过口服维生素 C 片来补充摄入的不足。但维生素 C 的摄入不宜过量,过量的维生素 C 摄入会对机体产生不良反应,应<1 000 mg/d。

维生素 D 有利于钙吸收及骨质钙化,并通过甲状旁腺激素和降钙素的调节作用而维持

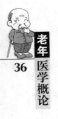

血钙正常水平。老年人因户外活动减少，肝肾功能减退，体内合成的维生素 D 减少，易出现维生素 D 缺乏，从而影响钙、磷吸收及骨骼矿物化，导致钙缺乏，出现腰腿疼及骨质疏松。老年人需要适量的户外活动，常吃奶制品等富含维生素 D 的食物，也可适量补充维生素 D 制剂。每日维生素 D 摄入量应达到 10 μg。

维生素 E 是一种抗氧化剂，主要功能是抗氧化损伤，维持含多不饱和脂肪酸量较多的细胞膜完整和正常功能，维生素 E 缺乏可使机体内的抗氧化机制发生功能障碍，引起细胞损伤。维生素 E 对预防动脉硬化等老年性疾病、抗癌、延缓机体衰老都有着非常重要的作用。老年人除应通过膳食摄入一定量的维生素 E 外，还可以通过口服维生素 E 制剂进行补充。老年人每日饮食中维生素 E 推荐供给量为 14 mg。虽然维生素 E 毒性较小，但每日摄入量以 ≤300 mg 为宜。有研究表明，长期每日摄入 >600 mg 有可能引起中毒症状，如头痛、视觉模糊和极度疲乏等。

七、水

水对维持人体正常的生理活动至关重要，它可保障机体细胞代谢、维持体液的平衡与稳定、排泄毒物、防止便秘。如果不渴就不喝水会使血液黏稠度增加，容易形成血栓，诱发心脑血管病变，还可影响肾脏的排泄功能。老年人由于年龄的增长，身体含水量逐年递减，对渴的反应迟钝，但对脱水极为敏感，若不能及时补充水分容易引起脱水现象。因此，为了保证身体健康，老年人要重视饮水，每日至少喝 1 000～1 500 ml 水。但需注意的是不要一次喝大量的水，以免血容量剧增，加重心肾负担。

第三节 老年人的营养支持

老年人常合并慢性心肺功能不全、肾功能不全、脑血管意外等各种疾病，在纠正营养不良时，应积极治疗原发病，才能更好地纠正营养不良。此外，老年人在创伤、感染等应激状态下容易发生内环境紊乱，而机体内环境的稳定是营养支持发挥作用的基础，因此必须尽早纠正低血容量以及酸中毒、低钠、低钾等水、电解质和酸碱平衡紊乱。同时，针对老年患者病情选择合适的营养支持途径、适量的能量和营养物质。一般来说，只要患者胃肠道功能正常，应首选肠内营养，若肠道不能耐受或无法进行时才选用肠外营养。另一方面，纠正老年人的营养不良不能操之过急，尤其是严重营养不良时，先补给半量，再逐步增加至所需营养素的全量。由于老年患者易发生各种并发症，在营养支持实施过程中，应及时进行监测，了解患者的营养支持效果及判断各个重要脏器的功能状态，以便及时调整营养支持方案，减少并发症的发生。

一、肠内营养支持

肠道营养符合生理要求，有利于维持肠道结构和功能的完整，防止肠道菌群易位及肠黏膜萎缩，而且实施容易、护理方便、并发症少、易于长期应用，适用于大多数老年患者，尤其是那些患不可逆疾病的患者。老年人由于机体老化，重要脏器功能减退，物质和能量代谢与中青年人不同。因此，如何根据老年人特点，选择营养支持途径与方式、制订相应的营养支持方案、选择合适的肠内营养制剂、积极防治并发症等,尚需广大临床营养及老年病工作者积累经验和深入研究。

1. 肠内营养途径的选择 口服是最安全、经济且符合生理的肠内营养支持方式,只要老年患者具有正常吞咽功能,能主动经口摄食,且饮食量可达到其需要量的 50% 以上,就应选择经口摄入肠内营养液以补充膳食的不足。相反,若经口饮食达不到需要量的 50%,则需管饲喂养。鼻胃或鼻肠置管进行肠内喂养是临床上使用最多的肠内营养方法。鼻胃插管喂养的优点在于胃的容量大,对营养液的渗透压不敏感,适合于各种完全性营养配方,主要应用于仅需短时间(<4 周)的肠内营养支持患者。但由于其有反流与吸入气管的危险,对神志障碍、会厌反射消失等可能误吸风险大的老年患者,应采用鼻肠置管进行肠内喂养。老年人在选择管饲喂养时应选择较细软的鼻胃或鼻肠置管,以减少对鼻黏膜的压迫和刺激。若病情重且肠内营养持续 4 周以上时,则可考虑通过胃造瘘或空肠造瘘进行喂养。胃造瘘和空肠造瘘可采用内镜辅助下的胃或空肠造口(PEG 或 PEJ),或开腹手术做胃或空肠造口术。肠内营养制剂的选择也要依据老年人的特点,多选用平衡饮食,富含蛋白质、糖类和少量脂肪,易于消化吸收的含纤维饮食。

2. 肠内营养的实施 老年人肠内营养由于易产生并发症,所以临床上应该采用连续经泵滴注的肠内营养支持方式,通过输液泵调节营养液输注速度,可按时、按质、按量完成每日输注任务。同时营养素吸收佳,胃肠道不良反应较少,营养效果好。肠内营养实施时应该让胃肠道有一个逐步适应、耐受肠内营养液的过程,在肠内营养刚开始的数日内(1~3 天),采用低浓度、低剂量、低速度,随后再逐渐增加营养液浓度、滴注速度以及投给剂量。一般第 1天用 1/4 总需要量,营养液浓度可稀释 1 倍;如患者能耐受,第 2 天可增加至 1/2 总需要量,第 3、4 天增加至全量。开始输注时速度宜慢,速率一般为 25~50 ml/h,以后每 12~24 h 增加 25 ml/h,最大速率为 125~150 ml/h,严格控制输注速度十分重要。输注时应观察患者有无腹痛、恶心、呕吐、腹胀等症状。如患者不能耐受,宜及时减慢输注速度或停止输液。输入体内营养液的温度应保持在 37 ℃左右,过凉易引起胃肠道并发症。

老年人在进行肠内营养支持过程中,需要进行妥善管理,以避免或减少可能发生的并发症。①正确估算患者的营养需要量,选择合适的肠内营养设备、喂养途径及投给方式。②对身体虚弱的老年患者,胃内喂养应采取坐位、半坐位或床头抬高 30°的仰卧位,以防反流。③连续输注患者在输注期间每隔 6~8 h 应冲洗喂养管,每次管饲结束后,均需要温开水或生理盐水冲洗管道,同时用手指轻揉管壁,以便彻底清洗,保持管道通畅。间歇性重力滴注患者,则在每次输注结束后冲洗管道。④准确记录出入水量,观测皮肤弹性、口渴情况、脉搏、血压等症状及体征,维持机体水、电解质及酸碱平衡。

3. 肠内营养的监测 老年患者肠内营养时易发生各种并发症,应及时进行相关的监测,了解患者的营养支持效果,判断重要脏器的功能状态,以便及时调整营养支持方案,及时发现、避免或减少并发症的发生。肠内营养的监测包括胃肠道耐受性的监测和代谢方面的监测。

肠内营养代谢方面的监测包括每日记录患者的液体进出量;营养开始阶段,应每日查尿糖及酮体,以后可改为每周 2 次;定期测定血清胆红素、谷丙转氨酶(GPT)、谷草转氨酶(GOT)、碱性磷酸酶、血糖、尿素、肌酐、钠、钾、氯、钙、镁、磷、碳酸氢盐,一般开始时每 3 日查1 次,以后可每周 1 次;每日留 24 h 尿,测尿素氮或尿总氮,必要时行尿钾、钠、钙、镁、磷测定。

病情稳定后可每周留尿 1～2 次,检测以上指标。此外,还应进行营养方面的监测,确定肠内营养支持的效果,以便及时调整营养素的补充量。

二、肠外营养支持

需要营养支持的老年患者若不能耐受或无法进行肠内营养时应选择肠外营养,肠内营养发生吸入性肺炎等并发症时也要改成肠外营养。肠外营养可经中心静脉也可经外周静脉输入。由于经外周静脉通路时,营养液需稀释至等渗或接近等渗,因此所需液体量较多,而不少老年患者液体量受到限制。因此,老年患者行肠外营养时通常选中心静脉通路并输入高渗性液体较好。老年人肠外营养物质的选择基本与成年人相同,但老年人常需限制液体摄入量,通常以高浓度制剂为主,尤其是在伴有肝、肾及心功能不全的老年人,需要严格限制入水量。由于老年人对能量和营养物质的需要量相对要少于青年人,因此应注意营养底物的摄入量,避免过度喂养。临床上老年人肠外营养液的配制多采用全合一营养液混合方法,在能源物质和氮源上并无特殊要求。如果患者合并有肝或肾功能不全时,则可选择相应制剂。由于老年人常患有其他疾病,可能同时应用其他治疗药物,在肠外营养时应考虑营养与药物的相互作用关系。

老年患者维生素、电解质、微量元素需要量与成年人无差别,应根据具体情况给予补充。目前临床上已有的维生素制剂、微量元素制剂可满足除维生素 K 以外的各种维生素和微量元素的需要,但每周需另外补充维生素 K。由于老年人容易发生电解质紊乱,且机体对电解质的自身调节能力不如青年人,所以临床上肠外营养时应监测血电解质水平,并根据具体情况加以补充和调整。

老年患者进行肠外营养的并发症与成年人相同,但与中青年患者相比,一旦出现并发症,病情常较复杂,纠正和治疗所需的时间往往较长。因此,肠外营养期间的规范操作,严密、定期监测以及精心护理对并发症的预防、发现并及时处理就显得极为重要。一旦发生应及时处理,以确保肠外营养得以继续和安全实施。此外,通过即时的监测能了解营养支持的疗效,根据病情变化即时调整营养处方,进一步提高肠外营养支持的效果。

第四节　老年人的合理膳食

人体衰老是不可逆转的发展过程,合理饮食是身体健康的物质基础,对改善老年人的营养状况、增强抵抗力、预防疾病、延年益寿,提高生活质量具有重要作用。因此,老年人的膳食要注意以下方面的问题。

一、食物要粗细搭配、松软,易于消化吸收

老年人消化器官生理功能有不同程度的减退,咀嚼功能和胃肠蠕动减弱,消化液分泌减少。许多老年人易发生便秘,患高血压、血脂异常、心脏病、糖尿病等疾病的危险性增加。因此老年人选择食物要粗细搭配,食物的烹制宜松软易于消化吸收,以保证均衡营养,促进健康,预防慢性病。粗粮有诸多的益处,含有丰富的 B 族维生素、矿物质、植物化学物质和膳食纤维。粗粮能量密度较低,可使摄入的能量减少;血糖指数较低,可延缓糖的吸收,有助于改

善糖耐量异常及糖尿病患者的血糖控制;粗粮中的可溶膳食纤维可降低血胆固醇水平;富含植物化学物可降低发生心血管疾病的危险性。因此建议老年人每日最好能吃 100 g 粗粮或全谷类食物。提供给老年人的食物应松软而易于消化。烹调的方法以蒸、煮、炖、炒为主,避免油腻、腌制、煎、炸、烤。宜选用的食物:柔软的米面及其制品,如面包、馒头、麦片、花卷、稠粥、面条、馄饨;细软的蔬菜、水果、豆制品、鸡蛋、牛奶等;适量的鱼虾、瘦肉、禽类。

二、合理安排饮食,提高生活质量

老年人食欲减退,能量摄入降低,必需营养素摄入也相应减少,更使老年人健康和营养状况恶化,因此合理安排老年人的饮食显得十分重要。老年人应选用优质蛋白质,摄入的脂肪能量比应以 20% 为宜,并以植物油为主。老年人易发生高血糖,故不宜多用蔗糖。老年人应注意钙和维生素 D 的补充,注意摄入富含锌、硒、铬等微量营养素的食物。老年人还应经常食用富含各类维生素的食物。家庭和社会应从各方面保证老年人的饮食质量、进餐环境和进食情绪,使老年人得到丰富的食物,保证摄入需要的各种营养素,以促进老年人身心健康,减少疾病,延缓衰老,提高生活质量。

三、重视预防营养不良和贫血

老年人营养不良最明显表现为体重不足。体重不足是长期膳食能量、蛋白质摄入不足的结果,同时也可能伴有其他微量营养素供给不足。体重不足对老年人的健康产生一系列危害:增加疾病的易感性;骨折率上升;损伤及外科伤口愈合缓慢;易出现精神神经症状;某些应激状态者的耐受力下降;对寒冷抵抗力下降;经不起疾病消耗。要预防老年人的营养不良与体重不足,首先需要保证充足的食物摄入,提高膳食质量。增加营养丰富、容易消化吸收的食物,更应注意保证奶类、瘦肉、禽类、鱼虾和大豆制品的摄入。其次要适当增加进餐次数。老年人可少量多餐,每日进餐 4~5 次,以保证需要的能量和营养素,使食物得到充分吸收利用。对于已经出现营养不良或低体重的老年人,更应注意逐步增加食量,使消化系统有适应的过程。第三要适当使用营养素补充剂。部分老年人由于生理功能下降及疾病等因素不能从膳食中摄取足够的营养素,特别是维生素和矿物质,可适当使用营养素补充剂。此外,还要注意及时治疗原发病,定期称量体重,监测营养不良。

老年人贫血容易出现疲倦乏力、头晕耳鸣、神情淡漠、记忆力衰退、抑郁等症状和认知功能受损;气急、面色苍白、出冷汗;食欲不振、恶心、呕吐、腹胀、腹泻;心慌、心跳加快、心脏负荷加重;机体抵抗力减弱,容易发生感染;也可使肾功能受损,出现尿素氮升高,甚至蛋白尿。老年人防治贫血必须要做到以下几点:①增加食物摄入,保证能量、蛋白质、铁、维生素 B_{12}、叶酸的供给,提供造血的必需原料。②调整膳食结构,贫血的老年人应注意适量增加含铁较多的瘦肉、禽、鱼、动物血和肝的摄入,多吃新鲜水果和绿叶蔬菜,提供丰富维生素 C 和叶酸,促进铁吸收和红细胞合成。吃饭前后不宜饮用浓茶,以减少其中鞣酸等物质对铁吸收的干扰。③可选用含铁的强化食物,如强化铁的酱油、强化铁的面粉和制品等。④适当使用营养素补充剂,如铁、B 族维生素、维生素 C 等。此外,许多贫血的老年人,除膳食营养素摄入不足外,还患有其他可导致贫血的慢性疾病,因此需要到医院查明原因,积极治疗原发性疾病。

四、多做户外活动,维持健康体重

2002 年中国居民营养与健康状况调查结果显示,我国城市居民经常参加锻炼的老年人仅占 40％,不锻炼者高达 54％。老年人适当多做户外活动能延缓机体功能衰退,因为运动可以使血液循环得到改善,有利于促进食欲,改善神经系统功能,减少紧张和忧虑,还可接受紫外线照射,有利于体内维生素 D 合成,预防或推迟骨质疏松症的发生。

老年人运动最重要的是保证安全,避免有危险性的项目和动作,运动强度和幅度不能太大,动作要简单、舒缓。尽量选择多种运动项目和能活动全身的项目,使全身各关节、肌肉群和身体多个部位受到锻炼。老年人运动方式应自然、简便,不宜做负重憋气、过分用力、头部旋转摇晃的运动,有动脉硬化和高血压的老年人更应避免。老年人应该根据自己的生理特点和健康状况选择适当的运动强度、时间和频率。最好坚持每日锻炼,至少每周锻炼 3～5 次。每日户外活动时间至少 0.5 h,最好 1 h。老年人进行健康锻炼一定要量力而行,运动强度以轻微出汗、自我感觉舒适为度。世界卫生组织推荐的最适宜锻炼时间是 9:00～10:00 或 16:00～18:00。

(孙建琴)

第六章

老年药理学

第一节　概　　述

　　老年人常多种疾病并存,据有关资料统计,在住院老年患者中同时伴有三四种并发症者占 50％以上。只占人口总数 12％的老年患者,其药费却占全人口药费总支出的 30％。老年人的这种生理性衰变和病理性改变,对各种药物的体内过程产生大小不同的影响,或影响药物的吸收和疗效,或影响药物的代谢和排泄而增加毒副作用,或因多种病用多种药而发生药物间的相互作用等。这些都给老年人用药增加了复杂性和难度,如果按中青年人常规用药,则会出现疗效不佳、不良反应,甚至引起严重中毒或药源性疾病。因此,根据老年人的生理病理特点,科学合理地用药,成为世界各国医药界十分关注的问题,从而使现代药理学分化形成一个新的分支——老年药理学(geriatric pharmacology)。

　　老年药理学是一门根据老年机体生理生化和病理生理学特点,研究其药代动力学、药效学、药物相互作用、药物不良反应、老年人药物治疗学和用药原则,以及研究抗衰老药理的新型药理学分支科学。

　　老年药理学的研究对象是老年人自然老化过程与药物作用的相互关系,以及研究衰老性疾病的药物防治。因此,研究对象年龄从老年前期起始(45～59 岁)。

　　老年药理学的研究目的是为了提高药物对老年患者的治疗效果,减少老年人用药的不良反应,指导临床合理用药,提高老年人生活质量,为发展抗衰老药物提供科学根据。

第二节　老年人的药代动力学和药效学特点

一、药代动力学特点

　　随年龄增长,人体各脏器的功能逐渐老化,构成机体的各种成分也发生了变化,药物的吸收、分布、代谢和排泄等药代动力学过程也有相应改变(表 6-1)。

表 6-1 影响药代动力学各种变异的相对发生率

变 异	成年人	老年人
肝脏疾病/CYP3A4	+	++
遗传/CYP2D6	+	+
遗传/CYP2C9/19	+	+
肾脏疾病	+	+++
心脏疾病	-	++
给药过多	+	++++

老年人药代动力学的改变,其特点总的来说是药代动力学过程降低,绝大多数口服药物(被动转运吸收药物)吸收不变、主动转运吸收药物吸收减少;药物代谢能力降低;药物排泄减少;药物消除半衰期延长、血药浓度增高。

1. 吸收

(1) 老年人肠黏膜逐渐萎缩,肠道吸收表面积减少,由于肠黏膜面积巨大,所以,老年人服药后,吸收速度可能减慢,但吸收的量不变。

(2) 患有萎缩性胃体胃炎的患者,胃内酸度降低,影响弱酸性药物的吸收和弱碱性药物在胃内的溶解。

(3) 胃肠活动减弱,胃排空速率减慢,胃肠转运时间延长,药物在肠道内的停留时间延长,使某些药物的吸收延迟。

(4) 胃肠道血流减少(65 岁的老年人,胃肠道血流减少 40% 左右),延缓药物的吸收。

大部分药物通过口服给药,它们的吸收多数是以被动转运方式进行的,单位面积吸收量虽有所下降,但由于胃肠蠕动减慢,药物在胃肠中停留时间延长,药物与肠道吸收表面接触时间延长,故总的吸收量仍不减少,因此被动转运吸收的药物在老年人中吸收变化不大。

对于主动转运吸收的药物,如铁、半乳糖、3-甲基葡萄糖(3-methyl-glucose)、钙和维生素 B_1、维生素 B_6、维生素 B_{12} 及维生素 C 等,在老年人均吸收减少。因为主动吸收必须由人体付出能量和载体参与,而老年人吸收这些物质所需的酶和糖蛋白等载体分泌减少,所以吸收功能减弱。如维生素 B_{12} 的吸收,由于老年人缺乏内因子(由胃分泌的一种糖蛋白,在维生素 B_{12} 的吸收中起载体作用),而使维生素 B_{12} 吸收减少,严重者可引起恶性贫血。又由于老年人胆汁分泌减少,脂溶性维生素吸收不良,肝和肾功能减弱,故对维生素 D 的转化能力下降,使肠上皮细胞中运钙蛋白形成减退,老年人钙吸收减少,血液中普遍缺钙,必须动员钙库(骨质)中的钙向血液中补充,故老年人易引起骨质疏松症。

另外应注意,由于肠蠕动减弱产生便秘而经常使用泻药的老人,对药物的吸收可受影响。至于经皮下、肌内注射以及经舌下、直肠给药,与中青年人比较,老年人外周血液循环较差,药物的吸收速度相应减缓。

此外,老年人由于心输出量减少,内脏器官尤其是肝脏血流量减少更明显,肝脏的首过效应削弱,药物的生物利用度提高。如钙通道阻滞剂硝苯地平在老年人中的生物利用度比青年人高 30% 以上。

2. 分布　老年人药物分布的特点是:水溶性药物表观分布容积(apparent volume of distribution, Vd)减小,血药浓度升高;脂溶性药物 Vd 增大,药物作用时间延长;与血浆蛋白结合率高的药物,其游离药物浓度增加,血药浓度升高。

(1) 机体组成成分的改变影响药物分布:老年人体内水分减少 10%～15%,而脂肪组织增加 20%～40%,其中 70 岁男性脂肪组织增加 35%,女性增加 50%。老年人精瘦组织减少(20～30 岁的青年人精瘦组织占体重 19%,而 60～80 岁的老年人占 12%)。老年人上述机体组成成分的改变,可影响药物在体内的分布,其影响主要取决于药物在脂肪和水中的溶解度。老年人体内水分减少,故水溶性药物如乙醇、吗啡、哌替啶、对乙酰氨基酚和安替比林等 Vd 减少,血药浓度升高;老年人体内脂肪增加,故脂溶性药物如地西泮、奥沙西泮、硝西泮、利多卡因、氯氮䓬等 Vd 增加,药物作用较持久,半衰期延长。

值得注意的是,老年女性体内脂肪占体重的百分数大于老年男性,提示脂溶性药物在老年女性的分布可能比男性多。据报道,地西泮在老年人体内的分布有明显的性别差异。70 岁老年人的地高辛 Vd 较 20 岁青年人减少约 20%,稳态血浓度(Css)可以是青年人的 2 倍。

一般来说,药物在老年人体内分布的改变对多次给药时的 Css 无影响。由于 Css＝D÷CL,即 Css 与药物剂量(D)成正比,而与总清除率(CL)成反比,所以,当 D 不变时,只有 CL 降低,Css 才会增加。但分布对药物的血浆半衰期($t_{1/2}$)有较大的影响,因为 $t_{1/2}$＝0.693×Vd÷CL,这里 Vd 表示药物在体内的分布情况。老年人肝脏代谢功能减退,影响经肝脏生物转化的药物的消除,故老年人对药物的清除率降低,即使 Vd 不变,$t_{1/2}$ 仍会延长。提示当应用脂溶性药物时,由于体脂增加,老年人的 Vd 变大,$t_{1/2}$ 将延长更多;当应用水溶性药物时,由于体液减少,老年人的 Vd 变小,则 $t_{1/2}$ 相对不变。

(2) 血浆蛋白结合率的改变影响药物分布:药物在体内主要与两种血浆蛋白结合,分别为白蛋白和 α_1 酸性糖蛋白(α_1 - acid glycoprotein, AGP)。其中以白蛋白为主,它主要与酸性药物结合。AGP 主要与碱性药物结合。

1) 血浆白蛋白含量的变化影响药物分布:老年人血浆白蛋白含量减少,血浆蛋白结合率降低,使与血浆蛋白结合率高的药物其游离型药物增多,血药浓度增高,易引起药物不良反应。

老年人血浆白蛋白含量比青壮年减少 19.1%,当营养状况差、虚弱或病情严重时,减少更明显。所以应用与血浆白蛋白结合率高的药物如普萘洛尔、苯妥英钠、甲苯磺丁脲、地西泮、华法林、氯丙嗪、洋地黄毒苷、水杨酸盐、吗啡、哌替啶等可因结合率减少,而使游离型药物浓度增高,药效加强,老年人使用时均应减量。有学者比较了健康青年人和老年人的血浆白蛋白含量及结合华法林的能力,结果显示,青年人的血浆白蛋白浓度为 39 g/L,老年人为 30 g/L,结合华法林的能力青年人为(561±15)μmol/L,而老年人为(451±22)μmol/L,认为华法林在老年人血浆里结合得少的原因是由于老年人血浆白蛋白浓度降低,故老年人应用华法林后不良反应增强,部分原因与血浆白蛋白结合减少有关,使血浆中游离药物增多,从而引起出血危险。因此,老年人使用华法林时,剂量应当减少。吗啡与老年人血浆白蛋白结合率降低,故阿片类药物对老年人镇痛效果更好。按每千克体重 1.5 mg 的哌替啶,分别肌内注射于青年患者组和老年患者组,老年组血中哌替啶浓度显著高于青年组,药效明显增强,呼吸抑制作用也明显增强,因为哌替啶在老年人血浆中与白蛋白结合减少,游离型药物增多,使药效增强。

此外,还要注意老年人器官功能减退,往往同时患多种疾病,需同时服用两种以上的药物,尤其是与血浆蛋白结合率高的药物合用。由于不同药物对血浆蛋白存在竞争性置换作用,共同竞争与蛋白质结合,从而改变游离药物的作用强度和作用持续时间。当血浆蛋白结合率>80%,可从蛋白结合部位置换出来,将成倍地增高游离血药浓度。如地西泮的血浆蛋白结合率为99%,被置换出1%时,即可使游离血药浓度翻一番;华法林的血浆蛋白结合率为97%,被置换出3%时,其游离血药浓度可达2倍,从而增强了该药作用,易引起不良反应,使用时应注意。

2)血浆中AGP的变化影响药物分布:近年,注意到血浆中AGP与一些药物相结合的问题。健康老人血浆中的AGP浓度高于健康青年人。当老年人患急性疾病时,AGP的浓度更高,与某些药物结合的能力增强,使血浆中的游离药物减少,可部分减弱老年人因肝脏代谢功能降低所致的血药浓度增高,但其净效果仍然是药物$t_{1/2}$延长,生物利用度增加。普萘洛尔的药代动力学研究可说明这个现象。老年人血中AGP随增龄而升高,并易与碱性药物结合,在急性心肌梗死时,药物与AGP结合增多。如抗心律失常药利多卡因,在心肌梗死时与AGP结合加强,而游离药物浓度下降;但在心肌梗死的急性期后,利多卡因结合部分减少,游离药物浓度增加。因此同等剂量可出现中毒现象。

(3)药物与红细胞结合的改变影响药物分布:青年人机体中药物与红细胞结合率比老年人高。如哌替啶在青年人与红细胞结合可达50%,在老年人只有20%,这是老年人中哌替啶浓度较高的原因之一。老年人应用甲硝唑后,其与红细胞结合减少,导致Vd减少。

3. 代谢 老年人药物代谢能力减退。肝脏是药物体内代谢的主要脏器。多数口服药物为脂溶性物质,一旦吸收后,药物在肝脏内进行第一相代谢(氧化、还原和水解等)和(或)第二相代谢(与葡萄糖醛酸和谷胱甘肽等结合)转变为水溶性的代谢物,最终由肾脏排出体外。药物的肝脏清除取决于肝血流量和萃取分数(extraction fraction, E)(CL=Q×E, CL为清除率,Q为肝血流量,E为肝脏萃取分数)。有些药物E约为1,称为流量限制性(flow-limited)药物,如地尔硫草、硝酸异山梨醇酯、普萘洛尔、吗啡、丙咪嗪、拉贝洛尔、美托洛尔、硝苯地平和维拉帕米等,此类药物的肝脏清除主要取决于肝脏的血流量。另一类药物E较低,肝脏的清除不受肝血流量的影响而主要取决于肝脏的内部清除(酶活性、蛋白结合等),称为容量限制性(capacity-limited)药物,如苯妥英、地西泮、茶碱、华法林和丙戊酸等。健康人25岁后随年龄增长,肝血流量每年以>0.5%~1.5%的速率下降,25~65岁时肝血流量减少>40%。有学者比较了肝总血流量和功能性血流量在不同年龄正常受试者中的差异,结果显示肝血流量随年龄增长而减少,>75岁者肝总血流量和功能性血流量均显著低于<45岁者[总血流量:$(1\,020\pm148)vs(1\,445\pm20)$ml/min;功能性血流量:$(1\,015\pm163)vs(1\,514\pm250)$ml/min]。此外,老年人肝脏体积较青年人减少25%~35%。肝血流量减少可以使流量限制性药物的体内消除减少30%~40%,而容量限制性药物如华法林、茶碱的代谢与年龄之间的相关性并不明显。上述生理变化使药物在老年人肝脏的第一相代谢减少,而第二相代谢没有明显降低。

肝脏的第一相代谢主要由混合功能氧化酶所催化,它大部分存在于肝脏滑面内质网上,主要由细胞色素氧化酶P450(cytochrome 450, CYP450)组成。目前已发现的CYP450的同工酶有几百种,但与药物代谢关系较大的主要有6种:CYP1A2、CYP2C9、CYP2C19、CYP2D6、CYP2E1和CYP3A4。

CYP酶活性可以被药物抑制或诱导。合并用药时,诱导或抑制CYP450酶活性有可能产生潜在的相互作用,特别是酶抑制剂的临床意义更大,它产生的抑制作用可以迅速起效,而酶诱导作用需要一定的时间才能发挥。比较常见的 CYP2D6 酶抑制剂有奎尼丁、氟西汀、帕罗西汀、西咪替丁、胺碘酮等；CYP3A4 酶抑制剂有酮康唑、伊曲康唑、西咪替丁、地尔硫䓬、维拉帕米、红霉素、克拉霉素、奈法唑酮(nefazodone)等；CYP2C9 酶抑制剂有氟康唑、西咪替丁、胺碘酮；CYP2C19 酶抑制剂有氟康唑、奥美拉唑、氟西汀、噻氯匹定(ticlopidine)等。

由于机体对药物的清除不完全依赖于 CYP 酶，因此 CYP 酶活性的改变对老年人药物代谢的影响可能临床意义不大。有学者研究了 243 例老年患者 CYP2C9、CYP2C19、CYP2D6 的基因多态性与药物不良反应之间的关系，平均年龄为(80.2±7.7)岁，61.6% 的人至少存在 1 种 CYP 的基因变异，药物不良反应发生率在野生型和变异型基因的患者中没有显著差异。

老年人肝脏代谢功能减退，影响经肝脏生物转化的药物的消除。H_1 受体阻断药苯海拉明经肝脏 CYP450 代谢，在健康老年人的 $t_{1/2}$ 较青年人和儿童显著延长[(13.5±4.2)vs(9.2±2.5)vs(5.4±1.8)h]、清除率减少[(11.7±3.1)vs(23.3±9.4)vs(49.2±22.8)ml/min·kg]，但对组胺引起的皮肤潮红和风团的抑制效果在儿童和青年人较老年人出现早，而且抑制率高。3 个年龄组的达峰时间(T_{max})没有显著差异。研究认为产生 $t_{1/2}$、CL 差异的原因在于老年人肝功能减退。

4. 排泄　老年人药物排泄能力下降。肾脏是体内清除药物的重要脏器，药物以原形或经肝脏代谢后最终由肾脏排出体外。肾功能的减退可以发生于任何年龄阶段，但老年人对药物消除的影响最明显。老年人的肾脏血流量减少，40 岁后肾脏血流量每年减少 1.5%～1.9%。肾脏重量减轻，功能性肾小球数量减少，肾功能减退，80 岁老年人的肾功能仅为 20 岁人的 50%～60%，成年后内生肌酐清除率每年减少 1%～2%，血清肌酐浓度保持相对恒定，直至 80 岁以后才逐渐开始上升。老年人肾脏功能的减退可以继发于血管疾病和血管反应性的变化。光学显微镜下可见肾组织纤维化、肾小管萎缩和动脉硬化。即使没有明显肾脏疾病的健康老年人，也存在肾小血管的病理变化。老年人高血压病、血管病和糖尿病的患病率增加，明显影响肾脏功能。此外，也有研究发现老年人的肾小球和肾小管的基底膜成分发生了改变，与青年人相比，肾小球硬化可以使老年人丧失 20%～30% 的肾小球。有研究比较了利尿剂布美他尼在青年和老年健康志愿者中的药代动力学差异，显示布美他尼 0.5 mg 单剂量口服或静脉注射，生物利用度和 Vd 在老年人和青年人中没有显著差异，但老年人 CL 明显低于青年人[口服：(0.7±0.1)vs(1.7±0.3)ml/min·kg；静脉注射(0.5±0.1)vs(1.2±0.3)ml/min·kg]，致使老年人的血药峰浓度升高[口服：(16.9±1.8)vs(10.3±1.5)ng/ml]，产生上述结果的原因是由于随增龄而减退的肾功能，主要是功能性肾小球的数量减少。

临床上常常根据内生肌酐清除率或 Cockroft - Gault 公式[CL＝(140－年龄)×体重(kg)/0.81×血清肌酐(μmol/L)；女性：再乘以 0.85]来间接估算患者的肾小球滤过功能，但这与患者真正的肾功能之间有一定偏差。Fliser 等比较了 4 种按不同途径经肾脏清除的药物在健康老年和青年受试者中的差异，分别为阿替洛尔 50 mg、吡拉西坦(piracetam)800 mg，氢氯噻嗪 25 mg，氨苯蝶啶 50 mg，并以菊粉清除率、内生肌酐清除率和 Cockroft - Gault 公式评估两年龄组的肾功能。阿替洛尔是弱碱性水溶性药物，蛋白结合率<6%，<3% 的药物被肝脏代谢，主要经肾小球滤过排出体外。吡拉西坦是中性水溶性药物，不经代谢，不与蛋白结合，通过肾小球滤过排出。氢氯噻嗪为弱酸性药物，蛋白结合率>60%，<1% 的药物被代谢，小部分以原形经肾小球滤过，大部分经主动分泌进入肾小管管腔，肾功能不全时药物明

显蓄积。氨苯蝶啶在肝脏经第一、二相代谢,代谢物与蛋白结合率>90%,4%以原形经肾排出,51%以代谢物形式通过主动分泌进入肾小管管腔,肾功能不全时代谢物明显蓄积。结果显示,阿替洛尔、氢氯噻嗪的药时曲线下面积(AUC)、峰浓度(C_{max})在两年龄组间无显著差异,但老年组 24 h 尿中排出的药物明显减少[阿替洛尔:$(22.5\pm2.5)vs(34.4\pm2.9)$mg;氢氯噻嗪:$(9.5\pm1.3)vs(13.1\pm0.8)$mg]。老年组吡拉西坦的 AUC 大于青年组,但肾清除无明显差异。氨苯蝶啶和代谢物的药代动力学参数在两年龄组之间没有显著差异。肾功能:老年人的菊粉清除率较青年人明显减少,但仍在正常范围[$(104\pm12)vs(120\pm14)$ml/min·$1.73 m^2$]。而老年人内生肌酐清除率较青年人更低[$(95\pm24)vs(121\pm20)$ml/min·$1.73 m^2$],Cockroft - Gault 公式则更低估了真正的肾功能[$(74\pm17)vs(122\pm16)$ml/min·$1.73 m^2$]。他们认为健康老年人的真正肾小球滤过率(GFR)仍在正常范围,内生肌酐清除率和 Cockroft - Gault 公式更低估了真正的 GFR,对于治疗窗窄的药物,间接估算 GFR 来调整老年人的给药剂量不太可靠。

总之,老年人药代动力学有其特点,用药时必须注意。受老年人血浆白蛋白水平降低影响的药物有泼尼磺胺类、苯妥英、地西泮、水杨酸盐、保泰松、哌替啶、吗啡、利多卡因、奎尼丁、口服抗凝血药、泼尼松、甲苯磺丁脲、甘珀酸;受老年人肝代谢减慢影响的药物有多西环素、苯巴比妥、苯妥英、地西泮、氯氮䓬、哌替啶、吗啡、对乙酰氨基酚、安基比林、吲哚美辛、保泰松、茶碱、丙米嗪、利多卡因、奎尼丁、普萘洛尔、口服抗凝血药、甘珀酸;受老年人肾排泄功能下降影响的药物有青霉素类、氨基糖苷类、四环素类、磺胺类、头孢菌素类、苯巴比妥、水杨酸盐、锂盐、地高辛、氯噻酮、西咪替丁、甲氨蝶呤等。

二、药效学特点

老年人药效学的特点是对大多数药物敏感性增高、作用加强,对少数药物敏感性降低,对药物的耐受性下降,药物相互作用增多,不良反应发生率增加。老年药效学发生这些改变的原因,可能与效应器官组织结构的改变、受体数目和亲和力、机体内部各器官间协调关系的改变以及老年人药代动力学的改变等因素有关。机体内受体的数量(密度)处于动态平衡状态,随机体的生理和病理状况而改变。

1. 心血管系统 老年人 β 受体密度下降。White 等对器官捐献者的非衰竭离体心脏 β 受体最大密度以及对 β 受体激动剂和阻滞剂的反应性等进行了研究,老年组的左心室 β 受体总密度较青年组降低 37%[$(67.8\pm3.3)vs(108\pm8.3)$fmol/mg],右心室降低 31%[$(79.1\pm7.7)vs(113.9\pm8.6)$fmol/mg],其中 β_1 受体密度的降低与年龄相关,而 β_2 受体密度的变化与年龄不相关。这使老年人对 β 受体激动剂的反应性降低,而对 β 受体阻滞剂的敏感性增高。此外,老年人对内环境平衡的调节能力减退,颈动脉窦、主动脉弓压力感受器的反应性差,与青年人相比,维持直立位血压的能力减退,造成老年人在应用利尿剂、钙通道阻滞剂(硝苯地平、维拉帕米和地尔硫䓬)、血管紧张素转化酶抑制剂(卡托普利、依那普利和雷米普利等)和 α_1 受体阻滞剂等抗高血压药物时容易发生体位性低血压。>70 岁老年人体位性低血压发生率为 5%~33%,是导致晕厥和跌倒的危险因素。心脏的传导系统:老年人窦房结 P 细胞的数量不足 30%,这是由于窦房结老化过程中发生纤维化和脂肪组织浸润所致。老年人的心脏构架中常常发生钙化,累及房室结和传导束,是造成老年人心律失常的常见原因,也使老年人对许多心血管药物特别是抗心律失常药物比较敏感。如 β 受体阻滞剂、钙通道阻滞剂等对窦房结和房室传导系统有抑制作用,可以引起窦性心动过缓、房室传导阻滞等不良反应。

2. 中枢神经系统 老年人的中枢神经系统功能衰退较早,80 岁时大脑组织可减少约20%,脑血流量减少,受体的数量和敏感性减退。动物实验发现,γ-氨基丁酸(GABA)受体和 N-甲基-D-门冬氨酸(NMDA)受体随年龄增长而改变,GABA-苯二氮䓬类受体复合物数量、亚单位组成和调节受体敏感性、脱敏的过程随年龄而改变。因此,老年人对中枢抑制药物比较敏感,容易引起过度镇静、倦怠及嗜睡。但也有研究表明苯二氮䓬类药物对老年人的镇静作用较强并非由于受体敏感性增高,而是由于血药浓度增高。Kaplan 等以随机双盲法比较老年和青年健康志愿者单次口服 1 mg 阿普唑仑的药代动力学和药效学的差异,结果显示,两年龄组的 $t_{1/2}$、Vd 无显著差异,老年人的 T_{max} 和 C_{max} 略高于青年人,但无显著差异。老年人服药后 0.25 h、0.5 h 和 0.75 h 的血药浓度皆高于青年人,镇静、疲劳和降低兴奋性等作用两组无显著差异,没有证据表明老年组对阿普唑仑的药效学敏感性高于青年组。另一项随机、双盲和交叉试验比较单次口服三唑仑 0.125 mg、0.25 mg 在老年和青年健康志愿者药代动力学和药效学的差异,0.125 mg 时 $t_{1/2}$、CL 无显著差异,老年组的 C_{max} 和 AUC 显著高于青年组;0.25 mg 时,老年组的 C_{max} 和 AUC 显著高于青年组,$t_{1/2}$ 较青年组显著延长,CL 较青年组显著减少。血药浓度与镇静作用之间呈线性关系,同等剂量下老年人的镇静作用、精神运动性损害大于青年人,这可能是由于老年人的血药浓度高于青年人,而不是由于体内受体敏感性增高。对于苯二氮䓬类药物,老年患者应选用消除半衰期短的,它们能减少药物体内蓄积的危险。长效药物可能更容易对中枢神经系统产生不良反应,如白天嗜睡、头晕、运动协调能力受损,并且增加老年人骨盆骨折的危险。但对于半衰期非常短的苯二氮䓬类药物如三唑仑,在老年人应用中要特别当心,它可以增加老年人记忆力受损的敏感性。

3. 内分泌系统 内分泌系统的增龄变化,主要是各种激素水平的降低以及与之对应的各种受体数量的减少,因此对各种激素类药物的反应性降低。如对糖皮质激素的反应性降低,临床应用剂量可酌情增加;对胰岛素的反应性降低,产生胰岛素耐受或抵抗。但似乎对磺脲类降糖药敏感性增加,易致低血糖甚至低血糖昏迷。这也可能与老年人药代动力学特点有关。

4. 免疫系统 老年人细胞免疫及体液免疫均随增龄而降低,机体防御及抗感染能力降低,抗生素的反应性降低,抗生素的剂量常略需增加,疗程需适当延长,但肝肾功能不全者除外。

5. 肝肾 肝肾功能随增龄而减退,潜在代偿能力减低,对有肝肾毒性的药物耐受性降低,因此要酌情减量。但老年人对利尿剂的敏感性降低,可酌情增加剂量。

6. 其他 老年人体内水分减少,对利尿剂及泻药的耐受性差,易发生低血容量性休克,对抗凝药物的敏感性增加,易致凝血障碍。因此,手术患者要提前停用抗凝剂,溶栓或抗凝药物剂量要相应减少。

第三节 老年人的药物不良反应监测

一、老年人用药特点

1. 用药种类多、疗程长,合并用药机会多 老年人普遍患慢性病。据调查,88%的老年人至少患1种慢性病,69%患2种或以上慢性病。1997年上海城乡老年人慢性病现况调查结果为总患病率60.3%,城区明显高于农村(66.5% vs 53.9%)。城市中老年人常见病前6位是:高血压、白内障、慢性阻塞性肺病、冠心病、其他心脏病、糖尿病。农村则是:高血压、慢性阻塞性肺病、白内障、耳聋、其他心脏病、骨畸形及骨质疏松症。目前药物仍然是慢性病治疗的主要手段,而且常常需要联合用药、长期用药,这些因素导致老年人用药种数增多,产生药物相互作用的机会增大。

2. 药物不良反应发生率高　老年人的药物不良反应发生率是青年人的3倍。除年龄因素外,药物分布、肝肾功能的影响、用药剂量过大和用药数量多、依从性差等都是药物不良反应发生的危险因素。研究表明2个药、4个药联合应用时发生不良相互作用的风险分别为13%和38%,≥7个药物合用时风险增加至82%。抗菌药、抗凝药、地高辛、利尿药、降血糖药、抗肿瘤药和NSAID分别占因药物不良反应入院的60%和医院内药物不良反应的70%。16%的社区老年人用催眠药,主要是苯二氮䓬类,在用药者中73%的用药期超过1年,而青年人仅有1%~3%。入院老年人中,用药合理与不合理者药物不良反应发生率分别为16.4%和20.4%($P<0.05$),主要涉及的药物为心血管系统药物和精神药物(图6-1)。

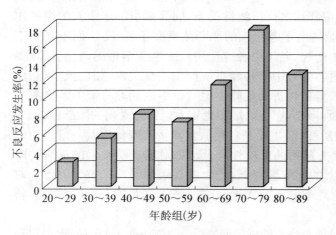

图6-1　药物不良反应发生率(%)

患者遵从医嘱服药的程度即依从性(compliance, adherence)受许多因素影响。药物因素:药物的数量、包装、给药方案、药物不良反应等;患者因素:患者的认知功能、生活方式、对疾病的认知程度、健康状态和对药物的信赖程度等。老年人容易遗忘,认知功能差,存在听力或视力障碍,对服药方法的理解力差,或因害怕不良反应、考虑费用支出等,常常导致依从性较差,容易漏服、错服甚至不服药物,尤其在用药种数多、治疗方案复杂的情况下,老年人很难做到正确服药。一项对209例因慢性病而长期服药的门诊老年患者的调查发现,不依从性为37%,原因在于患者认为药物存在不良反应、使用吸入治疗的呼吸系统药物、治疗方案复杂、需将药片切开服用和给药次数频繁等。

3. 其他　自己挑选药物的多、个体差异大等。

二、老年人药物不良反应监测

老年人是药物不良反应的高危人群。许多不良反应与疾病的临床表现非常相似,如药物过敏反应从轻微的皮疹、发热到造血系统抑制、肝肾功能损害、休克等均有发生。可能只有1种症状,也可能多种症状同时发生。加上老年人认知功能减退,因此早期发现药物不良反应比较困难。如老年人高钾血症的原因除药物因素外,还可能是胃肠道出血、低肾素性低醛固酮症、高血糖症、代谢性酸中毒、白细胞增多症、肾衰竭等。而低钾血症的原因可能是使用利尿剂、钾缺乏、肾小管性酸中毒、呕吐、碱血症等。

老年人出现下列情况时应警惕不良反应的发生:跌倒、烦乱不安、神志模糊、记忆丧失、便秘、睡眠障碍、体重下降、肠功能改变、二便失禁、眩晕等。

下列步骤有助于判断是否存在药物不良反应(图6-2)。

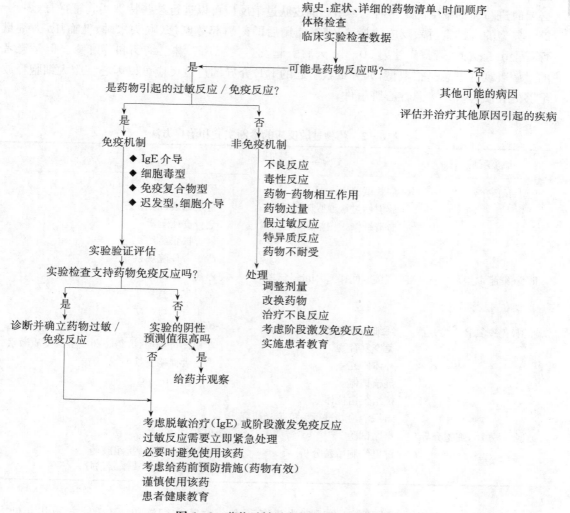

图6-2 药物过敏反应的评估与处理

1. **患者是否发生了不良反应?** 在判定是否为不良反应时,医生必须重点对该反应的早期识别、病理生理机制和严重程度加以鉴别。大多数不良反应为:可以预测的药理作用;药物-药物相互作用;药物遗传异常(如改变药物生物转运途径);药物/疾病的特殊现象(如氨苄西林引起的红斑);改变了组织生态学;继发于药物的药理作用(阿司匹林引起的胃肠道出血)等。

2. **描述症状** 症状开始的时间、过程和持续时间;描述症状尤其是涉及的特殊器官;症状与使用药物之间的相关性。

3. **病历的回顾** 病历的回顾有助于确定患者的用药史,提供患者以往不良反应详细情况,患者的危险因素如年龄、性别、遗传相关性、家族史、基因多态性、各种酶代谢的变异性等。

4. **体格检查和实验室检查**　不良反应可能涉及任何器官,对发生不良反应的患者建议进行全面的体格检查。肝功能、肾功能、胸片、心电图和实验室检查等有助于进行鉴别诊断,必要时进行血药浓度测定。对药物引起的皮肤过敏反应可以进行某些特殊实验室检查(表6-2)。典型的青霉素过敏反应包括:青霉素使用后即刻引起荨麻疹、喉头水肿、低血压,大剂量青霉素引起贫血,青霉素注射10～14天后引起发热、关节痛、淋巴结病和荨麻疹。但是患者的过敏表现并不总是很典型,如青霉素引起的IgE介导的过敏反应可以因心脏肥大细胞释放足够的介质时表现为急性心脏事件。

表6-2　药物过敏反应的诊断实验和治疗方法

免疫反应	实验室检查	治　疗
Ⅰ型(IgE介导)	皮肤试验 放射性过敏原吸附试验 血清纤维蛋白溶酶	停药 肾上腺素、抗组胺药 全身皮质激素 气管扩张药物 严重者住院观察
Ⅱ型(细胞毒型)	直接或间接Coombs'试验	停药 全身皮质激素 严重者输血治疗
Ⅲ型(免疫复合物型)	红细胞沉降率C反应蛋白 免疫复合物 补体研究 抗核抗体 抗组蛋白抗体 组织活检并进行免疫荧光研究	停药 非甾体抗炎药、抗组胺药或全身皮质激素 严重者血浆置换
Ⅳ型(迟发型,细胞介导)	斑贴试验 淋巴细胞增殖分析	停药 局部皮质激素、抗组胺药 严重者全身皮质激素治疗

5. **分析使用药物**　按照时间先后列出患者所有药物的详细清单,包括处方药和非处方药的剂量、给药间隔时间和疗程;既往药物不良反应的详细情况,包括治疗手段和预防该反应再次发生所采取的措施。评估不良反应可能性时重要的是具备有关药物的剂量、使用时间、给药与药物在特定器官或组织蓄积之间的关系。另外,药物的化学结构对于判断最可能发生的过敏反应的类型将提供有用线索。

6. **文献资料回顾**　通过查阅药品说明书、教科书、国内外文献资料来支持不良反应的判断。如病例报道、观察性研究、实验性研究等。计算机检索常用的网站有美国医学文摘(MEDLINE)http://ncbi. nlm. nih. gov/pubmed、美国食品药品管理局(Food and Drug Administration, FDA)http://www. fda. gov、FDA药物评价和研究中心(Center for Drug Evaluation and Research, CDER)http://www. fda. gov/cder、中国国家食品药品监督管理局 http://www.sda.gov.cn、中国医药信息网 http://www.cpi.gov.cn 等。

7. 确定不良反应　综合上述用药史、病历、体格检查和实验室检查结果,并查阅相关文献,对不良反应作出判定。还可以结合 Kramer、Naranjo 等因果关系评定方法进行判断。

8. 不良反应的处理和预防　对毒性反应、不良反应和药物相互作用可以通过调整药物剂量来消除。对大多数患者,需停用可疑药物和改用其他药物。对发生过敏反应的患者,如果必须使用该药物,可以通过逐渐增大剂量的方式进行脱敏治疗。预防措施包括对患者进行有关反应严重后果的教育,避免使用该类药物或有交叉过敏反应的药物,给患者使用药物警示标签或腕带。

第四节　老年人的合理用药

一、用药基本原则

1. 明确诊断,对症下药　诊断明确是合理用药的前提。

2. 了解患者的肝肾功能　定期检查老年患者的肝肾功能,据此及时调整给药方案,包括药物类别、剂量、给药方式、给药间隔时间和疗程等。

3. 个体化原则

4. 慎用或禁用有肝损害或肾毒性的药物

二、定期回顾老年患者的所有给药方案

老年患者病情控制或治愈后及时停用不需要的药物,不必长期用药。对所有出现的新症状要考虑药物不良反应的潜在可能性。可以从药物的有效安全、药物选择和剂量、治疗方案的复杂性、费用和患者依从性等方面进行处方用药适宜性评价。Beers 等于 1991 年首次发表了用于评估护理院老年人处方药物适宜性的标准,包含 19 类避免使用的药物和 11 条年老体弱者不能超过的药物剂量、给药频度或疗程的规定。1997 年又进行了补充,有 28 类避免使用的药物,适用于评估老年人处方药物不适宜性的流行病学研究。

三、采用计算机辅助处方

采用计算机辅助处方,即电子处方(electronic prescribing),可以帮助医生正确选择药物,检查处方是否存在禁忌证、药物相互作用及剂量是否正确,是否有较经济的药物并可以计算每张处方费用,给患者打印药物信息,加强医患交流,提高老年人药物的合理应用。通过计算机的提示,在给老年人处方镇静催眠药物时可以让医生了解患者的风险,提醒医生注意该类药物在老年人使用时可发生意识错乱、精神亢奋、跌倒等不良反应,同时可以帮助医生选择非药物治疗手段、回顾老年药理学知识等。

四、将老年人纳入新药临床试验

美国 FDA 已规定在新药临床试验中应包括适量的老年人,符合试验入选标准的老年人应该参加试验,并在结果中分析年龄对药物疗效的影响。如果药物应用为特定老年人群(治

疗痴呆症、帕金森病、骨质疏松症等),则临床试验必须在大量老年受试者中进行。通过开展药物上市后监测,评估上市前未纳入的病情很重、高龄老年人药物疗效和不良反应。采用 Meta 分析系统回顾临床试验等方法也可以提高老年人用药的参照信息。

许多国家的政府相关管理部门很早便意识到年龄、性别、种族、遗传、共病和联合用药对药物使用安全性和有效性的影响,发布了许多指南来保证药物开发过程中凡是能影响老年人用药剂量正确选择的因素均被全面探索,如专利药物产品委员会(Committee for Proprietary Medicinal Products,CPMP)人体药代动力学研究指南(CPMP Guidance on Pharmacokinetic Studies in Man)、CPMP 药物相互作用研究指南备忘录(CPMP Note for Guidance on the Investigation of Drug Interactions)、CPMP 评价药物在肾脏功能不全者药代动力学的指南备忘录(CPMP Note for Guidance on the Evaluation of the Pharmacokinetics of Medicinal Products in Patients with Impaired Renal Function)、CPMP 评价药物在肝脏功能不全者药代动力学的指南备忘录(CPMP Note for Guidance on the Evaluation of the Pharmacokinetics of Medicinal Products in Patients with Impaired Hepatic Function)、国际协调委员会(International Conference on Harmonization,ICH)药物注册的剂量反应性资料指南备忘录(ICH Note for Guidance on Dose Response Information to Support Drug Registration)、ICH 国外临床资料可接受性的伦理因素的指南备忘录(ICH Note for Guidance on Ethnic Factors in the Acceptability of Foreign Clinical Data)、ICH 特殊人群研究的指南备忘录(老年人肝功能和肾功能不全者的药代动力学)(ICH Note for Guidance on Studies in Support of Special Populations:a Geriatrics Pharmacokinetics in Renally or Hepatically Impaired Patients)。1989 年美国食品药品管理局颁布了一项指南,鼓励新药申请中常规和全面评价药物在老年人中的疗效。1997 年又颁布了关于在产品标签中增加"老年人使用"项的规定。

五、提高患者依从性

简化治疗方案,改进药物包装技术,强化老年人安全用药意识,提高患者的依从性。长效或缓释、控释制剂的出现为简化治疗方案提供了很好的手段。每日给药 1 次的治疗方案优于给药 3～4 次,可以提高老年患者的依从性。针对影响依从性的因素,加强对老年人的安全用药教育,让老年人了解用药的指征、服药方法、药物的剂量、间隔时间、不良反应等,也可以提高依从性。增大药品标签的印刷字体,方便老年人阅读。

目前国外已有许多特殊包装设计,如射频识别技术计算机芯片技术(radio frequency identification - enabled computer chip technology)可以监测患者服药的依从性。利用数字技术、移动电话语音或视频提示患者按时服药,告诉老年人药物的有效性和不良反应,发现不同类别药物联合使用的危险性等。微电子机械系统(microelectromechanical system,MEMS)瓶盖,是在药瓶盖周围有微处理器,当瓶盖旋开时,启动机械弹簧装置,完成电子电路,并记录开启的日期和时间。药瓶盖可以重复利用。智能泡罩包装(smart blister pack)是在传统的泡罩包装中装备感受药片取出的传感器,能通过全球移动通讯(Global System for Mobile Communication,GSM)系统、蓝牙将依从性数据传送给基础结构终端的医生。如果漏服了药物,医生将信息传送到患者的移动电话上。对那些需要长时间定时服药的老年患者,这种包装形式非常适用,因为其包装盒上可以添加芯片,芯片上设计了一定的程序,当患者忘记吃药时,芯片就会自动报警发出声音,提醒患者吃药(图 6-3~6-5)。

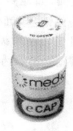

图 6-3 微电子机械系统

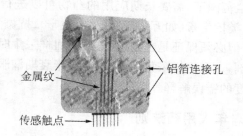

金属纹　铝箔连接孔
传感触点

图 6-4 智能泡罩包装

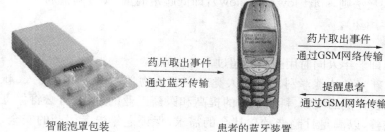 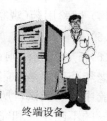

药片取出事件
通过蓝牙传输

药片取出事件
通过GSM网络传输

提醒患者
通过GSM网络传输

智能泡罩包装　　　患者的蓝牙装置
移动电话　　　终端设备

图 6-5 射频识别技术计算机芯片技术

有的厂家设计了一种新型包装盒,可以将多种药物同时装在 1 个盒内,盒子按每周天数分成几个部分,而每一部分又按每日服药次数分成几个小室,盒上分别标明星期几及服药时间,患者如需服药时,只要看包装就可以知道自己是否服过了药。

此外,某些特殊药物使用技术应该由药师对老年患者进行用药教育,教会患者正确使用吸入给药装置,如都保的使用等(图 6-6)。

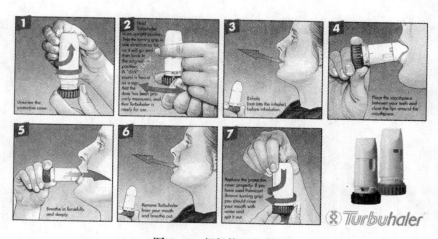

图 6-6 都保使用示意图

六、必要时进行治疗药物监测

对安全范围窄、需要长期应用的药物可以进行治疗药物监测,如地高辛、氨基糖苷类抗生素、多肽类抗生素(如万古霉素、替考拉宁)、抗癫痫药(如苯妥英钠)和抗心律失常药(如胺碘酮)等。但必须保证是在稳态下进行,血样采集时间适当并且患者在所需的时间间隔内服用了所有剂量,在血样采集前的 3~4 个半衰期漏服了药物可以显著影响药物浓度的价值,导致对血浓度的错误解释。

七、老年人用药法则

(1) 使用必需药物。

(2) 受益原则(受益/风险＞1)。

(3) 半量法则(小剂量法则,start low, go slow):即低起始剂量,缓慢调整剂量。

(4) 试验用药(观察用药)。

(5) 暂停用药。

(6) 5 种药物法则:即老年人同时用药以不超过 5 种为宜。

老年药理学是一门新兴的边缘学科。随着人类对衰老生物学本质认识的深入、新药临床试验中老年受试者所占比例的增加、科研手段的提高和医药工业的进步等,必将促进老年药理学的不断发展和完善,以满足日趋老龄化社会的需求,保证老年患者用药的安全、经济和有效。

(季闻春　耿晓芳　郑松柏)

第七章

老年人患病的特点

第一节　老年人的生理变化

机体发育成熟后,从结构到功能发生了一系列退化(degeneration),也称老化(aging)、增龄变化(age－associated change)、随龄变化或生理变化。进入老年期后,这种变化速率加快。老年人各器官系统的随龄变化有自己的规律和特点(详见各有关章节),但总体上有如下特点。

(1)老年人机体各组织、器官、系统功能的随龄退化:主要表现为代偿、储备功能减退。因此,老年人如不患病,即使进入高龄,器官功能仍能满足日常生活的需要,但如遇疾病、意外伤害或外环境剧烈变化,则代偿能力和耐受力差而危及生命。

(2)内环境稳定能力减退:内环境稳定能力是机体固有的自行代偿适应机制,老年人的这种机制随龄减退,如机体内外环境剧烈变化,则可表现为不适或疾病。

(3)免疫功能减退:机体免疫系统的完整性是保持身体健康的必要条件。老年人的免疫功能随龄减退主要是由于老年人胸腺退化、免疫细胞绝对值降低、免疫细胞亚群减少、免疫细胞的活性降低等所致,同时,淋巴细胞对特异性抗原刺激的反应性下降,抗体效价降低。另外,老年人免疫应答能力低下,对细菌、病毒产生的抗体效价降低。由于老年人免疫功能减退,导致老年人易患感染性疾病和恶性肿瘤,这也是当前老年人致死的两类主要疾病。

(4)对组织的损伤修复能力减退:老年人基础代谢率下降,合成代谢降低,分解代谢增高,各类蛋白质的合成减少,因此对组织的损伤修复能力减弱,容易发生延迟愈合或溃疡,如切口溃疡、切口疝、骨折延迟愈合、骨不连等。

第二节　老年人患病的特点

"老年病"并非是老年人患有的所有疾病,主要是指那些老年人"高发的疾病"和老年人"特有的疾病",前者如冠心病(65％)、高血压病(58％)、慢性阻塞性肺病(COPD)(55％)、高脂血症(53％)、脑血管病(72％)、糖尿病(23％)等,后者如老年痴呆、帕金森病、老年白内障、前列腺增生症、老年骨质疏松症、老年耳聋等,这些是老年病学研究的重点。当然,老年人也可患其他各类疾病。

老年人患病的特点归纳如下。

1. 患病率高 由于老年人身体功能随龄退化,对诸多疾病和意外伤害的易感性增高、对外环境的适应能力差,因此绝大多数慢性病、恶性肿瘤的患病率在老年人都是随龄增加的,跌倒所致的髋部骨折、颅骨骨折也大多发生在老年人。

2. 临床表现不典型或缺如 如前所述,与中青年人比较,老年人对诸多疾病易感、易于患病,但老年人的反应性和敏感性降低,临床表现不典型、隐匿或缺如,不能如实反映病情。在临床上常有"无痛性胆管感染"、"无痛性心肌梗死"、"无痛性肠穿孔"、"无症状糖尿病"、"无咳嗽的肺部感染"、"无症状的尿路感染"等。老年人患病临床表现不典型还与同时患有多种疾病有关。

3. 多种疾病并存 老年人生活经历漫长,常同时患有多种慢性疾病。据统计,老年人平均同时患有 6 种疾病或更多,如一个老年人可同时患有高血压、冠心病、高脂血症、颈椎病、白内障、良性前列腺增生症、腰肌劳损等。多种疾病并存,使得临床表现呈多样性和复杂性。

4. 容易发生并发症 老年人罹患某种病时,易在该病的基础上并发其他疾病,这与老年人多种疾病并存、免疫功能降低、抵抗力差、对应激抵御能力减弱有关。常见的并发症如下。

(1) 肺部感染、呼吸衰竭:老年人常有 COPD 基础,患病(如中风、外伤、手术等)后卧床特别是长期卧床,肺部痰液引流不畅,继发肺部感染,然后发生呼吸衰竭而危及生命。不少中风、外伤、糖尿病、围术期患者,不是死于原发病、手术或创伤,而是死于肺部感染、呼吸衰竭。

(2) 水、电解质和酸碱平衡失调:老年人的细胞外液比例降低,内环境稳定能力差,对水的耐受能力差,且老年人患病容易发生低血压、低氧血症,导致组织特别是肾脏灌注不足,容易发生酸中毒,因此,老年人患病容易并发水、电解质和酸碱平衡失调。

(3) 心功能不全:老年人心功能随龄减低,$>50\%$ 的老年人患有冠心病,老年人患病后,特别是合并肺部感染后,继发的低氧血症、酸中毒、冠脉供血供氧不足等,都会诱发心功能不全。

(4) 肾功能不全:肾脏是老年人随龄变化最显著的器官之一,高龄老人的肾小球滤过率只有中青年人的 $30\%\sim50\%$,因此大多数老年人的肾功能处于代偿的边缘状态。老年人患病后导致的肾灌注不足以及应用药物导致的肾损害,都会导致老年人肾功能不全乃至肾衰竭。

(5) 血栓和栓塞:老年人血液流变学异常,血液黏稠度和凝固性增高,加之老年人血管壁异常,因此老年人患病卧床以后,容易血栓形成,常见下肢静脉血栓、脑血栓、心肌梗死等。

(6) 应激性溃疡:老年人胃十二指肠黏膜屏障功能退化,防御能力减弱,黏膜下血管硬化,老年人患病后,特别是在应激状态下,胃酸分泌增加、儿茶酚胺分泌增加导致黏膜下血管收缩、黏膜下血流减少以及原发病本身可能导致低氧血症等,都会导致老年人胃十二指肠黏膜应激性溃疡的发生。

5. 容易并发多脏器衰竭 老年人脏器功能随龄减退,代偿能力降低,适应能力减弱,机体自稳性差,在无病或无意外打击的情况下尚可保持平衡和正常,但是在疾病应激状态下则很容易发生脏器功能不全或衰竭,其中以肺、心、肾和脑的功能较易受影响,当发生多脏器衰竭时,患者病情急转而下,预后差、死亡率高。

6. 易患药源性疾病(药物不良反应) 老年人一方面由于多种疾病并存,需要服用多种药物,另一方面因肝肾功能随龄减退而妨碍药物代谢和清除,造成药物在体内蓄积,因此老年人不良反应发生率高,易患药源性疾病。

7. **易发生医源性损伤** 老年人组织器官脆性增加、黏膜变薄,在进行有创检查或治疗时,易发生医源性损伤,如进行内镜检查和治疗时,易发生出血和穿孔。

8. **病情变化快,病死率高** 老年人起病隐匿,易被人们忽视,但老年人对疾病的抵御力差,病情进展快,相继累及多个器官,发生多脏器衰竭,因此死亡率也高。

9. **致残率高** 老年人脏器功能减退,对损伤的修复能力差,外伤或患病后常难以彻底康复而留下残疾,特别是在脑卒中(中风)、下肢骨折之后。

10. **老年人患病"五联症"** 老年人尤其是高龄老人不论新患何种疾病或者慢性病急性发作,常首先出现下列"五联症":①意识障碍和(或)精神症状;②二便失禁;③步态不稳或跌倒;④活动减少;⑤生活能力丧失。

第三节　老年疾病在诊治中应注意的问题

(1)充分认识老年人患病的上述特点,提高对老年人患病的诊断和鉴别能力。

(2)由于老年人患病的隐匿性,全面、细致的病史询问和体格检查尤为重要,这样常能发现疾病的蛛丝马迹,会有意想不到的收获。

(3)把症状或异常归因于疾病而非衰老。无论年龄多大,衰老本身不会产生任何症状,亦不会导致常见功能指标异常,将疾病误诊为衰老,将丧失治愈疾病或改善病情的良机。

(4)优先考虑无创、微创检查,避免与治疗决策无关的检查。

(5)器官功能评估要考虑疾病因素和增龄因素。

(6)应摒弃"无疾而终"的思想,对老年人患病的治疗应持积极而科学的态度。

(7)明确治疗目标,对于慢性疾病,以提高生存质量、延长存期、避免药物不良反应为目标;对于急性疾病,尽力积极根治;而对于老年恶性肿瘤,应酌情根治,抑或姑息治疗、带瘤生存。老年人恶性肿瘤的手术治疗虽不应受年龄限制,但是高龄老人做肿瘤广泛切除时应慎重。

(8)高龄老年人选择治疗措施要格外谨慎。选择治疗方案时,主要以病情和机体状况为主要依据,注意个体差异,而不是单纯考虑年龄因素。要特别注意患者对治疗的耐受性,权衡该治疗的收益/风险,只有收益/风险>1时才予以考虑。对于高龄老人的手术指征也应审时度势,充分评估手术治疗的风险及术后的收益;老年人围术期死亡率高,高龄老人一般只做危及生命的急症手术,不做择期手术。

(9)选择治疗时,要考虑患者的预期寿命。一般80岁老年人的预期寿命是延长8.2年,90岁和100岁的老人则分别是3.9年和2.0年。显然如果治疗的收益在预期寿命之外,就没有必要了。如新感染丙型肝炎病毒的高龄老人,肝功能正常,没有必要为防止发生肝硬化、肝癌而抗病毒治疗,因为丙型肝炎病毒携带者发生肝硬化、肝癌一般在15年以后,远远超过预期寿命,而抗病毒治疗的疗程长、费用高、不良反应多。

(10)要特别重视合理用药。把药物的安全性放在首位,容易发生不良反应或肝肾毒性较大的药物,如地高辛、万古霉素、胺碘酮等,应进行血药浓度监测。

（11）强调护理的重要性。对老年患者，护理工作至关重要，主要包括：①注意老年人精神和情绪的变化；②老年病并发症多、病情多变、错综复杂，故观察要严密细致；③注意营养不良和水、电解质紊乱的发生；④老年人患病卧床时间长，须积极预防相关并发症的发生；⑤保证给药途径的通畅，合理应用和保护老年患者的静脉血管；⑥加强康复期的功能锻炼；⑦创造安全环境，防止意外发生。

（郑松柏　张　伟）

第八章

老年人感染及抗菌药物的合理应用

由于老年人感染临床症状不典型,早期诊断困难,病死率高,因此老年人感染的诊治面临严峻挑战。本章就老年人感染的特点、老年人抗菌药物的药代动力学特点以及合理应用等内容加以叙述。

第一节 老年人感染的特点

一、老年人感染机会增多

由于老年人的组织器官呈退行性改变,免疫防御功能降低,易患各种感染。如老年人菌尿症发生率增高,血流感染、感染性心内膜炎等的发病率亦相应升高,胆汁中亦常带菌,胃酸减少后胃液和胃黏膜中易有细菌生长。

二、老年人感染临床表现常不典型

老年人罹患感染后,常出现非特异性症状,如无力、软弱、精神状态改变等,多无发热。有学者报道,30%~40%老年人伴严重感染时并无发热,因此对老年无发热患者亦需警惕感染的可能,以早期诊断。

三、老年人感染病情重,病死率高

老年人感染的早期诊断率低、感染重、病死率高。有报道,肺部感染占老年人死亡原因第4位,肺部感染又为老年人死于感染性疾病的第1位。

四、老年人感染易发生并发症

老年人感染临床表现常不典型,易延误病情,可并发感染性休克,心律失常,消化道出血,弥散性血管内凝血(DIC),水和电解质紊乱及多脏器衰竭。

第二节 老年人抗菌药物的药代动力学特点

与青壮年患者相比,老年患者的特殊生理状况对抗菌药物的吸收、分布、代谢和排泄过

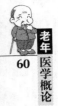

程均具不同的影响,其中以对清除过程的影响为大。

一、药物的吸收

老年人随着年龄的增长,肠膜萎缩,肠道蠕动功能减弱,使药物在胃肠道中的停留时间延长,吸收速率可能减慢,但吸收的总量不变。

二、药物的分布

老年人脂肪组织相对增多,心输出量以每年 1‰ 递减。随着年龄的增长,老年人肝脏功能减退,蛋白质合成减少,血中白蛋白浓度渐降低,可致抗菌药物蛋白结合率降低,使游离药物浓度升高。

三、药物的代谢

药物主要在肝脏代谢。随着年龄的增长,老年人肝脏的体积、血流量逐年降低,药物代谢能力下降,解毒功能明显减退。有报道,65 岁老人药物自肝脏的清除较 25 岁青年人减少 40%～45%。

四、药物的排泄

老年人心输出量减少,肾动脉硬化,导致肾清除功能减退。正常成年人的肾小球滤过率(GFR)随年龄增长而逐渐降低,20～50 岁期间每年降低 0.4 ml/min,而 >50 岁者则每年减少 1 ml/min;肾脏的有效血流量 90 岁较 20 岁降低 50% 以上。主要经肾清除的抗菌药物如大部分 β 内酰胺类抗生素和氟喹诺酮类、氨基糖苷类、万古霉素、甲硝唑等的总清除率明显降低。

第三节 老年人常见感染性疾病及抗菌药物选用

一、呼吸道感染

据报道,>75 岁老年人社区获得性肺炎的发病率是 15～19 岁青年人的 50 倍,医院获得性肺炎为青年人的 2 倍,长期使用医用装置者发生肺炎的概率是普通老年患者的 6～10 倍。老年人肺炎临床症状不典型,40%～50% 体温可正常,中毒性肺炎发生率高,并发症多见。据报道,引起老年人社区获得性肺炎的病原菌以病毒、肺炎链球菌、嗜血流感杆菌、肺炎支原体最常见,而医院获得性肺炎的病原菌以铜绿假单胞菌、克雷白菌属、不动杆菌属、金黄色葡萄球菌多见。对于社区获得性肺炎需住院者,可选用第 3 代头孢菌素如头孢曲松、头孢噻肟,若不能除外不典型病原体也可加用阿奇霉素或喹诺酮类。医院获得性肺炎的治疗需覆盖铜绿假单胞菌,可选第 3 代头孢菌素如头孢他啶或碳青霉烯类。老年人肺炎的预防也至关重要,国外推荐肺炎球菌多价疫苗及流感疫苗。

二、尿路感染

老年人尿路感染女性较男性常见,70～80 岁老年女性尿路感染每年发作 1 次者占 7%～

8％,男性患者随着年龄增加,无症状性菌尿常见,约占 10％(女性约占 20％)。引起尿路感染的常见病原菌老年人与青年人相比有很大差异,大肠埃希菌明显减少,约占 1/3(青年人＞80％),变形杆菌明显增多,克雷白菌属、铜绿假单胞菌较青年人增加 6 倍,感染也可为肠球菌等革兰阳性菌所致,混合感染者约占 25％;老年人无症状性菌尿无需抗菌药物治疗,对有症状的尿路感染可根据病史、感染场所、病原菌特点选用抗感染药物,若为革兰阴性菌感染可选择第 3 代头孢菌素,也可选用氧氟沙星和环丙沙星,高危患者应选用 β 内酰胺类与 β 内酰胺酶的复合制剂以及碳青霉烯类;革兰阳性菌所致的上尿路感染,可选万古霉素,但需密切随访肾功能;留置导尿管与老年人尿路感染密切相关,留置导尿＞30 天菌尿发生率明显增多,但是进一步发展为尿路感染者较少见,因此老年人应尽可能避免留置导尿,若留置者需定期更换导尿管。

三、压疮和皮肤软组织感染

老年人尤其是糖尿病患者,易引起压疮和下肢溃疡持久不愈,在老年护理医院压疮发生率约为 10.4％,部分患者可并发血流感染、骨髓炎,病原菌以金黄色葡萄球菌、肠球菌、变形杆菌多见。预防压疮的发生应保持局部的干燥、清洁,减少抗生素的局部应用。若已发生压疮感染,给予抗生素治疗可减少溃疡面的渗出,对并发骨髓炎者抗菌药物的疗程需延长。

四、血流感染

老年人社区获得性血流感染较医院感染者常见,起病急、原发灶不明、伴休克者较多见,同时伴有多脏器衰竭,死亡率高。院外获得者原发灶主要起源于尿路、腹部和肺部,以尿路感染最多见;院内获得者原发病灶主要起源于尿路、肺部及皮肤软组织,病原菌主要为金黄色葡萄球菌、肠杆菌科。起源于呼吸道的血流感染以肺炎球菌、溶血性链球菌较常见。血流感染由于病死率高,需尽早给予恰当的抗感染治疗,抗生素的选择与青年人相仿,但选择氨基糖苷类药物需密切随访肾功能。

五、感染性心内膜炎

近期有研究显示,50％感染性心内膜炎为＞60 岁老人,症状不典型,累及周围血管及脾大较青年人少见,9％～17％可无发热,主要表现为乏力,体重减轻。有报道约 1/3 以中枢神经系统症状起病,约 2/3 患者早期易误诊。引起感染性心内膜炎的病因为风湿性心脏病、二尖瓣脱垂、动脉硬化、冠心病、心瓣膜修复术、其他心血管手术、操作检查以及导致菌血症者(包括龋齿拔除、扁桃体摘除、前列腺摘除及非细菌性血栓等)。引起感染性心内膜炎最常见的病原菌为革兰阳性球菌,如草绿色链球菌,也可为粪肠球菌;在心脏瓣膜置换手术后患者常见的病原菌为葡萄球菌和肠球菌。感染性心内膜炎的治疗应根据血培养结果选择敏感的抗生素,而且需积极治疗并发症;与青年人相同,对进行心导管等特殊操作的患者,抗生素的预防应用也是有必要的。

六、感染性腹泻

在老年患者中,感染性腹泻有较高的发病率和死亡率。腹泻发生在社区者以沙门菌最常见,也可为埃希菌属和志贺菌,院内获得者主要病原菌以艰难梭菌和念珠菌属多见。

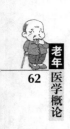

七、化脓性腹膜炎

主要起源于急性胆管炎、坏疽性胆囊炎、急性阑尾炎、胃十二指肠溃疡穿孔、弥漫性腹膜炎、急性胰腺炎等,症状、体征不典型,并发感染性休克、脏器功能异常者多见,常见病原菌为大肠埃希菌、克雷白菌、肠球菌、厌氧菌。

八、中枢神经系统感染

老年患者细菌性脑膜炎病死率高,据报道,>60岁老年人是青年人的2倍,引起细菌性脑膜炎最常见的病原菌为肺炎链球菌、李斯特菌以及化脓性链球菌、革兰阴性菌;嗜血流感杆菌、脑膜炎球菌在老年人中不常见。细菌性脑膜炎老年患者的症状、体征不典型,缺乏常见中枢神经系统体征,仅有神志改变和发热,肺部和尿路并发症是青年人的2倍,细菌性脑膜炎老年患者的抗菌药物经验治疗主要覆盖肺炎链球菌、李斯特菌和革兰阴性菌。

九、化脓性关节炎

大约25%的化脓性关节炎出现于>60岁老年人,以膝关节最为常见,其次是腕关节和肩关节,部分患者可并发骨髓炎。引起感染的最常见病原菌为金黄色葡萄球菌,其次为革兰阴性杆菌。

十、结核病

据报道,美国1993~2000年23%结核病患者为>65岁的老年人,为非老年患者的2倍,尤其是居住护理医院的患者结核病的发病率是社区患者的4倍,糖尿病患者结核病的发病率更高。老年结核病临床表现不典型,发热、盗汗、体重减轻、血痰明显较青年人少见,故易误诊。老年结核病的治疗同普通人群,但肝功能损害较常见。对于结核病的预防,有报道,有结核病史但无其他危险因素者,没有必要预防性应用抗结核药物,但是对近期有与结核患者接触史的老年人与青年人相同需选用异烟肼作为预防。

第四节　老年人感染抗菌药物的合理应用及注意点

由于老年人感染症状、体征不典型,病情变化快,早期诊断困难,易误诊。因此,危重患者在未获知病原菌及药敏结果前,可根据患者的发病情况、发病场所、原发病灶、基础疾病等推断最可能的病原菌,并结合当地细菌耐药状况先给予抗菌药物经验性治疗,在获知细菌培养及药敏结果后,对疗效不佳的患者调整给药方案。

一、老年人感染抗菌药物使用原则

1. 感染宜用杀菌剂　由于老年人免疫功能降低和组织器官功能退化,病灶内细菌的清除更有赖于抗菌药物的杀菌作用,因此老年人感染宜选用杀菌剂,青霉素类和头孢菌素类属杀菌剂,均为可选药物,同时疗程必须充足。

2. 避免使用毒性大的抗菌药物　氨基糖苷类抗生素、万古霉素和去甲万古霉素以及两性霉素 B 等抗菌药物应尽可能避免应用,因为氨基糖苷类药物治疗浓度范围狭窄,即治疗药物有效浓度与中毒浓度相差小,且个体差异大,老年患者应用时需进行血药浓度监测以调整剂量。

3. 可减量应用毒性低的 β 内酰胺类抗生素　如青霉素类、头孢菌素类。但是 β 内酰胺类抗生素大多主要自肾排泄,老年患者的药物清除明显减少,血半衰期延长,一般无肾病史的 ＞70 岁患者可予以减半量用药。

二、老年人常见病原微生物感染的抗菌药物选用及注意点

1. 革兰阳性菌感染的抗菌药物选用

(1) 葡萄球菌感染:目前葡萄球菌临床分离株中产酶株已达 90% 以上,青霉素 G 已不宜用于葡萄球菌感染。因此,葡萄球菌感染宜采用耐青霉素酶的半合成青霉素类如苯唑西林、氯唑西林等,此外也可采用第 1 或第 2 代头孢菌素。某些严重感染可与其他药物联合应用。甲氧西林耐药金黄色葡萄球菌感染可依病情严重程度而采用万古霉素或去甲万古霉素,替考拉宁、利奈唑胺单用或与夫西地酸、利福平、磷霉素等联合应用。老年人选用抗革兰阳性菌药物如万古霉素或去甲万古霉素、替考拉宁时需注意肾功能,有条件者需进行血药浓度监测以调整剂量;选用夫西地酸等抑菌剂需联合应用其他抗革兰阳性菌药物。此外,血栓性静脉炎较常见,稀释液量多,老年人需注意进出液量。因此,老年人感染耐药革兰阳性菌且肾功能不全者宜选利奈唑胺、夫西地酸,肝功能异常可选万古霉素、替考拉宁。

(2) 链球菌属感染:在我国链球菌感染仍首选青霉素,过敏者可选大环内酯类、林可霉素类。心内膜炎患者应首选青霉素联合庆大霉素,如疗效不理想,也可选万古霉素。但老年患者尤其是肾功能异常者,青霉素、万古霉素需减量应用,避免应用庆大霉素,可改用第 3 代头孢菌素,如头孢噻肟、头孢曲松。

(3) 肠球菌属感染:可选用氨苄西林、哌拉西林、氟喹诺酮类(氧氟沙星、左氧氟沙星等),疗效不显著时可改用万古霉素。上述药物在老年人应用时也需适当减量,若有肾功能不全者宜选利奈唑胺。

2. 革兰阴性菌感染的抗菌药物选用

(1) 大肠埃希菌感染:大肠埃希菌是引起老年人感染较常见的病原菌。国内报道,大肠埃希菌对喹诺酮类的耐药性可达 50% 以上,因此选用药物应依据药敏结果。在未获知结果前宜按感染部位和严重程度用药。老年人如患尿路和肠道感染,可给予口服第 2 代或第 3 代头孢菌素如头孢克洛、头孢克肟等,也可选用喹诺酮类(氧氟沙星、左氧氟沙星等),但需注意肾功能及中枢神经系统不良反应。严重感染如化脓性胆管感染、腹膜炎、脑膜炎等宜采用头孢他啶、头孢曲松、头孢噻肟等第 3 代头孢菌素,非脑膜炎患者也可选用哌拉西林-他唑巴坦、头孢哌酮-舒巴坦,但前者老年人需减量应用,后者应用时需加用维生素 K_1。

(2) 克雷白菌属感染:肺炎克雷白菌对第 3 代头孢菌素及阿米卡星常高度敏感,氟喹诺酮类对肺炎克雷白菌也具较好抗菌活性。老年患者治疗克雷白菌属尿路感染可选用氟喹诺酮类或第 3 代头孢菌素口服等。处理肺炎克雷白菌严重感染如血流感染、脑膜炎、肺炎等时宜选用第 3 代头孢菌素类静脉滴注,但若是重症监护病房患者,需按药敏结果选用碳青霉烯类(亚胺培南、美罗培南、帕尼培南等),若有中枢病变者宜选用美罗培南、帕尼培南。

(3) 假单胞菌属感染:假单胞菌属中以铜绿假单胞菌最为多见,对铜绿假单胞菌有效的

药物有哌拉西林、头孢他啶、头孢哌酮、氨基糖苷类、氟喹诺酮类、氨曲南、亚胺培南、美罗培南、帕尼培南、多黏菌素 B、阿洛西林、美洛西林、磷霉素等，老年人宜选用青霉素类、头孢菌素类及碳青霉烯类，但均需减量应用。

（4）其他革兰阴性杆菌感染：不动杆菌属、沙雷菌属、肠杆菌属、变形杆菌属均是引起医院感染的条件致病菌，以重症肺部感染者多见，多数菌株为多重耐药菌，宜根据药敏选用抗菌药物，若为产超广谱 β 内酰胺酶株应选用碳青霉烯类（亚胺培南、美罗培南、帕尼培南等），但老年患者应用时需减量并密切注意中枢神经系统不良反应。

3. 真菌感染的抗菌药物选用　假丝酵母（又称念珠菌）感染近年来呈逐年上升趋势。目前白假丝酵母感染仍以氟康唑为首选，也可选择卡泊芬净；曲霉病应首选伏立康唑，也可选用卡泊芬净、米卡芬净、伊曲康唑、两性霉素 B。目前氟康唑仍为治疗白假丝酵母、非中枢神经系统隐球菌感染的首选药，但老年人肾功能减退者氟康唑、伊曲康唑均需减量；伊曲康唑在充血性心力衰竭、肾功能减退时禁用静脉制剂；伏立康唑抗真菌谱广，对假丝酵母、隐球菌、曲霉均有抗真菌作用，但老年人肾功能减退禁用静脉制剂，肝功能减退者也需减量应用，在疗程中尚需密切观察该药对视觉的影响。老年人肝肾功能减退者假丝酵母感染应用耐受性好的卡泊芬净、米卡芬净，但其对曲霉仅有抑菌作用，对隐球菌、毛霉无作用，在脑脊液中无药物浓度，因此老年人若患有深部真菌感染，需根据病原菌种类、患者的肝肾功能和心功能状况合理选用抗真菌药。

（吴菊芳）

第九章

老年心血管系统疾病

第一节 概 述

心血管疾病是老年人最常见的一组疾病,是＞60岁人群死亡的首要原因,超过80％以上的心血管病死亡发生在＞60岁人群中。同时,老年人心血管系统结构和功能的增龄变化,既是老化的结果,也是对老化这一生命发展后阶段的适应,更是心血管疾病的危险因素。心血管结构和功能的增龄改变机制与疾病形成机制间的相互作用是老年人心血管疾病发生的根本原因。因此,认识心血管结构和功能的增龄变化,有助于区别这些变化是在预期的正常范围还是心血管疾病本身,有助于在老年人群中准确诊断心血管疾病。

一、血管的增龄变化

(一)血管内膜厚度的变化

随着年龄的增长,动脉内膜逐渐增厚,内膜增厚的可能机制包括:①血管平滑肌细胞的迁移增加;②血管平滑肌细胞产生的基质增多;③其他来源分化为内膜细胞。尸检研究发现主动脉壁的增厚主要原因是内膜的增厚。多项流行病学调查发现超声测量的颈动脉内膜厚度从20岁到90岁增厚3倍。尽管存在争议,很多学者仍认为人类动脉内膜增厚代表了动脉粥样硬化的早期阶段,事实上如果在某个年龄段出现过度的动脉内膜增厚,即可以认为是隐匿的冠心病,或至少在将来容易发生临床心血管疾病。动物实验也证实,喂食高胆固醇食物的兔子,尽管血清脂代谢水平升高幅度相同,年老的兔子比年轻的发生动脉粥样硬化的程度更严重,说明传统意义上的心血管危险因素,如高血压、吸烟、脂代谢异常、糖尿病和遗传因素会加速血管的老化并激发早期动脉粥样硬化斑块的形成。

(二)血压、血管僵硬度和内皮功能的变化

外周血管阻力和血管僵硬度决定了动脉压,前者同时升高收缩压和舒张压,后者升高收缩压但降低舒张压。因此,血压增龄性改变在收缩压和舒张压是不同的,成年人随着年龄增长,平均收缩压呈现逐步增高;相反,平均舒张压在50岁以前是逐步增高,50～60岁开始逐步下降。目前已明确平均舒张压下降的原因是增龄的主动脉僵硬度增加,导致在心脏收缩期主动脉弹性扩张功能受损,舒张期无法释放储备的血液致舒张压下降。临床上通过脉压

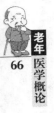

差,即收缩压减去舒张压,能较好地反映大动脉血管的僵硬度,Framingham 研究发现脉压相比单纯收缩压或舒张压是更好的心血管事件发生的预测因素。同时,血管的增龄还伴随着血管内皮功能的受损,已观察到内皮功能受损的出现几乎与脉压增大同时出现,所以认为血管内皮功能受损不仅增大脉压的程度,也使脉压作为心血管事件和死亡发生率危险因素的影响程度加重。伴随着大动脉的增龄变化,即血管僵硬度增加和血管内皮功能受损,老年人收缩压增加、舒张压下降、脉压增加,因此,相比青年人的高血压病,老年人的高血压病以单纯收缩压高血压为主(图 9 - 1)。

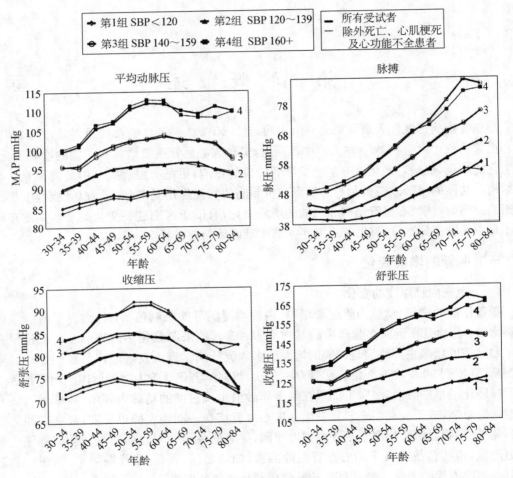

图 9 - 1　不同年龄动脉压成分的变化

(引自 Franklin SS, et al. Circulation, 1997,96:308~315)

二、心脏结构和功能的增龄变化

随着年龄增加,心肌细胞表现为丧失、萎缩和肥厚,心肌细胞外间质表现为胶原和胶原的交联增加,Ⅰ型与Ⅲ型胶原比增加和弹力束含量减少,基质金属蛋白酶和基质金属蛋白酶抑制剂的平衡改变有助于基质的产生,生长因子诱导成纤维细胞增生。这些改变增加左心

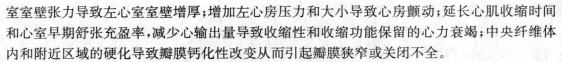

室室壁张力导致左心室室壁增厚;增加左心房压力和大小导致心房颤动;延长心肌收缩时间和心室早期舒张充盈率,减少心输出量导致收缩性和收缩功能保留的心力衰竭;中央纤维体内和附近区域的硬化导致瓣膜钙化性改变从而引起瓣膜狭窄或关闭不全。

无论是尸检研究还是非侵入性的超声或磁共振研究,均发现随年龄增加,正常左心室增厚并向球形改变。值得注意的是,心功能检查发现老年人静息状态下左心室的收缩功能受损不如舒张功能受损明显,其原因是增厚的室壁在一定程度增加了收缩能力而代偿了收缩功能减退,相反,增厚的室壁降低了心室的顺应性,使舒张功能受损明显。但在运动负荷状态下,老年人的左心室最大射血分数明显下降,原因是多方面的,包括:①心肌收缩力下降;②后负荷增加;③自主神经调节心肌收缩力和后负荷的能力下降;④心房心室间同步能力下降;⑤心率增加能力下降等。因此,尽管增龄导致的心脏储备能力下降还不至于产生临床心力衰竭,但心脏储备能力下降降低出现心力衰竭症状和体征的阈值,也影响任何其他疾病的严重程度和预后(表9-1)。

表 9-1　健康志愿者 20～80 岁心功能有关指标的变化

项　目	变　化
氧耗量	下降 50%
动静脉血氧分压差	下降 25%
心脏指数	下降 25%
心率	下降 25%
左室收缩末容积	增加 30%
左室舒张末容积	增加 275%
血管阻力	增加 30%
心脏收缩力	下降 60%
射血分数	下降 15%
血浆儿茶酚胺浓度	升高
心脏和血管对 β 肾上腺素能刺激的反应	下降

三、心脏传导系统的增龄变化

心脏传导系统随着增龄会出现各种影响电生理的变化,严重的会导致临床疾病的发生。这些变化包括:①弹性蛋白和胶原组织的增加;②窦房结周围脂肪组织的堆积,部分或完全分隔窦房结和心房间的联系,在有些病例是导致病态窦房结综合征的主要原因;③起搏细胞(P 细胞)数量从 60 岁开始明显减少,>75 岁老年人的 P 细胞可减少至正常的 10%,存在的 P 细胞功能也有所减退,是导致病态窦房结综合征的原因;④主动脉瓣、二尖瓣环以及中央纤维体不同程度的钙化过程,会损伤甚至彻底损毁房室结、房室结后分叉或近端左右束支,导致房室传导阻滞或室内传导阻滞。

上述这些变化在心电图上表现为:①窦房结功能。研究表明,每分钟<50 次的窦性心动过缓在健康老年人中的发生率约为 4.1%,如果不伴有器质性心脏病,窦性心动过缓不增加心源性死亡率。②P 波。随着左房的增大,P 波会有轻度延长,特别是 V1 导联所谓的 Ptf

值会延长,但其与心超下的左房增大相比,灵敏度仅为 32%,特异度为 94%。③P-R 间期。反映房室传导的 P-R 间期往往延长,健康老年男性Ⅰ度房室传导阻滞的发生率约为 4%,是青年人的数倍。但横断面和纵向研究均表明Ⅰ度房室传导阻滞与心脏疾病的发生率和死亡率无关。④QRS 波群。QRS 间期一般无变化,电轴轻度左偏,QRS 振幅降低,可能与老年人肺气肿发生率高导致体表心电图记录的电压降低有关。由于心电图灵敏度低、特异性高,如果出现左室高电压往往是有意义的,特别是随着增龄出现的左心室肥厚如果在心电图上有所反映,应该做进一步检查。左右束支传导阻滞随年龄增长发生率均增加,但一般左束支传导阻滞发生率仅及右束支传导阻滞的一半。左束支传导阻滞的出现在老年人中和青年人一样,很少是没有临床意义的,一般伴有器质性心脏病的发生;相反,右束支传导阻滞往往不伴器质性心脏病,一般反映的是原发的心脏传导系统异常,并无临床意义。⑤心室复极。健康老年人除了 T 波振幅有轻度缩小外,ST-T 与青年人相比无明显差异,但事实上 ST-T 改变是老年人心电图最常见的异常,在 70 岁以上人群中发生率高达 16%,ST-T 改变代表了心室复极异常,往往与临床心脏疾病相关,应该做进一步检查明确病因。

四、与心血管相关的内环境和自主神经系统的增龄变化

与心血管相关的内环境随着年龄增加有明显变化,老年人与青年人相比,可出现如纤维蛋白原、凝血因子(Ⅴ、Ⅶ和Ⅸ)增加;血小板活性增加;纤溶酶原激活物抑制剂-1 增加导致纤维溶解能力下降;炎症因子如白细胞介素-6(IL-6)增加等,这些改变均参与动脉粥样硬化的发生和发展,也是急性冠脉综合征病理生理基础的重要部分。

随增龄发生变化的自主神经系统同样会影响心血管功能,包括:①β 肾上腺素能系统具有调节心率、前负荷、后负荷、冠状动脉血流和运动时心肌收缩力的能力,同时 β 肾上腺素能介导的动脉血管平滑肌舒张和心肌收缩有助于血液从心脏搏出。但众多证据表明,β 受体数目随年龄增加而减少,改变 G 蛋白耦联和介导的信号转导,导致心肌和血管对 β 肾上腺素能刺激的反应能力下降。②α 肾上腺素能血小板受体减少。③多巴胺受体数目及转运子减少,心脏对多巴胺刺激的收缩反应减弱。④心脏和血管对副交感神经刺激的敏感性减弱。

总之,随着增龄,老年人心血管系统,包括血管、心脏、传导系统、内环境及自主神经系统与青年人相比均发生了明显变化,有些仅仅是老化的一部分,并不具有病理意义,但有些会直接导致疾病的发生,而大部分变化往往对心血管系统疾病本身或其他系统疾病的发生、发展有明显影响作用,区分这些变化的不同作用,对老年人心血管疾病的诊断和治疗有重大意义。

(邱朝晖　郭新贵)

第二节　冠　心　病

冠状动脉粥样硬化性心脏病(coronary atherosclerotic heart disease)指冠状动脉粥样硬化使血管腔狭窄或阻塞,或(和)因冠状动脉功能性改变(如痉挛)导致心肌缺血缺氧或坏死而引起的心脏病,统称冠状动脉性心脏病(coronary heart disease),简称冠心病。

冠状动脉粥样硬化性心脏病是动脉粥样硬化导致器官病变的最常见类型,也是严重危

害人类健康的常见病。冠心病多发于中老年人,40 岁以上男性冠心病的发病率随着年龄的增长而升高,大约每增长 10 岁患病率上升 1 倍。女性发病起始年龄比男性平均晚 10 年,在50 岁左右,绝经后患病率也随着年龄上升。我国男性平均发病年龄为 61 岁,女性平均发病年龄为 63 岁。近年来我国的冠心病发病率有明显的上升趋势。老年人冠心病发病率最高,尸检发现,50%的老年女性和 70%~80%的老年男性都有阻塞性冠脉病变。冠脉造影显示,老年人冠脉多支病变常见,病变更广泛,钙化程度严重,易发生心肌梗死。

1. **冠心病的危险因素**   ①性别和年龄:本病多见于 40 岁以上中老年人,女性发病率较低,但在更年期后发病率增加。②高血压:高血压是冠心病的独立危险因素,老年人的危险更高。即使正常偏高的血压,从 15.96/11.97 kPa(120/90 mmHg)起,随着收缩压或舒张压的升高,冠心病死亡的相对危险性逐步增加,呈现连续的、强力的、独立于其他危险因素的关联。③血脂异常:脂代谢异常是冠心病的重要危险因素,血清总胆固醇(TC)、低密度脂蛋白(LDL)、极低密度脂蛋白(VLDL)、三酰甘油(TG)、载脂蛋白 B 过高,高密度脂蛋白(HDL)和载脂蛋白 A 水平过低都被认为是冠心病的危险因素。脂蛋白(a)[LP(a)]增高也可能是独立的危险因素。④糖代谢异常:糖尿病患者中本病的发病率高出非糖尿病患者数倍,并且病情进展迅速,冠脉病变以多支和弥漫性病变多见。本病中糖耐量减退也十分常见。因此有学者提出糖尿病是冠心病等危症的高危因素。⑤吸烟:吸烟者比不吸烟者冠心病发病率和死亡率高 2~6 倍,且与每日吸烟数量呈正比。⑥肥胖和超重:肥胖和超重往往伴有血清胰岛素增高、糖耐量异常、血清 TG 升高等一系列代谢异常,使冠心病的发病率呈现聚集现象。研究显示体质指数每增加 1,冠心病的危险增加 12%。⑦其他危险因素:体力活动少、紧张以及经常有工作压迫感,常进食高能量、高脂肪和高盐食物,遗传因素,A 型性格,血同型半胱氨酸增高,胰岛素抵抗性增强,血纤维蛋白原及一些凝血因子增高,病毒、衣原体感染等。

2. **冠心病的分型**   1979 年 WHO 将冠心病分为以下 5 型:①无症状心肌缺血;②心绞痛;③心肌梗死;④缺血性心肌病;⑤猝死。随着研究的深入,根据冠状动脉的病理解剖和病理生理变化的不同,目前国内外一致把冠心病分为慢性冠心病(chronic coronary heart disease,CAD)和急性冠脉综合征(acute coronary syndrome,ACS)。前者包括稳定型心绞痛、冠脉正常的心绞痛(如 X 综合征)、无症状的心肌缺血和缺血性心力衰竭(缺血性心肌病)。后者根据心电图的表现分为两类:①患者有典型的急性胸痛和持续(>20 min)ST 段抬高,称为 ST 段抬高型 ACS,亦称 ST 段抬高型心肌梗死(STEMI);②患者有急性胸痛但没有持续 ST 抬高,这些患者的心电图通常表现为持续的或短暂的 ST 段压低或 T 波倒置、T波低平、T 波假性正常化或没有心电图改变,称为非 ST 段抬高型 ACS(NSTE - ACS),包括不稳定心绞痛、非 ST 段抬高型心肌梗死(NSTEMI)。

(一) 稳定型心绞痛

稳定型心绞痛(stable angina pectoris),是在冠状动脉固定性严重狭窄的基础上,由于心脏负荷的增加引起心肌急剧的、暂时的缺血与缺氧的临床综合征。其特点为阵发性的前胸压榨样疼痛或憋闷感觉,主要位于胸骨后部,可放射至心前区和左侧上肢,常于劳力负荷增加时持续数分钟,休息或使用硝酸制剂后消失。劳累、情绪激动、饱食、受寒、急性循环衰竭等为常见的诱因。

国外资料,中年人心绞痛的患病率男性是女性的 2 倍,随着年龄的增加呈上升趋势,男性从 45～54 岁的 2％～5％上升到 65～74 岁的 11％～20％,女性相应从 0.5％～1.0％上升到 10％～14％,75 岁以后,两性之间的患病率几乎相当。

【病因与发病机制】 稳定型心绞痛冠状动脉粥样硬化病变主要是稳定性斑块,脂质核小,纤维帽厚,狭窄程度进展缓慢并相对固定。其发病机制是冠状动脉供血与心肌需血之间发生矛盾,冠状动脉血流不能满足心肌代谢的需要,引起心肌剧烈的、暂时的缺血缺氧时,即可发生心绞痛。心肌耗氧量的多少取决于心脏收缩期室壁张力、收缩力和心率。心肌细胞摄取血液含氧量的 65％～70％,因此,当心肌耗氧量增加时只能通过增加冠状动脉的血流来提供。正常情况下,剧烈体力活动时冠状动脉能适当扩张,冠状动脉血流量可增加到休息时的 6～7 倍。当冠状动脉粥样硬化管腔狭窄时,不仅冠状血流量减少,扩张功能也减弱。静息时冠脉血流尚能满足心肌代谢需要,但当心脏负荷增加时,冠脉不能相应扩张,血流不能相应增加,即引起心肌缺血、缺氧,导致心绞痛发作,因此主要表现为劳累或情绪激动时才发作的心绞痛。

【病理生理】 稳定型心绞痛的患者,有单、两或三支冠状动脉直径减少>70％的病变分别各有 25％左右,5％～10％有左冠状动脉主干狭窄,其余约 15％患者无明显狭窄,可能由患者冠状动脉痉挛、冠状循环的小动脉病变、血红蛋白和氧的离解异常、交感神经过度活动、儿茶酚胺分泌过多或心肌代谢异常等所致。

患者在心绞痛发作之前,常有血压增高、心率增快、肺动脉压和肺毛细血管压增高的变化,反映心脏和肺的顺应性减低。发作时可有左心室收缩力和收缩速度降低、射血速度减慢、左心室收缩压下降、心搏量和心输出量降低、左心室舒张末期压和血容量增加等左心室收缩和舒张功能障碍的病理变化。左心室壁可呈收缩不协调或部分心室壁有收缩减弱的现象。

【临床表现】 稳定型心绞痛常由体力劳动或情绪激动(如愤怒、焦急、过度兴奋等)所诱发,饱食、寒冷、吸烟、心动过速、休克等亦可诱发。疼痛多发生于劳力或情绪激动的当时,而不是在一天的劳累后。典型的心绞痛常在相似的条件下发生,常表现为突然发生的胸骨中上部的压榨痛、紧缩感、窒息感、烧灼痛、重物压胸感,胸痛逐渐加重,数分钟达高潮,并可放射至左肩内侧、颈部、下颌、上中腹部或双肩,伴有冷汗,以后逐渐减轻,持续时间为几分钟,经休息或含服硝酸甘油可缓解。不典型者可在胸骨下段、上腹部或心前区压痛。有的仅有放射部位的疼痛,如咽喉发闷、下颌疼、颈椎压痛。老年人症状常不典型,可仅感胸闷、气短、疲倦。老年糖尿病患者甚至仅感胸闷而无胸痛表现。

体格检查:一般无异常体征。心绞痛发作时常见心率增快、血压升高、皮肤冷或出汗,有时可有第四或第三心音奔马律。可有暂时性心尖部收缩期杂音,由乳头肌缺血后功能失调引起二尖瓣关闭不全所致。

心绞痛严重程度的分级:根据加拿大心血管学会心绞痛的分级(CCS 分级)分为 4 级。

Ⅰ级:一般体力活动不引起心绞痛,如行走和上楼,但紧张、快速或持续用力可引起心绞痛的发作。

Ⅱ级:日常体力活动稍受限制,快步行走或上楼、登高、饭后行走或上楼、寒冷或风中行走、情绪激动可发作心绞痛或仅在睡醒后数小时内发作。在正常情况下以一般速度平地步行 200 m 以上或登一层以上的楼梯受限。

Ⅲ级:日常体力活动明显受限,在正常情况下以一般速度平地步行 100～200 m 或登一层楼梯时可发作心绞痛。

　　Ⅳ级：轻微活动或休息时即可以出现心绞痛症状。

【实验室及其他检查】

　　1. 基本实验室检查

　　（1）了解冠心病危险因素：空腹血糖、餐后 2 h 血糖、血脂检查，包括 TC、HDL - C、LDL - C 及 TG。

　　（2）胸痛较明显患者，需查血心肌肌钙蛋白（CTnT 或 CTnI）、肌酸激酶（CK）及同工酶（CK - MB），以与 ACS 相鉴别。

　　2. 心电图检查

　　（1）所有胸痛患者均应行静息心电图检查。

　　（2）在胸痛发作时争取心电图检查，缓解后立即复查。静息心电图正常不能除外冠心病心绞痛，但如果有 ST - T 改变符合心肌缺血时，特别是在疼痛发作时检出，则支持心绞痛的诊断。心电图显示陈旧性心肌梗死时，则心绞痛可能性增加。静息心电图有 ST 段压低或 T 波倒置但胸痛发作时呈"假性正常化"，也有利于冠心病心绞痛的诊断。

　　（3）24 h 动态心电图表现如有与症状相一致的 ST - T 变化，则对诊断有参考价值。

　　（4）静息心电图无明显异常者需进行心电图负荷试验。

　　3. 胸部 X 线检查　　胸部 X 线检查对稳定性心绞痛并无诊断性意义，一般情况都是正常的，但有助于了解心肺疾病的情况，如有无充血性心力衰竭、心脏瓣膜病、心包疾病等。

　　4. 负荷试验　　对有症状的患者，各种负荷试验有助于慢性稳定性心绞痛的诊断及危险分层。但必须配备严密的监测及抢救设备。

　　（1）心电图运动试验

　　1）运动试验适应证：有心绞痛症状，并且根据年龄、性别、症状等预测冠心病中至重度可能的患者，除非不能运动或心电图存在影响运动试验评估的 ST - T 改变时，建议做心电图运动试验。

　　2）运动试验禁忌证：急性心肌梗死早期、未经治疗的 ACS、未控制的严重心律失常或高度房室传导阻滞、未控制的心力衰竭、急性肺动脉栓塞或肺梗死、主动脉夹层、已知左冠状动脉主干狭窄、重度主动脉瓣狭窄、肥厚型梗阻性心肌病、严重高血压、活动性心肌炎、心包炎、电解质异常等。

　　3）试验方案：采用 Burce 方案，运动试验的阳性标准为运动中出现典型心绞痛，运动中或运动后出现 ST 段水平或下斜型下降≥1 mm（J 点后 60～80 ms），或运动中出现血压下降者。

　　4）需终止运动试验的情况：有下列情况一项者需终止运动试验。①出现明显症状（如胸痛、乏力、气短、跛行）；症状伴有意义的 ST 段变化。②ST 段明显压低（压低≥2 mm 为终止运动相对指征；≥4 mm 为终止运动绝对指征）。③ST 段抬高≥1 mm。④出现有意义的心律失常；收缩压持续降低>1.33 kPa（10 mmHg）或血压明显升高（收缩压>250 mmHg 或舒张压>115 mmHg）。⑤已达目标心率者。下列情况不宜行心电图运动试验或运动试验难以评定：静息心电图 ST 段下降>1 mm、完全性左束支传导阻滞（LBBB）、预激综合征、室性起搏心律及正在服用地高辛的患者。

　　（2）负荷超声心动图、核素负荷试验（心肌负荷显像）

1) 运动负荷超声心动图或核素负荷试验的建议：①静息心电图异常、LBBB、ST 段下降≥1 mm、起搏心律、预激综合征等心电图运动试验难以精确评估者。②心电图运动试验不能下结论，而冠状动脉疾病可能性较大者。③既往血管重建(经皮冠状动脉介入治疗或冠脉旁路术)患者，症状复发，需了解缺血部位者。④在有条件的情况下可替代心电图运动试验。⑤非典型胸痛，而冠心病可能性较低者，如女性，可替代心电图运动试验。⑥评价冠状动脉造影临界病变的功能严重程度。⑦已行冠状动脉造影、计划行血管重建治疗，需了解心肌缺血部位者。

2) 药物负荷试验：包括双嘧达莫、腺苷或多巴酚丁胺药物负荷试验，用于不能运动的患者。适应证同运动负荷超声心动图或核素负荷试验。如负荷试验阴性者，冠心病可能性较低；已知有冠心病者负荷试验正常则是低危患者，随后的心血管事件的发生率也较低。老年人的多巴酚丁胺负荷试验是安全的，但＞75 岁年龄组与其他年龄组比较，无症状低血压、室性心律失常的发生率较高，而胸痛的发生率较低。

5. 多层冠脉 CT 检查　多层冠脉 CT 平扫可检出冠状动脉钙化并进行积分。人群研究显示钙化与冠状动脉病变的高危人群相联系，但钙化程度与冠状动脉狭窄程度却并不相关。冠脉 CT 造影为显示冠状动脉病变及形态的无创检查方法，有较高阴性预测价值，若 CT 冠状动脉造影未见狭窄病变，一般可不进行有创检查。但冠脉 CT 造影对狭窄病变及程度的判断仍有一定限度，特别当钙化存在时会显著影响狭窄程度的判断，而钙化在冠心病患者中相当普遍。因此，目前认为冠脉 CT 造影可作为冠心病的初步筛选手段，不能作为诊断的最终方法。

6. 有创性检查　冠状动脉造影术：对心绞痛或可疑心绞痛患者，冠状动脉造影可以明确诊断血管病变情况并决定治疗策略及预后。有创的血管造影，至今仍是临床上评价冠状动脉粥样硬化和相对较为少见的非冠状动脉粥样硬化性疾病所引起的心绞痛的最精确的检查方法。对于稳定型心绞痛患者而言，冠脉造影检查能够明确诊断，并能够提供可靠的冠状动脉病变的解剖学信息，了解冠脉狭窄的严重程度，从而指导下一步的治疗方案。同时冠造影检查在评估患者临床预后方面也有重要的意义。两支或 3 支血管病变的患者临床预后要明显差于单支病变患者，左主干病变以及合并前降支近段狭窄的多血管病变属于高危的冠状动脉病变。对糖尿病、≥65 岁老年患者、≥55 岁女性的胸痛患者冠状动脉造影更有价值。血管内超声检查(IVUS)可较为精确地了解冠状动脉腔径、血管腔内及血管壁粥样硬化病变情况，指导介入治疗操作并评价介入治疗效果，但受限于超声导管成本及明显延长操作时间和 X 线曝光时间。新近的光干涉成像系统(OCT)比 IVUS 分辨率提高 10 倍，前景被看好。

【诊断与鉴别诊断】

1. 诊断　根据典型心绞痛的发作特点和体征，休息或含服硝酸甘油后缓解，结合年龄和冠心病危险因素，发作时心电图 R 波为主的导联中 ST 段压低、T 波平坦或倒置以及老年人心绞痛的发作特点进行诊断。老年人心绞痛症状往往不典型，必要时可做 24 h 动态心电图、运动试验、冠脉 CT 造影检查、冠脉造影。

2. 鉴别诊断

(1) 不稳定心绞痛：区分不稳定心绞痛非常重要，一般表现为休息时心绞痛发作；心绞痛进行性增加，即原有稳定型心绞痛的症状进行性加重；初发心绞痛，即病程在 2 个月内新发生的严重心绞痛伴有明显的体力活动受限。

（2）急性心肌梗死：疼痛部位、性质与心绞痛相似，但程度更加剧烈，持续时间更长，伴心律失常、心力衰竭或休克，含服硝酸甘油不能缓解，心电图有特异性改变与演变，心肌坏死标记增高。

（3）其他疾病引起的心绞痛：严重的主动脉瓣狭窄或关闭不全、风湿性冠状动脉炎、梅毒性主动脉炎引起冠状动脉口狭窄或闭塞、肥厚型心肌病、X综合征等病，均可引起心绞痛，要根据其他临床表现进行鉴别。

（4）心脏神经官能症：胸痛为短暂（几分钟）的刺痛或持久（几小时）的隐痛。症状多在疲劳之后出现，做轻度体力活动反觉舒适。含服硝酸甘油无效或在10多分钟后才见效，常伴有其他神经衰弱的症状。

（5）肋间神经痛和肋软骨炎疼痛：常累及1～2个肋间，但并不一定局限在胸前，为刺痛或灼痛，多为持续性而非发作性咳嗽、用力转动身体可使疼痛加剧，沿神经行经处有压痛，手臂上举活动时局部有牵拉疼痛；后者在肋软骨处有压痛。故与心绞痛不同。

（6）不典型疼痛：还需与肌肉、骨、关节疾病、胆管和上消化道病变等相鉴别。

【治疗】　老年人心绞痛的处理原则与所有患者类似，针对心绞痛的治疗原则是改善冠状动脉的血供和降低心肌耗氧，同时治疗动脉硬化。

1. 心绞痛发作时的治疗　发作时，立即休息，一般停止活动后症状即可消除。较重的心绞痛发作，可用作用较快的硝酸制剂，如硝酸甘油0.3～0.6 mg置于舌下含化，1～2 min开始起效，约0.5 h后作用消失。硝酸异山梨酯5～10 mg舌下含化，2～5 min见效，作用维持2～3 h；雾化吸入制剂亦可使用。必要时可使用镇静剂。

2. 一般治疗　老年人心绞痛的治疗应首先要发现其他可能合并存在的可治疗性疾病，如贫血、感染、甲状腺功能亢进和心律失常，这些疾病可能增加心肌需氧和降低氧供。

改变危险因素同样重要，如平衡饮食，控制总能量，限制脂肪、胆固醇和食盐摄入，保证充足的膳食纤维，适当的体育运动，治疗高血压、高血脂和糖尿病，戒烟等。减少诱发因素，如精神紧张、过劳、饱餐、情绪波动等。

3. 药物治疗　目的是终止心绞痛发作和预防发作。老年人由于血浆白蛋白和肌肉组织的减少以及可能同时服用多种药物，会影响心血管药物的药代动力学，对药物的反应显著不一致。因此，老年人的用药应该个体化。稳定型心绞痛老年人常用药物如下。

（1）抗血小板治疗：抗血小板治疗给稳定型心绞痛患者带来的获益程度明显大于其风险，抗血小板治疗已成为预防冠状动脉内血栓形成的标准治疗。小剂量阿司匹林75～150 mg/d适用于大部分稳定型心绞痛患者，而对于阿司匹林过敏者氯吡格雷可作为替代治疗药物，对于支架植入术后患者需要联合氯吡格雷抗血小板治疗，对于有消化道出血病史的患者，应使用阿司匹林联合质子泵抑制剂的治疗方案而不是改用氯吡格雷治疗。

（2）β受体阻滞剂：有证据显示，在心绞痛患者合并陈旧性心肌梗死或心力衰竭等情况，应用β受体阻滞剂可明显改善预后。在没有禁忌证的稳定型心绞痛患者，β受体阻滞剂可作为抗心绞痛的一线用药。其抗心绞痛作用主要是通过降低心率及减弱心肌收缩强度，而使耗氧量减少，尤其适用于发作时心率增快、血压升高及伴交感神经功能亢进者。目前常用的对心脏有选择性的制剂有：美托洛尔（metoprolol）25～100 mg，每日2次；阿替洛尔（atenolol）12.5～25 mg，每日1次；比索洛尔（bisoprolol）2.5～5 mg，每日1次；兼有α受体作用的卡维地洛（carvedilol）25 mg，每日2次；阿罗洛尔（arotinolol）10 mg，每日2次等。不良反应是心动过缓、支气管痉挛等,故有心功能不全、低血压、支气管哮喘、阻塞性肺气肿者忌用。心血管系统对β受体兴奋剂刺激的反应呈年龄相关性减弱,因此β受体阻滞剂对老年人的抗心肌缺血效果不如青年人。老年人由于常常合并慢性肺部疾病、糖尿病和传导系统疾病,对β受体阻滞剂的不良反应更为敏感,因此,老年人应用时应该从小剂量开始,缓慢加量,以防出现心动过缓、低血压等并发症。

(3) 硝酸酯类:硝酸酯类为最有效的抗心绞痛药物之一,作用迅速,通过扩张全身的小静脉和小动脉,减少心脏的前、后负荷,降低心肌的耗氧量而缓解心绞痛。而对于已经硬化而狭窄的冠状动脉,硝酸酯类的扩张血管作用很弱。常用制剂:硝酸异山梨酯5~20 mg,每日3次;5-单硝酸异山梨酯20~40 mg,每日2次;戊四硝酯(长效硝酸甘油)片剂2.5 mg,每8 h 1次;2%硝酸甘油油膏或贴片(含5~10 mg)涂或贴在胸前或上臂皮肤而缓慢吸收,适于预防夜间心绞痛发作。老年人由于血管容量下降、静脉瓣膜损害以及压力反射器的反射减弱,容易对硝酸酯类产生低血压反应。因此,应从小剂量开始服用,缓慢增加剂量。

(4) 他汀类药物:他汀类药物治疗可有效降低稳定型心绞痛患者30%的心血管并发症风险,即使对于胆固醇正常的稳定型心绞痛患者也应常规使用他汀类药物治疗。临床研究表明,几种他汀类药物能够降低死亡率的每日剂量为辛伐他汀40 mg、普伐他汀40 mg、阿托伐他汀10 mg,若以上剂量不足以使患者的胆固醇和LDL达标,则需要增加他汀类药物的剂量使患者达标。对于低LDL合并高三酰甘油的患者可以应用贝特类、烟酸类药物,必要时和他汀类药物联合应用。

(5) 血管紧张素转化酶抑制剂(ACEI):适用于稳定型心绞痛合并高血压、糖尿病、心力衰竭、无症状左室功能障碍以及既往有心肌梗死病史等患者的治疗。

(6) 钙离子阻滞剂:能抑制钙离子进入细胞内,抑制心肌收缩,减少心肌耗氧,扩张冠状动脉,改善冠脉痉挛,增加心肌血供,而发挥抗心绞痛作用,尤其适用于控制变异性心绞痛或心绞痛合并高血压患者。一般用硝苯地平缓释制剂20~40 mg,每日2次,控释剂30 mg,每日1次;维拉帕米(异搏定)40~80 mg,每日3次或缓释制剂每日240 mg;地尔硫䓬30~60 mg,每日3次,缓释剂90 mg,每日1次。钙离子拮抗剂有外周血管扩张作用,容易发生低血压,因此,在老年人中应用应慎重。

(7) 曲美他嗪(trimetazidine):通过抑制脂酸氧化和增加葡萄糖代谢,改善心肌耗氧的供需平衡而治疗心肌缺血,每次20 mg,每日3次,饭后服。

4. 血运重建

(1) 经皮冠状动脉介入治疗(PCI):随着药物洗脱支架(OES)的问世以及辅助用药的不断进步,冠脉介入治疗在冠状动脉病变解剖学特点适合接受PCI治疗的稳定型心绞痛患者中的治疗效果明显改善,总体讲PCI手术的死亡风险为0.3%~1%。从现有的临床证据看,PCI与药物治疗相比并不能明显改善稳定型心绞痛患者的生存率,但PCI能够减轻患者的心绞痛症状,减少入院接受治疗的次数以及提高患者的运动耐量情况,因此PCI能够明显改善稳定型心绞痛患者的生活质量。对于存在1~2支血管病变而左前降支近端高度狭窄且不合并糖尿病的患者中,PCI具有较高的成功率,并具有微创化、风险低的特点,成为这部分患者的首选治疗方案。对于外科手术风险过高的患者选择PCI治疗可能会使患者更为获益,尤其是靶血管供应心肌区域残存有存活心肌者。

(2) 冠脉旁路术(CABG):CABG的益处表现在改善预后和缓解临床症状两个方面。但老年是 CABG 的独立危险因素,术后并发症高。属于以下情况的患者选择 CABG 治疗能够获得较药物治疗更好的临床效果:左主干病变或 3 支血管病变伴左室功能受损。

为患者选择血运重建方案时应综合考虑患者的具体情况及个人意愿等多方面因素。

(二) 急性冠脉综合征(ACS)

ACS 是一组以冠状动脉粥样硬化斑块破裂、血栓形成为共同病理基础,临床表现为急性或亚急性心肌缺血的临床综合征。ACS 虽然具有不同的临床特征,但有共同的病理生理学机制。决定诊断和治疗策略的主要症状是胸痛,但心电图是主要的分类依据。

ACS 是威胁老年人生命最常见的疾病。美国急性心肌梗死住院患者中,>65 岁的老年人>60%,死亡率>80%;>75 岁的老年人占 37%,占总死亡率的 60%。OASIS 和 CREATE 研究显示,NSTEMI 患者的平均年龄 63 岁,STEMI 患者平均年龄 62 岁。随着人口老龄化进程的加速,中国老年人 ACS 患病率亦逐步上升。

(三) 非 ST 段抬高型急性冠脉综合征

【病因与发病机制】 NSTE - ACS 是一类具有生命威胁的动脉硬化性疾病,通常由于粥样斑块破裂,伴或不伴有血管痉挛,导致急性血栓形成,引起突然而严重的血流减少。

【病理生理】 NSTE - ACS 患者冠脉硬化斑块纤维帽薄,脂质核心大,占斑块体积 40% 以上,大量炎性细胞浸润,细胞外基质与平滑肌细胞很少,易破裂,称为不稳定斑块。NSTE - ACS 的主要病理基础为冠脉内不稳定斑块破裂,血流限制性血栓形成,冠脉管腔尚未完全闭塞,以白血栓为主,含较多的血小板和较少的纤维蛋白,标准溶栓治疗无益甚至有害。

【临床表现】 胸痛的部位、性质与稳定型心绞痛相似,但具有以下特点:①原为稳定型心绞痛,在 1 个月内疼痛发作的频率增加、程度加重、时限延长、诱发因素变化、硝酸类药物缓解作用减弱;②1 个月之内新发生的心绞痛,并因较轻的负荷所诱发;③休息状态下发作心绞痛,或较轻微活动即可诱发。

老年人临床症状常不典型,如上腹部疼痛、新出现的消化不良、胁肋部疼痛、胸痛伴胸膜刺激征或呼吸困难加重。老年人的 ACS 也可能发生在其他急性疾病或合并疾病临床情况恶化时,如肺炎、慢性阻塞性肺病或髋部骨折,潜在的冠心病患者在心肌氧耗增加或血流动力学应激状态"继发"冠脉事件。NSTEMI 是老年人心肌梗死最常见的类型,占>85 岁老年人心肌梗死的 55%,而<65 岁患者不足 40%。老年患者既往心肌梗死、多支血管病变、高血压和心室肥厚等造成的心内膜下心肌缺血,导致 NSTEMI 发生率增加。随着年龄增长,ACS 女性患者增多,<65 岁只有 30%,而>85 岁高达 62%。与男性相比,女性患者症状更不典型、死亡率更高。

不稳定心绞痛和 NSTEAMI 同属 ACS,两者的区别主要是根据血中心肌损伤标记的测定。

不稳定心绞痛临床上分为低危组、中危组和高危组。低危组指新发的或是原有劳力性心绞痛恶化加重,达 CCS Ⅲ级或Ⅳ级,发作时 ST 段下移≤1 mm,持续时间<20 min,胸痛期间心电图正常或无变化;中危组指就诊前 1 个月内(但 48 h 内未作)发作 1 次或数次,静息心绞痛及梗死后心绞痛,持续时间<20 min,心电图可见 T 波倒置≥0.2 mV,或有病理性 Q 波;高危组指就诊前 48 h 内反复发作,静息心绞痛伴一过性 ST 段改变≥0.05 mV,新出现束

支传导阻滞或持续性室速,持续时间>20 min。不同的严重程度,其处理和预后有很大的差别。

体格检查:往往无明显阳性体征。发生心功能不全或血流动力学不稳定时,可有相应的肺部湿啰音、心率增快或血压下降表现。

【实验室及其他检查】 老年人症状通常不典型,应在疑似时就进行 ACS 的筛查。病史、体格检查、心电图、实验室检查相互参照,对老年人的危险分层有指导价值。

1. 心电图检查 心电图是 NSTE - ACS 患者诊断的初始和基本检查。不稳定冠脉病变心电图可表现为 ST 段移位和 T 波改变。相邻 2 个或以上导联的 ST 段压低>1 mm,结合相应的临床表现,高度提示 ACS,主波为 R 波导联的 T 波倒置对 ACS 的诊断也有意义。胸前导联对称性 T 波倒置常是左前降支近端严重狭窄的表现。在症状反复或出院前应重复检查心电图。

患者症状发作时记录心电图,与症状缓解后记录的心电图进行比较,能发现心电图上动态性缺血性变化。与过去的心电图比较更有意义,特别是合并存在左心室肥厚、陈旧性心肌梗死等心脏病变的患者。

2. 心肌损伤标记 包括 CTnT、CTnI 和 CK - MB,心肌梗死患者外周血肌钙蛋白在发病后 3～4 h 开始升高,并持续 2 周。NSTE - ACS 患者在发病 48～72 h 内可检测到轻微的肌钙蛋白升高。肌钙蛋白检测发现心肌损伤的敏感性高,而 1/3 的 NSTE - ACS 患者不能通过检测 CK - MB 水平来证实心肌损伤。肌钙蛋白轻中度水平升高意味着早期高危 NSTE - ACS 患者。如果初次结果阴性,应在 6～12 h 后重复测定。

其他生化标记有助于鉴别诊断:D - 二聚体(肺栓塞)、脑钠肽(呼吸困难、心力衰竭)、血红蛋白(贫血)、血细胞(炎症性疾病)。

【治疗】 ACS 的病情发展常难以预料,应使患者处于医生的监控之下,疼痛发作频繁或持续不缓解及高危患者应立即住院。

1. 一般处理 一般应卧床休息,床旁 24 h 监护,有呼吸困难者给予吸氧,氧饱和度维持在 90% 以上,剧烈疼痛者给予吗啡 5～10 mg 皮下注射。如有必要应反复检测心肌损伤标记,如患者未使用他汀类药物,无论血脂是否异常,均应立即使用他汀类药物。

不稳定心绞痛单次含服硝酸酯类制剂往往不能缓解症状,一般建议每隔 5 min 1 次,共 3 次,后再用硝酸甘油或硝酸异山梨酯持续静脉滴注或微泵输注,以 10 μg/min 开始,每 3～5 min 增加 10 μg/min,直至症状缓解或出现血压下降。硝酸酯类效果不佳,无低血压等禁忌证时,应及早开始使用 β 受体阻滞剂,口服 β 受体阻滞剂剂量应个体化。

2. 药物治疗 对老年 ACS 高危患者应首选药物积极治疗,经充分的药物治疗疗效不佳或有药物治疗相对禁忌证时宜尽早评估是否进行早期介入治疗。经治疗病情稳定及低危患者,建议继续进行药物治疗,以后择期评估,进行危险分层,决定是否需要进行冠脉造影和血运重建。

(1) 抗栓治疗

1) 抗血小板

A. 阿司匹林:ACC/AHA、ESC 指南均推荐疑诊 ACS 时尽早使用阿司匹林,剂量 80～325 mg/d,无需参照年龄调整剂量,但较高剂量增加胃肠道的不良反应。阿司匹林的获益不受年龄影响,高危以及老人获益最大。

B. 氯吡格雷:指南推荐氯吡格雷用于所有 ACS 患者,不管是否计划进行 PCI。由于增加手术出现的风险,冠脉搭桥前 5 天应停用氯吡格雷。老年人阿司匹林和氯吡格雷联合使用时会增加出血风险,阿司匹林剂量＜100 mg/d 时出血风险最低。老年人由于药物不良反应、应激反应及合并消化系统疾病,抗血小板治疗时可出现消化道症状,可给予抑酸剂、质子泵抑制剂、胃黏膜保护剂等治疗。

C. 血小板糖蛋白 II bIIIa 受体拮抗剂(GP II bIIIa 受体拮抗剂):老年人应用 GP II bIIIa 受体拮抗剂是否获益结论不一致。ACC/AHA、ESC2007 年指南推荐 GP II bIIIa 受体拮抗剂联合阿司匹林和肝素或低分子肝素用于心肌缺血持续存在或伴有其他高危因素的 NSETMI 早期 PCI 治疗时,包括年龄＞75 岁的患者。使用需参照患者的一般状况、肌酐清除率和体重调整剂量。

2) 抗凝

A. 普通肝素(UFH):年龄相关的凝血和纤维溶解系统的改变可能影响抗栓治疗的效果,ACC/AHA、ESC2007 年指南均把 UFH 的使用归入 ACS 治疗的一类指征,但目前缺乏高龄患者抗凝疗效的随机临床试验。

B. 低分子肝素(LMWH)使用方便,无需检测 APTT。老年人经肾脏清除的抗凝血因子减少,其活性(抗 Xa 水平)增加,可使 LMWH 的作用增强。应根据体重和肾功能调节老年人抗凝药物的剂量,应强调剂量个体化。

C. X 因子抑制剂:X 因子抑制剂磺达肝癸钠与 UFH 和 LMWH 相比,不会产生肝素诱导的血小板减少症,但尚无在老年人中应用的资料。

D. 直接凝血酶抑制剂:比伐卢定(bivalirudin)研究显示,可显著减少＞75 岁患者 1 年死亡率,且出血发生率显著下降,但目前对于直接凝血酶抑制剂在 ACS 中的作用缺乏循证医学证据,尚不推荐作为老年人 ACS 的常规治疗。

(2) 抗心肌缺血治疗

1) β 受体阻滞剂:β 受体阻滞剂使老年 ACS 患者获益。可减少疑似急性心肌梗死患者的病死率、再缺血事件、心力衰竭和室上性及室性心律失常。无禁忌证的老年 ACS 患者应尽早使用 β 受体阻滞剂。在能耐受的情况下,β 受体阻滞剂应逐步增量达靶剂量,老年患者常有慢性阻塞性肺病、心功能不全、低血压和心率慢等,应用 β 受体阻滞剂应个体化。

2) ACEI:左室功能不全(左心射血分数＜40%)、糖尿病、高血压或慢性肾功能不全患者,除非有禁忌证,均应使用 ACEI。不能耐受者,可予血管紧张素 II 受体拮抗剂(ARB)。在能耐受的情况下,ACEI 也应逐步增量达靶剂量。

3) 硝酸酯类:通过扩张血管、减轻心脏负荷而改善心肌缺血,有效改善心绞痛症状,但不降低死亡率。

4) 钙离子拮抗剂:不应作为首选缓解心肌缺血症状的药物治疗,仅用于上述药物治疗心绞痛无缓解或对上述药物不能耐受时,但治疗变异型心绞痛疗效较好。

(3) 他汀类药物:大量循证医学表明,老年人 ACS 尽早使用他汀类药物降脂治疗的同时可改善预后,降低终点事件。调脂治疗的目标,LDL - C 水平降低 30%～40%, LDL - C＜80 mg/dL(1.8 mmol/L)。

(4) 静脉溶栓治疗:由于临床研究提示溶栓治疗增加 ACS 的死亡率,目前对于 NSTE - ACS 不推荐溶栓治疗。

3. **血运重建** NSTE-ACS血运重建的目的是解除心绞痛症状和防止进展为心肌梗死和死亡,血运重建的选择,即PCI还是CABG,取决于冠状动脉造影后病变的严重程度和范围以及患者的全身状况和伴随疾病情况。

对于高危患者,即出现严重的心绞痛、明显的或动态心电图改变、严重的心律失常或血流动力学不稳定等,应行急诊冠状动脉造影,明确病变并血运重建;对中危患者,即未出现上述严重症状者,可选择早期冠状动脉造影(即72 h内);对低危患者,可选择非创伤性检查,如冠脉CT造影、放射性核素心肌显像等,如果是阳性结果需行冠状动脉造影。

资料显示,对于不稳定ACS,冠状动脉造影结果30%～38%是单支病变,44%～59%是多支病变,4%～8%是左主干病变。因此,对于NSTE-ACS患者,PCI和CABG的选择与稳定型心绞痛患者类似,是以病变的范围、严重程度和患者全身状况和伴随疾病为依据,大约10%的NSTE-ACS患者需要CABG。

对于PCI,随着支架技术和抗凝抗血小板药物的运用,NSTE-ACS患者预后有明显改善,尽管目前DES已获得广泛的应用,相比裸金属支架(BMS),虽然明显降低支架内再狭窄率,但并未降低远期死亡率。另一方面,近期受到广泛关注的DES的支架内血栓形成问题,在双重抗血小板治疗至少1年的情况下,在NSTE-ACS患者中,相比BMS,DES的支架内血栓形成发生率并无差异。

(四) ST段抬高型急性冠脉综合征

心肌梗死是心肌缺血性坏死,为在冠状动脉病变的基础上,发生冠状动脉血供急剧减少或中断,使相应的心肌严重而持久地急性缺血导致心肌坏死。急性心肌梗死(AMI)临床表现为持久的胸骨后剧烈疼痛、发热、白细胞计数和血清心肌损伤标记升高以及心电图进行性改变,可发生心律失常、休克和心力衰竭。

【病因与发病机制】 基本病因是冠状动脉硬化(偶为冠状动脉栓塞、炎症、先天畸形、痉挛和冠状动脉口堵塞所致),不稳定斑块破裂,继而血管内急性血栓形成,使管腔完全堵塞,造成1支或多支血管管腔狭窄和心肌血供不足,而侧支循环尚未充分建立。在此基础上,一旦血供急剧减少或中断,使心肌严重而持久地急性缺血达20～30 min以上,即可发生AMI。一般认为,引起Q波性AMI的闭塞性血栓以富含纤维蛋白的红血栓为主,溶栓治疗有效。

【病理生理】 冠状动脉闭塞20～30 min后,受其供血的心肌即因严重缺血而发生坏死,称为AMI。大块的心肌梗死累及心室壁全层称为透壁性心肌梗死;如仅累及心室壁内层,不到心室壁厚度的一半,称为心内膜下心肌梗死。在心腔内压力的作用下,坏死的心壁向外膨出,可产生心肌破裂,或逐渐形成室壁膨胀瘤。坏死组织1～2周后开始吸收,并逐渐纤维化,6～8周形成瘢痕而愈合,称为陈旧性心肌梗死。病理生理的改变与梗死的部位、程度和范围密切相关,可引起不同程度的心功能障碍和血流动力学改变。包括心肌收缩力减弱、顺应性减低、心肌收缩不协调、左心室舒张末期压力增高、心输出量下降、血压下降、心律增快或心律失常、心脏扩大,可导致心力衰竭及心源性休克。

【临床表现】 约半数以上的AMI患者,在起病前1～2天或1～2周有前驱症状,最常见的是原有的稳定型心绞痛变为不稳定型,或继往无心绞痛,突然出现长时间心绞痛。疼痛典型的心肌梗死症状包括突然发作剧烈持久的胸骨后压榨性疼痛、休息和含服硝酸甘油不能缓解,常伴烦躁不安、出汗、恐惧或濒死感;少数患者无疼痛,一开始即表现为休克或急性心力衰竭;部分患者疼痛位于上腹部,被误认为胃穿孔、急性胰腺炎等急腹症,脑卒中样发作可见于年龄大的患者。全身症状:发热、白细胞计数增高、红细胞沉降率增快;胃肠道症状:多见于下壁梗死患者;心律失常:见于75%～95%患者,发生在起病的1～2周内,而以24 h内多见,前壁心肌梗死易发生室性心律失常,下壁心肌梗死易发生房室传导阻滞;心力衰竭:主要是急性左心衰竭,在起病的最初几小时内发生,发生率为32%～48%,表现为呼吸困难、咳嗽、发绀、烦躁等症状。

老年人出现AMI典型症状者不足40%。最常见症状是气短、呼吸困难,可有恶心、呕吐、乏力、晕厥、急性意识丧失或迷走神经兴奋等非疼痛症状。老年人的疼痛感知和缺血阈值均有变化,心肌梗死时的疼痛性质和部位均可不典型,有时表现为上腹部疼痛,而非撕裂样或压榨性胸骨后不适。<80岁患者中,疼痛仍为AMI的主要表现,除一部分胸痛外,疼痛可发生于其他部位,如约10%表现为上腹部疼痛,可伴有恶心、呕吐,部分可发生于头颈部、咽喉和下颌部,还有部分以牙痛、颈痛、肩背部痛为首发症状。无痛性AMI是老年人AMI的重要特征。老年人若胸痛轻微、认知受损、合并其他临床疾病存在时,常导致就诊及入院延迟。老年人若合并陈旧性心肌梗死、心脏传导异常、束支传导阻滞,常导致心电图改变不典型,给诊断带来困难。

与青年患者比较,老年患者合并充血性心力衰竭、脑卒中、肾功能不全明显增多,AMI后的死亡率、充血性心力衰竭和其他并发症的发生率更高。其中,合并心源性休克、左室功能不全、右室梗死、残余心肌缺血或室性心律失常的老年人死亡率增加。STEMI危重并发症如心脏游离壁破裂和心源性休克更常见于老年人,与衰老过程中心脏解剖学的改变有关。游离壁破裂者死亡率>90%,合并心源性休克即使进行最佳治疗死亡率仍>50%。STEMI的老年住院患者一年生存率为30%～40%,死亡最多发生于最初30天内,>85岁和<65岁相比,死亡增加10倍。增龄是AMI患者死亡的重要预测指标。

体征:心脏浊音界可正常也可轻度至中度增大,心率多增快,少数也可减慢;心尖区第一心音减弱,可出现第四心音(心房性)奔马律,第三心音(心室性)奔马律,部分患者可出现心包摩擦音和二尖瓣乳头肌功能失调或断裂引起的心尖区粗糙的收缩期杂音或伴有中晚期喀喇音。除早期血压增高外,几乎所有患者都有血压降低。可有与休克、心律失常或心力衰竭的相关体征。

【实验室及其他检查】

1. 心电图 典型的心肌梗死特征性心电图改变是在起病数小时出现高尖T波;数小时后,ST呈弓背向上抬高,与T波形成单向曲线;1～2天出现病理性Q波,70%～80%Q波永存;2周内ST段渐回到等电位,T波平坦或倒置,3周倒置最深,有时呈冠状T波,数月或数年渐恢复,也可永久存在。根据心电图改变的导联可判断梗死的部位。

2. 放射性核素检查 利用坏死心肌血供断绝以致^{201}Tl不能进入心肌细胞的特点,静脉注射^{201}Tl进行热点扫描或照相,可显示心肌梗死的部位和范围。

3. 心脏超声 有助于了解心室壁的运动和左心功能,诊断室壁瘤和乳头肌功能失调等。

4. 实验室检查 起病24～48 h后白细胞可增至$(10～20)×10^9$/L,中性粒细胞增多,嗜酸性粒细胞减少或消失,红细胞沉降率增快,C反应蛋白增高可持续1～3周。血心肌损伤标记增高,如肌红蛋白起病后2 h增高,12 h内达高峰,24～48 h恢复正常;CTnI或CTnT起病3～4 h后升高,CTnT于24～48 h达高峰,10～14天降至正常,CTnI于11～24 h达高峰,7～10 天降至正常;CK-MB 起病 4 h 内升高,16～24 h 达高峰,3～4 天恢复正常,其增高的程度能较准确地反映梗死的范围,其高峰出现时间是否提前有助于判断溶栓治疗是否成功。

【诊断与鉴别诊断】 根据典型的临床表现,特征性心电图演变以及血清心肌酶的动态演变,可作出正确诊断。老年人突然心力衰竭、休克或严重心律失常,要考虑本病的可能。表现不典型的常需与急腹症、肺梗死、夹层动脉瘤等相鉴别。

【治疗】 及早发现,及早住院,并加强入院前就地处理。治疗原则为挽救濒死的心肌,缩小梗死面积,保护心脏功能,及时处理各种并发症。

1. **监护和一般治疗** 急性期绝对卧床休息,保持环境安静,解除焦虑;吸氧;持续心电监护观察心率、心律变化及血压和呼吸,必要时监测肺毛楔入压和静脉压;低盐、低脂、少食多餐,保持大便通畅;急性期 12 h 卧床休息,若无并发症,24 h 内应鼓励患者在床上行肢体活动,若无低血压,第 3 天就可以在病房内走动,梗死后第 4～5 天,逐步增加活动直至每日步行 100～150 m。无禁忌证者立即口服水溶性阿司匹林或嚼服肠溶阿司匹林 150～300 mg,然后每日 1 次,3 天后改为 75～150 mg,每日 1 次长期口服。

2. **镇静止痛** 用吗啡 5～10 mg 或哌替啶(杜冷丁)50～100 mg 肌内注射,4～6 h 可重复 1 次。烦躁不安者用哌替啶和异丙嗪肌内注射或静脉注射。或试用硝酸甘油或其他硝酸酯类药物。

3. **再灌注治疗** 老年人 STEMI 存活关键是早期再灌注治疗(溶栓或介入治疗)。但在临床实践中,年龄越大再灌注治疗的比例越低。65～69 岁急性 STEMI 患者接受再灌注治疗的比例为 69%,>85 岁只有 20%。老年患者就诊时经常不符合急性 STEMI 的再灌注治疗标准(如 ST 抬高、在事件发生 6 h 以内、没有禁忌证),使老年人 ACS 的治疗更加困难,但老年人同样应遵循 STEMI 再灌注治疗的整体目标,应尽量缩短闭塞血管再通的时间,避免任何治疗措施的延迟。

(1) 溶栓治疗

1) 适应证:①两个或两个以上相邻导联 ST 段抬高(胸导联≥0.2 mV,肢体导联≥0.1 mV);②AMI 病史,伴左束支传导阻滞,起病时间<12 h,年龄<75 岁者;③ST 段抬高,年龄<75 岁者,慎重权衡利弊后可考虑溶栓治疗;④ST 段抬高,发病时间在 12～24 h,有进行性缺血性胸痛和广泛 ST 段抬高的患者,仍可考虑溶栓治疗。

2) 溶栓治疗禁忌证:①既往发生过出血性脑卒中,1 年内发生过缺血性脑卒中或脑血管事件;②颅内肿瘤;③近期(2～4 周)有活动性内脏出血;④未排除主动脉夹层;⑤入院前有未控制的高血压(≥180/110 mmHg)或严重高血压病史者;⑥目前正在使用治疗剂量的抗凝药或有出血倾向者;⑦近期(2～4 周)创伤史,包括头部外伤、创伤性心肺复苏或较长时间(>10 min)的心肺复苏;⑧近期(<3 周)曾行外科大手术;⑨近期(<2 周)曾有在不能压迫部位的大血管行穿刺术。溶栓药物:尿激酶(UK)150～200 万 u 30 min 内静脉滴注;链激酶(SK)150 万 u 持续 60 min 滴完;重组组织纤溶酶原激活剂(rt-PA)首剂 15 mg 于静脉推注,继以第 1 h 输入 50 mg,第 2 h 输入 35 mg,用药前先用肝素 5 000 u 静脉注射,用药后继续以肝素每小时 700～1 000 u 持续静脉滴注共 48 h,以后改为皮下注射 7 500 u 每 12 h 1 次,连用 3～5 天(也可用低分子肝素)。有报道 rt-PA 50 mg 也有同样效果。老年人 AMI 溶栓治疗除注意年龄因素外,还应注意有无高血压、短暂性脑缺血发作、脑卒中等病史并评估发生脑

出血的风险。老年人存在脑血管病变、血管淀粉样变等病史时,溶栓治疗可增加颅内出血的风险。多数研究证明老年人心肌梗死溶栓治疗与青年人一样获益,尽管溶栓治疗的风险在老年人中有所增加,但未治疗的心肌梗死危险更高。

(2) 冠脉介入治疗(PCI):PCI 和溶栓治疗随机对照试验的汇总分析显示,PCI 脑部并发症低,有降低死亡的优势。在技术熟练、设备齐全和配合良好的心脏治疗中心,老年 AMI 患者与中青年 AMI 患者 PCI 手术成功率相似。合理选择器具、熟练的操作技术以及处理围术期并发症的丰富经验是保证老年 PCI 成功的关键。2007 年 ACC/AHA 更新的 STEMI 治疗指南强调,直接、急诊和补救性 PCI 不只适用于<75 岁的患者,也适用于>75 岁合并心源性休克的患者。对合并心源性休克患者,宜在主动脉内球囊反搏辅助装置(IABP)支持下尽早开通狭窄或阻塞血管。

(3) 紧急 CABG:介入治疗失败或溶栓治疗无效有手术指征者,宜争取 6~8 h 内 CABG。

老年 STEMI 患者的冠脉再灌注治疗的策略:如没有条件进行介入治疗的医院,应强调溶栓治疗的重要性。鉴于老年 STEMI 患者经常存在溶栓治疗的相对或绝对禁忌证,只要条件允许,就应积极进行介入治疗,以获得早期再灌注。对>75 岁的老年人,PCI、溶栓治疗或保守治疗的选择应高度个体化,并非仅仅根据指南作出选择。

4. 药物治疗

(1) 硝酸酯类:包括硝酸甘油、硝酸异山梨酯和单硝酸异山梨酯,该药能直接扩张冠脉,解除冠脉痉挛,增加侧支循环,缩小梗死面积;

(2) β受体阻滞剂:发病最初几小时,β受体阻滞剂能使心肌耗氧量降低,缩小梗死面积;美托洛尔(倍他乐克)视病情调整用量。β受体阻滞剂使老年 ACS 患者获益。可减少疑似 AMI 患者的病死率、再缺血事件、心力衰竭和室上性及室性心律失常。无禁忌证的老年 ACS 患者应尽早使用 β受体阻滞剂。

(3) ACEI:左室功能不全(左心射血分数<40%)、糖尿病、高血压或有慢性肾功能不全患者,除非有禁忌证,均应使用 ACEI;不能耐受者,可予 ARB。ACEI 禁忌证:低血压(收缩压<90 mmHg);血肌酐>265 μmol/L;双侧肾动脉狭窄;对 ACEI 过敏者;妊娠、哺乳期妇女。

(4) 抗心律失常药物:室性心律失常见于前壁心肌梗死,但 CAST 研究已证实给予抗心律失常药物增加 AMI 死亡率,只有Ⅲ类药物胺碘酮不增加死亡率,因此 AMI 强调拮抗交感神经的兴奋性。β受体阻滞剂能降低死亡率。临床上如果室性早搏频发或出现室性心动过速,在应用 β受体阻滞剂基础上,可给予胺碘酮;室速影响血流动力学,应及早采用同步电复律;发生室颤,尽快采用非同步直流电除颤;缓慢心律失常见下壁心肌梗死,可用阿托品肌内注射或静脉注射;Ⅱ~Ⅲ度房室传导阻滞时,可安置临时起搏器;室上性快速心律失常,洋地黄类、维拉帕米类药物不能控制时,可同步电复律。

(5) AMI 后合并心源性休克和泵衰竭的治疗:肺水肿时首选硝普钠静脉点滴,同时用吗啡、呋塞米(速尿)、毛花苷 C(西地兰),并须监测血容量、血压、心输出量及肺毛细血管楔入压,非创伤性双相正压通气(BiPAP)有助改善症状并能降低近期死亡率;心源性休克可用多巴胺、多巴酚丁胺或间羟胺(阿拉明),如能维持血压,可加用硝普钠。有条件者用 IABP,可提高存活率。

(焦昌安 邱朝晖 郭新贵)

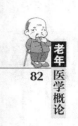
第三节　心脏瓣膜病

心脏瓣膜病(valvular heart disease)是由于炎症、黏液样变性、退行性改变、先天性畸形、缺血性坏死、创伤等原因引起的单个或多个瓣膜(包括瓣叶、瓣环、腱索或乳头肌)的功能或结构异常，导致瓣口狭窄和(或)关闭不全。近年来，由于青霉素在预防链球菌感染中的应用，使风湿热和风湿性心脏病的发病率逐渐降低，风湿性心瓣膜病不再是心瓣膜病的首要病因。相反，随着世界人口平均寿命的延长，退行性心脏瓣膜病的发病率显著增高。此外，伴随着冠心病发病率的增加，缺血性心瓣膜病也正日益增多。

一、退行性心脏瓣膜病

退行性心脏瓣膜病(degenerative valvular disease)又称钙化性心脏瓣膜病(calcified valvular disease)，是一种随年龄增加以瓣膜内大量钙质沉积为特征的老年人常见的心脏瓣膜病变，主要导致主动脉瓣狭窄和二尖瓣反流，主动脉瓣反流和二尖瓣狭窄则比较少见。国外报道，在＞65岁老年人中主动脉瓣狭窄的发病率为2%～7%，其中90%以上是主动脉瓣钙化所致。在美国，本病已经成为冠心病、高血压后第3位心血管疾病的病因。在性别方面，＞70岁女性发病率明显高于男性。

【病因和发病机制】　退行性心脏瓣膜病的病因尚不明确，综合各文献报道，可能的危险因素包括：①年龄。年龄与该病的发病关系最为密切，随着年龄的增加，发病率大大增高。有数据显示，＞60岁老年人主动脉瓣钙化或硬化的占67%以上，是＜30岁的15倍，其中＞90岁发生率近100%。此外，瓣膜钙化的程度随着增龄而加重，且多瓣膜受累的发生率也明显增高。②高血压。血压升高导致的瓣膜受力增加和高速的血流冲击易造成瓣环的损伤，引起组织变性，加速钙化过程。③高脂血症。尤其是高胆固醇血症，也是加速瓣膜钙化的原因之一。④吸烟、性别、糖尿病等。⑤其他。新近发现的一些因素，如甲状腺功能异常、肺炎衣原体感染、钙磷代谢异常等因素在本病发生、发展中的作用还未得到公认。

退行性心脏瓣膜病可能的发病机制：①压力负荷机制。本病主要累及主动脉瓣和二尖瓣，据此推测可能与这两个瓣膜所承受的压力最大有关，尤其是主动脉瓣，瓣膜受力增加和高速的血流冲击易造成瓣环的损伤，引起组织变性、纤维组织增生、脂肪浸润或引起胶原断裂形成间隙，有利于钙盐沉积，加速钙化进程。而主动脉瓣口狭窄、高血压等导致左室收缩压升高，二尖瓣压力升高的因素，往往使位于左室流出道的二尖瓣后叶钙化加重，进一步支持压力负荷学说。②钙质的异常沉积。研究者发现在患有骨质疏松症的老年人中瓣膜钙化的进展更快，而组织学研究发现受累的瓣膜含有骨相关蛋白，并可见明显的纤维组织变性和钙质的沉积，从而推测本病的发生可能与钙质的异常沉积有关。③脂质的异常沉积。本病在高脂血症尤其是高胆固醇血症患者中更易发生，在病变的瓣膜组织中有脂质异常沉积及吞噬了脂质的泡沫细胞大量聚集，故推测该病可能与脂质异常沉积后引起瓣膜组织变性，进一步导致钙盐沉积有关。④衰老变性。由于病变与增龄有密切相关关系，随着年龄的增加，不仅心脏瓣膜，其他器官组织也逐渐出现钙质沉积和纤维组织变性，故推测本病是人体在衰老过程中出现的一系列退行性改变的组成部分，是衰老过程中必然出现的现象。⑤慢性炎症论。新近的一些研究发现，瓣膜钙化与动脉粥样硬化一样也是一种炎症反应过程，巨噬细胞和淋巴细胞在瓣膜发生钙化的部位聚集，巨噬细胞被 T 细胞产生的细胞因子激活并参与钙化，而肥大细胞可以上调血管生成并产生异位骨化过程。⑥其他。细胞死亡和细胞凋亡等。

【病理】 退行性瓣膜病好发在主动脉瓣、二尖瓣或两者同时受累，肺动脉瓣常最后受累。病变可以单独存在，大多数为合并存在，而以某个瓣膜表现突出，同时存在不同程度的心脏传导系统受累。主动脉瓣钙化主要在瓣膜主动脉侧内膜下，瓣膜呈不均匀增厚、硬化，半月瓣小结增大、变硬，以无冠瓣最明显。二尖瓣钙化主要累及二尖瓣瓣环、二尖瓣后叶心室面及其相对应的左心室心内膜，严重时可沿瓣环形成"C"形钙化环，但一般不引起瓣缘间粘连和融合；钙化还可延伸至左房、左室和二尖瓣孔周围，形成僵硬的支架，限制后瓣活动。组织学上可见瓣膜的胶原纤维及弹力纤维增多，逐渐发生断裂、分解、排列紊乱及黏液样变性，变性由纤维深层向浅层逐渐扩展，呈"花瓣"形淡染区域，边缘及内部有胶原及弹力纤维细丝连接，并有脂质聚集，细胞核固缩、减少，弹力纤维崩解；瓣膜海绵层与纤维层之间的弹力纤维分隔、破坏或消失，细小粉尘状钙盐颗粒沉积于瓣膜基底部，胶原纤维黏液变性及脂质聚集，严重时累及整个瓣叶纤维层，形成多灶性、无定性斑块，周围被纤维组织包绕、薄壁血管增生及出血、炎症细胞浸润，偶有异物样巨细胞。

电子显微镜下可见瓣膜中细胞成分明显减少，纤维细胞皱缩呈长梭形、核固缩。胞质中可见到变性的线粒体及空泡状残余体，细胞外基质中可见基质小泡，部分钙化并聚集。

【病理生理】 由于瓣膜纤维层退行性改变、钙盐沉积致使瓣环钙化僵硬、失去括约肌功能；也因瓣叶变性、腱索松弛而出现瓣膜关闭不全，或者出现瓣膜狭窄，但是瓣膜狭窄少见且程度较轻。同时由于可能并存心肌硬化引起顺应性降低，心室压力、容量负荷增加而导致心室、心房扩大，尤其是左房、左室扩大，左房、左室压力增高，继而可引起肺静脉和肺动脉高压，最终可累及右心，导致血流动力学改变。由于心室的代偿，可以使左室收缩末期容量与舒张末期容量长期保持在正常范围，这也是老年退行性心脏瓣膜病可无症状达数十年之久的原因。

【临床表现】 退行性瓣膜病患者并没有特异性症状和体征，由于瓣膜钙化主要导致主动脉瓣狭窄、二尖瓣反流和极少数的主动脉瓣反流，因此可表现出上述疾病的一些症状和体征。

1. 症状 本病的症状与钙化的范围、部位，瓣膜钙化程度，是否产生血流动力学改变等有关。患者常常以心律失常、心功能不全、胸闷、胸痛或其他并发症为首发症状就诊，即患者已经出现了严重的心、脑血管病症状才就诊；更多的患者长期无症状，仅在超声心动图检查时偶然发现，且在诊断明确后仍经历 10 余年甚至数十年才出现症状。因此，病情隐蔽、进展缓慢、长时间无症状为老年退行性心脏瓣膜病的主要临床特点。

但是，与<65 岁的患者相比，老年患者常合并冠心病、高血压、高脂血症、慢性呼吸系统等疾病，退行性心脏瓣膜病的症状易被并存疾病掩盖，导致漏诊或误诊，而一旦出现严重症状时则预后很差。如出现胸痛、晕厥、呼吸困难等症状后平均生存期分别仅 5 年、3 年和 2 年。

2. 体征 多数患者可无异常体征，引起血流动力学紊乱时可出现病理性杂音，杂音的性质和强度与钙化发生的瓣膜及受累瓣膜产生的血流动力学障碍有关。①钙化性主动脉瓣狭窄：主动脉瓣区出现收缩期杂音，与一般主动脉瓣狭窄产生的杂音有所不同，其最佳听诊区常在心尖,而不是心底部;多向腋下传导,而不传向颈部。杂音的强度并不能反映瓣膜狭窄的严重程度。②钙化性主动脉瓣反流:较严重的主动脉瓣钙化患者常合并存在主动脉瓣反流和狭窄,在胸骨右缘第2肋间或左侧第3~4肋间可闻及短暂的主动脉瓣舒张期杂音,某些患者的心尖部也可听到同样的杂音,杂音的强度可反映主动脉瓣反流的程度。③钙化性二尖瓣反流:与一般明显二尖瓣反流相似,心尖部出现响亮、粗糙或音乐性收缩期杂音。

【实验室及其他检查】

1. 超声心动图检查 超声心动图是诊断退行性心脏瓣膜病的首选方法,敏感性和特异性分别为 89.5% 和 97.7%。瓣膜钙化的判定:①主动脉瓣钙化是指主动脉瓣增厚≥3 mm,回声增强、瓣叶僵硬、活动受限,主动脉瓣环处局限性斑块状反射增强≥主动脉根部回声,包括钙化性主动脉瓣狭窄;②二尖瓣钙化是房室交界处、二尖瓣与左室后壁间、二尖瓣前叶钙化或呈斑块状强回声,也包括腱索和乳头肌局限性增厚、回声增强,M 型超声可显示二尖瓣后叶与左室后壁之间出现回声增强之亮带;③三尖瓣和肺动脉瓣钙化是指瓣膜回声增强、增厚或有钙化点。此外,还可以通过彩色多普勒超声心动图评价瓣膜反流或狭窄的程度,以此评价瓣膜功能。

2. X 线检查 X 线检查可见到瓣膜或瓣环的钙化阴影,这种检查手段虽有一定的特异性,但是敏感性差,通常不能对该病作出早期诊断。

3. 计算机断层成像技术(CT)检查 多层 CT 检查与 X 线检查相比有较好的敏感性,甚至比超声心动图敏感性更好,可提高早期诊断率,但对于心脏的整体评估不如心脏超声,且由于检查费用较高,未成为临床工作中的常规检查。

4. 磁共振成像(MRI)检查 MRI 对于本病的诊断也具有较高的敏感性,同样由于检查费用高昂,而未推广应用。

【诊断与鉴别诊断】 本病尚缺乏统一的诊断标准,目前临床诊断主要靠综合诊断。①年龄≥60 岁;②超声心动图有典型的瓣膜钙化或瓣环钙化,病变主要累及瓣环、瓣膜基底部和瓣体,而瓣尖和瓣叶交界处甚少波及;③X 线检查有瓣膜或瓣环的钙化阴影;④具有瓣膜功能障碍的临床或其他检查证据;⑤除外其他原因所致的瓣膜病变,如风湿性、梅毒性、乳头肌功能不全、腱索断裂以及感染性心内膜炎等,且无先天性结缔组织异常和钙磷代谢异常的疾病史。符合上述 5 项,诊断可以确立。

在非创伤性影像学检查手段问世前,凭借听诊杂音诊断本病非常困难,但在超声心动图技术普遍推广应用的 21 世纪,瓣膜钙化的诊断已不再困难。早期正确诊断本病,尤其是对主动脉瓣钙化狭窄的早期诊断极为重要,往往能延长患者生命,而未经治疗出现严重症状的主动脉瓣钙化狭窄患者预后不良。

本病需与风湿性心瓣膜病相鉴别,患者病史,尤其是风湿热病史可有助于疾病的鉴别。此外,超声心动图往往可明确区分这两种疾病。值得注意的是,老年风湿性心瓣膜病患者瓣叶也可发生钙化,则更需要临床医生详细询问病史,以助明确诊断。

【治疗】

1. 治疗原则 ①对于无症状,心功能代偿者进行动态观察;②对各种易患因素,如高血压、糖尿病、冠心病实施达标治疗和分级预防;③积极防治并发症,强调心脑血管病风险,治疗心力衰竭、心律失常;④对瓣膜严重钙化,有血流动力学障碍,合并晕厥者,应劝其进行介入或手术治疗,以改善生活质量、防止意外。

2. 内科治疗

(1) 对症治疗:主要针对并发症进行处理。有心绞痛者给予硝酸酯类、钙离子拮抗剂、β受体阻滞剂;有心力衰竭者可用β受体阻滞剂、利尿剂、ACEI、洋地黄类强心药等;存在缓慢性心律失常伴晕厥者应及时安装人工心脏起搏器。

(2) 改善钙磷代谢的药物或钙离子拮抗剂:目前尚未肯定上述药物的疗效。

(3) 其他:他汀类药物、交感-肾上腺系统激动剂,目前尚在实验阶段,无肯定疗效。

3. 手术治疗 即瓣膜置换术,对于老年手术患者,在瓣膜置换术前应常规行冠状动脉造影,以明确是否合并冠心病,根据冠脉病变程度决定是否同期行CABG。

(1) 对于有症状的主动脉瓣狭窄患者,由于没有有效的药物治疗并且球囊瓣膜成形术不能替代外科手术,必须考虑施行主动脉瓣置换术。手术在任何年龄均可进行,是否手术取决于多种因素,包括患者的意愿和预期寿命。术前综合评估患者心脏及全身整体状况有助于提高生存率,降低手术并发症和死亡率。

(2) 对于主动脉瓣反流患者,症状是确定手术的重要因素。但对于无症状或症状轻微但伴有左室功能不全的患者,即左心射血分数<50%;或严重左心室扩大,舒张末期内径>75 mm或收缩末期内径>55 mm,即使左心射血分数正常,也建议施行手术。

(3) 老年二尖瓣反流患者外科瓣膜手术死亡率较高,尤其在>75岁患者。因此,没有任何症状和症状很少的患者,仍应采取药物治疗。

4. 介入治疗

(1) 经皮球囊主动脉瓣膜成形术(PBAV):1985年首次应用于治疗老年主动脉瓣狭窄,1986年推广应用于老年退行性心脏瓣膜病,目前已成为一种主要的介入治疗手段。该操作技术简单、无需开胸、患者易于接受,尤其适合老年钙化性主动脉瓣狭窄不能耐受手术者。

(2) 经皮人工主动脉瓣支架置入术:是一种新兴的微创方法,主要适用于高龄主动脉瓣狭窄和(或)主动脉瓣反流需要外科行瓣膜置换术,但因多系统疾病或其他高危因素不宜手术者。

(3) 经皮二尖瓣修补术:2003年文献首次报道了这种经皮二尖瓣修补的器械,其主要部分为夹和器,从股静脉通过穿刺房间隔后将可控释放的夹和器释放,将二尖瓣前后瓣叶的游离缘"夹"合在一起形成"双孔",减少反流,达到治疗目的。目前主要用于治疗二尖瓣腱索或乳头肌断裂所致的二尖瓣反流,尤其是高龄患有多系统疾病或有其他危险因素而不适宜外科手术者。

二、缺血性二尖瓣反流

缺血性二尖瓣反流(ischemic mitral regurgitation,IMR)是由于急性或慢性缺血引起左室结构和功能改变而造成的功能性二尖瓣反流,是好发于老年人的瓣膜疾病。国内的研究报道显示,>60岁人群缺血性二尖瓣反流的发生率约是<60岁的5倍。

【病因和发病机制】 缺血性二尖瓣反流的病因包括心肌梗死、扩张性心肌病,以及各种原因引起的慢性心力衰竭等。在老年人中,冠心病所致心肌梗死通常是缺血性二尖瓣反流最主要的原因。二尖瓣反流可能是由于乳头肌断裂、瓣叶圈合引起乳头肌移位或严重左心室扩张引起的瓣环扩张所致。

关于缺血性二尖瓣反流的发病机制目前还存在很多争议,主要的观点如下。

1. 乳头肌与缺血性二尖瓣反流 当左室下壁心肌梗死后,局部心肌收缩减弱并向外扩张,造成乳头肌移位,此时若乳头肌仍有收缩功能,瓣叶就会被拉向心室侧,导致二尖瓣关闭不全,形成反流。

2. 左室整体重构与缺血性二尖瓣反流 慢性心衰和扩张性心肌病时,左室重构可致二尖瓣反流,而慢性瓣膜性二尖瓣反流时可通过激活金属蛋白酶降解细胞外基质,释放大量神经介质和细胞因子加重心室重构,导致二尖瓣反流和左室重构间的恶性循环。

3. 左室局部改变与缺血性二尖瓣反流 局部心肌梗死后如有室壁瘤形成,除其反常运动可以引起乳头肌移位外,还影响收缩期瓣环的形态,使瓣环周径更长,加重二尖瓣反流。

【临床表现】 继发于 AMI 的二尖瓣反流,听诊心尖部可闻及 3/6 级以上粗糙收缩期杂音;伴或不伴有喀喇音,强度、性质易变,或可短期内消失,如同时出现第四心音和第三心音奔马律,更有诊断意义;使用亚硝酸异戊酯后收缩期杂音减弱。与青年人相比,老年人更易发生低血压和肺水肿。

轻度慢性缺血性二尖瓣反流患者可无任何症状,仅在活动或激动时出现胸痛、心悸、气促;听诊于心尖部闻及收缩中晚期或全收缩期杂音;乳头肌缺血所致的二尖瓣反流可呈间断性、可变性杂音,与心绞痛同时出现,缺血缓解后消失,常可于心尖部闻及粗糙全收缩期杂音。

【实验室检查】

1. 心肌酶谱 可以提供急性心肌坏死的依据。

2. 心电图检查 可以及时发现 AMI 和心肌缺血。

3. 超声心动图检查 是最重要的无创性检查手段。二维超声心动图检查可直接观察瓣膜及瓣下结构的形态及运动情况,当乳头肌功能不全所致二尖瓣反流时,可见二尖瓣收缩期脱入左房,瓣膜对合不严,瓣尖指向左室侧;乳头肌断裂时则表现为典型的连枷状运动。彩色多普勒检查可确定反流程度。

4. 心血管造影 左室造影不仅可了解二尖瓣反流情况,还可了解左室功能;冠脉造影可进一步明确冠脉病变,为外科换瓣手术同时行 CABG 术提供完善的影像学资料。

【诊断与鉴别诊断】

1. 诊断 本病诊断主要依据病史、临床表现、超声心动图、心肌酶学和影像学改变。

2. 鉴别诊断 老年人心肌梗死后出现杂音应注意与室间隔穿孔相鉴别。后者杂音在胸骨左缘最响,常广泛传导,伴有细震颤,有创血流动力学监测也有助于鉴别。

【治疗】

1. 药物治疗 没有症状或症状轻微的老年患者,应采用药物治疗,主要为改善心肌缺血。对于急性缺血性二尖瓣反流者,应积极改善心肌供血;存在心功能不全的患者,应用ACEI、血管扩张药和洋地黄类强心药有助于稳定病情;一旦出现急性左心衰竭、肺水肿时应积极对症处理;如出现心源性休克等严重并发症时,可予 IABP 稳定血流动力学,为进一步手术治疗提供时机。

2. 外科治疗 中度以上二尖瓣反流并有二尖瓣病理结构改变时,可以在 CABG 同时行外科手术,手术方法包括二尖瓣瓣膜修复术和二尖瓣置换术。但在>75 岁老年患者,手术死亡率增加，尤其是需同时行 CABG 的患者，故只有在症状明显的老年患者才值得冒险。

3. 心脏再同步化治疗（CRT）　CRT 可以持续缩小左室容积并协调心室收缩，提高射血分数，逆转左室重构，从而使二尖瓣结构和功能以及房室的活动关系有所恢复，其前景被看好。

（史凯蕾　郭新贵）

第四节　原发性高血压

原发性高血压（primary hypertension）是老年人的常见病，又是脑卒中、冠心病、心肾功能不全以及致死、致残的主要危险因素之一，严重影响老年人的身心健康和生活质量，因此积极做好老年人群的血压防治具有重要意义。

流行病学调查显示，随着增龄，收缩压逐渐升高，舒张压在 55 岁左右达到顶峰以后开始下降，导致脉压升高。在我国，患病率北方高于南方，华北和东北属于高发地区。男女差别不大，青年期男性略高于女性，中年后女性稍高于男性。高血压患病率、发病率及血压水平随年龄增加而升高。抽样调查显示，我国≥75 岁人群高血压患病率为 51.2%，＞60 岁人群单纯收缩期高血压患病率为 21.5%，占老年高血压人数的 53.2%。同时证实，随增龄出现的收缩压和脉压升高与发生心脑血管事件密切相关，但从目前状况看，我国高血压知晓率、治疗率和控制率均较低。

原发性高血压是以血压升高为主要临床表现，伴和不伴有多种心血管危险因素的综合征，常简称为高血压，是多种心脑血管疾病的重要病因和危险因素，能影响重要脏器，如心、脑、肾的结构与功能，最终导致这些器官的功能衰竭，迄今仍是心血管疾病死亡的主要原因之一。

高血压的标准是根据临床及流行病学资料界定的。迄今我国已 4 次修订高血压定义，与目前国际上主要高血压治疗指南（JNC7、ESC、ESH）的血压分类基本一致。我国的高血压定义（表 9-2）为收缩压≥18.62 kPa（140 mmHg）和（或）舒张压≥11.97 kPa（90 mmHg），根据血压升高水平，进一步将高血压分为 1～3 级。将收缩压≥18.62 kPa（140 mmHg）和舒张压＜11.97 kPa（90 mmHg）单独列为单纯性收缩期高血压，将收缩压 18.62～19.82 kPa（140～149 mmHg），舒张压＜11.97 kPa（90 mmHg）列为临界性单纯性收缩期高血压。

表 9-2　血压水平的定义和分类

类　　别	收缩压（mmHg）	舒张压（mmHg）
理想血压	＜120	＜80
正常血压	＜130	＜85
正常高值	130～139	85～89
1 级高血压（轻度）	140～159	90～99
亚组：临界高血压	140～149	90～94
2 级高血压（中度）	160～179	100～109

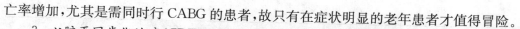

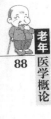

类 别	收缩压（mmHg）	舒张压（mmHg）
3级高血压（重度）	≥180	≥110
单纯收缩性高血压	≥140	<90
亚组：临界高血压	140～149	<90

注：1 mmHg＝0.133 kPa。

患者收缩压与舒张压属不同级别时，应按两者中较高的级别分类；患者既往有高血压史，目前正服抗高血压药，血压虽<18.62/11.97 kPa（140/90 mmHg），亦应诊断为高血压。

年龄＞60岁、血压持续或3次以上非同日坐位血压收缩压≥18.62 kPa（140 mmHg）和（或）舒张压≥11.97 kPa（90 mmHg），可定义为老年高血压。若收缩压≥18.62 kPa（140 mmHg），舒张压<11.97 kPa（90 mmHg），则定义为老年单纯收缩期高血压。

高血压患者的心血管病发病危险不仅取决于血压水平，还取决于同时存在的其他危险因素的数量和严重程度；发生心血管事件的危险更大程度上取决于其他危险因素，而不仅仅取决于血压水平（表9-3）。

表9-3　按危险分层，量化地估计预后

其他危险因素及病史	1级 收缩压 140～159 mmHg 或舒张压 90～99 mmHg	2级 收缩压 160～179 mmHg 或舒张压 100～109 mmHg	3级 收缩压≥180 mmHg 或舒张压≥110 mmHg
Ⅰ 无其他危险因素	低危	中危	高危
Ⅱ 1～2个危险因素	中危	中危	很高危
Ⅲ ≥3个危险因素或靶器官损害或糖尿病	高危	高危	很高危
Ⅳ 并存临床情况	很高危	很高危	很高危

危险分层的依据包括心血管的危险因素、靶器官的损害、并存的临床情况，即影响预后的因素。

（1）心血管危险因素：收缩压和舒张压水平，男性＞55岁，女性＞65岁，吸烟，血脂异常（TC≥5.7 mmol/L 或 LDL-C＞3.3 mmol/L 或 HDL-C<1.0 mmol/L），早发心血管家族史（一级亲属），发病年龄<50岁，腹型肥胖，腹围男性≥85 cm、女性≥80 cm 或肥胖，体质指数（BMI）≥28 kg/m²，C反应蛋白≥1 mg/dL。

（2）靶器官损害：心电图、超声心动图或X线证实左室肥厚，颈动脉超声提示动脉壁增厚，颈动脉内膜中层厚度（IMT）≥0.9 mm 或动脉粥样硬化性斑块的超声表现，血清肌酐轻度增高，男性115～133 μmol/L，女性107～124 μmol/L，微量白蛋白尿 30～300 mg/24 h，白蛋白/肌酐比男性≥22 mg/g，女性≥31 mg/g。

（3）糖尿病：空腹血糖≥7.0 mmol/L，餐后血糖≥11.1 mmol/L，目前已经将糖尿病作为独立的危险因素。

（4）并存的临床情况：脑血管病（缺血性脑卒中、脑出血史、TIA 史），心脏疾病（心肌梗死、心绞痛、冠脉血运重建、充血性心力衰竭),肾脏疾病[糖尿病肾病,肾功能受损(血清肌酐男性≥133 μmol/L、女性≥124 μmol/L,蛋白尿>300 mg/24 h),肾衰竭(肌酐≥177 mmol/L)],周围血管疾病,视网膜病变(如出血或渗出、视盘水肿)。

【病因与发病机制】

1. 病因

(1)遗传因素:高血压具有明显的家族遗传性,约60%的高血压患者有高血压家族史。高血压的遗传可能存在主要基因显性遗传和多基因关联遗传两种方式。

(2)环境因素

1)饮食:不同地区人群血压水平和高血压患病率与钠盐平均摄入量呈正相关,但同一地区人群中个体间血压水平与摄盐量无关。饮食中饱和脂肪酸或饱和脂肪酸/多不饱和脂肪酸比值较高也属于升压因素,饮酒量与血压水平线性相关。

2)精神应激:精神高度紧张和脑力劳动者是高血压的高发人群。

(3)其他:超重或肥胖患者、服用避孕药妇女和睡眠呼吸暂停综合征是高血压发生的因素之一。

目前公认的发病机制包括交感神经系统亢进、肾性水钠潴留、肾素-血管紧张素-醛固酮系统(RAAS)激活、细胞膜离子转运异常和胰岛素抵抗。

2. 发病机制 单纯收缩期高血压是老年人高血压的主要类型,其主要发病机制是大动脉硬化,导致动脉顺应性减退。

(1)大动脉粥样硬化:老年人的动脉壁特别是主动脉壁发生许多病理改变,包括胶原、弹性蛋白、脂质和钙盐增加,中层弹性纤维丧失,内膜表层不规则等,这些病变使大动脉僵硬,弹性降低,舒张期顺应性下降。大动脉越僵硬,心脏射血时遇到阻力越大,越易引起左室肥厚,收缩压越高。血管弹性的降低则在收缩期储能减少,导致舒张期血流减少,大动脉弹性回缩力降低,脉压增大。高血压的实质是动脉粥样硬化,年龄和高血压是动脉壁变硬的重要因素。

(2)总外周阻力增高:外周阻力是小动脉和微动脉的血流阻力。体循环阻力即总外周阻力,其主要决定因素是微动脉管径的变化。老年人小动脉对血管活性物质的反应性较强,易收缩,血管阻力增大。总外周阻力增加,心输出量正常或降低,造成器官供血不足。

(3)肾脏排钠能力减退:由于老年人肾小管浓缩功能减退,夜尿增多,排钠能力减退,导致钠、水潴留。

(4)受体功能亢进:老年人体内去甲肾上腺素浓度增高,交感神经系统的受体数目增多造成受体功能亢进,血管收缩性增加。

(5)其他:血小板释放功能增加使缩血管物质增多,血流速度减慢使血流阻力增加,压力感受器敏感性降低以及不良生活方式的改变也是老年人血压增高的机制之一。

【病理】 高血压早期无明显病理改变。心脏和血管是高血压病理生理作用的主要靶器官。长期高血压主要引起心、脑、肾等组织的病理改变。

1. 心脏 长期压力负荷增高,儿茶酚胺与血管紧张素Ⅱ等生长因子可刺激心肌细胞肥大,引起左心室肥厚和扩张,可表现为对称性肥厚、不对称性室间隔肥厚和扩张性肥厚,此时可称为高血压性心脏病。老年人往往因高血压患病时间较长,较易出现左心室肥厚,如合并冠心病,最终导致心力衰竭或严重心律失常等心血管事件。

2. 脑　长期高血压使脑血管发生缺血与变性,形成微血管瘤,发生脑出血。高血压又会促使脑动脉粥样硬化,斑块破裂形成脑血栓。

3. 肾脏　长期高血压使肾小球内囊压力升高,肾小球纤维化、萎缩,以及肾动脉硬化,进一步导致肾实质缺血和肾单位减少,最终导致肾衰竭。慢性肾衰竭是老年高血压患者的严重后果之一。

4. 视网膜　视网膜小动脉早期发生痉挛,随着病程进展出现硬化改变,血压急骤升高可引起视网膜渗出和出血。

【临床表现】　老年高血压具有发病率高、控制率低、单纯收缩期高血压多见、血压较年轻患者常有较大的波动以及靶器官并发症多、致残致死率高等特点。主要表现如下。

1. 收缩压增高　是老年高血压最明显的特征,也是心脑血管危险性的预测因子。1991年全国高血压抽样调查分析表明,我国老年单纯性收缩期高血压患病率为21.5%,占老年高血压人数的53.21%。美国国家健康和营养调查研究(NHANES)结果显示,在>50岁未治疗的高血压患者中,单纯收缩期高血压占94%。对于老年人群,收缩压和脉压升高是比舒张压更重要的心血管疾病危险因素。

2. 脉压增大　主要是收缩压增高,舒张压降低,导致脉压增大。脉压增大是重要的心血管病危险因素之一。研究证实,脉压增加,心衰危险和卒中危险均增加。2007年ESC/ESH高血压指南增加了老年高血压患者脉压水平作为新的危险因素,指出收缩压升高(>160 mmHg)、舒张压过低(<70 mmHg)应视为一项独立的高危因素。

3. 临床表现不典型　老年人高血压大多属于1~2级高血压,高血压表现常与高血压的数值无关。大多老年人高血压临床表现不典型,常常出现并发症才去医院就诊。

4. 血压波动度大　1天之内血压忽高忽低,不能以一次血压测量值来判定血压。

5. 夜间高血压　夜间血压均值较白昼降低<10%,即非勺形血压,血压昼夜节律减弱或消失。老年高血压患者非勺形血压发生率可高达60%以上。其靶器官损害程度与血压的昼夜节律更为密切。

6. 清晨高血压　清晨时段血压骤升,平均收缩压与夜间最低收缩压差值达50 mmHg以上,即晨峰现象。其机制为清晨交感神经系统和肾素-血管紧张素系统活性增强,可能与清晨易发生心脑血管事件有关。

7. 餐后低血压　餐后2 h内收缩压下降≥20 mmHg,或餐前收缩压≥100 mmHg而餐后收缩压<90 mmHg,或餐后收缩压下降幅度明显下降,超过自身调节能力而出现头晕、晕厥等相应症状。

8. 直立性低血压　直立性收缩压下降>10 mmHg,伴有头晕或晕厥即为直立性低血压,在老年人高血压中常见。

9. 并发症多　包括冠心病、脑卒中、肾衰竭、心力衰竭等。靶器官损害增多,相关死亡的危险显著增高。

【实验室检查】　实验室检查可帮助原发性高血压病的诊断和分型,了解靶器官的功能状态以及有无合并的疾病。血常规、尿常规及肾功能检查有助于鉴别是否有肾脏损害,胸片、心电图及超声心动图检查可判别左室心肌肥厚的程度,眼底检查可判别眼底动脉硬化的分级程度,血管超声检查有利于鉴别动脉粥样硬化的程度。血脂和血糖检查有利于高血压危险因素的评估和分级。

对于老年高血压患者来说,如怀疑有"白大衣高血压"和"白大衣效应"者,应行 24 h 动态血压检测,对于老年患者容易出现的夜间高血压、清晨高血压及血压波动大的特点,动态血压监测更有意义。动态血压监测值与靶器官损害的相关性优于门诊血压。初诊的老年高血压患者,通过动态血压监测评估平均收缩压和脉压能较好地预测心脑血管事件的危险性。

【诊断与鉴别诊断】 高血压病的诊断应包括以下内容:①确诊高血压,即血压是否确实高于正常。②除外症状性高血压。③高血压分期、分级。④重要脏器心、脑、肾功能估计。⑤有无合并可影响高血压病病情发展和治疗的情况,如冠心病、糖尿病、高脂血症、高尿酸血症等。

由于血压的波动性,应至少 3 次在非同日静息状态下测得血压升高时方可诊断高血压,而血压值应以连续测量 3 次的平均值计,或通过动态血压监测以明确诊断。

原发性高血压病应与继发性高血压病相鉴别,包括:①肾脏疾病。肾实质疾病、肾血管病变、肾周围病变。②内分泌疾病。原发性醛固酮增多症、皮质醇增多症、嗜铬细胞瘤等。③血管病变。主动脉狭窄、多发性大动脉炎。④颅脑病变。脑炎、脑瘤等。

【治疗】 目前,有关老年人群高血压治疗的临床试验及 Meta 分析已确立了降压治疗能成功减少老年人心血管危险的关系。已经奠定了利尿剂、二氢吡啶钙拮抗剂、ACEI 和 ARB 在老年高血压治疗中的地位。许多研究进一步证实了年龄本身不是拒绝降压治疗的理由,有选择性地适度降压对于高龄老人仍有益。

1. **治疗目标** 治疗老年高血压的主要目的是最大限度地降低心血管病的死亡和病残的总危险。

关于老年高血压降压治疗的目标血压一直存在争议,按照 WHO/ISH 标准,应控制收缩压<140 mmHg,舒张压<90 mmHg,伴有糖尿病者血压应控制于收缩压<130 mmHg,舒张压<80 mmHg。由于老年高血压患者多伴有其他危险因素、靶器官损害和心血管疾病,2005年我国高血压防治指南中将降压目标确定为收缩压<150 mmHg,如能耐受可进一步降低。2007 年 ESC/ESH 亦提出没有理由中断>80 岁患者耐受性较好的降压治疗。

由于老年人高血压以收缩压升高为主,而且其对心脑血管事件发生的相关性意义大于舒张压,所以,不应过分强调舒张压变化的意义,而应强调收缩压达标。

2. **治疗策略**

(1)老年人高血压的初始降压治疗应遵循降压治疗的一般原则,降压药应从小剂量开始,降压速度不宜过快,应逐步降压,尤其是针对老年人易出现体位性低血压、血压波动大的特点,更应如此。

(2)老年高血压患者常多种疾病并存,多同时存在其他心血管危险因素和(或)靶器官损害,应慎重选择治疗药物,观察疗效,避免不良反应,如 ACEI 不适用于肾动脉狭窄的患者,糖尿病患者须慎用 β 受体阻滞剂等。

(3)多项研究强调老年人降压治疗应为多种药物联合,才能逐步达到降压目标。

(4)老年人降压治疗时应测量立位血压,评估降压治疗的体位效应,避免体位性低血压及过度降低血压,存在低血压时应根据立位血压判断血压是否达标。

(5)动态血压检测有助于更好地了解血压的波动情况,即患者用药的疗效,明确诊断高血压。

(6)在临床治疗中,应根据患者的个体特征及危险分层选择药物,并干预相关的危险因素,高度重视并存疾病(糖尿病、肾病、血脂异常等)的治疗,根据具体情况,制订个体化治疗方案。如糖尿病患者慎用 β 受体阻滞剂和利尿剂,合并心肌肥厚或心功能明显减退者,可用 ACEI 或 β 受体阻滞剂。

(7) 对于>80 岁老年高血压患者,如降压治疗效果及耐受性好,无严重心脑血管病变应进行降压治疗。

3. 非药物治疗　非药物治疗是高血压治疗的基本措施,是高血压患者的初始治疗。包括改善生活方式、消除不利于心理和身体健康的行为和习惯,目的是降低血压、控制其他心血管危险因素和并存的临床疾病状况。

(1) 合理膳食,减少钠的摄入,每日摄盐不超过 6 g。适当补充钾和钙盐,摄入新鲜水果、蔬菜、脱脂牛奶以及富含不饱和脂肪酸的食物,减少膳食脂肪摄入,脂肪量应控制在总能量的 25% 以下,饱和脂肪酸<7%,限制饮酒,成年男性每日饮酒量<25 g,成年女性每日饮酒量<15 g。

(2) 减轻体重,体质指数应控制在 24 以下。

(3) 适当运动,有利于减轻体重和改善胰岛素抵抗,提高心血管调节能力,降低血压。

(4) 减轻精神压力,保持心理平衡,避免情绪波动。值得注意的是,生活方式的改变,不求过快、过量,否则容易造成营养障碍、电解质紊乱、抵抗力降低等。

4. 药物治疗　治疗老年高血压的理想降压药物应符合以下条件:①平稳、有效;②安全、不良反应少;③服药简单、方便。

降压药及其特点:常用的 5 类降压药物利尿剂、钙拮抗剂、ACEI、ARB 与 β 受体阻滞剂均可用于老年高血压患者的治疗。其中,老年人使用利尿剂和钙拮抗剂疗效好,不良反应较少。而合并心肌梗死、心力衰竭、蛋白尿、糖尿病时,应用 ACEI 或 ARB,效果较好。对于合并前列腺肥大者,可应用 α 受体阻滞剂。

(1) 利尿剂:许多临床实验证实,利尿剂能够降低脑卒中的发生率、减少心血管事件、降低死亡率且费用低、不良反应少。被认为是降压的基本药物。可用于治疗老年单纯收缩期高血压,尤其适用于合并心力衰竭、水肿的老年患者。主要包括:氢氯噻嗪、襻利尿剂、阿米洛利和吲达帕胺。由于氢氯噻嗪、吲达帕胺可导致低钾血症、高尿酸血症等,所以使用利尿剂需从小剂量开始,并检测不良反应。

(2) 钙拮抗剂:目前临床上主要为长效二氢吡啶类钙拮抗剂。主要有氨氯地平、非洛地平、拉西地平、硝苯地平、乐卡地平等。其降压作用主要通过阻滞钙离子通过 L 型钙通道进入血管平滑肌细胞内,降低阻力血管的收缩反应性。另外,钙拮抗剂还能减轻血管紧张素 Ⅱ 和 $α_1$ 肾上腺素能受体的缩血管效应,减少肾小管重吸收。长效钙拮抗剂对代谢无不良影响,更适用于代谢综合征/胰岛素抵抗的高血压患者,钙拮抗剂可与其他 4 类基本降压药物联合使用,对老年患者有较好的降压作用。推荐长效、血管选择性较高的钙拮抗剂作为老年高血压患者降压治疗的基本药物。

(3) ACEI:适用于伴有冠心病、左心功能不全、糖尿病、慢性肾脏疾病或蛋白尿的老年高血压患者。常用的药物有卡托普利、依那普利、贝那普利、赖诺普利、西拉普利、培哚普利、雷米普利和福辛普利。降压作用主要通过抑制周围组织的血管紧张素,使血管紧张素 Ⅱ 生成减少,同时抑制激肽酶使缓激肽降解减少。ACEI 还具有改善胰岛素抵抗和减少尿蛋白作用。老年患者多合并心脑系统其他疾病,ACEI 对肥胖、糖尿病和心脏、肾脏靶器官受损的高血压患者具有很好疗效,特别适用于伴有心力衰竭、心肌梗死后、糖耐量减退或糖尿病肾病的高血压患者。同时,老年患者往往有动脉硬化、肾动脉狭窄,当双侧肾动脉狭窄时,ACEI会加重肾动脉狭窄,使肾功能急剧下降,故应禁用。

(4) ARB:常用的有氯沙坦、缬沙坦、厄贝沙坦、替米沙坦和坎地沙坦。降压作用主要通过阻滞组织的血管紧张素Ⅱ受体亚型AT_1,从而阻断血管紧张素Ⅱ的水钠潴留、血管收缩和重构作用。ARB合并低盐饮食、利尿剂应用可增加疗效。ARB最大的特点是不良反应少,不引起刺激性干咳,依从性高。

(5) β受体阻滞剂:有选择性($β_1$)、非选择性($β_1$与$β_2$)和兼有α受体阻滞剂3类。常有美托洛尔、阿替洛尔、比索洛尔、卡维地洛、拉贝洛尔。降压作用通过抑制中枢和周围的RAAS,以及血流动力学自动调节机制。β受体阻滞剂不仅降低静息血压,而且能抑制体力应激和运动状态下血压急剧升高。β受体阻滞剂一般对心率偏快的中青年患者效果较好,而对老年患者效果欠佳。尤其是当老年患者存在窦房结、房室结功能低下,或同时合并慢性喘息型支气管炎时,β受体阻滞剂须慎用。

(6) α受体阻滞剂:由于α受体阻滞剂容易使老年人出现体位性低血压,一般不作为老年高血压的首选用药。但对于合并前列腺肥大的老年男性,应优先考虑α受体阻滞剂,应从小剂量开始,密切监测血压,以防发生体位性低血压。

5. 联合治疗 对于许多高血压患者,单一用药往往并不能使血压达标,而药物的增量往往会带来不良反应,使患者不能耐受。联合治疗利用多种不同机制降压,降压效果好,不良反应少,更有利于靶器官的保护,所以选择合适的联合治疗方案是治疗的关键。2007年ESC认为收缩压≥160 mmHg,或舒张压≥100 mmHg,应选用联合用药。目前,被证实有效的联合用药组合是:钙拮抗剂和利尿剂、ACEI和利尿剂、ARB和利尿剂、钙拮抗剂和ACEI,ARB和钙拮抗剂,钙拮抗剂和β受体阻滞剂。老年患者常需服用2种以上的降压药物才能使血压达标,可根据老年个体特点选择不同机制的降压药物,以达到协同增效、减少不良反应的目的。

(张 维 邱朝晖 郭新贵)

第五节 心 力 衰 竭

心力衰竭是因心脏的结构或功能损害而不能维持适当的心输出量,致组织灌注不足和(或)血容量负荷过重的一系列症状和体征的一组临床综合征。按其发展过程可分为无症状性、充血性和难治性心衰,按病理生理学改变可分为收缩性心力衰竭(systolic heart failure,SHF)和舒张性心力衰竭(diastolic heart failure,DHF)。在中青年常由于心肌收缩无力所致,而许多老年人心力衰竭心肌收缩功能可正常或接近正常,常表现为舒张功能不全心力衰竭。

由于人口老龄化、高血压的高发病率和低控制率、再灌注治疗使大量AMI患者得以存活等原因,老年人心力衰竭的发生率日益升高。据统计,50～59岁心力衰竭的患病率为1%,≥80岁高达10%。在50～89岁的人群中,年龄每增加10岁,患病率升高1倍。老年患者占心力衰竭总数的75％,心力衰竭在很大程度上可以说是老年病,是造成老年人死亡的常见原因,其猝死发生率5倍于普通人群。

【病因与发病机制】

1. 病因　老年人心力衰竭常为多病因性,往往同时存在几种疾病,如冠心病、高血压性心脏病、肺心病、心肌病、退行性心瓣膜病、糖尿病、贫血性心脏病等均可能成为心力衰竭的病因,其中一种疾病是引起心力衰竭的主要原因,另一种参与和促进其发生和发展。在老年人心力衰竭中,两种或两种以上心脏病并存的检出率高达65％,以冠心病伴肺心病、高血压伴冠心病多见。随着人类寿命的延长,钙化性心瓣膜病的发病率明显升高,在老年人心力衰竭的病因中也占有重要地位。另外一些少见原因亦不容忽视,如甲状腺功能异常、营养不良性及药物性原因等。

2. 诱因　由于老年人心脏储备功能差和心脏病相对较重,诱因在老年人心力衰竭中所起的作用比非老年人更重要,因此,了解心力衰竭的诱因对预防发作及治疗均有指导意义。主要诱因:①感染。尤其是呼吸道感染,占心力衰竭诱因的40％～50％。老年人常有支气管炎、肺气肿,更易发生肺部感染,患肺炎的老年人9％死于心力衰竭。②心肌缺血。老年人因冠状动脉储备功能下降,由心肌缺血诱发心力衰竭者(10.3％)明显高于成年人(2.8％)。③心律失常。老年人心律失常诱发心力衰竭占6.7％～8.8％,尤其是快速心律失常,如房颤、室上速等。④情绪激动、过劳、用力排便。⑤贫血。⑥自行停药及医源性因素。如大剂量β受体阻滞剂、糖皮质激素及输液过速过量等。⑦其他。如高钠饮食、过饱、血压突然升高、肺动脉栓塞等均可使原本代偿性心脏病发生心力衰竭。

【病理生理】　老年人心力衰竭基本病理生理改变表现为心血管系统的年龄老化,如动脉血管硬化、心肌老化、心肌收缩力下降、心肌间质纤维化、室壁肥厚-心肌重塑、心肌松弛或舒张功能下降。随年龄增长而出现的主动脉瓣钙化及二尖瓣瓣膜的退行性改变,心脏传导系统的纤维化导致的心动过缓、病态窦房结综合征,均可引起心功能不全。

心力衰竭时机体为维持心排量下降而引起的组织灌注不足,许多神经体液代偿机制被激活,最主要的是交感神经系统与RAAS。前者在动脉收缩压下降时被激活,后者由心力衰竭时肾灌注不足引起,两者相互作用参与心力衰竭的发生及发展。去甲肾上腺素具有正性变时与变力作用和血管收缩作用。血管紧张素Ⅱ具有显著的血管收缩作用,又刺激醛固酮的分泌,引起水钠潴留。醛固酮分泌增加引起心肌纤维化、心肌重塑及参与炎症过程,其激活程度随病情加重而增加。

心房心室在心力衰竭时受压力与容量的牵拉刺激产生自身保护机制,心房分泌心房肽(ANP),心室分泌脑钠肽(BNP),可引起血管扩张,与血管紧张素Ⅱ和醛固酮的作用对抗,但不足以代偿后者对心肌的损害作用。心力衰竭时心肌β_1受体下调,重度患者心肌β_1受体密度数目较正常心肌减少约50％,老年人更明显,对儿茶酚胺的加强心肌收缩反应下降。

心力衰竭时一系列神经因素被激活,引起血流动力学负荷加重。为对抗过重的负荷,心脏发生心肌重塑,即心室大小、形态、功能发生改变,表现为心肌肥厚、间质纤维化及心室腔扩大,心肌重塑是心室收缩性与舒张性功能不全的原因。

老年人最大心排出量(17～20 L/min)比非老年人(25～30 L/min)明显减少,心力衰竭时心排出量减少更明显。由于增龄性呼吸功能减退、低心排出量、肺淤血、肺通气/血流比例失调等原因,老年人更容易出现低氧血症,即使轻度心力衰竭也有明显的低氧血症。由于窦房结等传导组织的退行性改变,老年人发生心力衰竭时心率可以不增快,即使在运动和发热等负荷情况下,心率增快也不明显。老年人因心肌肥大及其间质纤维化,导致心室顺应性降低、心室充盈障碍,更易发生舒张性心力衰竭,占老年人心力衰竭的40%,>70岁老年心力衰竭患者中舒张性心力衰竭占50%以上。老年人心力衰竭时心律失常很常见,特别是房颤,它可以是心力衰竭的原因,也可以是心力衰竭的结果,是心力衰竭时发生血栓栓塞性疾病如脑卒中的原因。

【临床表现】

1. 症状

(1)症状不典型:由于老年人反应较差,常采取宁静的生活方式,部分轻、中度心力衰竭患者可完全无症状,一旦存在某种诱因,则可发生急性左心衰竭,重度肺水肿和粉红色泡沫痰并不少见;或主要表现为心力衰竭诱因所引起的临床症状,如表现为肺部感染;或由于多种疾病并存,症状交叉、重叠、互相影响,掩盖了心力衰竭的症状与体征,造成诊断困难。

(2)精神、神经症状突出:老年人由于存在不同程度的脑动脉硬化,心力衰竭后心输出量减少,均可引起脑供血不足。患者常对病史叙述不清,理解力障碍,反应迟钝,嗜睡,不安及失眠,甚至被误诊为精神、神经系统疾病。

(3)呼吸困难:可有典型的活动性呼吸困难,但端坐呼吸、咳粉红色泡沫色痰较少见,有时仅以极度疲倦、无力为特征。老年心力衰竭可合并呼吸暂停综合征,对心力衰竭的诊断、治疗及预后产生影响。

(4)以慢性咳嗽、大汗淋漓为主诉:老年人慢性心力衰竭,特别是慢性左心衰竭,常以慢性咳嗽、大汗淋漓为主诉,表现为干咳,白天坐位或站立时较轻,而平卧或夜间卧床后加重,伴面颈部大汗淋漓,可误诊为慢性支气管炎或肺部感染伴体虚多汗。

(5)心律失常:老年人心力衰竭时由于血流动力学异常、神经内分泌激活、电解质紊乱及药物的影响,各类心律失常的检出率明显高于非老年人,达50%左右,以室性心律失常最多见,而房颤是诱发及加重心力衰竭的原因。

(6)多脏器疾病的症状:老年人心力衰竭症状可表现为非心脏疾病症状,如表现为合并呼吸系统症状,消化系统功能紊乱,肾功能不全,水、电解质平衡紊乱,泌尿系统感染等症状。其原因可能与心力衰竭时胃肠道与肝脏淤血,肾灌注不足,限钠,继发性醛固酮分泌增加及利尿剂等因素的影响有关,也可能是老年人心力衰竭合并多脏器功能障碍所致。

2. 体征　老年人心力衰竭一般以心动过速、肺底湿啰音与周围水肿为特征,但这些体征在老年人亦常见于非心源性疾病,且因病情程度不同表现不一,轻者可无任何体征。

(1)左心衰竭:两肺布满水泡音,常以左肺为主,可伴哮鸣音,心率加快或心律不齐,心尖区可闻及收缩期杂音,可出现舒张期奔马律,脉细弱,血压下降。老年人可能因伴有窦房结功能低下或病态窦房结综合征,心率不快,甚至心动过缓。

(2)右心衰竭:以心脏扩大较多见,三尖瓣区可闻及收缩期杂音,颈静脉怒张,肝大,肝颈反流征阳性,心源性水肿(立位时下肢胫骨前凹陷性水肿,仰卧位时背部、耻骨处较显著,严重者可为全身性),胸腔积液、腹水或心包积液,周围性发绀。踝部水肿既见于心力衰竭,也常见于活动少、慢性下肢静脉功能不全和低蛋白血症等,所以周围性水肿不是老年人心力衰竭的可靠体征。

(3)舒张性功能衰竭:体格检查无心腔扩大,但心尖区可闻及第三心音奔马律及肺部啰音,在舒张性功能衰竭早期,由于左室松弛性下降,左房代偿性收缩增强,常可闻及第四心音。

【辅助检查】

1. 血液学检查　①血常规可有白细胞计数增高,与炎症反应有关,贫血较常见;②低血钠较常见,多由于细胞外液容量扩张所致的稀释性低血钠症,往往提示预后不良;③低血钾,多与利尿排钾有关;④ACEI、保钾利尿药在老年人可引起高血钾。

2. 尿液检查　对于水肿患者,应除外肾脏疾病的可能性。

3. 心电图检查　提供既往心肌梗死、左室肥厚、广泛心肌损害及心律失常信息,有心律失常时应做 24 h 动态心电图记录。心力衰竭常合并传导异常,导致房室、室间和(或)室内运动不同步。房室不同步表现为心电图中 PR 间期延长,使左室充盈减少;左右心室间不同步表现为左束支传导阻滞,使右室收缩早于左室;室内传导阻滞在心电图上表现为 QRS 时限延长(>120 ms),以上不同步现象均严重影响左室收缩功能。

4. 胸部 X 线检查　提供心脏增大、肺淤血、肺水肿及原有肺部疾病的信息。

5. 二维超声心动图及多普勒超声检查　可用于:①诊断心包、心肌或瓣膜疾病;②定量或定性房室内径、心脏几何形状、室壁厚度、室壁运动以及心包、瓣膜和血管结构,定量瓣膜狭窄、关闭不全程度,测量左心射血分数、左室舒张末期和收缩末期容量;③评估左右心室同步情况;④区别舒张功能不全或收缩功能不全;⑤估测肺动脉压;⑥为评价治疗效果提供客观指标。

6. MRI、核素心室造影及核素心肌灌注显像、CT 检查　MRI 能精确计算,对判断瓣膜反流性疾病的严重程度极为有用。核素造影可准确测定左室容量、左心射血分数及室壁运动;核素显像可诊断心肌缺血和心肌梗死,对鉴别扩张性心肌病或缺血性心肌病有一定帮助。CT 可准确测定心肌质量及发现心包疾病。CT 冠状动脉造影可筛选冠状动脉病变情况。

7. 冠状动脉造影　适用于有心绞痛或心肌梗死、需血管重建或临床怀疑冠心病的患者,也可鉴别缺血性或肺缺血性心肌病,但不能用来判断是否有存活心肌。

8. 6 min 步行试验　此方法安全、简便、易行,不但能评定患者的运动耐力,而且可预测患者的预后。根据美国卡维地洛研究设定标准:6 min 步行距离<150 m 为重度心力衰竭,150~450 m 为中重度心力衰竭,>450 m 为轻度心力衰竭,可作参考。

9. 心肌活检　对心力衰竭诊断意义有限,有助于明确心肌炎症性或浸润性病变如淀粉样变性的诊断,不作为常规使用。

10. BNP 测定　对心力衰竭的早期诊断、鉴别诊断、程度判断、疗效跟踪及预测预后均有帮助,慢性心力衰竭包括症状性和无症状性左室功能障碍患者血浆 BNP 水平均升高,左室收缩功能不全时升高比舒张功能不全时更明显。血浆 BNP 可用于鉴别心源性和肺源性呼吸困难,BNP 正常的呼吸困难基本除外心源性。血浆高水平 BNP 预示严重心血管事件,包括死亡的发生,经治疗血浆 BNP 水平下降提示预后改善。老年人常因慢性支气管炎、肺部感染引起呼吸困难,可据此鉴别。

11. 肌钙蛋白测定　有研究报道,心力衰竭发生时不管有无症状,血清肌钙蛋白均可增高,并有预后意义,这可能与心肌重塑、心肌细胞变性、冠脉供血不足、冠脉储备能力降低有关。

【诊断】　详细采集病史与体格检查常可对心力衰竭的病因和临床诊断提供重要根据。

但老年人常有多种疾病,记忆力、反应力及理解力均可能改变,体格检查可能不合作,因此病史采集与体征分析较困难,影响心力衰竭的早期诊断。冠心病,高血压,糖尿病,饮酒史及家族史,心脏扩大,颈静脉充盈,心尖区第三心音、第四心音,肝大,水肿对诊断提供重要根据。老年人心力衰竭常常表现不典型,故诊断中特别重视心力衰竭的不典型表现。若有提示心力衰竭的征象,应及时做心电图、X线胸片、超声、BNP、核素心室造影等检查。

老年人心力衰竭的早期诊断较困难,下列情况有助于早期诊断:①走路稍快或做轻微劳动即感心慌、胸闷、气促、脉搏明显增快;②尿量减少大于体重增加;③睡眠中突然出现胸闷、气促或喘息,或头部垫高后呼吸觉舒适,难以用上呼吸道感染解释;④干咳,且白天站立或坐位时较轻,平卧或夜间卧床后加重。

亚临床心力衰竭在老年人更多见,它系心力衰竭前的一个阶段,可历经数月至数年,患者可无心力衰竭的症状或仅有全身不适与疲乏,心尖区可闻及二尖瓣反流性杂音及第三心音,经一些检查如超声心动图可提示心功能不全。舒张性心力衰竭是亚临床心力衰竭最主要原因,特别是2型糖尿病患者。

1. **心力衰竭的阶段与心功能分级**

(1) **心力衰竭的4个阶段**

阶段A:为"前心力衰竭阶段",包括心力衰竭的高危人群,但目前尚无心脏的结构或功能异常,也无心力衰竭的症状和(或)体征。

阶段B:属"前临床心力衰竭阶段",患者从无心力衰竭的症状和(或)体征,已发展成结构性心脏病,这一阶段相当于无症状心力衰竭,或纽约心脏病学(NYHA)心功能Ⅰ级。

阶段C:为临床心力衰竭阶段,患者已有基础的结构性心脏病,以往或目前有心力衰竭的症状和(或)体征,或目前虽无心力衰竭的症状和(或)体征,但以往曾因此治疗过,这一阶段包括NYHAⅡ、Ⅲ级和部分Ⅳ级心功能患者。

阶段D:为难治性终末期心力衰竭,患者有进行性结构性心脏病,虽经积极的内科治疗,休息时仍有症状,且需要特殊干预(如因心力衰竭需反复住院且不能安全出院、需长期在家静脉用药、等待心脏移植、应用心脏机械辅助装置者,也包括部分NYHAⅣ级)的患者,这一阶段患者预后极差,平均生存时间仅3.4个月。

(2) **NYHA分级**

Ⅰ级:一般体力活动不受限,即日常活动时无症状,又称心功能代偿期。

Ⅱ级:休息时无症状,日常活动时出现呼吸困难、乏力、心悸等症状,又称Ⅰ度或轻度心力衰竭。

Ⅲ级:体力活动明显受限,休息时无症状,轻度日常活动时即出现上述症状,并可有肝大与水肿等体征,又称Ⅱ度或中度心力衰竭;Ⅳ级:不能从事任何体力活动,休息时仍有上述症状与体征,又称Ⅲ度或重度心力衰竭。

2. **心力衰竭的分类**

(1) **按心力衰竭发生速度**

1) 急性心力衰竭:为左心功能不全的主要表现,可有阵发性夜间呼吸困难,也可表现为端坐呼吸,由于肺水肿可有血性泡沫痰或痰中带血,甚至大咯血。

2) 慢性心力衰竭:指长期的慢性心功能不全,经治疗后仍有反复发作的状态。几乎所有急性心力衰竭的病因均可成为慢性心力衰竭的病因。常见病因有冠心病、高血压左室肥大、风湿性心脏病、心肌病等。急性心力衰竭治疗后症状控制,但心肌疾病继续存在可转为慢性心力衰竭,慢性心力衰竭由于某些诱因可诱发急性心力衰竭发作。

(2) 按心力衰竭发生部位

1) 左心衰竭:临床表现为肺循环淤血和组织血流灌注不足。

2) 右心衰竭:表现为体循环淤血。

3) 全心衰竭:临床上有左右心力衰竭的表现。

(3) 按心力衰竭时收缩或舒张功能分类

1) 收缩性心力衰竭:①左室增大,左室收缩末期容量增加,左心射血分数≤40%;②有基础心脏病的病史、症状及体征;③有或无呼吸困难、乏力、体液潴留及水肿等症状。

2) 舒张性心力衰竭:可与收缩功能障碍同时出现,占心力衰竭的 20%~60%,预后优于收缩性心力衰竭。是由于左心室舒张期主动松弛能力受损和心肌顺应性降低,导致左心室舒张期充盈受损、心搏量减少、左室舒张末期压增高而发生的心力衰竭。舒张性心力衰竭多见于老年女性,有高血压、糖尿病、左室肥厚者,并常有冠状动脉疾病或房颤。符合以下条件可作出诊断:①有典型的心力衰竭症状和体征;②左心射血分数正常(>45%),左心腔大小正常;③超声心动图有左室舒张功能异常的证据;④超声心动图检查无心瓣膜疾病,并可排除心包疾病、肥厚型心肌病或限制型(浸润性)心肌病等。

【治疗】

1. 治疗原则

目的:①改善症状,减慢病情进展;②降低死亡率;③降低心脏事件与再住院率;④防止治疗过程中的不良后果出现。

按心功能分级的治疗建议如下。

(1) 按 NYHA 分级:心功能Ⅰ级,控制危险因素+ACEI;心功能Ⅱ级,ACEI+利尿剂+β受体阻滞剂+地高辛(用或不用);心功能Ⅲ级,ACEI+利尿剂+β受体阻滞剂+地高辛;心功能Ⅳ级,ACEI+利尿剂+地高辛+醛固酮受体拮抗剂,病情稳定者,可谨慎应用β受体阻滞剂。

(2) 按阶段分级:阶段 A,控制危险因素,积极治疗原发病,防止心肌重构,预防心衰;阶段 B,阻断或延缓心肌重构,早期发现并及时治疗器质性心脏病,防止心力衰竭发生;阶段 C,改善心力衰竭症状,降低死亡率,延缓或逆转心肌重构,应明确收缩性或舒张性心力衰竭,进行针对性治疗;阶段 D,晚期心力衰竭,常规治疗无效,需特殊治疗,包括心脏移植等。

2. 一般治疗

(1) 去除诱因:预防感染,特别是呼吸道感染;避免过度劳累、情绪激动;积极治疗心律失常和水、电解质及酸碱失衡,纠正贫血等。

(2) 病因治疗:积极治疗高血压、冠心病、心肌梗死、心脏传导组织退行性病变等原发疾病。另外甲状腺功能异常、贫血等亦可引起老年人心力衰竭。

(3) 监测体重:每日测定体重,如 3 天内体重突然增加 2 kg 以上,应考虑有水钠潴留,须加强利尿治疗。

(4) 调整生活方式:低钠低脂饮食,戒烟限酒,控制体重,严重心力衰竭伴消瘦者予以营养支持。心力衰竭失代偿期卧床休息,但不宜时间太长,多做被动运动,避免深部静脉血栓形成。在不引起症状的情况下适当运动,但要避免用力的等长运动。

（5）心理和精神治疗：老年心力衰竭患者常有压抑、焦虑、恐惧及悲观等精神症状，可诱发和加重心力衰竭，应进行综合性情感干预，必要时酌情应用抗抑郁药物，睡眠不佳者适当镇静药物治疗，同时取得家属积极配合。

3. 药物治疗

（1）利尿剂：是治疗心力衰竭最常用的药物，适用于有液体潴留证据或原先有过液体潴留的所有心力衰竭患者，应在出现水钠潴留的早期应用，阶段 A、B 患者无液体潴留，不需应用。利尿剂不宜单独使用，一般与 ACEI 与 β 受体阻滞剂联合应用，可作为老年心力衰竭的长期治疗。利尿剂可引起低血容量、低钾、低氯性碱中毒、氮质血症、高尿酸血症等，由于老年人各种生理功能低下，过度利尿可使体液过少、血压下降，造成并加重肾功能不全，通常从小剂量开始，逐渐增加剂量，至尿量增加，体重每日减轻 0.5～1.0 kg，一旦病情控制（水肿消失、体重稳定），即以最小有效剂量长期维持，每日测定体重变化，及时调整剂量。襻利尿剂应作为首选，噻嗪类仅适用于轻度液体潴留、伴高血压和肾功能正常的患者。

（2）ACEI：ACEI 是证实能降低心力衰竭患者死亡率的第 1 类药物，也是循证医学证据积累最多的药物，一直公认是治疗心力衰竭的基石和首选药物。ACEI 有益于慢性心力衰竭主要通过两个机制：①抑制 RAAS；②作用于激肽酶Ⅱ，抑制缓激肽的降解，提高缓激肽水平，通过缓激肽-前列腺素-NO 通路而发挥作用。

全部慢性心力衰竭患者必须应用 ACEI，包括阶段 B 无症性心力衰竭和左心射血分数 <40%～45%者，除非有禁忌证或不能耐受，ACEI 须终身应用，阶段 A 患者也可应用。老年患者可有潜在性肾功能不全，特别是有全身动脉硬化者，可能存在肾动脉狭窄，对双侧肾动脉狭窄，血肌酐水平显著升高[>265.2 μmol/L(3 mg/dl)]，高血钾症（>5.5 mmol/L），低血压（收缩压<90 mmHg），左室流出道梗阻等患者慎用 ACEI。

ACEI 一般与利尿剂合用，如无液体潴留亦可单独应用，一般不需补充钾盐；ACEI 与 β 受体阻滞剂合用有协同作用。ACEI 与阿司匹林合用并无相互不良作用，对患者利大于弊；从极小剂量开始，如能耐受则每隔 1～2 周剂量加倍。滴定剂量及过程需个体化，一旦达到最大耐受量或目标剂量即可长期维持应用；起始治疗后 1～2 周内应监测血压、血钾和肾功能，以后定期复查。

由于老年人使用 ACEI 易出现首剂低血压，因此首剂多用半量，无不良反应改用治疗剂量。如治疗过程中出现症状性低血压或肾功能损害，剂量应调整，合用利尿剂者则减少或暂停利尿剂。

（3）ARB：ARB 在理论上可阻断所有经血管紧张素酶途径或非血管紧张素酶（如糜酶）途径生成的血管紧张素Ⅱ与 AT_1 结合，从而阻断或改善因 AT_1 过度兴奋导致的诸多不良作用，如血管收缩、水钠潴留、组织增生、胶原沉积、促进细胞坏死和凋亡等，而这些都是在心力衰竭发生、发展中起作用的因素。ARB 还可能通过加强血管紧张素Ⅱ与 AT_2 结合来发挥有益的效应。ARB 对缓激肽的代谢无影响，故一般不引起咳嗽，但也不能通过提高血清缓激肽浓度发挥可能的有利作用。

ARB 可用于阶段 A 患者，以预防心力衰竭的发生；亦可用于不能耐受 ACEI 的阶段 B、C 和 D 患者，替代 ACEI 作为一线治疗，以降低死亡率和并发症发生率；对于常规治疗（包括 ACEI）后心力衰竭症状持续存在，且左心射血分数低下者，可考虑加用 ARB。ARB 应用中注意事项同 ACEI，如监测低血压、肾功能不全和高血钾等。

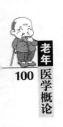
目前认为 ARB 治疗心力衰竭不优于 ACEI,与 ACEI 合用增加低血压、高血钾及肾功能不全的风险,老年人更应慎用。

(4)β 受体阻滞剂:慢性心力衰竭时,人体衰竭心脏去甲肾上腺素的浓度已足以产生心肌细胞的损伤,慢性肾上腺素能系统的激活介导心肌重构,β_1 受体信号转导的致病性明显大于 β_2、α_1 受体。β 受体阻滞剂是一种很强的负性肌力药,在治疗初期对心功能有明显抑制作用,但长期治疗(>3 个月时)则可改善心功能,左心射血分数增加;治疗 4～12 个月,能降低心室肌重和容量、改善心室形状,提示心肌重构延缓或逆转。β 受体阻滞剂可上调老年心力衰竭患者已下降的 β 受体密度,减慢心率,抗室性心律失常,减少猝死,提高正性肌力药物疗效。

所有慢性收缩性心力衰竭,NYHA Ⅱ、Ⅲ级病情稳定患者,以及阶段 B、无症状性心力衰竭或 NYHA Ⅰ级的患者(左心射血分数<40%),均必须应用 β 受体阻滞剂,且需终身使用,除非有禁忌证或不能耐受。NYHA Ⅳ级心力衰竭患者需待病情稳定(4 天内未静脉用药,已无液体潴留并体重恒定)后,在严密监护下由专科医师指导应用,亦可用于舒张性心力衰竭患者。对患有支气管痉挛性疾病、心动过缓(心率每分钟低于 60 次)、Ⅱ度及以上房室阻滞(除非已安装起搏器)患者禁用。

应在利尿剂和 ACEI 的基础上加用 β 受体阻滞剂,应用低或中等剂量 ACEI 时即可及早加用 β 受体阻滞剂,既可使临床状况稳定,又能早期发挥 β 受体阻滞剂降低猝死的作用和两药的协同作用。起始治疗前患者需无明显液体潴留,体重恒定(干体重),利尿剂已维持在最合适剂量。

推荐应用琥珀酸美托洛尔、比索洛尔和卡维地洛。必须从极小剂量开始(琥珀酸美托洛尔 12.5 mg/d、比索洛尔 1.25 mg/d、卡维地洛 3.125 mg,每日 2 次)。每 2～4 周剂量加倍。结合中国国情,也可应用酒石酸美托洛尔平片,从每次 6.25 mg,每日 3 次开始。清晨静息心率每分钟 55～60 次,即为 β 受体阻滞剂达到目标剂量或最大耐受量,但不宜低于每分钟 55 次。

β 受体阻滞剂应用时需注意监测:①低血压。一般在首剂或加量的 24～48 h 内发生。首先停用不必要的扩血管剂。②液体潴留和心力衰竭恶化。起始治疗前,应确认患者已达到干体重状态。如在 3 天内体重增加>2 kg,立即加大利尿剂用量。如病情恶化,可将 β 受体阻滞剂暂时减量或停用,但应避免突然撤药。减量过程也应缓慢,每 2～4 天减一次量,2 周内减完。病情稳定后,必须再加量或继续应用 β 受体阻滞剂,否则将增加死亡率。如需静脉应用正性肌力药,磷酸二酯酶抑制剂较 β 受体激动剂更为合适。③心动过缓和房室阻滞。如心率每分钟<55 次,或伴有眩晕等症状,或出现 Ⅱ、Ⅲ度房室阻滞,应将 β 受体阻滞剂减量。

(5)地高辛:应用地高辛的主要目的是改善慢性收缩性心衰的临床状况,适用于已在应用 ACEI(或 ARB)、β 受体阻滞剂和利尿剂治疗,而仍持续有症状的心力衰竭患者。重症患者可将地高辛与 ACEI(或 ARB)、β 受体阻滞剂和利尿剂同时应用。地高辛没有明显的降低心力衰竭患者死亡率的作用,因而不主张早期应用,亦不推荐应用于 NYHA Ⅰ级患者。

地高辛也适用于伴有快速心室率的患者,但加用 β 受体阻滞剂,对运动时心室率增快的控制更为有效。急性心力衰竭并非地高辛的应用指征,除非合并有快速心室率的房颤。

AMI 后患者,特别是有进行性心肌缺血者,应慎用或不用地高辛。地高辛不能用于窦房阻滞、Ⅱ度或高度房室阻滞患者,除非已安置永久性起搏器;与能抑制窦房结或房室结功能的药物(如胺碘酮、β受体阻滞剂)合用时,必须谨慎。

地高辛需采用维持量疗法,0.125～0.25 mg/d。＞70岁,肾功能减退者宜用0.125 mg 每日或隔日1次。与传统观念相反,地高辛是安全的,耐受性良好。不良反应主要见于大剂量时,但治疗心力衰竭并不需要大剂量。

(6) 醛固酮受体拮抗剂:醛固酮有独立于血管紧张素Ⅱ和相加于血管紧张素Ⅱ的对心肌重构的不良作用,特别是对心肌细胞外基质。人体衰竭心脏中心室醛固酮生成及活化增加,且与心力衰竭严重程度成正比。虽然短期使用ACEI或ARB均可以降低循环中醛固酮水平,但长期应用时,循环醛固酮水平却不能保持稳定、持续降低,即出现"醛固酮逃逸现象"。因此,如能在ACEI基础上加用醛固酮受体拮抗剂,进一步抑制醛固酮的有害作用,可望有更大的益处。

适用于NYHA Ⅲ或Ⅳ级患者,AMI合并心力衰竭,且左心射血分数＜40%的患者亦可应用。螺内酯起始量10 mg/d,最大剂量为20 mg/d,酌情亦可隔日给予。本药应用的主要危险是高钾血症和肾功能异常。患者的血肌酐浓度应在176.8(女性)～221.0(男性)μmol/L (2.0～2.5 mg/dL)以下,血钾低于5.0 mmol/L。一旦开始应用醛固酮受体拮抗剂,应立即加用襻利尿剂,停用钾盐,ACEI减量。

(7) 其他药物

1) 血管扩张剂:直接作用的血管扩张剂在慢性心力衰竭的治疗中并无特殊作用,也没有证据支持应用α受体阻滞剂治疗心力衰竭患者。硝酸酯类常被合用以缓解心绞痛或呼吸困难的症状,至于治疗心力衰竭,则缺乏证据。

2) 钙拮抗剂:由于缺乏治疗心力衰竭有效的证据,此类药物不宜应用。心力衰竭患者合并高血压或心绞痛而需要应用钙拮抗剂时,可选择氨氯地平或非洛地平,对生存率无不利影响,但不能提高生存率。

3) 正性肌力药物的静脉应用:这类药物系指环磷腺苷(cAMP)依赖性正性肌力药,包括β肾上腺素能激动剂如多巴胺、多巴酚丁胺,以及磷酸二酯酶抑制剂如米力农。由于缺乏有效的证据并考虑到药物的毒性,对心力衰竭患者即使在进行性加重阶段,也不主张长期间歇静脉滴注正性肌力药。对阶段D难治性终末期心力衰竭患者,可作为姑息疗法应用。对心脏移植前终末期心力衰竭、心脏手术后心肌抑制所致的急性心力衰竭,可短期应用3～5天。

4) 抗凝和抗血小板药物:心衰时由于扩张且低动力的心腔内血液淤滞、局部室壁运动异常,以及促凝因子活性的提高等,可能有较高血栓栓塞事件发生的危险,但实际上心力衰竭时血栓栓塞事件的发生率很低,每年1%～3%。因此,心力衰竭伴有明确动脉粥样硬化疾病如冠状动脉性心脏病或心肌梗死后、糖尿病和脑卒中而有二级预防适应证的患者,必须应用阿司匹林,其剂量应75～150 mg/d。心力衰竭伴房颤的患者应长期应用华法林抗凝治疗,并调整剂量使国际标准化比率(INR)为2～3。有抗凝治疗并发症高风险但又必须抗凝的心力衰竭患者,推荐抗血小板治疗。窦性心律患者不推荐常规抗凝治疗,但明确有心室内血栓,或者超声心动图显示左心室收缩功能明显降低,心室内血栓不能除外时,可考虑抗凝治疗。除急性冠脉综合征患者外,不推荐常规应用抗血小板和抗凝联合治疗。

(8) 心力衰竭合并心律失常

1) 室性心律失常:β受体阻滞剂单独或与其他药物联合可用于心力衰竭合并持续或非持续性室性心律失常,可降低心脏性猝死率。对于严重、症状性室速,胺碘酮可作为首选药物。

无症状、非持续性室性心律失常(包括频发心室早搏、非持续心室过速),除β受体阻滞剂外,不建议常规或预防性使用抗心律失常药物治疗(包括胺碘酮)。Ⅰ类抗心律失常药可促发致命性室性心律失常,增加死亡率,应避免使用。胺碘酮可用于安装埋藏式心律转复除颤器(ICD)患者,以减少器械放电。

2) 房颤:心力衰竭伴房颤患者采用复律及维持窦律治疗的价值尚未明确,目前治疗的主要目标是控制心室率及预防血栓栓塞并发症。

β受体阻滞剂、洋地黄制剂或两者联合可用于心力衰竭伴房颤患者心室率控制,如β受体阻滞剂禁忌或不能耐受,可用胺碘酮。胺碘酮可用于复律后维持窦性心律的治疗,不建议使用其他抗心律失常药物。心力衰竭伴阵发或持续性房颤,或曾有血栓栓塞史患者,应予华法林抗凝治疗。

4. 非药物治疗

(1) CRT:NYHAⅢ、Ⅳ级伴低左心射血分数的心衰患者,其中约1/3有QRS时间延长>120 ms,患者存在心室收缩不同步,可致心室充盈减少,左室收缩力或压力的上升速度降低、时间延长,加重二尖瓣反流及室壁逆向运动,使心室排血效率下降,导致心力衰竭患者死亡率增加。CRT治疗可恢复正常的左右心室及心室内的同步激动,减轻二尖瓣反流,从而增加心输出量。

凡是符合以下条件的心力衰竭患者,除非有禁忌证,均应该接受CRT:左心射血分数≤35%,窦性节律,左心室舒张末期内径(LVEDD)≥55 mm,心脏不同步(目前标准为QRS波群>120 ms),尽管使用了优化药物治疗,NHYA心功能仍为Ⅲ级或Ⅳ级。

(2) ICD:中度心力衰竭患者一半以上死于心律失常导致的猝死,因此ICD对预防心力衰竭患者的猝死非常重要,推荐应用于全部曾有致命性快速心律失常而预后较好的心力衰竭患者。

ICD适应于:①心力衰竭伴低左心射血分数者,曾有心脏停搏、心室颤动,或伴有血流动力学不稳定的室性心动过速,植入ICD可作为二级预防以延长生存。②缺血性心脏病(心肌梗死后至少40天)及非缺血性心肌病患者,左心射血分数≤30%,长期优化药物治疗后NYHA心功能Ⅱ或Ⅲ级,合理预期生存期超过1年且功能良好,植入ICD作为一级预防减少心脏性猝死,从而降低总死亡率。③对于NYHAⅢ~Ⅳ级、左心射血分数≤35%且QRS>120 ms的症状性心力衰竭,可植入CRT-D,以改善发病率和死亡率。重度心力衰竭,预期存活时间和生活质量不高的患者,不推荐植入ICD。

(3) 心脏移植及骨髓干细胞移植:心脏移植可作为终末期心力衰竭的一种治疗方式,主要适用于无其他可选择治疗方法的重度心力衰竭患者,但不太适用于老年患者。利用自身骨髓干细胞移植可进行慢性心肌修复,有益于心功能的恢复,可用于AMI后或冠脉3支病变不适于介入及冠脉搭桥的老年心力衰竭患者。

(张　煜　郭新贵)

第十章

老年呼吸系统疾病

第一节 概 述

随着年龄的增长,人体各系统的器官会发生相应的老化,功能逐渐减退,呼吸系统也不例外。增龄相关性呼吸系统改变包括呼吸系统功能与结构两方面的改变。

肺脏的生长和成熟期是在 20 岁之前,女性 20 岁、男性 25 岁时呼吸系统功能达到最佳状态,此后随着年龄增长肺脏功能进行性减退。呼吸系统的增龄相关性功能与结构改变有许多相关因素。目前认为,氧化反应降低氨基酸蛋白酶抑制剂预防骨酸原弹力纤维的弹性损伤作用,而吸烟可增加肺内的氧化反应水平。一系列研究已提示抗氧化水平与肺功能衰退有一定的相关性。此外,与肺功能增龄性降低的有关因素有:以往曾患肺部感染(尤其在儿童期)、营养状态、肥胖、环境污染和对刺激的反应性增高等。增龄相关性功能与结构改变还与一些先天性因素有关,如基因的程序等。

一、形态学

人的肺脏在经历生长期和发育期后,即开始随增龄出现结构和形态的改变。老年人的肺在形态上表现为胸椎后凸,胸骨前突,肋软骨钙化,肋骨呈水平走向,使胸廓的前后径增宽而略显圆桶状,胸廓呼吸运动受到一定限制。Mayer 把无呼吸道症状和呼吸功能正常的健康老人的中上部胸廓增宽、下部变窄、胸廓上部横径/下部横径比值＞1 者称为"老人肺(senile lung)"。

二、气管结构

老年人的气管在形态学上也有改变,尤其 60 岁以后,出现气管及大气管口径增粗、软骨钙化、管壁变硬等,末梢气管管状扩张、肺泡壁变薄和肺泡腔扩大。大气管增龄相关性结构改变中最重要的是腺体上皮细胞数量的减少,使黏液分泌减少,支气管纤毛上皮细胞减少,纤毛运动减弱,排除痰液及异物功能减退,抵御呼吸道感染的能力下降;肺泡及肺泡管可扩张,功能残气量(FRC)、残气容积(RV)增加,在肺血管和肺泡有深棕色的淀粉样变;老年肺的另一解剖学改变是小气管狭窄,这主要由支撑小气管的结缔组织改变引起。小气管由于起支撑作用的纤维弹性蛋白元和骨胶元弯曲、破坏,使肺泡管和肺泡囊扩大,肺弹性回缩力减弱,即老年性肺气肿,并易产生呼气时下气管闭陷,这些改变可由于低通气量、深呼吸减弱和无力清除分泌物而加重。严重时肺泡表面积可减少 20%,使呼吸储备功能明显下降。

三、呼吸肌

呼吸肌的肌力随年龄增大而逐渐减弱。在健康老年人,膈肌的肌力比青年人弱 25% 左右。由于膈肌和腹部、胸部呼吸肌肌力减弱,使功能残气量(FRC)增多,肺活量降低。而且老年人胸壁顺应性降低比肺组织顺应性增加更明显,呼吸肌肉的负荷增加。85 岁健康男性的平均最大吸气压力(MIP)比 65 岁健康男性低 30% 左右(65 cmH_2O vs 90 cmH_2O)。MIP 降低与许多因素有关,由于 MIP 在残气位时测定,残气有增龄性增多,残气越多呼吸肌越短,收缩力越弱。另外还与营养不良和吸烟有关。呼吸肌功能依赖于血流、氧含量以及糖类、脂肪等能量的利用。呼吸肌力量与营养状态有关,营养不良会影响膈肌功能。营养不良是当今影响老年人生活质量的主要因素之一,有研究证明老年人经常处于营养不良状态。

四、肺组织

老年肺的主要形态改变之一是萎缩,切面比青年人粗糙,末端气腔轻度扩大,反映肺泡增大、肺泡壁变薄和毛细血管床大量丧失。老年肺的另一解剖学改变是小气管狭窄,这主要由支撑小气管的结缔组织改变引起。这些解剖学的改变可以引起老年人一系列呼吸生理学改变:①肺脏弹性回缩力下降;②肺顺应性增加;③氧弥散力减退;④通气/血流比值失调,肺泡-动脉氧分压差增大;⑤肺内气体潴留;⑥呼气流速降低。

五、病理和生理

(1) 安静时 $P_{0.1}$ 及每分通气量均出现斜率,老年人也可较好地保持呼吸中枢对 CO_2 负荷反应性。呼吸模式也随年龄改变,老年人只有通过缩短吸气时间,增加呼吸次数,才能维持与青年人同等的每分通气量,故老年人可表现为呼吸频率增快、呼吸节律不齐等。

(2) 老年人对同等的运动负荷所需的氧耗量明显增加,意味着老年人为摄入一定的氧需较多的通气。因此,老年人呼吸中枢兴奋性高于青年人,平均吸气流速增快。

(3) 肺通气功能随年龄呈直线下降。因此,应设定与青年人不同的正常值,必须考虑 V_{25} 对数正态分布的特征。

(4) 动脉血气 $PaCO_2$ 和 pH 不变,但 PaO_2 随增龄下降,反映闭合气量(CV)增大。

(5) 参与气管廓清率的肺泡巨噬细胞数及气管纤毛运动尚能一定程度保持,但反映咳出力的最高流量也随增龄直线下降。

(6) 文献报道,在老年人群中,PaO_2 随增龄而下降,自 20~80 岁,约下降 20%。下降速度为每年 0.2~0.3 mmHg。60 岁以前,PaO_2 下降速度较快,每年平均下降 0.4 mmHg;60 岁以后,每年平均下降 0.06~0.08 mmHg。诸多研究还显示,肺泡与 PaO_2 随增龄而增大,并且老年人 PaO_2 储备极低,因而即使是导致轻度肺功能下降的疾患,亦可诱发呼吸衰竭。

(7) 另一个增龄相关的重要改变是人的免疫功能(包括全身和局部免疫能力),老年人免疫功能较青年人明显减退,免疫缺陷包括细胞免疫功能和体液免疫功能缺陷,后者可能继发于 T 细胞功能障碍。体液免疫的改变包括免疫应答的抗体峰值降低和抗体反应时间缩短。细胞免疫功能的改变包括循环中未成熟 T 细胞数量增多,相应的外周活性 T 细胞数量减少,胸腺体萎缩,白细胞趋化作用降低,促细胞有丝分裂作用降低,T 细胞的细胞毒性作用逐渐减弱等。免疫缺陷使老年人易发生细菌和真菌感染,尤其是细菌性肺炎的发生率明显增高。老年人上呼吸道(咽部)定植菌多见,尤其是住院患者,并可出现肠道阴性菌的定植。一般胃定植菌的产生先于气管。

(朱惠莉)

第二节　慢性阻塞性肺病

慢性阻塞性肺病(COPD)是一种不完全可逆性气流受限疾病,这种气流受限通常呈进展性,与有害颗粒或气体,特别是吸烟所致肺组织异常炎症反应相关。尽管 COPD 的主要受累器官为支气管、肺,但它也给全身带来明显的不良后果。COPD 的气流受限呈进行性发展,并需排除一些其他疾病。COPD 是一个概括的名称,该名称含两种主要的失调——气肿及慢性支气管,这两种疾病的特征是空气无法顺畅地流入及流出肺部。气肿及慢性支气管炎通常是共存的。因此一般统称为 COPD。

COPD 是严重危害人类身体健康的常见病、多发病。大家熟知的一项由世界银行/世界卫生组织(WHO)资助的研究结果显示,在世界范围内,估计目前至少有 5 200 万名 COPD 患者,居当前死亡原因的第 4 位,致病原因的第 12 位。世界卫生组织估计,截至 2000 年,全球已有 2 亿 7 400 万人死于 COPD,并预测,至 2020 年 COPD 将位居世界疾病经济负担的第 5 位。在我国,COPD 的患病率占 >15 岁人群的 3% 以上,2005 年部分地区统计为 8.9%。

【危险因素】　引起 COPD 的危险因素包括个体易感因素以及环境因素,两者相互影响。

1. 个体易感因素　某些遗传因素可增加 COPD 发病的危险性。已知的遗传因素为 α_1 抗胰蛋白酶缺乏。重度 α_1 抗胰蛋白酶缺乏与非吸烟者的肺气肿形成有关。在我国 α_1 抗胰蛋白酶缺乏引起的肺气肿迄今尚未见正式报道。支气管哮喘和气管高反应性是 COPD 的危险因素,气管高反应性可能与机体某些基因和环境因素有关。

2. 环境因素

(1) 吸烟:吸烟为 COPD 重要发病因素。吸烟者肺功能的异常率较高,第 1 秒用力呼出气量(FEV_1)的年下降率较快,吸烟者死于 COPD 的人数较非吸烟者多。被动吸烟也可能导致呼吸道症状以及 COPD 的发生。孕期妇女吸烟可能影响胎儿肺脏的生长及在子宫内的发育,并对胎儿的免疫系统功能产生一定影响。

(2) 职业性粉尘和化学物质:当职业性粉尘及化学物质(烟雾、过敏原、工业废气及室内空气污染等)的浓度过大或接触时间过久,均可导致与吸烟无关的 COPD 发生。接触某些特殊的物质、刺激性物质、有机粉尘及过敏原能使气管反应性增加。

(3) 空气污染:化学气体如氯、氧化氮、二氧化硫等,对支气管黏膜有刺激和细胞毒性作用。空气中的烟尘或二氧化硫明显增加时,COPD 急性发作显著增多。其他粉尘如二氧化硅、煤尘、棉尘、蔗尘等也刺激支气管黏膜,使气管清除功能遭受损害,为细菌入侵创造条件。烹调时产生的大量油烟和生物燃料产生的烟尘与 COPD 发病有关,生物燃料所产生的室内空气污染可能与吸烟具有协同作用。

（4）感染：呼吸道感染是COPD发病和加剧的另一个重要因素，肺炎链球菌和流感嗜血杆菌可能为COPD急性发作的主要病原菌。病毒也对COPD的发生和发展起作用。儿童期重度下呼吸道感染和成年后的肺功能降低及呼吸系统症状发生有关。

（5）社会经济地位：COPD的发病与患者社会经济地位相关。这也许与室内外空气污染程度、营养状况或社会经济地位等差异有一定的内在联系。

【病因与发病机制】 研究已证实，COPD的发生与年龄、吸烟史、低体质指数、呼吸道症状与体征有密切关系。吸烟者发生COPD与年龄和性别的关系更为密切，而不吸烟者与临床症状和体征更为密切。吸烟、年龄大、慢性咳嗽、咳痰是COPD的易患因素，吸烟可以加速病情进展。

老年人气管由于长期和反复发生对烟雾和其他有害颗粒慢性刺激的异常炎症反应，气管黏膜有中性粒细胞、肺巨噬细胞、淋巴细胞、嗜酸性粒细胞等一些炎症细胞浸润。炎性细胞释放多种炎症介质，激发气管炎症反应加剧，引起气管壁结构破坏，产生COPD基本表现——气流受限。同样，炎性因子也参与老年COPD患者的急性发作，当急性发作时血清白细胞介素-6（IL-6）、IL-8、肿瘤坏死因子-α（TNF-α）明显增高，参与老年COPD急性加重的发病机制，而且与病情严重程度密切相关。

另外，老年人常常存在氧化与抗氧化失衡，氧化应激是加重COPD炎症的重要机制，COPD急性加重时氧化应激进一步增加，最终使肺组织产生损害。

当老年人受到慢性刺激后，异常增多的炎症细胞可以释放分解组织的蛋白酶，肺组织中分解组织的蛋白酶和对抗此作用的抗蛋白酶之间存在失衡，过多的蛋白酶引起肺实质的破坏，产生肺气肿。

在慢性炎性反应的侵袭下，肺组织不断损伤，又不断修复。由于炎症等损害因素持续存在，组织修复过程中出现异常生长，如肺泡中的结缔组织纤维发生重塑，发生重塑的组织纤维的硬度和生物力学特性都较正常组织显著下降，肺弹性下降，这可能是导致肺气肿进一步发展的原因之一。

【病理生理】 在COPD肺部病理学改变的基础上出现相应COPD特征性病理生理学改变，包括黏液高分泌、纤毛功能失调、气流受限、肺过度充气、气体交换异常、肺动脉高压和肺心病以及全身的不良效应。黏液高分泌和纤毛功能失调导致慢性咳嗽及多痰，这些症状可出现在其他症状和病理生理异常发生前。小气管炎症、纤维化及管腔的渗出与FEV_1、FEV_1/用力肺活量（FVC）下降有关。肺泡附着的破坏使小气管维持开放的能力受损，但这在气流受限中所起的作用较小。

随着COPD的进展，外周气管阻塞、肺实质破坏及肺血管的减少影响了肺气体交换能力，产生低氧血症，以后可出现高碳酸血症。长期慢性缺氧可导致肺血管广泛收缩和肺动脉高压，常伴有血管内膜增生，某些血管发生纤维化和闭塞，造成肺循环的结构重组。COPD晚期出现的肺动脉高压是其重要的心血管并发症，并进而产生慢性肺源性心脏病及右心衰竭，提示预后不良。

老年人由于增龄相关性肺功能的减退，通气功能大大下降，肺泡的残气量增多。60岁健康人的肺泡残气量，几乎是30岁健康人肺泡残气量的2倍。另外，老年COPD稳定期患者的呼吸驱动、气道阻力、气管顺应性、呼吸肌力学和体液内炎性物质方面均有明显改变，因此对相对稳定的COPD患者也应予以持续的干预治疗。有文献报道，老年COPD患者的呼吸功能状况低于同级的非老年 COPD 患者,而且老年 COPD 患者的肺功能下降速度快于非老年 COPD 患者。

老年人各系统的器官均发生相应老化,加上生理、水电解质酸碱平衡及免疫功能的衰退,易患肺部感染、心脏疾病、创伤、感染性休克和多脏器衰竭,因此呼吸储备功能很小,易导致呼吸衰竭。呼吸衰竭是老年 COPD 患者多发的危重症,其发病率和病死率有增龄性增高趋势。

COPD 特征性的病理学改变存在于中央气管、外周气管、肺实质和肺的血管系统。在中央气管(气管、支气管以及内径>2~4 mm 的细支气管),炎症细胞浸润表层上皮,黏液分泌腺增大和杯状细胞增多使黏液分泌增加。在外周气管(内径<2 mm 的小支气管和细支气管),慢性炎症导致气管壁损伤和修复过程反复发生。修复过程导致气管壁结构重塑,胶原含量增加及瘢痕组织形成,这些病理改变造成气腔狭窄,引起固定性气管阻塞。

老年 COPD 患者典型的肺实质破坏表现为小叶中央型肺气肿,涉及呼吸性细支气管的扩张和破坏。病情较轻时这些破坏常发生于肺的上部区域,但随着病情发展,可弥漫分布于全肺,并有肺毛细血管床的破坏。遗传因素或炎症细胞和介质的作用使肺内源性蛋白酶和抗蛋白酶失衡,是肺气肿性肺破坏的主要机制,氧化作用和其他炎症后果也起一定的作用。

老年 COPD 肺血管的改变以血管壁的增厚为特征,这种增厚始于疾病的早期。内膜增厚是最早的结构改变,接着出现平滑肌增加和血管壁炎症细胞浸润。COPD 加重时平滑肌、蛋白多糖和胶原的增多进一步使血管壁增厚。COPD 晚期继发肺心病时,部分患者可见多发性肺细小动脉原位血栓形成。

COPD 可以导致全身不良效应,包括全身炎症和骨骼肌功能不良等方面。全身炎症表现为全身氧化负荷异常增高、循环血液中细胞因子浓度异常增高以及炎症细胞异常活化等;骨骼肌功能不良表现为骨骼肌重量逐渐减轻等。COPD 的全身不良效应具有重要的临床意义,可加剧患者的活动能力受限,使生活质量下降,预后变差。

【临床表现】

1. 症状　①慢性咳嗽:通常为老年患者的首发症状。老年患者多有初起咳嗽呈间歇性,早晨较重,以后早晚或整日均有咳嗽,但夜间咳嗽并不显著。少数病例咳嗽不伴咳痰。也有部分病例虽有明显气流受限但无咳嗽症状。②咳痰:咳嗽后通常咳少量黏液性痰,部分患者在清晨较多;合并感染时痰量增多,常有脓性痰。③气短或呼吸困难:这是 COPD 的标志性症状,是使患者焦虑不安的主要原因,早期仅于劳力时出现,后逐渐加重,以致日常活动甚至休息时也感气短,随年龄增大,症状加重。④喘息和胸闷:不是 COPD 的特异性症状。部分患者特别是重度患者有喘息;胸部紧闷感通常于劳力后发生。⑤全身性症状:在疾病的临床过程中,特别在老年患者,可能发生全身性症状,如体重下降、食欲减退、外周肌肉萎缩和功能障碍、精神抑郁和(或)焦虑等。合并感染时可咳血痰或咯血。

2. 体征　老年 COPD 患者体格检查发现体型消瘦者居多,胸廓形态异常(典型桶状胸),坐位和站位时人向前倾,肋骨显露而平举,活动时气喘明显,呼吸变浅、频率增快,呼气性呼吸困难;胸部叩诊呈过清音;平静呼吸听诊可闻干性啰音,两肺底或其他肺野可闻湿啰音,心音遥远;当疾病晚期并发肺心病时,可出现剑突下心尖搏动等体征。

3. 病程分期　可分为急性加重期与稳定期,急性加重期是指患者出现超越日常状况的持续恶化,并需改变基础COPD常规用药者,通常在疾病过程中,患者短期内咳嗽、咳痰、气短和(或)喘息加重,痰量增多,呈脓性或黏脓性,可伴发热等炎症明显加重的表现。稳定期则指患者咳嗽、咳痰、气短等症状稳定或症状轻微。

【实验室及其他检查】

1. **肺功能检查**　肺功能检查是判断气流受限的客观指标,对COPD的诊断、严重程度评价、疾病进展、预后及治疗反应等均有重要意义。气流受限是以FEV_1和FEV_1/FVC降低来确定的。FEV_1/FVC是COPD的一项敏感指标,可检出轻度气流受限,是COPD肺功能检查的基本项目。吸入支气管舒张剂后$FEV_1/FVC\%<70\%$,可确定为不能完全可逆的气流受限。呼气峰流速(PEF)及最大呼气流量-容积曲线(MEFV)也可作为气流受限的参考指标。气流受限可导致肺过度充气,使肺总量(TLC)、FRC和RV增高,老年人由于老年性肺功能变化,FRC和TLC更高于青年人。TLC增加不及RV增加的程度大,故RV/TLC增高。肺泡隔破坏及肺毛细血管床丧失可使弥散功能受损,一氧化碳弥散量(DLCO)降低,DLCO与肺泡通气量(VA)之比(DLCO/VA)比单纯DLCO更敏感。深吸气量(IC)是潮气量与补吸气量之和,IC/TLC是反映肺过度膨胀的指标,在反映COPD呼吸困难程度甚至COPD生存率上具有意义。

2. **胸部X线检查**　X线检查对确定肺部并发症及与其他疾病(如肺间质纤维化、肺结核等)鉴别有重要意义。老年COPD早期X线胸片可无明显变化,以后出现肺纹理增多、紊乱等非特征性改变;老年COPD患者主要X线征为肺过度充气:肺容积增大,胸腔前后径明显增长,肋骨走向变平,肺野透亮度增高,横膈位置低平,心脏悬垂狭长,肺门血管纹理呈残根状,肺野外周血管纹理纤细稀少等,老年患者常见肺大疱形成。并发肺动脉高压和肺源性心脏病时,除右心增大的X线征外,还可有肺动脉圆锥膨隆,肺门血管影扩大及右下肺动脉增宽等。

3. **胸部CT检查**　CT检查一般不作为常规检查。但是在鉴别诊断时CT检查有益,高分辨率CT(HRCT)对辨别小叶中心型或全小叶型肺气肿及确定肺大疱的大小和数量,有较高的敏感性和特异性。

4. **血气检查**　当$FEV_1<40\%$预计值时或具有呼吸衰竭或右心衰竭的COPD患者均应做血气检查。血气异常首先表现为轻、中度低氧血症。随疾病进展,低氧血症逐渐加重,并出现高碳酸血症。

5. **其他实验室检查**　低氧血症,即$PaO_2<55$ mmHg时,血红蛋白及红细胞计数可增高,血细胞比容$>55\%$可诊断为红细胞增多症。并发感染时痰涂片可见大量中性粒细胞,痰培养可检出各种病原菌,常见为革兰阴性菌,如肺炎链球菌、流感嗜血杆菌、卡他摩拉菌、肺炎克雷白杆菌等。

【诊断与鉴别诊断】

1. **诊断**　诊断除病史、症状、体征外,还需进行肺功能检查。COPD患者均有气道阻力增高、气流受限,肺功能是判断气流受限程度的客观指标,是诊断COPD的金标准,对其诊断、严重度评价、疾病进展、预后及治疗反应等均有重要意义。目前气流受限以FEV_1占预计值百分比和FEV_1/FVC的降低来确定。FEV_1/FVC可检出轻度气流受限,而FEV_1占预计值百分比为中、重度气流受限的良好指标;吸入支气管扩张剂后,$FEV_1<80\%$预计值且$FEV_1/FVC<70\%$,可确定为不能完全可逆的气流受限。其他检查还包括胸部X线、胸部

CT、动脉血气检查等。

2. 鉴别诊断

（1）支气管哮喘：与支气管哮喘的鉴别有时存在一定困难。老年 COPD 患者多在中年后起病，随年龄增高逐渐加重，哮喘则多在儿童或青少年期起病；COPD 症状缓慢，可有数十年病史，逐渐加重，哮喘则症状起伏大；老年 COPD 患者多有长期吸烟史和（或）有害气体、颗粒接触史，哮喘则常伴过敏体质、过敏性鼻炎和（或）湿疹等，部分患者有哮喘家族史；肺功能检查 COPD 时气流受限基本为不可逆性，哮喘时则多为可逆性。但部分病程长的老年哮喘患者已发生气管重塑，气流受限不能完全逆转，此时应根据病史、临床及实验室结果全面分析，必要时做支气管舒张试验和（或）峰值呼气流速昼夜变异率进行鉴别。在老年患者中这两种疾病可以重叠存在。

（2）支气管扩张症：支气管扩张症常有大量脓痰和咯血史；常伴有细菌感染；粗湿啰音、杵状指；X 线胸片或 CT 示支气管扩张、管壁增厚。

（3）肺结核：所有年龄均可发病，而近几年老年人群发病率提高，可表现为慢性咳嗽，少数可与 COPD 合并存在，X 线胸片示肺浸润性病灶或结节状空洞样改变；细菌学检查可确诊。

（4）充血性心力衰竭：老年人往往存在冠心病、高血压，甚至心肌梗死等病史，可出现充血性心力衰竭。当出现时听诊肺基底部可闻及细啰音；胸部 X 线片示心脏扩大、肺水肿；肺功能测定示限制性通气障碍（而非气流受限）。

（5）弥漫性泛细支气管炎：大多数为男性非吸烟者，年纪较轻；90％患者有慢性鼻窦炎；X 线胸片和 HRCT 显示弥漫性小叶中央结节影和过度充气征。

3. COPD 严重程度分级　老年人 COPD 严重程度评估需根据患者症状、肺功能异常、是否存在并发症（呼吸衰竭、心力衰竭）等确定，其中反映气流受限程度的 FEV_1 下降有重要参考意义。根据肺功能，COPD 严重性分为 4 级（表 10-1）。

表 10-1　慢性阻塞性肺病临床严重程度的肺功能分级（吸入支气管舒张剂后）

级别	特征
I 级（轻度）	$FEV_1/FVC<70\%$，FEV_1 占预计值百分比$\geqslant 80\%$
II 级（中度）	$FEV_1/FVC<70\%$，$50\%\leqslant FEV_1$ 占预计值百分比$<80\%$
III 级（重度）	$FEV_1/FVC<70\%$，$30\%\leqslant FEV_1$ 占预计值百分比$<50\%$
IV（极重度）	$FEV_1/FVC<70\%$，FEV_1 占预计值百分比$<30\%$，或伴有慢性呼吸衰竭

除 FEV_1 以外，已证明体质指数（BMI）和呼吸困难分级在预测 COPD 生存率等方面有意义。BMI 等于体重（kg）除以身高（m）的平方，BMI<21 kg/m^2 的 COPD 患者死亡率增加。

另外，功能性呼吸困难分级，可用呼吸困难量表来评价。

0 级：除非剧烈活动，无明显呼吸困难。

1 级：当快走或上缓坡时有气短。

2 级：由于呼吸困难比同龄人步行得慢，或者以自己的速度在平地上行走时需要停下来呼吸。

3级：在平地上步行100 m或数分钟后需要停下来呼吸。

4级：明显的呼吸困难而不能离开房屋或者穿脱衣服时气短。

如果将FEV_1作为反映气流阻塞（obstruction）的指标，呼吸困难（dyspnea）分级作为症状的指标，BMI作为反映营养状况的指标，再加上6 min步行距离作为运动耐力（exercise）的指标，将这几方面综合起来建立一个多因素分级系统（BODE），比FEV_1能更好地反映COPD的预后。

生活质量评估常用圣·乔治呼吸问卷（SGRQ）和治疗结果研究（SF-36）等，广泛应用于评价COPD患者的病情严重程度、药物治疗的疗效、非药物治疗的疗效（如肺康复治疗、手术）和急性发作的影响等。

此外，COPD急性加重次数也可作为COPD严重程度的一项监测指标。

【治疗】

1. COPD稳定期的治疗（表10-2）

表10-2　稳定期慢性阻塞性肺病的推荐治疗方案

分级	特征	推荐治疗方案
Ⅰ级（轻度）	$FEV_1/FVC<70\%$，FEV_1占预计值百分比≥80%	避免危险因素；接种流感疫苗；按需使用短效支气管舒张剂
Ⅱ级（中度）	$FEV_1/FVC<70\%$，50%≤FEV_1占预计值百分比<80%	在上一级治疗的基础上，规律应用一种或多种长效支气管舒张剂，康复治疗
Ⅲ级（重度）	$FEV_1/FVC<70\%$，30%≤FEV_1占预计值百分比<50%	在上一级治疗的基础上，反复急性发作，可吸入糖皮质激素
Ⅳ级（极重度）	$FEV_1/FVC<70\%$，FEV_1占预计值百分比<30%，或伴有慢性呼吸衰竭	在上一级治疗的基础上，如有呼吸衰竭，长期氧疗，可考虑外科治疗，需进行严密监护或入住重症监护室行无创或有创机械通气治疗

（1）老年COPD稳定期治疗目的

1）减轻症状，阻止病情发展。

2）缓解或阻止肺功能下降。

3）改善活动能力，提高老年患者生活质量。

4）降低病死率，延长老年患者寿命。

（2）教育与管理：通过教育与管理可以提高老年患者及家属对COPD的认识和自身处理疾病的能力，更好地配合治疗和加强预防措施，减少反复加重，维持病情稳定，提高生活质量。主要内容：①教育与督促患者戒烟；②使患者了解COPD的病理生理与临床基础知识；③掌握一般和某些特殊的治疗方法；④学会自我控制病情的技巧，如腹式呼吸及缩唇呼吸锻炼等；⑤了解及时赴医院就诊的时机；⑥社区医生老年患者定期随访管理。

（3）控制职业性或环境污染：避免或防止粉尘、烟雾及有害气体吸入。

（4）药物治疗

1）支气管舒张剂：支气管舒张剂可松弛支气管平滑肌、扩张支气管、缓解气流受限，是控制COPD症状的主要治疗措施。短期按需应用可缓解症状，长期规则应用可预防和减轻症状，增加运动耐力。吸入剂不良反应小，因此多首选吸入治疗。

主要的支气管舒张剂有 β_2 受体激动剂、抗胆碱药及甲基黄嘌呤类,根据药物的作用及患者的治疗反应选用。老年人大多存在冠心病,故使用 β_2 受体激动剂不宜过量。适当的长效 β_2 受体激动剂、抗胆碱药物和(或)茶碱联合应用,老年人肺功能与生活质量可获一定改善。

A. β_2 受体激动剂:主要有沙丁胺醇、特布他林等,为短效定量雾化吸入剂,数分钟内开始起效,$15\sim30$ min 达到峰值,持续疗效 $4\sim5$ h,每次剂量 $100\sim200$ μg(每喷 100 μg),24 h 内不超过 $8\sim12$ 喷。主要用于缓解症状,按需使用,老年人尽量少用。福莫特罗(formoterol)为长效定量吸入剂,作用持续 12 h 以上。福莫特罗吸入后 $1\sim3$ min 起效,常用剂量为 $4.5\sim9$ μg,每日 2 次。

B. 抗胆碱药:主要品种有异丙托溴铵(ipratropium)气雾剂,持续时间长,$30\sim90$ min 达最大效果,维持 $6\sim8$ h,剂量为 $40\sim80$ μg(每喷 20 μg),每日 $3\sim4$ 次。噻托溴铵(tiotropium bromide)选择性作用于 M_3 和 M_1 受体,为长效抗胆碱药,作用长达 24 h 以上,吸入剂量为 18 μg,每日 1 次。长期吸入可增加 IC,减低呼气末肺容积(EELV),进而改善呼吸困难,提高运动耐力和生活质量,也可减少急性加重频率,但老年人有明显前列腺肥大者慎用。

C. 茶碱类药物:可解除气管平滑肌痉挛,还有改善心搏血量、舒张全身和肺血管、增加水盐排出、兴奋中枢神经系统、改善呼吸肌功能以及某些抗炎作用等。但在一般治疗量,茶碱的其他多方面作用不很突出。缓释型或控释型茶碱每日 1 次或 2 次口服可达稳定的血浆浓度。茶碱血浓度监测对估计疗效和不良反应有一定意义,>5 mg/L 即有治疗作用;>15 mg/L 时不良反应明显增加,尤其是老年患者。吸烟、饮酒、服用抗惊厥药、利福平等可引起肝脏酶受损并缩短茶碱半衰期;需注意老人、持续发热、心力衰竭和肝功能明显障碍者,同时应用西咪替丁、大环内酯类药物(红霉素等)、氟喹诺酮类药物(环丙沙星等)等都可能使茶碱血药浓度增加。

2) 糖皮质激素:COPD 稳定期长期应用糖皮质激素吸入治疗并不能阻止其 FEV_1 的降低趋势。长期规律地吸入糖皮质激素较适用于 $FEV_1<50\%$ 预计值(Ⅲ级和Ⅳ级)并且有临床症状以及反复加重的 COPD 患者。可减少急性加重频率,改善生活质量。联合吸入糖皮质激素和 β_2 受体激动剂,比各自单用效果好,目前已有联合制剂。

3) 其他药物:①祛痰药(黏液溶解剂)。常用药物有盐酸氨溴索(ambroxol)、乙酰半胱氨酸等。②抗氧化剂。应用抗氧化剂如 N-乙酰半胱氨酸可降低疾病反复加重的频率。③疫苗。流感疫苗可减少老年患者的严重程度和死亡,应每年给予 1 次(秋季)或 2 次(秋、冬)。肺炎球菌疫苗含有 23 种肺炎球菌荚膜多糖,已在 COPD 患者中应用。④中医治疗:实践中体验到某些中药具有祛痰、支气管舒张、免疫调节等作用。

(5) 氧疗:COPD 稳定期进行长期家庭氧疗对具有慢性呼吸衰竭的老年患者可提高生存率。对血流动力学、血液学特征、运动能力、肺生理和精神状态都会产生有益的影响。长期家庭氧疗应在Ⅳ级即极重度 COPD 患者应用,具体指征是:①$PaO_2\leqslant55$ mmHg 或动脉血氧饱和度(SaO_2)$\leqslant88\%$,有或没有高碳酸血症。②PaO_2 $55\sim60$ mmHg,或 $SaO_2<89\%$,并有肺动脉高压、心力衰竭、水肿或红细胞增多症(血细胞比容$>55\%$)。

长期家庭氧疗一般是经鼻导管吸入氧气,流量 $1.0\sim2.0$ L/min,吸氧持续时间>15 h/d。

(6) 康复治疗:康复治疗是 COPD 患者一项重要的治疗措施,包括呼吸生理治疗、肌肉训练、营养支持、精神治疗与教育等多方面措施。在呼吸生理治疗方面包括帮助患者咳嗽,用力呼气以促进分泌物清除;采取使患者放松,进行缩唇呼吸以及避免快速浅表的呼吸以帮助患者克服急性呼吸困难等措施。在肌肉训练方面有全身性运动与呼吸肌锻炼,前者老年患者以步行比较合适,后者有腹式呼吸锻炼等。在营养支持方面,应要求达到理想的体重;同时避免过高糖类饮食和过高能量摄入,以免产生过多的二氧化碳。

(7) 外科治疗

1) 肺大疱切除术:在有肺功能减退指征的患者,有反复肺大疱破裂气胸患者可考虑,但老年患者需非常谨慎使用,高龄老人不主张手术。

2) 肺减容术:通过切除部分肺组织,减少肺过度充气,改善呼吸肌做功,提高运动能力和健康状况,但不能延长患者的寿命。主要适用于上叶明显非均质肺气肿,>65 岁老年患者不建议应用。

3) 肺移植术:对于老年患者不建议应用。

2. COPD 急性加重期的治疗

(1) 确定 COPD 急性加重的原因:引起 COPD 加重的最常见原因是气管-支气管感染,主要是病毒、细菌的感染,老年患者需要仔细加以分析明确,尽早治疗。

(2) COPD 急性加重的诊断和严重性评价:与加重前的病史、症状、体征、肺功能测定、动脉血气检测和其他实验室检查指标进行比较,对判断 COPD 加重和严重程度甚为重要。应特别注意了解本次病情加重或新症状出现的时间,气促、咳嗽的严重程度和频度,痰量和痰液颜色,日常活动的受限程度,是否曾出现过水肿及其持续时间,既往加重时的情况和有无住院治疗,以及目前的治疗方案等。

(3) 院外治疗:对于 COPD 加重早期,病情较轻的患者可以在院外治疗。COPD 加重期的院外治疗包括适当增加以往所用支气管舒张剂的剂量及频度。若未曾使用抗胆碱药物,可以用异丙托溴胺或噻托溴胺吸入治疗,直至病情缓解。对更严重的病例,可给予数日较大剂量的雾化治疗,如异丙托溴铵,或沙丁胺醇加异丙托溴铵雾化吸入,每日 2～4 次,老年患者需注意不能过量。

全身使用糖皮质激素对加重期治疗有益,可促进病情缓解和肺功能的恢复。如患者的基础 $FEV_1 < 50\%$ 预计值,除支气管舒张剂外可考虑口服糖皮质激素,泼尼松龙每日 30～40 mg,连用 7～10 天,老年患者尽量缩短全身应用糖皮质激素的时间,使用时密切观察和预防并发症的出现,如血糖增高、真菌感染等。

COPD 症状加重,特别是咳嗽痰量增多并呈脓性时应积极给予抗生素治疗。抗生素选择应依据患者肺功能及常见的致病菌,结合患者所在地区致病菌及耐药流行情况。老年 COPD 患者常为反复感染,反复使用抗生素者,可存在多种基础疾病和耐药菌感染的可能,选择抗生素应考虑上述因素。

(4) 住院治疗:老年 COPD 患者急性加重病情较重者需尽早住院治疗。老年 COPD 急性加重到医院就诊或住院治疗的指征:①症状显著加剧,如突然出现的静息状况下呼吸困难;②出现新的体征或原有体征加重(如发绀、外周水肿);③新近发生的心律失常;④有严重的伴随疾病;⑤初始治疗方案失败;⑥高龄 COPD 患者的急性加重;⑦诊断不明确;⑧院外治疗条件欠佳或治疗不力。

COPD 急性加重收入重症监护治疗病房(ICU)的指征:①严重呼吸困难且对初始治疗反应不佳;②精神障碍,嗜睡,昏迷;③经氧疗和无创性正压通气(NIPPV)后,低氧血症

（PaO$_2$＜50 mmHg）仍持续或呈进行性恶化，和（或）高碳酸血症（PaCO$_2$＞70 mmHg）无缓解甚至有恶化，和（或）严重呼吸性酸中毒（pH＜7.30）无缓解，甚至恶化。

（5）COPD 加重期主要的治疗方案

1）根据症状、血气、胸部 X 线片等评估病情的严重程度。

2）控制性氧疗：氧疗是 COPD 加重期住院患者的基础治疗，尤其是老年患者。

3）抗生素：COPD 急性加重多由细菌感染诱发，故抗生素治疗在 COPD 加重期治疗中具有重要地位。应根据老年患者是否有基础疾病、COPD 严重程度及相应的细菌分层情况，结合当地区常见致病菌类型及耐药流行趋势和药敏情况尽早选择敏感抗生素，一般先广谱强效应用，如对初始治疗方案反应欠佳，应及时根据细菌培养及药敏试验结果调整抗生素。老年患者尤其是长期应用广谱抗生素和糖皮质激素者易继发深部真菌感染，应密切观察真菌感染的临床征象并及时采用防治真菌感染的措施，另外还需注意抗生素的不良反应，减少老年患者的药物性脏器损害。

4）支气管舒张剂：短效 β$_2$ 受体激动剂若效果不显著，建议加用抗胆碱能药物（如异丙托溴铵、噻托溴铵等）。对于较为严重的 COPD 加重者，可考虑静脉滴注茶碱类药物，也可联合应用可获得更大的支气管舒张作用。

5）糖皮质激素：老年 COPD 加重期住院患者可在应用支气管舒张剂基础上，口服或静脉滴注糖皮质激素，激素的剂量要权衡疗效及安全性，建议口服泼尼松 20～30 mg/d，连用 7～10 天后逐渐减量停药。也可以静脉给予甲泼尼龙 40 mg，每日 1 次，3～5 天后改为口服。

6）机械通气：可通过无创或有创方式给予机械通气。根据病情需要，可首选无创性机械通气，在此条件下，通过药物治疗消除 COPD 加重的原因，并使急性呼吸衰竭得到逆转。

7）其他：在出入量和血电解质监测下适当补充液体和电解质，注意维持液体和电解质平衡；注意补充营养，对不能进食者需经胃肠补充要素饮食或予静脉高营养；对卧床、红细胞增多症或脱水的患者，无论是否有血栓栓塞性疾病史，均需考虑使用肝素或低分子肝素；注意痰液引流，积极排痰治疗；识别并治疗老年人伴随疾病（冠心病、糖尿病、高血压等）及并发症（休克、弥漫性血管内凝血、上消化道出血、胃功能不全等）。

【预防】 通过宣传教育方式，使人们了解 COPD 的病因，特别是吸烟以及大气污染、反复上呼吸道感染等的危害，帮助至今仍吸烟者尽快戒烟并坚持下去，包括介绍戒烟方法，必要时推荐相关药品。

（朱惠莉）

第三节 吸入性肺炎

吸入性肺炎主要是指口、鼻、咽部的分泌物和胃、食管的反流物误吸入下呼吸道，达肺泡及终末呼吸道而引发的肺部炎性病变。吸入是病原微生物进入下呼吸道最常见途径，故吸入性肺炎在老年性肺炎中占很大比例。老年人是发生吸入性肺炎的高危人群。

由于年龄的增加，老年人的吞咽功能及咳嗽反射明显减退，目前认为这是造成误吸的主要因素。同时，老年人群中，脑卒中等中枢神经系统疾病、胃肠道功能紊乱和糖尿病等发病率增龄性升高,常常存在吞咽障碍、胃食管蠕动减弱、胃食管反流等病理状态,口腔及消化道的定植菌比例明显高于中、青年人,在此基础上极易发生吸入性肺炎。老年人吸入性肺炎有时起病隐匿,临床上很难早期发现,为治疗和康复带来很大的困难。有报道老年人肺炎中吸入性肺炎占 70%左右。高龄老人肺炎治疗困难,死亡率高(国外有报道肺部感染死亡患者中95%>65 岁老年患者),是目前危及老年人健康和生命的主要因素之一。降低吸入性肺炎的发病率是老年病学亟待解决的重大课题,且具有极大的社会效益和经济效益。

老年人吸入性肺炎重在预防:①预防口咽部细菌的误吸;②预防消化系统疾病导致胃肠道定植菌的异位和吸入;③预防老年疾病引起吸入物的增加。呼吸系统的吸入物,可分为感染性物质、化学性或炎性物质、不起化学作用的物质。

【病因与发病机制】

1. 口咽部因素　口腔内舌、唾液、牙结石、齿龈沟中均有细菌、真菌、螺旋杆菌、衣原体、病毒等定植。正常情况下诸多因素可阻止病原菌致病,如支气管黏膜上皮的纤毛运动、肺泡巨噬细胞的作用等。当口腔卫生状况下降或患牙龈炎、牙周炎、齿槽脓肿等口腔疾病,机体抵抗力降低或合并有某些基础疾病时,吸入后易引起肺炎。

随年龄的增长,老年人日常生活适应力、免疫力增龄性降低,口腔自净能力也随之减弱,由于不良的口腔卫生状况,不洁的义齿、龋洞和齿周间隙的感染,大量致病菌在此繁衍,细菌定植量远远多于中青年人,出现口咽部菌群失调,正常菌减少,铜绿假单胞菌、不动杆菌、真菌定植增加。由于老年人吞咽反射迟钝,常常会发生口腔内容物吸入气管,包括口咽部定植的厌氧菌、肠杆菌、金黄色葡萄球菌等。若老年人营养状态欠佳,免疫功能降低,易发生吸入性肺炎。据统计分析,老年人吸入性肺炎与中青年人吸入性肺炎比较,因口腔内容物的吸入导致的吸入性肺炎占比例较高。

2. 吞咽功能障碍　老年人有增龄性吞咽功能的减退。另外,老年人发生脑血管意外的比例高,特别是大脑基底核血管病变和阻塞性睡眠呼吸暂停综合征,且老年人帕金森病是慢性神经系统退行性病变,导致迷走神经感觉支释放到咽部和气管的神经肽,即 P 物质减少,作为吞咽和咳嗽反射原动力的 P 物质减少,可造成显性和隐性误吸入机会增多,从而导致吸入性肺炎。

有文献报道,无症状性吞咽障碍的老年人,咳嗽反射降低。Kikuchi 等对老年人社区获得性肺炎进行研究,发现其中 70%存在着误吸,而在正常人群中只有 10%人有误吸,说明误吸在老年人肺炎发病中的重要意义。Nakagawa 等报道,单侧、至少 1 个部位基底节梗死的患者,其肺炎发生率是正常对照的 2.12 倍;而双侧多部位梗死者,肺炎发生率是正常的 3.64倍,两组之间发病率有差异。说明基底节病变越广泛,发生肺炎的机会越多。证实误吸或咳嗽反射降低是导致肺炎的重要因素。Araid 等发现应用血管紧张素转换酶抑制剂(ACEI)药物 12 周后,患者血清 P 物质水平明显增高,无症状性吞咽障碍得到改善。

另有报道老年痴呆、长期鼻饲管保留等也影响吞咽功能,可导致吸入性肺炎。

3. 消化道病变　老年人有增龄性消化系统的改变,如食管下端括约肌和神经纤维退行性变、食管下端括约肌张力下降、食管排空时间延长、食管扩张,产生吞咽困难,易致误吸;老年人反流性食管炎和食管裂孔疝比例高,长年累月可造成食管狭窄,产生吞咽困难,易致误吸;食管 Zenker 憩室一般产生于>50 岁的中老年人,食物可嵌塞在食管薄弱处,造成吞咽困难,促成反流;另外,P 物质神经分布于消化道壁的各层,与胃肠道的运动有关,是胃肠道感觉和运动神经元的兴奋性递质,所以导致 P 物质产生减少的脑血管意外、帕金森病等均可出现胃肠道蠕动减慢,易反流,产生吸入;老年人合并糖尿病增多,每增加 10 岁,发病率成倍增加,65～75 岁患病率为 15%,＞80 岁达 20% 以上。糖尿病患者迷走神经和交感神经受损导致胃肠功能紊乱,高血糖、激素及平滑肌变性等使患者出现慢性胃排空延迟即糖尿病性胃轻瘫,可引起反流并发生吸入性肺炎;老年人胃酸分泌明显少于中青年,＞60 岁分泌量为 1.48 mmol/h,而中青年为 2.83 mmol/h,胃酸分泌减少,胃内细菌定植量高,胃液误吸入肺后可导致肺部化学性及细菌性炎症。

4. 呼吸道局部防御功能改变 老年人呼吸道解剖屏障功能削弱,呼吸道纤毛活动力下降,呼吸道免疫球蛋白 A 分泌减少,巨噬细胞吞噬功能减弱,致使呼吸道局部抵抗力降低;而且老年人慢性肺部疾病的合并率高,局部防御功能进一步降低,导致老年人上呼吸道定植菌比例增高;另外,老年人咳嗽反射减退,易将胃内容物及口咽部分泌物吸入气管内。由于上述诸因素的影响,使老年人吸入性肺炎的发病率增高。、

5. 全身免疫功能降低 老年人的免疫球蛋白 IgM 有增龄性下降,接种外源性抗原后产生的抗体浓度低;细胞免疫功能也有增龄性降低,细胞介导的免疫反应下降或出现延迟反应。免疫功能的下降也是老年人吸入性肺炎发生、发展的原因之一。

【病理生理】 吸入性肺炎与吸入时的体位有关,好发于上叶后段和下叶背段。解剖上右总支气管走向陡直,管径粗,较左叶好发。坐位时易发生于两下肺。

(1) 细菌性吸入性肺炎:老年性肺炎多为支气管肺炎,可占 80%～90%。病原体经气管入侵,引起细支气管、终末细支气管及肺泡的炎症。镜下可见气管、支气管黏膜上皮变性坏死脱落,形成溃疡和增生,进展可向细支气管和肺泡蔓延,细支气管壁有弥漫性淋巴细胞浸润,充血,水肿,并向支气管周围扩展,产生肺间质肺泡水肿,肺泡内充满红细胞、单核细胞、巨噬细胞和纤维素,也可以表现为坠积性肺炎。因咳痰无力,呼吸道内分泌物潴留,局部肺充血及肺泡萎陷,形成肺不张和阻塞性肺炎,另一方面由于重力作用影响引起液体自血管外溢形成肺间质肺泡水肿。有时厌氧菌感染可引起肺脓肿,表现为肺组织的广泛化脓性炎性病变,炎症主要累及肺叶、肺段,组织进一步坏死形成空洞或脓腔。典型的大叶性肺炎很少见,病理表现为肺叶、肺段的炎症。

(2) 化学性吸入性肺炎:吸入胃内容物后,胃酸刺激支气管引起强烈的支气管痉挛,随后产生支气管上皮急性炎症反应和支气管周围炎症浸润,进入肺泡的胃液迅速向周围肺组织扩散,肺泡上皮细胞破坏、变性并累及毛细血管壁,血管壁通透性增加,肺泡毛细血管壁破坏,形成间质性肺水肿、肺泡水肿。数日后肺泡内水肿和出血逐渐吸收并有透明膜形成,久之可引起纤维化。吸入同时可将咽部寄居菌带入肺内,产生以厌氧菌感染为主的继发性细菌感染,形成肺脓肿。肺水肿使肺组织弹性减弱,顺应性降低,肺容量减少,加之肺泡 II 型细胞破坏,肺泡表面活性物质减少,使小气管闭合,肺泡萎缩引起肺不张。肺泡量通气不足、通气/血流比值降低、静动脉分流增加,导致低氧血症。血管内液体大量渗出或反射性血管扩张可发生低血容量性低血压碳氢化合物的病理过程与胃酸吸入相仿,因其表面张力低,吸入后在肺内大面积扩散,并使表面活性物质失活,更易产生肺不张、肺水肿,导致严重低氧血症,产生急性呼吸窘迫综合征。化学性吸入性肺炎的严重程度与吸入胃液中的盐酸浓度、吸入量以及在肺内的分布情况有关,吸入胃酸的 pH＜2.5 可严重损伤肺组织,吸入液体低至50 ml 即能引起损害。

（3）阻塞性吸入性肺炎：视吸入颗粒物的大小，阻塞气管程度不同，而引起肺不张和阻塞性肺炎。

（4）类脂性肺炎：是指吸入油性或脂质性物质引起的肺部炎性病变。依不同的油质和吸入量多少，发生的病理变化各异。矿物油如石蜡为惰性物质，吸入肺脏迅速乳化，被巨噬细胞吞噬，经淋巴管运走，若留下残留物可引起肺纤维化。植物油可被乳化，但不会为肺的酯酶所水解，故不会伤害肺。动物油可被肺酯酶水解，释放脂肪酸，引起显著的炎性反应，类似吸入性化学性肺炎。

【临床表现】　按吸入物的不同可分为感染性吸入性肺炎、非感染性吸入性肺炎。感染性肺炎又称细菌性吸入性肺炎，在临床上常见，又可分为社区吸入性肺炎和医院吸入性肺炎。非感染性吸入性肺炎又分为化学性吸入性肺炎、阻塞性吸入性肺炎、类脂性肺炎。单纯的非感染性吸入性肺炎临床上少见，多很快继发细菌感染。老年人由于呼吸系统老化，呼吸道防御功能减退，同时常患有慢性疾病，是发生吸入性肺炎的高危人群。

1. 细菌性吸入肺炎　多起病隐袭。老年性肺炎由于高龄或伴基础疾病，表现多不典型，常缺乏肺炎的肺部症状，且发病率高，病死率高，并发症多。发病前多有引起误吸的病史及相关的危险因素，但有 29% 为无明确误吸，在睡眠或其他情况下无声无息地吸入。

（1）典型症状：寒战、发热、胸痛、咳嗽等典型呼吸道症状在老年人中很少见。以发热、咳嗽、咳痰最多见（占 60%）。即使有症状亦轻微，仅表现咳嗽无力，排痰困难，为白痰或脓痰，形成肺脓肿后咳大量脓臭痰（提示合并厌氧菌感染）。多表现为低热，体温<38℃，发生寒战者少见，胸痛、咯血少见。

（2）不典型症状：老年性肺炎最常见的表现为患者健康状况的日渐恶化，如食欲不振、厌食、倦怠不适、活动能力下降、急性意识障碍、恶心、呕吐、体重减轻、二便失禁，甚至精神错乱等，或仅表现为原有基础疾病的恶化或恢复缓慢。在老年人最早出现的症状常为呼吸加快、心动过速（30%～60%），呼吸困难常较早出现。

（3）其他：另有少数表现为胃肠道症状，如呕吐、腹泻、腹胀等或与呼吸道症状伴发。

（4）体征

1）典型的肺实变体征少见，病变部出现语颤增强，叩诊实音。

2）25% 的病例可听到肺部湿啰音，更多听不到湿啰音。

3）部分可听到哮鸣音。

4）无异常体征的占 1/4 左右。

5）出现脓胸时可呈胸腔积液体征。

2. 化学吸入性肺炎　多有误吸或呛咳的病史，与诱因有关，初期无症状，可于吸入数小时后（多 2 h 内）出现症状。主要表现为因喉反射性痉挛和支气管刺激而引发喘鸣，剧咳、呼吸困难，神志不清者吸入时常无明显症状，于 1～2 天后突发呼吸困难、发绀、咳浆液性泡沫痰（带血）。食管和支气管瘘引起的吸入性肺炎每于进食后出现痉挛性咳嗽和气急。体征：心动过速，低血压，低体温占 32%，双肺可闻及湿啰音、哮鸣音。

3. 类脂性肺炎　类脂性肺炎易发生于患帕金森病、肺血管病和类风湿关节炎的老年人。症状：咳嗽、咳痰、呼吸困难。体征：两肺底可闻到捻发音。肺部 X 线征象：早期呈细节结状，两肺底可见间质性纤维化，有时在网状阴影中有多发性肉芽肿，呈粟粒样外观，与结缔组织疾病的肺间质性纤维化相似，亦呈局限性团块。

4. 阻塞性吸入性肺炎　症状视吸入物大小而定,吸入较大异物阻塞在大气管可突然窒息死亡,阻塞在小气管可引起肺不张或阻塞性肺炎,出现相应的咳嗽、咳痰及气短等症状。

【实验室及其他检查】

1. 细菌性吸入肺炎

(1) 血象:可有白细胞增多,一半的患者白细胞增高不明显;90%的病例可有核左移,有时中性粒细胞内可见中毒颗粒;50%的病例可有贫血。

(2) 红细胞沉降率:多增快。

(3) 电解质紊乱:以低钠、低钾多见。当饮食不佳、呕吐、腹泻及应用利尿药后尤甚。

(4) 低蛋白血症:白蛋白<30 g/L 者,死亡病例多见,与此类患者抗感染能力降低有关。

(5) 痰的细菌学检查:是确定老年性肺炎病原学诊断的重要方法,是选择恰当抗生素的依据,应尽可能在用抗生素前做此项检查。临床的实际情况是作出肺部感染或肺炎的诊断比较容易,但判断病原却较困难。由于老年人呼吸道排痰能力减弱加上不能很好配合,故所留痰标本常不能代表下呼吸道的状况,需采集合格的痰标本,或采用环甲膜穿刺吸痰法和经纤维支气管镜加保护性毛刷取痰。目前最常用的技术为纤维支气管镜检查(活检、灌洗、保护性毛刷取样)或经皮肺活检,此为侵袭性诊断技术,在合并疾病的老年人中进行困难,危险性高。细菌培养需要采用不同方法,如需氧、厌氧的特殊培养基培养。直接痰涂片革兰染色镜检简便易行,有早期诊断价值。对支原体、衣原体、病毒、军团菌难以检出。血、胸液及肺泡灌洗液培养准确性高,但阳性率低。DNA 探针与聚合酶链反应(PCR)可用于感染性疾病病原学诊断,如病毒、衣原体等感染。

(6) 抗原物检测:临床上常采用免疫荧光、酶联免疫吸附试验、对流免疫电泳、协同凝集实验等方法。应用抗生素后细菌被杀死,细菌培养为阴性,但其抗原物存在达 2 周以上,检出抗原物可作出病原诊断。此方法简便快速,可用于测定病毒、支原体、细菌等感染,如军团菌肺炎可在血、痰、胸液、尿中应用直接荧光抗体染色法检出抗原。

(7) 肺部 X 线检查:是诊断肺部感染的最有效辅助诊断方法。老年人发病初,胸片可能是正常的。支气管肺炎即小叶性肺炎表现为沿肺纹理分布的斑片状模糊影,密度不均,可融合成较大的片状,病变多发现于两肺中下野。吸入性肺脓肿时可见团片状浓密影中的脓腔及液平,脓液破溃到胸腔可见胸腔积液或液气胸征象,表现为肺叶、肺段或亚段密度均匀的片状影。

2. 化学吸入性肺炎　血气分析:低氧血症,出现急性呼吸道窘迫综合征后可伴二氧化碳潴留,代谢性酸中毒。肺部 X 线检查提示双肺散在的不规则形状边缘模糊影,其分布与吸入性体位有关,多见于肺的后下部,以右肺多,但出现从双肺门向外扩散的片状、云絮状肺水肿征象。

【诊断与鉴别诊断】　根据病史,各类型吸入肺炎的临床特点(如咳嗽、咳痰)及肺部体征,加各种辅助检查,特别是 X 线和 CT 检查,不难诊断。需与下列疾病相鉴别。

1. 心力衰竭　左心衰竭早期有咳嗽、咳粉红色泡沫痰等。但呼吸困难、心慌更加突出,不能平卧,两肺底闻密集湿性啰音,PaO_2 显著降低,PaO_2 正常或降低,多有心脏病史。

2. 肺栓塞　肺栓塞患者常有发热、咳嗽、咳血痰、气短,但起病突然且胸痛明显,心电图常有 $S_I Q_{II} T_{III}$ 动态典型变化及 $V_{1\sim2}$ T 波倒置、肺性 P 波、右束支传导阻滞。必要时行放射性核素肺通气/灌注扫描或肺动脉造影检查以资鉴别。

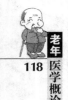

3. 肺结核 对发热、咳嗽、咳痰、X 线胸片可见明显阴影,一般抗感染治疗效果不佳者应考虑肺结核的可能。仔细追溯病史,X 线胸片上陈旧结核灶的存在,淋巴细胞增高,痰结核菌检查及结核菌素试验等有助于鉴别。

4. 其他 伴有消化道症状的应注意与急性胃肠炎相鉴别;休克性肺炎与其他原因所致的休克相鉴别。

【并发症】 以呼吸衰竭居首,其次为电解质及酸碱平衡失调、心律失常、休克、败血症及脓毒血症、心力衰竭、多脏器功能衰竭等。这与老年人各脏器功能储备减弱,代偿力或修复功能差,或原有慢性疾病,器官功能衰退有关。也有部分器官功能基础差,在某些诱因的激惹下,迅速出现更多器官受累或衰竭,其中以慢性支气管炎、肺气肿、高血压、心脏病、心律失常等多见。

【治疗】 老年性吸入性肺炎的治疗难点在于表现不典型,或与基础疾病的表现相混淆,极易漏诊和延误诊断,丧失治疗时机。并因常伴有基础疾病而给治疗带来不利影响,故老年人吸入性肺炎必须尽早治疗,采取综合治疗措施,加强护理,预防并发症。

在紧急情况下,应立即给予高浓度氧吸入,应用纤维支气管扩张镜或气管插管将异物吸出,加用呼气末正压呼吸治疗急性呼吸窘迫综合征。纠正血容量不足可用白蛋白或低分子右旋糖酐等。为避免左心室负担过重和胶体液渗漏入肺间质,可使用利尿剂。应用肾上腺皮质激素治疗尚有争论,有学者认为在吸入 12 h 内大量使用糖皮质激素,有利于肺部炎症的吸收。患者入院后应尽早应用抗生素,在未弄清病原菌前要根据患者临床表现、以往使用抗生素情况,综合分析判断,施以相应的抗生素治疗;其后应根据患者痰液、气管分泌物、创面分泌物等培养结果,尽快选用有针对性的抗生素。抗生素措施实施以后,要严密观察患者对治疗的反应。不能轻信实验室检查结果。一套抗生素治疗方案实施以后,使用 3 天对疗效作出评价,不宜频频变更。抗生素只用于控制感染,不主张用于预防细菌性感染。

老年人用药特点为疗程适当延长,体温、血象和痰液正常 5～7 天后可考虑停药。老年人用药的特殊考虑:肾功能随着年龄增长和体质下降而降低,胃动力减弱,胃酸缺乏,影响口服抗生素的吸收,故主张静脉给药,同时考虑基础疾病及药物的不良反应而相应调整用药。

老年性吸入性肺炎常合并并发症,治疗这些并发症极为重要。如发生呼吸衰竭,选择人工气管和呼吸机治疗,机械通气。心力衰竭是肺炎死亡的重要原因,一旦发生,立即给予强心利尿治疗,其他如抗心律失常、抗休克治疗等。

吸入性阻塞性肺炎由吸入颗粒物质引起,治疗宜于尽快行纤维支气管镜下直接吸引清除异物,合并感染应同时积极抗感染治疗。

类脂性肺炎无特效疗法,重在预防。团块状病灶与肺癌难以鉴别时可考虑手术切除。

【预防】

(1)减少口咽部致病菌:注意口腔卫生,勤漱口,及时清除口腔内的食物残渣。目前正在研究口腔清洁和脱污染剂,但疗效尚不肯定。治疗口咽部感染性疾病。

(2)增强吞咽功能:可加强口舌运动,增加吞咽动作的锻炼,尽量减少或缩短留置鼻饲管、气管插管时间。

(3)体位的调节:老年卧床患者,鼻饲时采取床头角度 30°～35°、每餐进食限量 300 ml、每餐进食时间 30 min 左右,可减少患者吸入性肺炎的发生率。另外,进水易呛咳的患者,建议坐位喝水,小口喝水。

（4）增加咳嗽反射：使用 ACEI。

（5）增强消化道功能：包括促动力剂的使用；控制抑酸剂的使用，减少胃内定植菌；黏膜保护剂的应用，可减少反流。

（6）基础疾病的预防和治疗。

（7）增强机体免疫功能：各种病原菌疫苗与免疫增强剂。

（8）体质的锻炼。

（朱惠莉）

第四节　肺源性心脏病

肺源性心脏病，简称肺心病，是呼吸系统的一种常见病。根据全国各省、市、自治区＞14岁人群的抽样调查，表明肺心病的患病率约为 4‰，存在明显的地区差异，东北、西北、华北患病率明显高于南方地区，寒冷潮湿地区较温暖地区高，高原山区较平原高，农村高于城市，且有随年龄增加而增加的特点。吸烟者比不吸烟者患病率明显增多，男女无明显性别差异。在我国慢性肺心病多由 COPD 发展而来，从肺部基础疾病发展为肺心病，一般需要 10～20年，亦有长达 50 年或短至 1 年者。冬、春季节，气候骤然变化是引起肺心病急性发作的重要因素。

慢性肺心病是我国老年人的多发病、常见病。患者由于年老体弱，机体反应低，一旦因呼吸道感染而诱发肺心病急性发作，常常需要住院抢救或治疗，死亡率极高，应该引起人们的关注。

【病因与发病机制】　老年肺心病的病因很多，大致可以分为以下 4 类。

1. 气管疾病　据国内 662 例肺心病尸检资料，显示肺心病源自 COPD 的占 82.8%；一组 78 853 例住院肺心病患者资料分析，由 COPD 引起的肺心病占 84.01%。由此可见，CODP 是老年肺心病最主要的病因。

2. 致纤维化肺部疾病　包括特发性肺间质纤维化和继发性肺间质纤维化，多见的有肺结核（5.90%）、肺尘埃沉着病（1.21%）、慢性肺部感染、肺部放射治疗等。

3. 影响呼吸运动的疾病　如严重的胸廓畸形、胸廓成形术、严重的胸膜肥厚、肥胖伴肺通气不足，睡眠呼吸障碍等。

4. 肺血管病变　如肺栓塞、原发性肺动脉高压等。

【病理生理】　老年肺心病表现的肺动脉高压、右心室肥大产生的因素很多，有些还不清楚。反复感染等因素导致一系列的体液因子、肺血管以及血液的变化，使右心室射血阻力增加。右心室为克服已增高的肺循环阻力，加强收缩，产生肺动脉高压。

1. 肺动脉高压的形成

（1）体液因素：肺泡缺氧时，肺血管平滑肌近旁的内皮细胞、肥大细胞、巨噬细胞、血小板、中性粒细胞，甚至血管平滑肌细胞自身可释放一些血管活性物质并影响平滑肌的舒缩功能，如花生四烯酸环氧化酶产物前列腺素和脂氧化酶产物白细胞三烯（简称白三烯）等。在缺氧时收缩血管的活性物质相对增多，使肺血管收缩，血管阻力增加，形成肺动脉高压。

（2）神经因素：缺氧刺激血管化学感受器，使交感神经兴奋，肺动脉顺应性降低，肺血管阻力增加。

（3）缺氧对血管平滑肌的直接作用：肺血管平滑肌细胞可直接对缺氧发生反应。缺氧使平滑肌细胞膜对钙离子通透性增加，细胞内钙离子的含量增高，肌肉兴奋-收缩耦联效应增强，使肺血管收缩，肺动脉压力增高。

（4）酸性肺血管收缩：高碳酸血症时 $PaCO_2$ 升高，产生过多的氢离子，后者使血管对缺氧收缩敏感性增强，使肺动脉压增高。

（5）血管解剖结构的重塑：反复发作的慢性支气管炎及支气管周围炎时，间质炎症可累及邻近肺小动脉，引起血管炎，血管平滑肌增生、管壁增厚、管腔狭窄或纤维化，甚至完全闭塞。同时也造成肺毛细血管网的毁损，肺泡毛细血管床减损超过70％时则肺循环阻力增大，产生肺动脉高压；肺气肿时，周边毛细血管管腔狭窄或闭塞；肺血管本身也可因慢性缺氧而使血管收缩，管壁张力增高可直接刺激管壁增生。同时缺氧时肺细小动脉和肌型微动脉的平滑肌细胞肥大，细胞间质增多，内膜弹性纤维及胶原纤维增生，使血管壁增厚硬化，管腔狭窄，血流阻力增大。此外，反复发作的肺血管栓塞、肺间质纤维化、尘肺等也可引起肺血管的病理改变，产生肺血管阻力增加，发展成肺动脉高压。

（6）血容量增多和血液黏稠度增加：慢性肺心病患者血容量及血液黏稠度均增加，其原因如下。

1）缺氧使肾小球中合成红细胞生成素的一系列酶激活，导致红细胞生成素合成增加，使红细胞增多，血液黏稠度增加，血流阻力增高。

2）缺氧时交感神经兴奋，醛固酮和抗利尿激素分泌增多，肾小管对水、钠的重吸收加强，使水、钠潴留。

3）缺氧使肾小动脉收缩，肾血流减少，肾小球滤过率减少，也加重水、钠潴留，血容量增多，更使肺动脉压升高。

2. **心脏病变和心力衰竭**　肺循环阻力增加时，右心负荷过重使心脏功能受损，导致右心室扩大或心室肥厚等各种代偿性变化。肺动脉高压早期，右心室尚能代偿，舒张末期压仍正常。随着病情的进展，右心失代偿，右心输出量下降，右心室收缩末期残留血量增加，舒张末压增高，促使右心室进一步扩大和右心室衰竭。肺心病在老年期多见，而老年人多合并高血压、冠心病。肺心病持续性加重，则可发生左、右心室肥大，甚至导致左心衰竭。此外，由于：①心肌缺氧，心肌功能受损；②细菌毒素对心肌的毒性作用；③酸碱平衡失调、电解质紊乱所致的心律失常；④肺动脉高压本身能引起心力衰竭；⑤红细胞增多，血液黏稠度增加，均可影响心肌收缩功能，加重心力衰竭。

3. **其他重要器官的损害**　缺氧和高碳酸血症可引起注意力不集中、智力减退、定向障碍、烦躁不安、神志恍惚、谵妄，甚至神志丧失，乃至昏迷；缺氧可直接或间接损害肝细胞，使谷丙转氨酶（GPT）上升，消化道黏膜糜烂、出血等。

【临床表现】　本病多有长期慢性经过，并逐步出现肺、心衰竭以及其他器官损害的征象。按其功能的代偿期与失代偿期的临床表现如下。

1. **肺、心功能代偿期（包括缓解期）**　此期主要是慢性阻塞性肺气肿的表现。可表现为咳嗽、咳痰、喘息，活动后可感心悸、气短、乏力和劳动耐力下降，也可表现为心源性哮喘，端坐呼吸、急性肺水肿等左心衰竭症状。体格检查可有明显肺气肿的体征。由于胸膜腔内压升高阻碍腔静脉回流可见颈静脉充盈,胸廓外观呈桶状胸,呼吸运动减弱,语音震颤减弱,呼吸音减低,呼气延长,有时肺底听到哮鸣音及湿啰音,心浊音界缩小,心音遥远,肝浊音界下降,肝大伴压痛,肝颈静脉反流阳性,水肿和腹水等,下肢水肿常见。此外,肺动脉瓣区可有第二心音亢进,提示有肺动脉高压,三尖瓣区出现收缩期杂音或剑突下示心脏搏动,多提示有右心室肥大。

2. 肺、心功能失代偿期(包括急性加重期) 本期临床主要表现以呼吸衰竭为主,有或无心力衰竭。

(1)呼吸衰竭:急性呼吸道感染为常见诱因,多为通气障碍型呼吸衰竭(Ⅱ型呼吸衰竭),低氧血症与高碳酸血症同时存在。低氧血症的主要表现是胸闷、心慌、气短、头痛、乏力和发绀等。缺氧严重者可出现躁动不安、昏迷或抽搐。高碳酸血症的主要表现是皮肤温湿多汗、浅表静脉扩张、洪脉、球结膜充血水肿、瞳孔缩小,甚至眼球突出、两手扑翼样震颤、头昏、头痛、嗜睡及昏迷。当严重呼吸衰竭伴有精神、神经障碍而又能排除其他原因引起者称为肺性脑病。

(2)心力衰竭:肺心病在功能代偿期只有肺动脉高压及右室肥厚等征象,而无心力衰竭表现。失代偿期则出现右心衰竭、心慌、气短、颈静脉怒张、肝大、下肢水肿,甚至全身水肿及腹水,老年患者还常常可伴有左心衰竭的临床表现。

【实验室及其他检查】

1. 动脉血气分析 肺心病肺功能代偿期可出现低氧血症或合并高碳酸血症。当 $PaO_2 < 8$ kPa(60 mmHg)、$PaCO_2 > 6.66$ kPa(50 mmHg),多见于 COPD 所致肺病。

2. 血液检查 具有缺氧的肺心病患者,红细胞及血红蛋白可升高,血细胞比容可$>50\%$。全血黏度及血浆黏度可增加。合并感染时,白细胞总数增高,中性粒细胞增加,可出现核左移现象。部分患者血清学检查可有肾功能或肝功能改变,亦可出现电解质紊乱。

3. 肺功能检查 对早期或缓解期肺心病患者有意义。

4. 痰细菌学检查 对急性加重期肺心病可以指导抗菌药物的选用。

5. X 线检查 除肺、胸基础疾病及急性肺部感染的特征如肺透光度加强、肋间隙增宽以及肺纹理增粗紊乱外,尚可有肺动脉高压症:①右下肺动脉干扩张,其横径≥ 15 mm,其横径与气管横径之比值≥ 1.07;②肺动脉段明显突出或其高度≥ 3 mm;③中心肺动脉扩张和外周分支纤细形成鲜明对比;④圆锥部显著凸出(右前斜位45°)或锥高≥ 7 mm;⑤右心室肥大征(结合不同体位判断)。以上 5 项标准,具有 1 项即可诊断为肺心病。

6. 心电图检查 主要表现有右心房、右心室肥大的改变,如电轴右偏,额面平均电轴$\geq +90°$,重度顺钟向转位($V_5 R/S \leq 1$),$RV_1 + SV_5 \geq 1.05$ mV,aVR 呈 QR 型及肺型 P 波。也可见右束支传导阻滞及低电压图形,可作为诊断肺心病的参考条件。在 V_1、V_2 甚至延至 V_3,可出现酷似陈旧性心肌梗死图形的 QS 波,应注意鉴别。

7. 心电向量图检查 主要表现为右心房、右心室肥大的图形。随右心室肥大的程度加重,QRS 方位由正常的左下前或后逐渐演变为向右、再向下、最后转向右前,但终末部仍在右后。QRS 环自逆时针向运行或"8"字形发展至重度时之顺时针向运行。P 环多狭窄,左侧与前额面 P 环振幅增大,最大向量向前下、左或右。

8. 超声心动图检查 通过测定右心室流出道内径(≥ 30 mm),右心室内径(≥ 20 mm),右心室前壁的厚度(≥ 5 mm),左、右心室内径的比值(< 2.0),右肺动脉内径或肺动脉干及右

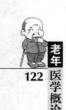

心房肥大等指标,以诊断肺心病。

【诊断与鉴别诊断】 肺心病患者一旦出现肺心衰竭,诊断一般不难,但对早期患者,诊断必须结合病史、症状、体征、各项辅助检查等进行全面分析和综合判断。病史可作为诊断肺心病的参考,如具有慢性肺、胸疾病的病史,存在慢性阻塞性肺气肿或慢性肺间质纤维化等基础疾病的体征,并有前述的心电图、X线表现,再参考心电向量图、超声心动图、肺阻抗血流图、肺功能或其他检查,可以作出诊断。肺、心功能失代偿期的患者则有呼吸衰竭和右心衰竭的临床征象和血气改变。

根据病史、X线片、有关检查证实有肺动脉高血压或右心室肥厚增大,老年肺心病的鉴别诊断一般不难。肺心病伴左心室肥大并不少见。肺心病患者亦可出现心肌复极异常和缺血性 ST－T 心电图改变,尤其是老年患者。左心室损害既可能是肺心病时外周血管收缩等引起左心室负荷增加所致,也可能系并存冠心病或高血压心脏病之故,可以根据上述鉴别要点甄别。老年肺心病常与冠心病并存,易使病情混淆和症状更加不典型。老年肺心病患者有下列情况之一并有左心室肥大者可以诊断为肺心病合并冠心病:①肺心病缓解期出现典型心绞痛并有心肌缺血的心电图改变;②有胸闷或心前区疼痛并有急性心肌梗死的心电图改变,肌酸激酶(CK)、肌钙蛋白 T(TnT)及乳酸脱氢酶(LDH)明显升高;③心电图有陈旧性心肌梗死改变并能除外肺心酷似心肌梗死图形;④Ⅲ度房室传导阻滞或完全性左束支传导阻滞并能排除其他原因者;⑤冠脉造影显示冠脉硬化符合冠心病诊断标准者。

老年肺心病合并肺性脑病时应与老年痴呆、脑血管意外、高血压脑病、肝性脑病、糖尿病昏迷、中毒性脑病等相鉴别。

【并发症】

1. 肺性脑病 老年患者由于增龄性肺功能减退,肺心病急性加重时易出现呼吸衰竭,并发肺心脑病,出现精神症状、意识障碍,甚至深昏迷死亡。

2. 上消化道出血 由于缺氧,产生消化道黏膜糜烂、溃疡出血,并由于严重感染,产生凝血纤溶异常,加重消化道出血。

3. 弥散性血管内凝血(DIC) 老年肺部感染患者易诱发凝血纤溶系统异常,甚至并发DIC,死亡率非常高。

4. 心律失常 老年患者在缺氧、酸碱平衡和电解质紊乱情况下,常常发生心律失常,如房性和(或)室性心律失常,并可出现严重致死性室速或室颤心律失常等,甚至出现心源性休克等。

5. 休克 可由于严重感染出现感染性休克,或因心率衰竭或心律失常出现心源性休克,或消化道出血,引起出血性休克等。

6. 多器官功能损害(MODF)或衰竭(MOF) 老年患者在肺心病急性加重的情况下,有17%患者发生多器官功能损害或多器官衰竭,治疗困难,死亡率可达50%左右。

【治疗】 老年慢性肺心病患者,常伴有多系统、多器官功能损害,甚至衰竭,如不及时抢救,可导致死亡。因此,肺心病的治疗,除处理肺、胸基础疾病,改善心肺功能外,维护各器官的功能,采取积极的措施予以救治。

1. 常规治疗 治疗原则是控制感染,保持呼吸道通畅,改善肺功能,纠正缺氧和二氧化碳潴留,控制心、肺衰竭。

(1) 积极控制肺部感染:肺部感染是肺心病急性加重最常见的原因,积极控制肺部感染才能使病情得到好转。老年患者引起肺部感染的细菌以革兰阴性杆菌,其中以克雷白杆菌、铜绿假单胞菌和大肠埃希菌为主。此外,真菌感染也日益增多。院外感染以革兰阳性菌占多数,院内感染则以革兰阴性菌为主。经验治疗可据此选择抗菌药物。常用的有青霉素类、氨基糖苷类、氟喹诺酮类及头孢菌素类等抗菌药物。培养结果出来后,根据病原微生物的种类,选用针对性强的抗生素治疗。抗生素应用一般以 10～14 天为 1 个疗程,根据患者具体情况而定。

(2) 保持呼吸道通畅:肺心病急性发作期患者由于气管内炎症使黏膜充血水肿、腺体分泌增加以及痰液引流不畅等因素,使呼吸道阻塞进一步加重。老年久病体弱、无力咳痰者,给予拍背引流和用力咳嗽以利排痰。如通气严重不足、神志不清、咳嗽反射迟钝且痰多黏稠不能咳出者,应及时建立人工气管,经气管插管定期吸痰。补充容量,纠正失水,给予雾化利痰液排出。另外可应用黏液溶解剂和祛痰剂,常用药物为乙酰半胱氨酸、溴己新和氨溴索。

(3) 药物治疗

1) 支气管舒张药:

A. 选择性 β_2 受体兴奋药:能选择性兴奋支气管平滑肌的 β_2 受体,激活腺苷酸环化酶使三磷腺苷转化为环磷腺苷(cAMP),产生支气管舒张的作用。常用口服制剂有沙丁胺醇(舒喘灵)2.4～4.8 mg,每日 3 次;特布他林(博利康尼)1.25～2.5 mg,每日 3 次。吸入的制剂有沙丁胺醇(舒喘灵,喘乐宁)200 μg,每日 3 次。

B. 茶碱类药物:该药主要通过抑制磷酸二酯酶,减少 cAMP 水解,增加 cAMP 水平,从而发挥支气管舒张的作用。此外,茶碱类药物还有利尿,兴奋呼吸中枢以及恢复膈肌疲劳等作用。氨茶碱常用剂量为每次 0.1～0.2 g 口服,每日 3 次。

C. 抗胆碱能药物:主要有异丙托溴铵(ipratropium)气雾剂,剂量为 40～80 μg(每喷 20 μg),每日 3～4 次。噻托溴铵(tiotropium bromide)选择性作用于 M_3 和 M_1 受体,为长效抗胆碱药,作用长达 24 h 以上,吸入剂量为 18 μg,每日 1 次。

2) 消除气管非特异性炎症 皮质激素能通过腺苷酸环化酶增强 β_2 受体兴奋药的效应,舒张支气管,还可以阻断或抑制某些炎症介质的合成与释放,从而减轻炎症反应。常用口服药物有泼尼松,吸入药物有倍氯米松、布地奈德等。

(4) 纠正缺氧和二氧化碳潴留

1) 氧疗:是通过增加吸入氧浓度,从而提高肺泡内氧分压,提高动脉血氧分压(PaO_2)和血氧饱和度(SaO_2),降低呼吸肌做功和肺动脉高压,减轻右心负荷。缺氧不伴二氧化碳潴留(Ⅰ型呼吸衰竭)的氧疗应给予高流量吸氧(>35%),使 PaO_2 提高到 8 kPa(60 mmHg)或 SaO_2 达 90% 以上。但吸高浓度氧不宜时间过长,以免发生氧中毒。对于缺氧伴明显二氧化碳潴留(Ⅱ型呼吸衰竭)的氧疗应予以低流量持续吸氧,避免给予高流量氧削弱低氧性驱动作用而使呼吸抑制。此外,吸入高浓度氧解除低氧性肺血管收缩,使肺内血流重新分布,加重通气与血流比例失调。故氧疗以 1～2 L/min 的氧流量吸入。

2) 呼吸兴奋药:呼吸兴奋药通过刺激呼吸中枢或周围化学感受器,增加通气量,改善缺氧和促进二氧化碳排出,同时,患者的氧耗量和二氧化碳产生量亦相应增加,另外,剂量偏大时常引起皮质兴奋、肌肉抽搐、颜面潮红和心律失常等不良反应,尤其是老年患者更易出现。老年患者以中枢抑制为主,意识障碍不重而气管尚通畅的肺心病呼吸衰竭患者,呼吸兴奋药疗效较好。对于严重支气管痉挛、痰液引流不畅,以换气功能障碍为主要病变者,不宜使用。

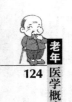
呼吸兴奋药包括尼可刹米(可拉明)、洛贝林等。

3) 机械通气:对于老年呼吸衰竭患者,应及时进行机械通气。

4) 纠正酸碱失衡和电解质紊乱:肺心病急性加重期容易出现酸碱失衡和电解质紊乱,常见的酸碱失衡类型是呼吸性酸中毒、呼吸性酸中毒合并代谢性酸中毒或代谢性碱中毒。呼吸性酸中毒的治疗,关键在于改善通气;呼吸性酸中毒合并代谢性酸中毒时,pH 明显降低,当 pH<7.2 时,治疗上除注意改善通气外,还应根据情况适当静脉滴注碳酸氢钠溶液;呼吸性酸中毒合并代谢性碱中毒时,大多与低血钾、低血氯有关,治疗上应注意补充氯化钾;此外,危重患者可能出现三重性酸碱失衡,应及时发现并进行治疗。电解质紊乱应连续监测,采取针对性治疗。

5) 降低肺动脉压:有效的氧疗可能是降低肺动脉压最主要的措施。酚妥拉明和硝苯地平(硝苯吡啶)、前列环素 C、一氧化氮吸入等均有一定效果。

6) 控制心力衰竭:肺心病患者在积极控制感染、改善呼吸功能后心力衰竭大多能得到改善。但对治疗无效或较重患者可适当选用利尿、正性肌力药或血管扩张药。

7) 利尿药:以达到减轻右心负荷的目的。利尿药的应用原则是少量顿服法、保钾与排钾利尿药联合应用。如氢氯噻嗪(双氢克尿噻)25～50 mg,每日 1～3 次,或加用保钾利尿药,如氨苯蝶啶 50～100 mg,每日 1～3 次,重度患者可用呋塞米 20 mg 肌内注射或口服。还可应用呋塞米 20～40 mg 肌内或静脉注射,应注意电解质监测。

8) 正性肌力药:因低氧血症、感染、电解质紊乱等情况,肺心病右心衰竭使用强心药易出现不良反应,如心律失常等。故洋地黄类药物的剂量宜小,一般为常规剂量的 1/2 或 2/3,同时选用作用快、排泄快的洋地黄类药物,如毒毛花苷 K(毒毛旋花子苷 K)0.125～0.25 mg,或(毛花苷 C)西地兰 0.2～0.4 mg。用药前应注意纠正缺氧,防治低钾血症。应用指征:①感染得到控制,低氧血症已纠正,使用利尿药不能得到良好的疗效而反复水肿的心力衰竭患者;②无明显感染的右心衰竭为主要表现的患者;③合并急性左心衰竭者。

9) 血管扩张药:血管扩张药减轻心脏前、后负荷,降低心肌耗氧量,增加心肌收缩力,对部分顽固性心力衰竭有一定效果。血管扩张药在扩张肺动脉同时也扩张体动脉,造成血压下降,反射性使心率增快,血氧分压下降、二氧化碳分压上升等不良反应。

10) 脑水肿的处理:肺心病患者因严重低氧血症和高碳酸血症常合并肺性脑病,临床上出现神经精神症状和脑水肿等表现。因此,应尽快降低颅内压,减轻脑水肿,并控制其神经精神症状。可给予:①脱水药。一般选用 20% 甘露醇每次 0.5～1.0 g/kg,快速静脉滴注,每日 1～2 次。②皮质激素。能降低颅内压,减轻脑水肿,解除支气管痉挛,抑制支气管腺体分泌,促进肺部炎症吸收,对肺性脑病患者尤为有利,用药期间必须与有效抗生素及保护胃黏膜药物等配合使用。大多采用地塞米松 10 mg、尼可刹米 1.875 g 加于 5% 葡萄糖液 500 ml 中静脉滴注。

2. 稳定期康复治疗　目的是增强患者的免疫功能,去除诱发因素,减少或避免急性加重期的发生,使肺、心功能得到部分或全部恢复。

(1) 呼吸肌锻炼:每日做缩唇呼吸和膈肌锻炼(每次 10～15 min),可以减少呼吸肌疲劳。

(2) 氧疗:对于处于休息状态的患者,其氧分压仍低于 7.33 kPa(55 mmHg)者需要家庭氧疗,使其最低氧浓度达到 8.66 kPa(65 mmHg)。

(3) 药物治疗:主要减轻咳嗽、咳痰和气短胸闷。①控制咳嗽与痰:增强免疫力的药物,包括酪蛋白(核酪)、冻干卡介苗、转移因子等,对减少急性发作有一定作用。②减少胸闷气短,可应用 β_2 受体兴奋药等扩张支气管而获得改善。

(4)营养疗法:肺心病多数有营养不良,占 70% 左右。营养疗法有利于增强呼吸肌力及免疫功能改善,提高机体抗病能力。能量供应至少为每日 12.54 kJ/kg,其中糖类不宜过高(一般≤60%),因为糖的呼吸熵高,过多二氧化碳生成会增加呼吸负荷;蛋白质的供应为每日 1.0~1.5 g/kg。

【预后】 预后因原发疾病不同而异,与缓解期时的心肺功能状况及是否得到积极正确的治疗密切相关。没有危重并发症的肺心病失代偿者经积极合理抢救治疗,预后仍较好;合并有肺性脑病、消化道大出血、DIC、多器官衰竭者预后较差,合并 3 个器官衰竭老年患者病死率为 60% 以上,合并 4 个器官衰竭者病死率在 90% 以上。

肺心病是老年人易患的一种常见病,它可直接影响老年患者的生活质量。故老年肺心病的预防保健至关重要。预防保健可分为 3 个层次。

一级预防:又称病因预防。主要通过防止基础疾病,防治原发病诱发因素。通过宣传教育,提倡戒烟及有效戒烟药物的应用,达到病因预防的目的。

二级预防:肺心病早期诊断、早期治疗,通过临床手段,终止肺心病的进一步发展,并尽量使已受损的心肺功能得到恢复。

三级预防:对已诊断肺心病的老年患者,采取积极适当的治疗和康复手段,尽可能减少肺心病对机体的损害程度,保护肺、心残存功能,以及并发症的治疗。

(朱惠莉)

第五节 呼 吸 衰 竭

呼吸衰竭(respiratory failure)是呼吸系统或其他疾病、创伤、药物中毒等导致通气和(或)换气功能障碍,引起缺氧或合并二氧化碳潴留,进而引起机体系列生理功能紊乱和代谢异常的临床综合征。老年人呼吸衰竭病因和发病机制与非老年人基本一致,但由于老年人有增龄性各脏器功能的减退,人体各系统的器官会发生相应的老化,而且老年人易患肺部感染,呼吸道黏膜萎缩,分泌物清除功能下降,呼吸储备功能小,更易导致呼吸衰竭。

呼吸系统解剖生理的衰退是老年人呼吸衰竭发病率增高的基础,尤其是高龄老人,急性呼吸衰竭可以是基础疾病加重的首发症状;老年人因免疫功能低下,感染、肿瘤、免疫性疾病易感性高于非老年人群;缺血性心脏疾病存在比例也高,故老年人群中呼吸衰竭发生率高于非老年人群。据文献报道,老年人从基础病发展到呼吸衰竭的时间也较非老年人明显缩短。

呼吸衰竭是老年人多发的危重症,其发病率和病死率有增龄性增高趋势。据不完全统计,重症监护病房中,有 50% 以上的患者年龄>60 岁,而且有 20%~30% 的患者需长期或间歇机械通气。

【病因与发病机制】 老年人呼吸衰竭的病因最常见的是急性肺炎、COPD 等肺基础疾病合并感染、误吸、成人呼吸窘迫综合征等;还有急性心衰竭诱发呼吸衰竭,脑血管意外呼吸中枢异常导致呼吸衰竭。老年人导致呼吸衰竭的基础疾病多种多样,发生急剧、凶险,死亡率极高。

呼吸衰竭的病因较多,常见者归纳如下。

1. 呼吸道病变　累及上、下呼吸道任何部位的疾病,只要引起气管阻塞,造成通气不足和气体分布不均,导致通气/血流比例失调者都可以引起呼吸衰竭。

2. 肺组织病变　引起弥漫性肺实质性的病变,如各种肺炎、重度肺结核、肺气肿、弥漫性肺纤维化、硅沉着病;各种原因所致的肺水肿、肺不张等,引起肺通气量、有效面积减少,通气/血流比例失调,肺内右至左分流增加,发生缺氧。

3. 肺血管病变　肺栓塞、脂肪栓塞、肺血管炎、多发性微血栓形成,使肺换气功能损害,导致缺氧。

4. 胸廓病变　包括胸壁及胸膜疾病。严重的胸廓畸形,胸廓外伤、肺挫伤、手术创伤、大量气胸或胸腔积液等,胸膜增厚,影响胸廓活动和肺扩张,导致通气减少及吸入气体分布不匀,影响换气功能。

5. 神经肌肉病变　患者肺部常完全正常,原发疾病主要累及脑、神经通路或呼吸肌,直接或间接抑制呼吸中枢;神经-肌肉接头阻滞影响传导功能;呼吸肌没有力气进行正常通气。常见于脑血管病变、脑炎、脑外伤、电击、药物中毒、脊髓灰质炎以及多发性神经炎、重症肌无力等。

6. 睡眠呼吸暂停　正常人熟睡时可有短暂的呼吸停止,但已证明极端肥胖、慢性高山病、扁桃体肥大和其他许多疾病患者睡眠呼吸暂停时间显著延长,并有严重缺氧。

【病理生理】

1. 通气不足　当 $PaCO_2$ 升高时即有肺泡通气不足存在。单纯由肺泡通气不足所致的动脉低氧血症不伴有肺泡动脉血 PaO_2 差值增大,故吸纯氧可以纠正;反之,不能纠正者可认为还有其他原因存在。

2. 弥散障碍　弥散是指肺泡腔内气体和肺毛细血管内血液之间氧和二氧化碳跨过肺泡毛细血管壁的运动,即气体交换过程。弥散面积减少(如肺实质病变、肺气肿、肺不张等)和弥散膜增厚(如肺间质纤维化、肺水肿等),可引起缺氧。

3. 通气-灌注失衡　若气体交换单位得到的血液多于通气量,则将产生动脉血低氧血症。通气-灌注失调为动脉低氧血症最为常见的原因,并可通过给患者吸入 100% 的氧得到改善,此类患者很少出现二氧化碳潴留。

4. 右向左分流　血液由右向左分流可发生于肺内有异常的解剖通道,多见于肺泡萎陷(肺不张)或肺泡腔充满液体,如肺水肿、肺炎或肺泡内出血等,造成生理性分流而引起低氧血症。

5. 氧耗量增加　是加重缺氧的原因之一,发热、寒战、呼吸困难和抽搐均将增加氧耗量。寒战耗氧量可达 500 ml/min,严重者随着呼吸功的增加,氧耗量可为正常的十几倍。氧耗量增加,肺泡氧分压下降,正常人借助增加通气量以防止缺氧。

【临床表现】

1. 临床特点

(1) 易导致呼吸衰竭:从基础疾病开始,老年人比青年人更易演变为呼吸衰竭。

(2) 可无特殊的自觉症状和临床表现:老年人一旦发生呼吸衰竭时,呼吸困难者仅为 45.5%,其余虽 PaO_2 表现异常,但不一定出现任何不适。老年人的呼吸道黏膜萎缩,使清除功能下降,咳嗽、喘息和痰量增加比青年人出现率低,而出现意识障碍的比例明显高于青年人。

(3) 老年人呼吸衰竭并发多器官衰竭者明显高于非老年组。尤以合并心力衰竭、肾衰竭为多见。

2. 常见的临床表现

(1) 呼吸困难:是临床最早出现的症状,并随呼吸功能减退而加重(但呼吸困难并不一定有呼吸衰竭)。中枢性呼吸衰竭时,呼吸困难主要表现在节律和频率方面的改变,呼吸器官损害所致的周围性呼吸衰竭,由于辅助呼吸肌参与活动,出现点头、提肩或皱眉样呼吸。而当中枢神经药物中毒及呼吸衰竭二氧化碳麻醉阶段时,可没有呼吸困难。

(2) 发绀:当血液中还原血红蛋白(Hb)绝对值超过 50 g/L 时,一般发绀就比较明显。但当贫血时,Hb 浓度明显下降,即使明显缺氧也不出现发绀。

(3) 神经精神症状:其症状轻重与缺氧、二氧化碳潴留程度、机体的适应和代偿均有密切关系。急性严重缺氧可立即出现精神错乱、狂躁、昏迷和抽搐等,而慢性缺氧,有神志淡漠、肌肉震颤、嗜睡、昏睡、昏迷等症状。

(4) 循环系统症状:缺氧和二氧化碳潴留时,心率增快、血压上升、心肌缺血、各种心律失常;严重缺氧可致心肌收缩力下降、血压下降,导致循环衰竭。长期肺动脉高压将诱发右心衰竭,出现体循环淤血症状。

(5) 消化和泌尿系统症状:可出现纳差、谷丙转氨酶(GPT)升高、消化道出血、尿素氮升高、蛋白尿、尿中出现红细胞及管型等。

(6) DIC:病程中感染、缺氧、酸中毒、休克等均可为 DIC 的诱发因素,处理不当可导致 DIC 的发生。

3. 分型

(1) 根据病程分类

1) 急性呼吸衰竭:患者既往无呼吸道疾病,由于突发因素,抑制呼吸或呼吸突然衰竭。因机体难以很好代偿,如不及早诊断治疗会危及患者生命,如急性呼吸窘迫综合征。

2) 慢性呼吸衰竭:多见于慢性呼吸道疾病,如 COPD、重度肺结核、肺弥漫性纤维化等。其呼吸功能损害逐渐加重,虽有缺氧或二氧化碳潴留,但通过机体代偿适应,仍能从事个人生活活动,称为代偿性慢性呼吸衰竭。

3) 慢性呼吸衰竭急性发作:慢性呼吸衰竭患者一旦并发呼吸道感染,或其他原因增加呼吸生理负担,则发生失代偿,出现严重缺氧、二氧化碳潴留和酸中毒的临床表现,称为失代偿性慢性呼吸衰竭。

(2) 按血气变化分类

1) I 型呼吸衰竭:主要是换气功能障碍导致缺氧。血气分析表现为单纯 $PaO_2 < 7.98$ kPa(60 mmHg)。

2) II 型呼吸衰竭:主要是肺泡通气不足,血气分析表现为 $PaO_2 < 7.98$ kPa(60 mmHg),及 $PaCO_2 > 6.65$ kPa(50 mmHg)。

(3) 按病变部位分类:可以分为周围型及中枢型呼吸衰竭。

【实验室及其他检查】

1. 动脉血气分析 $PaO_2 < 8.0$ kPa, $PaCO_2 > 6.67$ kPa 或不高 pH 可降低;AB 代偿

增高。

2. 电解质测定 常有高血 K^+，HCO_3^- 因呼酸代偿升高,因代酸而降低,结果可高、可低或正常。

3. 其他辅助检查 心电图:可有窦性心律失常、传导阻滞、房性和室性心律失常、非特异性 S-T 段和 T 波改变。

【诊断与鉴别诊断】 老年人呼吸衰竭发展迅猛,死亡率极高,降低死亡率的关键在于早期诊断及正确的治疗。主要诊断依据:①呼吸系统疾病或其他导致呼吸衰竭的病史;②与缺氧和二氧化碳潴留有关的表现;③血气分析是主要依据。

在海平面上吸空气时,$PaO_2 < 7.98$ kPa(60 mmHg),$PaCO_2$ 正常或略低为 Ⅰ 型呼吸衰竭。$PaO_2 < 7.98$ kPa(60 mmHg),$PaCO_2 > 6.65$ kPa(50 mmHg)时为 Ⅱ 型呼吸衰竭。亦有学者认为正常老年人可用下列公式计算:PaO_2(mmHg)$= 100 -$ 年龄(岁)$\times 0.38$。

【并发症】 包括感染、消化道出血、休克、电解质紊乱、血容量不足和心力衰竭等。

【治疗】 早期诊断及正确治疗是降低老年人呼吸衰竭死亡率的关键。

1. 保持气管通畅 保持气管的通畅,是呼吸衰竭抢救的首要问题。老年呼吸衰竭患者常常存在气管分泌物引流不畅,需鼓励患者咳嗽排痰,定时翻身叩背、体位引流。若痰液黏稠、不宜咳出者应予以气管湿化。已建立人工气管者可于气管内定时滴入生理盐水加强湿化。气管有痉挛者给予解痉平喘药物。重度呼吸衰竭已出现意识障碍、痰液堵塞或误吸等状况时,需紧急建立人工气管,如口插管或鼻插管,这两种方法对痰液的引流并非理想的措施。老年呼吸衰竭患者有些合并中枢神经系统病变,咳嗽咳痰反射异常差,长期存在痰液引流不畅和误吸的问题,反复发生呼吸衰竭,撤机困难,最终需考虑气管切开。

2. 抗感染治疗 肺部感染是导致老年人呼吸衰竭的最重要因素,及时控制感染是纠正呼吸衰竭、防止多脏器衰竭、挽救生命的关键措施。由于 30%～45% 老年呼衰患者有 COPD 史,有反复感染住院治疗史,存在混合菌感染、耐药菌感染的可能,故开始的经验治疗以应用广谱、强效的抗生素为主,以后根据痰液的细菌培养和药敏试验结果调整抗生素的使用。

3. 合理氧疗 及时给予合理氧疗,也是治疗的关键。Ⅰ 型呼吸衰竭患者以缺氧为主,开始时可给予较高浓度的氧气吸入,尽快纠正缺氧,然后根据动脉血气结果调整吸入氧浓度,以尽可能低的吸入氧浓度维持 PaO_2 在 8.0～10.7 kPa(60～80.25 mmHg)。Ⅱ 型呼吸衰竭患者既有缺氧,又有二氧化碳潴留,通常使用持续低流量吸氧,使 PaO_2 达到 6.0～8.0 kPa(45～60 mmHg),$SaO_2 > 90\%$ 即可。

4. 增加通气量

(1)呼吸兴奋剂治疗:在保持气管通畅和控制气管痉挛的前提下,可使用呼吸兴奋剂静脉点滴,若二氧化碳潴留改善不明显或有恶化,尽早改用无创或有创机械通气治疗。呼吸兴奋剂在增加通气量的同时,也增加患者呼吸功,代谢率和耗氧量增加,长时使用,可使呼吸肌疲劳,故老年呼吸衰竭患者慎用。

(2)机械通气的应用:老年患者由于各种原因易出现营养不良、咳嗽无力、咳嗽反射减弱、电解质紊乱等状况,加重呼吸衰竭,影响气体交换和加重缺氧,甚至诱发各种并发症。机械通气可以辅助或代替患者呼吸做功;改善肺的气体交换,提高氧合;无创或有创正压通气又可防止肺不张;便于分泌物的引流,加强廓清,保持呼吸道通畅。俞森洋等曾报道老年 COPD、肺心病患者机械通气治疗的有效率达 92.2%;严重肺炎患者的机械通气有效率为

100%；肺因性呼吸心搏骤停者，由于及时插管和机械通气，一期复苏成功率为66%。

1）有创与无创机械通气的选择：老年人因呼吸肌肌力较差，心肺储备功能较低差，需尽量缩短呼吸衰竭的不利状况。若生命体征尚稳定，神志清楚能配合，痰液引流较好者，也可首选无创机械通气。若出现神志恶化，生命体征不稳定，应及时改用有创机械通气。近年来，经面（鼻）罩无创正压通气（NIPPV）技术因其并发症少、医疗费用低、患者易接受等优点在临床上得到了广泛的应用，它可以在呼吸衰竭的早期即开始应用，也可以作为有创机械通气的续贯疗法。

2）机械通气的实施原则：老年呼吸衰竭患者机械通气的原则是维持适当的通气和气体交换，尽量减少机械通气的并发症。

3）长期或反复机械通气的问题：老年呼吸衰竭患者大多有慢性呼吸系统和心血管系统疾病史，心、肺功能均有不可逆性损害，一旦发生呼吸道感染、心肌缺氧加重或心肌梗死、休克、误吸、创伤等，即可发生严重呼吸衰竭，并可反复出现。随着疾病的进展和肺功能的损害加重，机械通气的持续时间逐渐延长，撤机越来越困难，反复发生的患者大多需气管切开，甚至长期使用机械通气。这些患者生活质量差、存活期多在8年内，平均2~3年。

5. 并发症的处理　老年人常存在多种基础疾病，如冠心病、高血压、肺心病、糖尿病等，各系统的储备功能均降低，遇严重感染、缺氧、二氧化碳潴留等情况，易诱发心力衰竭、肾衰竭等，这些并发症又可加重缺氧和气体交换障碍，因此，在治疗原发疾病和呼吸衰竭的同时，应加强对心、肾等功能的监护与治疗，一旦出现，及时纠正。需强调的是，若呼吸衰竭患者出现心力衰竭症状，是机械通气的强有力指征。

另外，老年呼吸衰竭患者较非老年人群更易出现电解质紊乱、酸碱失衡、消化道出血、DIC等，故老年呼吸衰竭患者，需及时随访血气、电解质、凝血因子和凝血纤溶系统功能，同时给予胃黏膜保护剂。

6. 支持治疗　老年呼吸衰竭患者大多存在营养不良和水电解质紊乱，易发生院内感染、机械通气脱机困难等。院内感染又加重营养不良和水、电解质紊乱，产生恶性循环，甚至导致患者死亡。故该类患者应得到足够的能量、蛋白质和脂类的补充，目前主张老年机械通气患者早期使用搭配合理的鼻饲，监测各项营养指标和电解质，有条件的可使用床旁代谢车监测营养代谢，及时纠正营养不良和水、电解质紊乱。

【预后】　预后主要根据基础病情决定。因阿片或镇静剂过量引起的急性呼吸衰竭预后良好。因COPD引起的急性呼吸衰竭不需插管和机械通气治疗的患者近期预后较好。ARDS伴有败血症的呼吸衰竭者预后极差，死亡率达90%。对老年人来讲，所有原因引起急性呼吸衰竭能撤机的存活率为62%，能出院的存活率达到43%，出院后1年存活率达到30%。呼吸肌疲劳是预后不良的表现。主要死因是肺性脑病，其次是感染、酸碱及电解质紊乱以及多脏器衰竭。

老年呼吸衰竭多由COPD引起，往往反复发作，不断加重，严重影响患者生活质量。应重视慢性呼吸衰竭的康复治疗，如长期氧疗、加强呼吸功能锻炼、增强机体抗病能力等措施，以减少复发、提高生活质量。

（朱惠莉）

第十一章

老年消化系统疾病

第一节 概 述

消化系统的增龄变化（age - associated change）是指随着年龄的增加，消化系统从结构到功能发生的一系列衰老（aging）与退化（degeneration）。这些变化不仅与老年人的诸多消化系统疾病有密切关系，而且对老年人营养物质的摄取、消化、吸收及利用造成一定影响。

一、口腔

口腔的主要功能是启动消化及初步消化，其增龄变化主要表现在：①牙齿松动与脱落；②咀嚼肌萎缩，咬肌容积明显下降，张口度及咀嚼力均明显降低；③基础唾液分泌量减少，约40％的健康老年人自觉口干；④各种味觉（咸、苦、酸、甜）的敏感性降低，据报道老年人所需味觉阈值浓度是青年人的11倍。这些变化明显影响老年人摄食的兴趣和食欲，在一定程度上限制了老年人摄食的种类（如食用固体食物及富含纤维素食物就有一定困难），阻碍食物在口腔的初步消化，不利于消化的启动。

有学者对342例平均年龄85岁的居民进行调查，研究老年人营养和口腔健康状况之间的关系，结果发现有31％的居民口腔功能受损，这些人的体质指数（BMI）及血清白蛋白显著降低，表明口腔健康状况是引起老年人体弱及营养不良的重要因素之一。

二、食管

关于老年人食管的增龄变化，组织结构方面的研究极少，在功能方面的变化主要包括：①上食管括约肌压力下降；②食管收缩幅度下降，经常出现无效蠕动；③食管的舒张能力减退；④下食管括约肌张力下降，有学者对86例＞80岁无症状的老年人做食管放射成像检查，发现食管功能异常者约40％。在临床上不少老年人会出现胸痛、进食停滞感等吞咽困难表现，少数高龄患者还可发生固体食物嵌塞食管等情况，都与老年人食管功能退化有关，同时还与老年人好发反流性食管炎等疾病有关。

三、胃

1. **胃黏膜的形态结构变化** 传统观念认为：随增龄胃黏膜萎缩的发生率增加，胃黏膜处于增生低下状态。但研究表明，老化的胃黏膜增生更为活跃，以结缔组织增生为主，在黏膜固有层特别是腺体间和黏膜肌层的结缔组织大量增生并胶原化而使胃黏膜增厚；相比之下腺体组织相对萎缩，24 月龄的 Fisher 鼠与 4 月龄鼠比较，胃黏膜腺体高度降低约 32%，腺体密度下降，腺腔大小不一，有的呈囊性扩张，而其胃黏膜厚度却高于 4 月龄鼠。老年人胃黏膜微动脉中层存在电子致密物的沉积，这种改变与高血压病患者的小动脉壁的硬化相似，推测可能是这种改变导致胃黏膜血供减少而引起黏膜腺体萎缩。

虽然老化的胃黏膜处于增生活跃状态，但其对损伤的抵抗与修复却处于劣势。许多研究表明，同样的损伤后，老化的胃黏膜的修复远远落后于非老化者。

2. 胃酸及胃泌素的变化 传统观念认为，随着年龄的增加，胃酸分泌量及胃内酸度下降，基于这一观点，在临床上曾用稀盐酸治疗消化不良，那时对无溃疡病而有反酸、胃灼热等症状的老年人是不推荐应用抑酸剂或制酸剂的。但近 10 余年来的许多研究证明，健康老年人胃酸分泌能力并不降低，有研究甚至发现老年人基础、餐后及胃泌素-17 刺激后的胃酸分泌量比青年人还要高。有学者对 248 例>65 岁的社区退休老人的泌酸功能研究，发现约 90% 的老人具有良好的胃液酸化能力。国内有学者对 51 例老年人（60～82 岁）和 29 例青年人（18～25 岁）的胃内 pH 进行了 24 h 监测和对比分析，发现老年人基线 pH、中位 pH 和算术均数 pH 与青年人没有区别。日本学者测定了 2 例>90 岁老人 24 h 胃内 pH，发现大约 80% 的时间 pH<3。最近，笔者等对中青年人及不同年龄组老年人空腹胃液量及 pH 进行了测定和分析，结果各年龄组老年人的空腹胃液 pH 与中青年人相近，但空腹胃液量随增龄而逐渐降低。

据统计，在>70 岁老年人中，约 20% 因患严重的萎缩性胃炎而存在低胃酸症(hypochlorhydria)，另外 80% 泌酸量与青年人没有区别。值得注意的是，在欧美国家 A 型胃炎（胃体胃炎）较多见，而在我国以 B 型胃炎（胃窦胃炎）占绝大多数，A 型胃炎少见。B 型胃炎的主要病因是幽门螺杆菌(Hp)感染，Hp 感染后胃泌素分泌增加，加之炎症本身不累及胃底胃体的壁细胞，因此 B 型胃炎的患者胃酸分泌并不减少，甚至是增加的。

胃泌素是调节胃酸分泌的重要激素，与胃酸分泌显著相关，低胃酸时胃泌素分泌增加，刺激胃酸分泌；高胃酸时胃泌素水平下降，减少胃酸分泌。有文献报道，老年人胃泌素水平随增龄而升高，可能与其中一些老年人合并萎缩性胃炎有关，无黏膜萎缩的健康老年人，其胃泌素水平与青年人相近，但感染 Hp 的老年人胃泌素水平升高。

3. 胃排空 传统观念认为，随着年龄的增长，胃排空减慢。但近 10 年来的研究表明并非如此。对乙酰氨基酚（扑热息痛）口服后绝大多数在小肠吸收，胃排空是影响吸收速度的重要一环。采用对乙酰氨基酚吸收模型，与青年人对比研究老年人的胃排空情况，测定扑热息痛的半量吸收时间、滞留时间和达到最大血药浓度所需时间，结果表明老年人的胃排空与青年人无显著差异。但采用放射性核素跟踪胃排空试验表明，健康老年人胃液排空较青年人明显延迟，但固相排空没有改变。

慢性胃炎、功能性消化不良，特别是酸相关性疾病是老年人常见的消化系统疾病，胃的上述增龄变化，对这些疾病的治疗具有重要的指导意义。

四、小肠

小肠是营养物质吸收的主要场所。随着年龄的增加小肠的表面积逐渐减少（平均减少

10%），黏膜下层的集合淋巴结较青年人少。小肠长6 m左右，由于环形皱襞、绒毛、微绒毛的存在，黏膜表面积达200 m²，储备功能巨大，因此很少发生吸收不良，对绝大多数营养物质的吸收是完整的。但>80岁老年人，小肠吸收功能确实是降低的。老年人对脂肪吸收的储备能力有限，当大量食用脂肪时易发生脂肪泻。老年人对维生素A的吸收增加，对水溶性维生素（维生素B_1、维生素B_{12}、维生素C等）吸收良好。小肠细菌过度生长，可导致大量微营养素包括叶酸、铁、钙、维生素K及维生素B_6等吸收不良。比较一致的报道是，老年人小肠对钙的吸收是随增龄而逐渐减少的，这是因为维生素D促进钙吸收是以1,25-二羟维生素D的形式，以小肠黏膜上皮细胞胞浆中的1,25-二羟维生素D的受体为介导而实现的，而老年人血清1,25-二羟维生素D含量及小肠黏膜上皮细胞胞浆中的受体密度都随增龄而降低，因此，补充活性维生素D、增加食源性钙或补充钙剂，对防治老年人骨质疏松症是必需的。

五、结肠

结肠的主要功能是吸收水分，形成粪便；直肠的主要功能是储存粪便及排便。结肠的增龄变化主要包括老年人结肠对致癌物的敏感性增加、肠壁胶原增加、张力减退、结肠运动及排便功能受损、结肠通过时间延长，因此老年人易患结肠癌、便秘及憩室病。直肠的增龄变化主要包括直肠壁弹性下降、外括约肌张力降低或消失、内括约肌变薄、产生便意的压力阈值升高、腔内最大静息压与最大排挤压均降低等。这些变化可能是老年人排便困难或大便失禁的主要原因。

六、肝脏

肝脏的增龄变化较为明显，主要表现在：①肝脏的重量随增龄而减少，21～30岁时为（1 300±30.8）g，61～70岁则降至（1 003±29.1）g，肝脏的体积较青年人下降约1/3；②肝血流量随增龄而明显减少，25岁以后肝血流量每年递减0.5%～1.5%，65岁时为青年人的40%～50%，90岁时约为青年人的30%；③老年人"肝药酶"（细胞色素P450酶）的活性随增龄而降低，且不易受药物诱导而增加活性，如对安替比林、丙咪嗪、茶碱的廓清率下降18%～45%；④老年人肝细胞形态无明显变化，但数量减少，研究显示老年人肝细胞虽然也有强大的再生能力，但受损后的潜在代偿能力不及青年人，而且修复缓慢；⑤肝脏对细菌内毒素的抵御力随增龄而减弱。这些变化可能是老年人易发生继发性肝损害（心力衰竭、呼吸衰竭导致肝淤血缺氧、梗阻性黄疸、内毒素血症）及药物性肝损害的重要原因。尽管如此，但目前常用的肝功能试验，如血清转氨酶、碱性磷酸酶、胆红素等仍在正常范围。

现有研究表明，尽管肝脏的增龄变化显著，但健康老人的肝脏完全能够满足其营养代谢的需要。而在一些营养摄取良好的高龄（>80岁）老年人中存在轻度的低白蛋白血症，这是否与高龄老年人肝脏蛋白合成能力减退有关，目前尚无定论。

七、胰腺

胰腺也是随增龄而发生明显变化的消化器官，主要包括：①胰腺的重量随增龄而减少，70～85岁，从平均60 g降至40 g或更低；②组织学特征性变化是胰腺实质（腺泡）萎缩同时伴有胰管扩张及腺泡间结缔组织增生，估计主胰管每年扩张8%，这些变化可能由胰腺小动脉硬化、胰腺血供减少所致；③胰腺外分泌功能变化，老年人胰腺碳酸氢盐的分泌量没有变

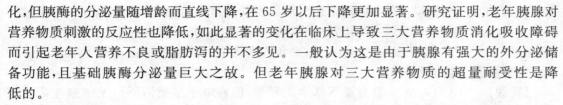

化,但胰酶的分泌量随增龄而直线下降,在65岁以后下降更加显著。研究证明,老年胰腺对营养物质刺激的反应性也降低,如此显著的变化在临床上导致三大营养物质消化吸收障碍而引起老年人营养不良或脂肪泻的并不多见。一般认为这是由于胰腺有强大的外分泌储备功能,且基础胰酶分泌量巨大之故。但老年胰腺对三大营养物质的超量耐受性是降低的。

老年人消化系统随增龄而发生一系列变化,这些变化对营养物质的摄取、消化及吸收有一定影响,但由于健康老年人消化系统有强大的储备能力,完全能够代偿,只要摄取充足,一般不会造成主要营养素缺乏。当老年人患有全身性疾病(如糖尿病、心力衰竭、呼吸衰竭、感染等)或消化系统本身的疾病(如慢性肝病、慢性 A 型胃炎等)时,则较青年人更易出现消化功能紊乱及营养不良。因此,当老年人出现营养不良时,应首先考虑营养物质的摄取是否充足,然后考虑老年人消化吸收功能减退的影响;当老年人出现消化功能紊乱时,应重点考虑是否存在消化系统本身疾病或全身性疾患,并做相应的检查,而不要轻易将其归咎于老年人消化系统的老化。

本章重点介绍老年人消化系统几种常见疾病及其特点。

(郑松柏)

第二节　胃食管反流病

胃食管反流病(gastroesophageal reflux disease,GERD)是指胃内容物反流入食管引起不适症状和(或)并发症的一种疾病。目前一般根据食管内镜表现,将 GERD 分为 3 种类型:常规内镜下食管下段无明显炎症及黏膜破损者称为非糜烂性反流病(non - erosive reflux disease,NERD),也称内镜阴性的 GERD;食管下端存在柱状上皮化生者称为 Barrett 食管;食管下端炎症明显且存在黏膜破损者称为反流性食管炎(reflux esophagitis,RE),也称糜烂性食管炎(erosive esophagitis,EE),三者统称为 GERD 相关性疾病。GERD 是常见病,欧美人群患病率为 7%～15%,而我国北京、上海 GERD 人群患病率仅为 5.77%。GERD 患病率随增龄而增加,老年人是 GERD 的高发人群。欧美国家老年人 GERD 患病率高达 20%～35%。国内老年人 RE 检出率为 8.9%,中青年人为 4.3%。但是,老年人 GERD 临床症状常常较轻、不典型,易被漏诊,因此实际患病率可能更高。

【病因与发病机制】　GERD 的直接致病因素是反流至食管的胃和(或)肠内容物,尤其是其中的胃酸、胃蛋白酶、胆盐、胰酶等。GERD 的发病机制包括食管抗反流屏障功能失调、下食管括约肌(LES)压力下降或一过性松弛增加、反流物的质和量、食管内反流物清除障碍、食管局部黏膜防御能力下降、胃排空延迟等方面。在这些方面老年人与中青年人比较有更显著的变化:①老年人 LES 压力低于中青年人;②老年人因心脑血管及肺部疾病而常用的某些药物,如 α 受体阻滞剂、β 受体兴奋剂、抗胆碱能药物、钙拮抗剂、硝酸盐类、左旋多巴、止痛剂、茶碱类药物等,可降低 LES 压力;③老年人 GERD 常伴有食管裂孔疝,破坏了胃食管结合部的正常解剖关系,造成 LES 移位、His 角及膈食管韧带对 LES 的外压作用减弱,造成 LES 松弛;④食管内反流物的清除有赖于食管蠕动、唾液重力、唾液对反流物稀释与中和作用,但老年人食管蠕动减弱,蠕动幅度下降,无推动的自发性收缩增加以及唾液分泌量明显减少,从而增加了食管黏膜在反流物中的暴露时间;⑤老年人胃排空能力下降,胃内压增高,超过 LES 压力导致反流发生;⑥此外,老年人食管上皮再生修复能力降低,食管黏膜抵抗反流物损伤的能力减弱。

【病理】 NERD 在光学显微镜下基本无异常,但在电子显微镜下可见细胞连接已有破坏。

RE 的基本病理变化是:①复层鳞状上皮细胞层增生;②固有层中性粒细胞浸润;③黏膜固有层向上皮腔面延长;④糜烂和溃疡;⑤食管胃连接处可出现 Barrett 食管改变。Barrett 食管是指齿状线 2 cm 以上出现柱状上皮替代鳞状上皮。老年人 GERD 的病理变化的特点是 RE 的病变较中青年人重,在 Barrett 食管的基础易发生异型增生和腺癌。

【临床表现】 包括食管症状(如反酸、胃灼热、胸痛、吞咽困难等)和食管外表现(如反流性咳嗽、反流性咽喉炎、反流性哮喘、吸入性肺炎等)。与中青年 GERD 比较,老年患者有以下特点:①反酸、胃灼热等典型症状较少见或缺如,常与内镜下的病变程度不一致,而纳差、呕吐、吞咽困难、贫血、体重减轻等非典型症状相对多见;②伴出血(呕血或黑便)的较多,老年人常以急性上消化道出血入院;③老年人 GERD 的相关伴发病以食管裂孔疝和残胃较多,而中青年 RE 患者伴发十二指肠溃疡较多;④老年人 GERD 伴发呼吸系统并发症的较多,反流物长期刺激损伤咽喉而致其慢性炎症甚至溃疡,表现为咽痛、咽下困难、异物感及声音嘶哑等,临床诊断为反流性咽喉炎;老年人 GERD 伴发的呼吸道症状为呛咳、一过性窒息感、慢性咳嗽、哮喘等,尤以夜间为甚,为反流物误入气管所致,临床上诊断为吸入性支气管炎、吸入性肺炎、支气管哮喘、肺脓肿、肺间质纤维化等。

【实验室及其他检查】

1. 内镜检查 目前常用于 RE 内镜诊断及分级的标准有:Savary - Miller 标准。

Ⅰ级:孤立糜烂灶与红斑灶和(或)渗出;

Ⅱ级:散在糜烂和溃疡,未波及食管全周;

Ⅲ级:糜烂和溃疡波及食管全周,但未形成狭窄;

Ⅳ级:慢性病损或溃疡伴食管纤维化、狭窄、短食管和(或)柱状上皮食管。

洛杉矶标准

A 级:黏膜破损局限于黏膜皱襞上,且长度<0.5 cm;

B 级:黏膜破损局限于黏膜皱襞上,其中至少 1 个黏膜破损长度>0.5 cm;

C 级:黏膜破损相互融合,但<食管周径的 75%;

D 级:黏膜破损相互融合,侵犯食管周径>75%。

国内外报道 RE 分级构成趋势相同,即Ⅰ级→Ⅳ级或 A 级→D 级的百分比逐渐降低,但老年 RE 患者病变较重的百分比显著高于中青年患者,老年人 RE Ⅲ+Ⅳ级病例占 13%~21%,而中青年人占 3.4%~4.4%,这可能是老年 RE 患者易伴发出血的原因。RE 伴发 Barrett 食管及异型增生随增龄而增加,老年男性较多,在 60~70 岁,Barrett 食管、异型增生、食管腺癌发生率达到高峰,因此老年 Barrett 食管要特别重视。

2. 食管测压和食管 24 h pH 监测 是诊断 GERD 的重要检查手段。可测定 LES 的长度和部位、LES 压、LES 松弛压、食管体部压力及食管上括约肌压力指标和 24 h 内 pH<4 的时间百分比、pH<4 的次数、持续 5 min 以上的反流次数及最长反流时间等反流指标。这些

指标变化在老年人更明显。

3. 食管吞钡 X 线检查 仅对严重的食管炎（Ⅳ级或 D 级）、食管狭窄及食管癌有诊断价值。

【诊断与鉴别诊断】 内镜检查是诊断 RE 的金标准。内镜检查不仅可以确诊黏膜破损、食管炎性狭窄，还可以通过活检确诊是否存在 Barrett 食管、异型增生及癌变。24 h pH 或胆汁监测对 GERD 有辅助诊断价值，食管吞钡摄片对 RE 是否伴有食管狭窄及食管裂孔疝具有确诊价值。老年人 GERD 诊断与鉴别诊断要注意以下几点：①由于老年人食管痛觉减退，尤其是 RE 伴柱状上皮化生（Barrett 食管）时，食管对胃酸刺激的敏感性减退，不少老年 RE 患者症状不典型、较轻甚至缺失，但食管病变可能已经较重，因此要积极做胃镜检查；②部分老年 RE 患者，食管症状不明显或缺失，而突出表现为长期咽痛、咽部溃疡、声音嘶哑、慢性咳嗽、哮喘及反复发生的吸入性肺炎等食管外疾病，应考虑是否存在 GERD，并做相关检查；③当老年人出现吞咽困难、呕血或黑便、体重减轻等"警报症状"（warning symptom），必须做胃镜检查；④GERD 的胸痛要通过内镜、食管吞钡摄片、24 h pH 监测等检查与其他可能引起非心源性胸痛的疾病相鉴别，如贲门失弛缓症、弥漫性食管痉挛、"胡桃夹"食管、消化性溃疡、胆石症等；⑤由于老年人也是冠心病的高危高发人群，因此老年人 GERD 的胸痛要特别注意与冠心病所致心源性胸痛相鉴别。

【治疗】 老年人 GERD 治疗的目标是：缓解症状（食管症状及食管外症状）、愈合食管破损黏膜、预防和治疗并发症、防止复发。

1. 改进生活方式 包括禁烟，抬高床头，减肥，少食油腻食物、果汁、咖啡、番茄制品，不饮酒，睡前 2～3 h 禁食、禁饮等。改进生活方式的目的是减少膳食后胃食管反流的次数，促进食管对反流物的廓清，是治疗 GERD 的基础。同时尽量避免使用降低 LES 压力、影响食管廓清功能及损伤食管黏膜的药物。

2. 抑酸治疗（抗分泌治疗）

(1) 老年人的胃酸：长期以来一直认为，老年人的胃泌酸等功能与机体的其他组织器官功能一样，是随增龄而减退的，因此普遍认为老年人的胃酸是减少的或缺乏的。但近 10 余年的研究逐渐革新了这一观念。20 世纪 90 年代，欧美国家的许多有关老年人胃分泌的研究显示：80％～90％的老年人胃泌酸能力与中青年人相当，具有良好的酸化胃内容物（to acidify gastric content）的能力，10％～20％的老年人存在低胃酸症（hypochlorhydria，胃内 pH≥3.5），主要是由严重的萎缩性胃炎（A 型胃炎）所致。日本及国内有关研究也提示健康老人的泌酸和胃液酸化能力与中青年人相当。H^+ 及其激活的胃蛋白酶是 GERD 的主要致病因子，因此抑制胃酸分泌是其主要手段，老年患者也不例外。

(2) H_2 受体拮抗剂：目前常用的 H_2 受体拮抗剂包括西咪替丁、雷尼替丁、法莫替丁和尼扎替丁（nizatidine）。相当剂量的 H_2 受体拮抗剂治疗 RE 的疗效相近，均可抑制 60％～70％的胃酸分泌，8 周愈合率约 60％，适合轻症病例，对中、重症病例效果较差，优点是价格低廉。H_2 受体拮抗剂对细胞色素 P450 系统有抑制作用，因此可降低某些药物（如茶碱、华法林等）的代谢，对肾功能不全的患者要根据肾功能调节用量，所以老年人应用 H_2 受体拮抗剂要注意监测其潜在的不良反应及药物相互作用。

(3) 质子泵抑制剂（proton pump inhibitor, PPI）：是治疗 GERD 的一线首选药物。

1) 常用种类及标准剂量：目前常用 PPI 包括奥美拉唑（omeprazole）、兰索拉唑（lansoprazole）、潘妥拉唑(pantoprazole)、雷贝拉唑(rabeprazole)和埃索美拉唑(esomeprazole),标准剂量分别为每粒 20 mg、30 mg、40 mg、10 mg 和 40 mg。

2) 抑酸要求及所需剂量、疗程和疗效:愈合 RE 理想的抑酸要求是每日 24 h 中有 18 h 胃内 pH>4,一般每日口服标准剂量的 PPI 即可达到上述要求,疗程一般为 8 周。相当剂量的 PPI 治疗 RE 的疗效类似。与其他治疗 RE 的药物相比,PPI 可以更快缓解症状、更快愈合破损的食管黏膜,治疗老年 RE 8 周愈合率为 85%～95%。由于老年人泌酸功能并未减退,因此治疗老年 RE 的 PPI 剂量与中青年患者相同。

3) 老年人应用 PPI 的安全性:PPI 均快速经肝脏代谢和肾脏排泄,血浆半衰期 0.5～1 h,不会引起蓄积。因此,一般老年患者应用 PPI 具有良好的安全性,也无需调整剂量。虽然从理论上讲持续的胃酸抑制产生高胃泌素血症,可能有致癌作用,但至今尚未观察到这类病例。胃酸减少可能影响维生素 B_{12} 的吸收,导致维生素 B_{12} 缺乏,长期应用 PPI 的患者要注意监测。5 种 PPI 的药代动力学和药物间相互作用归纳见表 11-1,从现有的研究来看,5 种 PPI 的安全性比较可依次排列为:潘妥拉唑>雷贝拉唑>埃索美拉唑>兰索拉唑>奥美拉唑,但如同时考虑有效性则依次为雷贝拉唑>埃索美拉唑>潘妥拉唑>兰索拉唑>奥美拉唑。

表 11-1　5 种 PPI 的药代动力学和药物间相互作用比较

	奥美拉唑	兰索拉唑	潘妥拉唑	埃索美拉唑	雷贝拉唑
起效速度	－	+++		+++	++++
对 CYP2C19 的依赖	++++	+++	++	++	±
曲线下面积(AUC)	++++	+++	++	+	
潜在的药物间相互作用	++++	±	－	±	－
生物利用度(%)	30～40	80	77	64	52
半衰期(h)	0.5～1	1.5	1.9	1.2～1.5	0.7～1.5
蛋白结合率(%)	95	97	98	97	96.3

注:－表示慢或无,± 表示很低或很少,+表示低,++表示中等,+++表示快、高或强,++++表示更快、更强。

4) PPI 的剂型:5 种 PPI 都有被制成含肠溶颗粒或多微粒胶丸的胶囊、片剂,其中兰索拉唑还有草莓味的颗粒剂,因此老年患者在服药前可将胶囊内容物、药片或颗粒剂放在温开水、酸奶或流质饮食中服用。最近一种口含溶解的兰索拉唑片剂在美国上市,将药片放在舌头上就会溶解,不需饮水就能咽下去,而且药代动力学和疗效不变。这些剂型特别适用于身体虚弱的老年人,还可避免产生药丸性食管炎(pill-induced esophagitis)。

3. 促动力剂和黏膜保护剂 促动力剂包括氯贝胆碱(bethanechol)、甲氧氯普胺(胃复安)、多潘立酮(吗丁啉)、莫沙比利(mosapride)、伊托比利(itopride)等。研究证明这些药物有增加 LES 压力、促进食管蠕动、改善胃排空、减少食管酸暴露的时间等作用,但单独应用疗效不理想,可与 H_2 受体拮抗剂或 PPI 合用治疗老年人 GERD。常用的黏膜保护剂有硫糖铝、铋剂、铝碳酸镁等,其主要作用是在食管糜烂或溃疡病灶表面形成一层保护膜,对胃酸、胃蛋白酶、胆盐等起屏障作用,可缓解症状、促进黏膜破损愈合,对轻症 GERD 的疗效与 H_2 受体拮抗剂相似。其中的铝碳酸镁还有中和胃酸和胆盐作用,更适合于胆汁反流性食管炎。

虽然这类药物吸收很少,但对肾功能不全及高龄老年人不宜长期应用,一般以每年 2 个月为限,以避免体内铝和铋蓄积,造成不良后果。

4. 维持治疗　由于老年人发生 GERD 的危险因素随增龄而加重或增加,老年人 GERD 是一种慢性复发性疾病,因此绝大多数老年人 RE 需要维持治疗,甚至终身治疗。在前述可用于治疗 GERD 的药物中,PPI 是维持治疗的最佳选择。维持治疗目前推荐采用递减(step down)策略,即先以 8 周足够剂量的 PPI 控制症状、愈合破损的食管黏膜,然后逐渐减量,寻找能控制症状的最低 PPI 剂量。不同的患者,维持治疗所需剂量不同,通常可采取全量维持、半量维持、隔日服药维持、按需服药维持等,但经验证明维持治疗的剂量不宜过低,否则容易反复。

夜间酸突破(NAB)也是老年人 GERD 常见现象,控制措施是早、晚餐前服用标准剂量的 PPI 或早餐前服用标准剂量的 PPI、晚上睡前加用 H_2 受体拮抗剂或增加 PPI 剂量或选用新一代 PPI(雷贝拉唑、埃索美拉唑)。

5. 手术治疗

(1) 抗反流手术:包括开放性的和经腹腔镜胃底折叠术以及经胃镜抗反流手术,腹腔镜及内镜微创手术显然更适合于老年患者,特别是合并有食管裂孔疝者。抗反流手术的主要目的是希望能够根治 GERD。令人遗憾的是,许多经过手术的患者到后来仍需要通过抑酸治疗来达到最佳症状缓解,因此目前对 GERD 的手术治疗持谨慎态度。

(2) 开放性手术:GERD 合并的食管腺癌和经过内镜下食管扩张术治疗无效的瘢痕性食管狭窄,需开放性手术治疗。

(郑松柏)

第三节　慢性胃炎

慢性胃炎(chronic gastritis)是指不同病因所引起的胃黏膜的慢性炎症或萎缩性病变。男性多于女性,随年龄增长发病率逐渐增高,因此老年人慢性胃炎十分常见。

【流行病学】　据统计慢性胃炎患病率为 60%,不同地区慢性胃炎的发病有明显差异。老年人达 80%。胃镜检查慢性胃炎的检出率达 80%～90%,>60 岁萎缩性胃炎发病率为 72.4%～92.5%。在内科慢性病中,老年人慢性萎缩性胃炎占绝大多数。肠化和异型增生是萎缩性胃炎的常见病理改变,其发生率随增龄而上升。青年人胃黏膜肠化生发生率仅 22%,老年人中胃黏膜萎缩肠化生者高达 50%～70%,异型增生的高峰年龄在 50～60 岁。

【病因和发病机制】

1. Hp 感染　1983 年 Warren 和 Marshall 从慢性胃炎患者的胃黏膜中分离培养出幽门螺杆菌(Hp),并认为此菌与慢性胃炎有密切关系。此后大量研究表明,Hp 的感染率与慢性胃炎的发病率呈平行关系,且 Hp 检出率的高低与胃炎活动与否有关。慢性活动性胃炎 Hp 的检出率可达 90% 以上。不同部位黏膜的 Hp 检出率不同,胃窦部高于胃体部,Hp 在胃内分布与胃黏膜炎症分布一致,根除 Hp 可使胃黏膜炎症消退。然而,Hp 感染与临床症状之间无明确关系。无症状者 Hp 检出率可达 35%～72%。Hp 的致病机制可能与以下因素有关：①Hp 产生多种酶如尿素酶及其代谢产物氨、过氧化氢酶，蛋白溶解酶、磷脂酶 A 等，对胃黏膜有破坏作用；②Hp 分泌的细胞毒素，如细胞毒素相关蛋白 A 和空泡毒素蛋白可导致胃黏膜细胞空泡样变性和坏死；③Hp 抗体可造成自身免疫损伤。

2. 免疫因素　免疫因素与慢性萎缩性胃炎关系密切。在胃体萎缩为主的慢性胃炎中尤其是伴有恶性贫血的患者，80%～90% 可在血中检测出壁细胞抗体(parietal cell antibody，PCA)和内因子抗体(intrinsic factor antibody，IFA)。恶性贫血属自身免疫性疾病，其胃底腺黏膜呈弥漫性萎缩变薄，壁细胞和主细胞几乎消失，黏膜固有层可见淋巴细胞浸润，而胃窦黏膜则基本正常或病变较轻。另外还有胃泌素分泌细胞抗体、延迟型变态反应、B 细胞功能亢进等机制参与。一般认为，免疫所引起的损伤是继发的，各种有害因素造成胃黏膜损伤后，释放抗原并致敏免疫细胞引起免疫反应，造成胃黏膜慢性炎症，继而通过体液免疫产生 PCA，PCA 在壁细胞形成抗原-抗体复合物，使壁细胞损伤。

3. 物理因素　长期饮用浓茶、烈酒、咖啡、过冷、过热、过于粗糙的食物，均可导致胃黏膜损伤。

4. 化学因素　由于老年人常因伴心脑血管疾病、骨关节病等，长期服用非甾体类抗炎药(NSAID)，易导致胃肠黏膜损害。文献报道，在美国发生的药物不良反应中 25% 与应用 NSAID 有关，长期用药者至少 10%～20% 的患者会出现消化不良症状。NSAID 是引起老年人慢性胃黏膜损伤的重要因素之一。

烟草中的尼古丁不仅影响胃黏膜的血液循环，还可导致幽门括约肌功能失调，造成十二指肠液反流。十二指肠液中含胆汁、肠液和胰液，胆盐可减低胃黏膜屏障对离子的通透功能，在胃窦部刺激 G 细胞释放胃泌素，增加胃酸分泌。H^+ 通过损伤黏膜屏障反弥散进入胃黏膜引起炎症变化，H^+ 还能刺激肥大细胞，使组胺分泌增加，引起胃壁血管扩张，炎症渗出增多和毛细血管淤血。

5. 年龄　慢性胃炎的发病率随增龄而增加，萎缩性胃炎和肠腺化生的发生率逐渐增高，病变程度不断加重，范围亦越广，但炎症细胞浸润程度似乎与年龄关系不大。有学者认为，萎缩性胃炎是老年人胃黏膜的退行性病变。

6. 营养因子缺乏　随着年龄增加，胃黏膜营养因子(如胃泌素、表皮生长因子等)缺乏，或胃黏膜感觉神经终器对这些因子不敏感，可引起胃黏膜损伤和萎缩。

7. 其他　心力衰竭、肝硬化合并门静脉高压可引起慢性胃炎，糖尿病、甲状腺病、慢性肾上腺皮质功能减退和干燥综合征患者同时伴萎缩性胃炎者较多见。遗传因素也受到重视。

【病理】　慢性胃炎的病理变化主要局限于黏膜层，极少累及黏膜下层。组织学特点是炎症、萎缩和化生。慢性炎症长期存在可引起腺体破坏和肠腺化生，使浅表性胃炎逐渐发展为萎缩性胃炎。通常两者同时存在，无严格区分界限。病理诊断中，慢性炎症活动性萎缩和肠化分成无、轻度、中度和重度 4 级。异型增生是重要的胃癌癌前病变，分为轻度、中度和重度 3 级。

【分类】

(1) 1972 年，根据病变部位结合免疫学标志将慢性胃炎分为 A 型和 B 型。A 型胃炎胃体黏膜萎缩，胃窦黏膜基本正常，发病机制与自身免疫有关。B 型胃炎以胃窦病变为主，发病机制与 Hp 和理化因素有关。

(2) 1982 年，我国慢性胃炎学术会议将慢性胃炎分为慢性浅表性和萎缩性胃炎。

（3）1990 年，第 9 届世界胃肠病学大会上，Misiewicz 等提出了新的胃炎分类方法，又称悉尼胃炎分类法，由内镜及组织学两部分组成。组织学以病变部位为核心，确定为 3 种基本诊断：急性胃炎、慢性胃炎、特殊类型胃炎。以病因学和相关因素为前缀，形态学描述为后缀，并对炎症活动度萎缩肠化及 Hp 感染分别给予程度分级，确立了 7 种内镜下的胃炎诊断：充血渗出性胃炎、平坦糜烂性胃炎、隆起糜烂性胃炎、萎缩性胃炎、出血性胃炎、反流性胃炎、皱襞增生性胃炎。

（4）2000 年，中华医学会消化病学分会在全国慢性胃炎研讨会上制订出我国结合临床、内镜、组织病理学结果的慢性胃炎分 3 种类型：非萎缩性胃炎（浅表性胃炎），萎缩性胃炎（自身免疫性、多灶萎缩性胃炎），特殊型胃炎（化学性、放射性、淋巴细胞性胃炎）。

【临床表现】 老年人慢性胃炎的症状常常比较轻微，甚至全然无自觉症状，只在胃镜及病理组织学检查后方知胃炎，并且症状的轻重和黏膜的病理变化往往不一致。

慢性胃炎无特异的临床症状。症状与炎症的活动性有关，大多数慢性 Hp 感染或组织学胃炎者并无明显症状，部分患者有消化不良的症状，出现无规律的上腹痛、腹胀、嗳气、反酸、恶心、呕吐、上腹部不适、烧灼感等常见症状，且进餐后加重，进食硬、冷、辣等刺激性食物可引发症状。慢性萎缩性胃炎依病变部位不同而有不同的症状：胃体胃炎消化道症状较少，可有厌食、体重减轻、贫血、舌炎、周围神经病变等；胃窦胃炎的消化道症状较明显，出现类似消化性溃疡的症状。

老年人慢性胃炎的体征多不明显，部分可有上腹部轻压痛。

【实验室和其他检查】

1. 实验室检查

（1）胃酸测定：浅表性胃炎胃酸正常、增多或减少。萎缩性胃炎病变局限于胃窦时胃酸正常或减少。可测定基础胃酸分泌量（BAO）或用五肽胃泌素胃酸分泌试验测定最大泌酸量（MAO）和高峰泌酸量（PAO），以判断胃泌酸功能，有助于萎缩性胃炎的诊断和指导临床治疗。24 h 胃内 pH 连续监测可了解胃内 24 h 的 pH 变化。

（2）血清学测定：胃酸和胃蛋白酶原（PG）分泌量一般呈平行关系。放射免疫法测定血清胃泌素含量正常<100 ng/L。以胃体为主的萎缩性胃炎时血清胃泌素常中度升高，伴有恶性贫血的萎缩性胃炎空腹血清胃泌素明显升高，可达 1 000 ng/L 或以上。近年研究发现，血清胃泌素-17（G-17）和胃蛋白酶原Ⅰ、Ⅱ（PGⅠ、PGⅡ）的检测有助于萎缩性胃炎的诊断，称为胃黏膜的血清学活检。胃体萎缩患者血清 G-17 水平增高，PGⅠ/PGⅡ 比值降低；胃窦萎缩患者 G-17 水平降低，PGⅠ/PGⅡ 比值正常；全胃萎缩患者两者均降低；胃癌患者 PGⅠ/PGⅡ 比值降低更明显。

（3）Hp 检测：侵入性检测包括快速尿素酶试验、病理组织学检查直接观察、黏膜涂片染色镜检、微需氧 Hp 培养、聚合酶链反应（PCR）检测等。非侵入性试验包括[13]C-或[14]C-尿素呼气试验、粪便抗原检测、血清抗 Hp 抗体。其中快速尿素酶试验是临床上侵入性检测中诊断 Hp 感染和证实 Hp 根除的首选方法。国际上推荐[13]C-UBT 能够评估抗 Hp 治疗后疗效，可作为临床金标准之一。

（4）血清维生素 B_{12} 浓度测定：维生素 B_{12} 的吸收有赖于内因子。胃体萎缩性胃炎时内因子生成减少或缺如，当内因子分泌值降低到<200u/h 时，可发生维生素 B_{12} 吸收障碍。正常人空腹血清维生素 B_{12} 的浓度为 300～900 $\mu g/ml$，若<200 $\mu g/ml$ 提示维生素 B_{12} 缺乏。

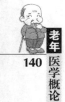

（5）自身抗体：萎缩性胃炎血清中可出现 PCA、内因子抗体或胃泌素抗体。

2. **胃镜检查和组织学改变**

（1）浅表性胃炎：镜下表现为胃黏膜充血，色泽较红，充血的边缘模糊；胃黏膜水肿，有肿胀湿润感，充血区和水肿区共存，红白相间，以红为主；胃黏膜常附着黏液斑，有时见出血点和少量糜烂。组织学改变为黏膜浅层炎性细胞浸润，腺体正常。

（2）萎缩性胃炎：镜下表现为胃黏膜色泽变淡，苍白或灰白；红白相间，以白为主；皱襞变细或平坦、黏膜变薄，黏膜下血管显露，静脉呈蓝色，动脉呈红色。萎缩的黏膜上有上皮细胞增生或明显肠化时，形成细小颗粒或结节，易出血糜烂，黏液量极少。组织学改变为黏膜及黏膜下层炎性细胞浸润，腺体破坏、减少或消失。

3. **X 线钡餐检查** 气钡双重对比造影可较好地显示胃的黏膜相。浅表性胃炎 X 线无阳性发现。萎缩性胃炎可见胃黏膜皱襞相对平坦和减少。临床上已很少使用。

【**诊断和鉴别诊断**】 由于多数慢性胃炎可无症状，有症状者也缺乏特异性，因此慢性胃炎的诊断主要依靠内镜和胃黏膜活检组织学检查，尤其是后者。慢性胃炎的内镜下所见是肉眼诊断慢性胃炎的依据，但最终需与病理检查结果结合作出判断。萎缩性胃炎的诊断仍主要依靠组织病理学检查，内镜与病理诊断符合率较低，胃窦萎缩性符合率仅为 38%～78%。

消化性溃疡、胃息肉、胃癌、十二指肠炎等胃十二指肠疾病几乎均伴有慢性胃炎。就症状而言，无必要进行鉴别。对慢性胃炎的症状进行客观分析，需注意与慢性胆囊炎、胆石症及胰腺疾病引起的症状相鉴别。

【**并发症**】 萎缩性胃炎的年癌变率为 0.5%～1.0%，对这些患者需定期随访，以预防及提高早期胃癌的诊断率。上消化道出血多见于 NSAID 及应激性因素所致急性胃黏膜损伤，老年人症状常不典型，胃痛者仅占 39%。

【**治疗原则**】 慢性胃炎尚无特殊疗法，一般主张在无症状时不需治疗，有症状者以对症治疗为主。治疗原则是消除或削弱攻击因子，增强胃黏膜防御能力，消除症状，预防并发症。

1. **一般治疗** 寻找致病因素，有针对性加以指导。避免对胃黏膜有刺激的药物，停用或慎用阿司匹林等 NASID 是治疗 NSAID 所致胃黏膜损伤的关键。保持生活规律、情绪稳定、性格开朗。避免对胃有刺激的食物，如辛辣、过酸过甜的食物，避免浓茶、浓咖啡，戒烟、戒酒。提倡细嚼慢咽，饮食定时定量，提倡规则的一日三餐，避免过度饱餐。

2. **药物治疗**

（1）消除或削弱攻击因子

1）根除 Hp 治疗：成功根除 Hp 可使胃黏膜慢性活动性炎症得到明显改善，但改善消化不良症状的作用有限。根除 Hp 治疗适用于下列 Hp 相关性慢性胃炎患者：①有明显异常（指胃黏膜糜烂、中至重度萎缩、中至重度肠化、不典型增生）的慢性胃炎患者；②有胃癌家族史者；③伴有糜烂性十二指肠炎者；④消化不良症状经常规治疗疗效差者。

根除 Hp 的治疗方案是一种标准剂量的质子泵抑制剂（奥美拉唑 20 mg，兰索拉唑 30 mg，泮托拉唑 40 mg，埃索美拉唑 20 mg 或雷贝拉唑 10 mg）加 2 种抗生素组成的三联疗法。如：①PPI 标准剂量＋克拉霉素 500 mg＋阿莫西林 1 000 mg；②PPI 标准剂量＋阿莫西林 1 000 mg＋甲硝唑 400 mg；③PPI 标准剂量＋克拉霉素 500 mg＋甲硝唑 400 mg，均每日 2 次，疗程 1 周。

20 世纪 90 年代始，临床上广泛应用三联疗法根除 Hp，初始根除率可达 80%～90%，治疗后胃黏膜活动性炎症消失,慢性炎症程度减轻。近几年研究表明,Hp 根除率逐步降低,其主要原因是耐药菌株的产生。老年人因感染性疾病常反复应用抗生素,耐药问题更为突出。对于顽固病例,可给予含左氧氟沙星的四联或三联方案补救治疗。标准剂量的质子泵抑制剂(2 次/日)+枸橼酸铋钾 0.22 g(2 次/日)+阿莫西林 1.0 g(2 次/日)+左氧氟沙星 0.5 g(1 次/日),共 1 周;或标准剂量的质子泵抑制剂(2 次/日)+克拉霉素 0.5 g(2 次/日)+左氧氟沙星 0.5 g(1 次/日),共 1 周。也可以适当延长治疗时间或换用呋喃唑酮、替硝唑等治疗。有关 Hp 根除治疗失败的原因较为复杂,除 Hp 本身原因外,还与宿主因素如治疗的依从性、机体免疫状态及环境因素相关,是目前尚待解决的问题。

2) 抑酸或抗酸治疗:适用于胃黏膜糜烂或以胃灼热、反酸、上腹饥饿痛等症状为主者。可根据病情或症状的严重程度,选用抗酸剂、H_2 受体拮抗剂或质子泵抑制剂。

(2) 增强胃黏膜防御能力:胃黏膜保护剂是慢性胃炎应用较为广泛的一类药物,适用于胃黏膜糜烂、出血等急性和慢性炎症。常用药物有硫糖铝铋剂、替普瑞酮、瑞巴派特、吉法酯等。此外,治疗胆汁反流性胃炎可用铝碳酸镁、熊去氧胆酸结合胆盐缓解症状。依个体不同可选择或交替使用上述药物。

(3) 促动力药物:随年龄增高,尤其伴糖尿病、帕金森病等的患者,胃动力障碍的发生率增加,表现为上腹饱胀、早饱、嗳气等症状,重者可有厌食、恶心或呕吐。目前常用的促动力药物:①多巴胺受体拮抗剂:多潘立酮;②5-羟色胺受体激动剂:主要有莫沙必利、马来酸曲美布汀、盐酸伊托必利等。

(4) 精神心理治疗:精神因素与消化不良症状的发生有密切关系,半数以上患者兼有睡眠障碍、抑郁、焦虑状态。老年人伴精神心理问题相当常见,情绪或心理因素可通过大脑边缘系统和下丘脑使自主神经功能紊乱,导致胃肠功能障碍。临床上许多患者的上腹不适症状因各种生活应激事件诱发或加重,如果经常规治疗无效或疗效差,应给予心理疏导或心理治疗。可选用阿米替林、三环类抗抑郁药或帕罗西丁等。

老年人慢性胃炎治疗中应注意以下问题:①老年人胃黏膜有血管扭转、血管壁增厚等退行性病变,导致胃黏膜供血减少,修复功能降低;老年人胃黏膜分泌减少,黏膜屏障减弱,胃黏膜易受损伤;老年人胃排空能力较中青年人明显延迟。因此,老年人慢性胃炎往往严重且愈合较慢,疗程较长。②老年人常合并心、脑、肺、肾等病变,存在重要脏器的功能衰退或不全,用药时易产生某些不良反应,治疗中需注意药物不良反应的监测,及时调整用药。③对萎缩性胃炎需定期随访,以提高早期胃癌的诊断率。萎缩性胃炎不伴肠化生和异型增生者可每 1~2 年做内镜和病理随访 1 次;中至重度萎缩或伴肠化生者每年随访 1 次;轻至中度异型增生(低级别上皮内瘤变)每 6 个月随访 1 次;重度异型增生(高级别上皮内瘤变)则应行外科手术治疗或内镜下局部治疗。

【预后】 本病是慢性病,绝大多数预后良好。去除诱因,加强预防,浅表性胃炎都可以恢复,也有小部分发展为萎缩性胃炎。萎缩性胃炎多数稳定不变,真正发生癌变者仅约 2.0%。

(张 玉)

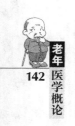

第四节　消化性溃疡

消化性溃疡病(peptic ulcer disease，PUD)为一种在胃肠黏膜层穿透黏膜肌层的溃疡，常发生在胃肠中胃酸和胃蛋白酶可达的部位，在胃的胃窦部、胃小弯和十二指肠球部最易发生，故通常称的消化性溃疡就是指胃溃疡或十二指肠溃疡。PUD 好发于青年人，发病高峰年龄胃溃疡(gastric ulcer，GU)为 40~60 岁，十二指肠溃疡(duodenal ulcer，DU)为 20~50 岁。据近年来的流行病学调查，PUD 的发病率在青年人中有所下降，但老年人 PUD 的发病率呈逐年增加。新加坡老年 PUD 人数占溃疡病人数的百分比，1948~1960 年为 6.7%，1960~1968 年为 17%，1990~1998 年达到 38%。日本资料显示，1958~1977 年的 20 年中，每 5 年为一组，>60 岁老年人 GU 发病率分别为 15%、18%、22% 和 26%。老年人中 PUD 的并发症，如出血、穿孔的发生率及死亡率亦明显增高。在美国，PUD 相关的死亡患者，80% 为 ≥65 岁的老年人。可能原因：①随着社会发展，人口老龄化越趋明显，老年人口增多；②有很多青年人 PUD 进入老龄期；③与 PUD 发病密切相关的 Hp 感染也随年龄增加。国内一份研究资料显示，在 18 870 例 PUD 中，>60 岁者占 14.9%，故 PUD 是老年人的常见病。

【病因与发病机制】　PUD 存在多种可能的病因，包括生物性、物理性和化学性病因。目前认为 Hp 感染是大多数 PUD，特别是 DU 的重要病因。已得到肯定的其他常见病因还包括 NSAID 和应激状态。少数 PUD 可能继发于病毒感染等少见病因。其他如遗传因素、精神因素、环境因素、胃排空异常、胆汁反流、吸烟、营养、药物等与溃疡的发生也有一定关系。

一定水平的胃酸存在是绝大多数 PUD 发病的必要条件，1910 年，Schwartz 的名言"无酸，无溃疡"，迄今仍是治疗 PUD 的理论基础。目前公认 PUD 的发病机制：当对胃黏膜的侵袭因素超过防御因素时，就会发生溃疡病。侵袭因素主要包括胃酸、胃蛋白酶和 Hp，此外还有胆盐、NSAID 等；防御因素主要包括黏液-碳酸盐、黏膜屏障、黏膜血流和内源性前列腺素等。如 Hp 感染发生 PUD，其致病的基本过程是胃黏膜受到 Hp 感染，在其毒素因子作用下，出现局部炎症反应及高胃泌素血症，生长激素合成、分泌水平降低，胃蛋白酶和胃酸水平升高，导致溃疡形成。又如 NSAID 损伤胃黏膜的原因，除了药物对胃黏膜的直接刺激作用外，其基本原因是由于这类药物抑制体内的环氧化酶活性而干扰了胃、十二指肠黏膜前列腺素合成，前列腺素合成减少削弱了胃、十二指肠黏膜的保护作用，因而发生了溃疡病。这种因胃黏膜防御因素减弱而导致溃疡病形成，在老年人中更常见，这与老年人常有动脉粥样硬化而使胃黏膜血供减少亦有一定关系。

【病理】　GU 多发生在胃窦、胃体交界的小弯侧，少数也可发生在胃窦、胃体和幽门的前方。老年人 GU 发生在胃的近端也不少见。GU 的边界常较清楚，多为单发。大小常介于 5~20 mm，偶有巨大溃疡，直径 >25 mm。巨大溃疡在老年人中常见，需与恶性溃疡相鉴别。

DU 好发于十二指肠球部前壁，以单发为多。溃疡呈圆形，也有呈椭圆形和线形。溃疡长径介于 5~20 mm，溃疡底部往往附有灰白苔。DU 在青年人中常见，老年人则 GU 多见。

【临床表现】　老年人 PUD 发病较为急骤，包括表现为严重的急性大出血或穿孔、梗阻。>60 岁发病者以 GU 多见，与青年人 DU 多见不同。老年人 GU 常发生于胃的近端，以巨大溃疡多见,溃疡直径>2.5~3 cm巨大溃疡的发病年龄,比一般PUD的发病年龄高5~10年。巨大GU多为良性,当溃疡继续增大,直径>3 cm时,应与恶性溃疡相鉴别。良性巨大溃疡不一定要手术治疗,巨大GU的发病高峰年龄,女性>70岁,男性>80岁。巨大溃疡愈合后易复发,易发生出血、穿孔的并发症。PUD的典型临床表现为上腹部节律性疼痛,往往与饮食相关,如GU疼痛多出现在餐后1 h左右,1~2 h后逐渐缓解,直至下餐后再复出现,所谓饱餐痛;DU的疼痛常在餐前,饮食或服用止酸药后痛即缓解,称饥饿痛。老年人PUD常缺乏典型症状,约1/3老年患者没有上腹疼痛,而表现以上消化道急性出血为首发症状,也可反复出血而无胃痛主诉,特别是服用NSAID者,约占合并出血患者的50%。也有以食欲不振、厌食、体重减轻、恶心、呕吐等为主诉,容易误诊为胃癌。若溃疡靠近贲门,可出现吞咽困难、胸骨下紧迫感或疼痛,易与食管病变、冠心病、心绞痛相混淆。如有位65岁的男性GU患者,误诊为冠心病达6年之久,后经胃镜检查证实为GU,给予服用西咪替丁奏效,在多年随访中,曾有多次溃疡复发而疼痛,按溃疡病治疗得以控制。有些老年PUD患者长期隐性出血,当出现明显贫血时才到医院就诊,有的因贫血使原有心绞痛发作频繁而就诊。

【诊断与鉴别诊断】 对PUD的确诊首推内镜检查,特别是老年人GU更应做胃镜检查来确诊。由于胃镜技术发展迅速,管径细,视野清晰,镜子柔软易操作,整个检查迅速、安全、痛苦不大。老年人胃镜检查的危险性,根据复旦大学附属华东医院多年的临床实践与其他许多作者的报道,一致认为并不比青年人高。胃镜检查能精确测量溃疡病灶的大小,溃疡周围炎症的轻重,并对溃疡进行分期(活动期、愈合期、瘢痕期),可提供临床用药参考。所有GU均需做胃镜检查鉴别良性和恶性病变,特别是巨大GU,更应在内镜下做多部位活检(在溃疡边缘及溃疡底取4~6个活检标本)以排除恶性溃疡。强调以胃镜随访,老年患者切忌因服用抗溃疡药物后症状已消失而忽视胃镜复查,因为即使是恶性溃疡,经现有的强烈抑酸药治疗后,也可使临床症状好转。故在治疗2~3个月不论症状是否好转,应再次复查胃镜,一直观察到溃疡已痊愈,活检标本未找到癌细胞才放心,这也是鉴别良性和恶性溃疡的重要措施。胃镜检查除有以上的优点外,采取的胃黏膜标本还可做与PUD发病密切相关的Hp检查,如快速的尿素酶试验、病理切片银染色显微镜下找Hp,或以活检黏膜作嫌氧细菌培养找Hp。非创伤性的Hp检查还有:①尿素呼气试验,以^{13}C-或^{14}C-尿素呼气试验检测Hp正确率亦较高,目前临床上用以判断Hp是否已根除;②血清抗Hp抗体测定,该法只用于做Hp的流行病学调查;③粪便Hp抗原试验,在根治前检测的准确性与尿素呼气试验相当,目前临床上还未普遍开展。

X线钡餐检查:该法是诊断PUD的沿用方法,现多采用气钡双重造影,确诊率可达80%~90%。X线下发现龛影存在即可确诊PUD。此外X线钡餐检查还可发现胃大弯侧的痉挛切迹、十二指肠球部激惹征和球部畸形,这些称溃疡病的间接征象,结合临床典型症状也可作出判断。但X线钡餐不能取活检,所以对疑有恶性病变、临床疑有PUD但X线阴性,或用药后症状不能缓解者,应做胃镜检查。目前临床上有以胃镜代替X线钡餐检查的趋势。

【并发症】 有研究指出,>70岁的PUD患者有50%会发生各种并发症,且常为PUD的首发症状,增加了死亡率,可高达30%。与PUD相关的急诊外科手术者,75%为老年人。自H$_2$受体拮抗剂在临床应用后,DU穿孔住院者占PUD相关住院患者的5%~10%。在老年人中DU穿孔有较高的死亡率,在老年妇女中更为突出。

1. **胃肠道出血** 老年人PUD合并出血最常见,为青年人的4~10倍,常常呈持续性出血和再出血,需外科手术治疗。老年人 PUD 有较大量出血的倾向。再出血的预兆是低血压,溃疡底有新近出血灶如血管显露、凝血块,有这些征象者再出血的危险率高达 80%,死亡率为 29%~60%。首次大出血引起低血容量者,为再出血的重要指标。有研究观察了 70 例>75 岁老年人 PUD 出血病例,总死亡率为 17.6%,其中因手术而死亡的占 61%,常因做内镜下止血,延迟手术时机。GU 出血死亡率 2 倍于 DU 出血者,老年出血病例 50% 出血前缺乏先兆症状。GU 出血的死亡病例,病程大多<4 周。在 GU 出血住院病例中,1/3 发生再出血,其中≥75 岁者占 30%。H_2 受体拮抗剂对 GU 再出血的疗效,报告不一。>60 岁老人巨大 GU,直径>3 cm 者,合并出血更常见。老年人其他上消化道出血原因还有 Dienlafoy 溃疡,这种出血常需要外科治疗。老年人上消化道出血的死亡率明显高于青年人。老年人因 PUD 合并出血而死亡的危险因素:伴有其他严重疾病、应用 NSAID、需输血>5 个单位者。

2. **穿孔** PUD 穿孔是第 2 位常见急诊并发症。在老年人中 GU 穿孔发生率为 20%,与 DU 穿孔发生率相似,但 GU 穿孔死亡率高于 DU 穿孔的 5 倍。老年妇女与青年妇女相比,PUD 穿孔比例较高,有些报道达 40%。老年 PUD 合并穿孔,常缺乏典型急性腹膜炎的临床表现,有时以心力衰竭、休克、神志不清、毒血症为主要表现,常无 PUD 病史。老年 PUD 穿孔有较高死亡率,>75 岁病例的死亡率高达 50%,在胃体、胃底溃疡穿孔的死亡率最高,幸在胃的远端溃疡发生穿孔较常见。大多数穿孔需外科处理,老年患者做穿孔修补术较为合适。

3. **幽门梗阻** 自从抑酸药应用于临床后,已很少见到 PUD 所致的幽门梗阻。大多数发生于 DU 所致的十二指肠球部有持久瘢痕,致使幽门出口障碍。与其他并发症相比,死亡率较低。

【治疗】

1. **生活习惯上的注意点** PUD 的药物治疗固然重要,但平时的生活习惯对 PUD 的防治,也不能忽视,应注意以下几点。

(1)养成良好的饮食习惯:目前尚无足够证据说明哪些食物可以促进溃疡愈合,或哪些食物对溃疡不利,故不必过分强调限制饮食和改变常年形成的饮食习惯,但应注意:①饮食须细嚼慢咽;②有规律的定时进食,切勿暴食暴饮;③在溃疡活动期,少食多餐为宜,但一旦症状得到控制,即可恢复一日三餐;④避免餐间零食,睡前不宜进食;⑤平时避免浓茶、咖啡等饮料;⑥不宜多饮牛奶和豆浆。

(2)情绪稳定,劳逸结合:临床上因焦虑、忧伤、怨恨、紧张等强烈的精神刺激导致 PUD 的发生和复发常见。因此患者应注意情绪稳定,劳逸结合。如有不可避免的强烈精神刺激,应及时服用抗溃疡药物。外出旅游、生活规律有变化时,应携带药物及时服用。

(3)慎用致溃疡药物:老年人服用致溃疡药物是常有的现象。NASID 如阿司匹林、吲哚美辛、芬必得、萘普生等,其他药物如糖皮质激素、甲氨蝶啶、利舍平等,均具有致溃疡作用。因此尽量避免服用此类药物,如属必要,则应与保护胃黏膜的药物同时服用,目前首推米索前列醇。

(4)忌烟酒:吸烟与 PUD 的发生密切相关,且影响溃疡愈合,故有吸烟习惯者,应彻底戒烟。酒精对胃黏膜的损伤作用有不同的报道,一般认为在溃疡活动期应忌酒,平时可饮少量低度酒,切忌高度酒。

2. **药物治疗** 许多抗 PUD 新药的临床试验常把>70 岁的老人排除,因此缺少新药治疗老年人 PUD 的临床经验。每当新药上市,总不能回答年龄是否影响新药对 PUD 的疗效以及老年是否减慢溃疡愈合。

已有几个研究肯定了 H_2 受体拮抗剂雷尼替丁治疗老年人 DU 的疗效。在美国，＞65 岁的老年人约占总人口的 12％，而因 PUD 住院者一半为老年人，与 PUD 相关的死亡病例中老年人占 80％，说明老年人 PUD 仍是一个突出问题。Koop 等研究了 2 000 例 DU 活动期的门诊病例，给予足量的雷尼替丁治疗或维持治疗后，观察其溃疡愈合和复发率，比较了＞65 岁的老年人和青年人的治疗，结论是不论溃疡大小或是否服用 NSAID，老年人的活动期 DU 愈合较延迟。Siman 等以尼扎替丁 300 mg 或雷尼替丁 300 mg 治疗 DU，未发现年龄因素影响疗效，但停药后 DU 复发率稍有不同，似乎老年人较少复发。吸烟也不影响老年人 DU 的复发，但在＜65 岁的患者，吸烟是 DU 复发的重要危险因子。有资料报道，老年人 GU 的复发较青年人快，即使是在雷尼替丁的维持治疗中。这也可能只是反映了老年人 PUD 的自然病程。雷尼替丁的不良反应，与安慰剂比较无增加现象。Battaglia 等指出足量的雷尼替丁治疗，对老年人 PUD 的愈合较青年人延迟，认为可能与饮酒和服用 NSAID 有关。Pilotto 等以质子泵抑制剂奥美拉唑 20 mg 或 40 mg 短程治疗老年人 PUD，其安全性和愈合率与青年人无差别，但主张以每日奥美拉唑 20 mg 治疗老年人活动性 PUD 为宜。

老年人 PUD 治疗中的特殊问题：止酸剂对 PUD 有较好的愈合率，需每日多次服用并含有钠盐，对老年人造成麻烦。H_2 受体拮抗剂只需每日服用 1 次，方便患者。西咪替丁可干扰利多卡因、硝苯地平、普萘洛尔、氨茶碱、可乐定和华法林（coumadin）等药物排泄，静脉注射西咪替丁可损伤肾功能和引起中枢神经系统（CNS）不良反应，但在老年人中这种不良反应的总发生率很低。1 196 例（387 例≥70 岁）住院病例中，静脉注射西咪替丁，不良反应发生率为 3.4％，CNS 不良反应也低。CNS 不良反应常见于西咪替丁，但雷尼替丁也可发生。

在临床上，老年人也可发生雷尼替丁所致药物相互作用，CNS 症状如模糊、嗜睡不常发生，但所有 H_2 受体拮抗剂不良反应均可发生。因老年人常服用多种药物治疗，故药物的相互干扰作用应特别注意。法莫替丁被认为在老年人中应用有效。硫糖铝无全身性作用，特别为老年人所喜爱，但每日需 4 次服用大的片剂，带来不便。前列腺素合成剂米索前列醇有抑制胃酸分泌和增加胃黏膜的防护作用，对溃疡的愈合不及 H_2 受体拮抗剂，但有防止 NSAID 所致 GU 作用，最适合服用 NSAID 的老年妇女，特别对过去有 GU 者，或同时伴有不能耐受因溃疡合并出血的其他疾病者。

所有质子泵抑制剂，如奥美拉唑、兰索拉唑、泮托拉唑、雷贝拉唑和埃索美拉唑等均有抑制壁细胞的 H^+，K^+-ATP 酶作用，在老年人中应用安全有效。

内镜下治疗广泛用于 PUD 出血的止血。止血方法加热治疗的有电灼、热探头、激光等，局部注射治疗的有注射酒精、肾上腺素、其他止血药等，对及时止血和防止再出血，在老年人中应用均有效而安全。

Hp 相关的 PUD 在根治 Hp 后 PUD 复发明显减少，达到完全治愈目的，已为大家所公认。PUD 不论是活动期或愈合期、有无并发症，如 Hp 阳性，均应作根治 Hp。目前 PUD 根治方案，特别在溃疡活动期，以一种质子泵抑制剂（为治疗 PUD 的加倍剂量），加 2 种抗生素（常用的有阿莫西林 1.0 g，每日 2 次；克林霉素 0.25～0.5 g，每日 2 次；甲硝唑 0.4 g 或替硝唑 0.5 g，每日 2 次；呋喃唑酮 0.1 g，每日 2 次）的三联方案较为常用，疗程一般为 1 周，必要时可延长至 10 天或 14 天。老年人 PUD 也可选用以上治疗方案。根据我们的经验，同样方案，老年人的 Hp 根除率较青年人低 5％～10％，这可能与老年人生活漫长，因其他感染性疾病而应用各种抗生素,增加了 Hp 对抗生素的耐药性有关。老年人根除 Hp 的抑酸药不应减量,如奥美拉唑仍应每日 40 mg;老年人常服用多种药物,抗 Hp 药与其他药分开服用;老年人肝肾功能处于边缘状态,代偿能力差,对药物的耐受性差,故对肝肾功能有一定损害作用的药物应慎用,必要时应监测肝肾功能,尽量选用对 Hp 无耐药的低剂量、短疗程方案为宜。

H_2 受体拮抗剂的维持治疗:长期维持治疗适用于 Hp 阴性,而有反复复发及易发生并发症的老年 PUD 患者,以及伴有不能耐受 PUD 并发症的其他患者。但要记住,老年人 PUD 常无临床症状,故不能以溃疡复发的临床症状来判断是否需维持治疗。

(顾同进)

第五节　大　肠　癌

大肠癌(colorectal carcinoma)包括结肠癌和直肠癌,是常见的消化道恶性肿瘤。在经济发达国家,发病率高达 35/10 万～50/10 万。我国长江下游东南沿海的上海、浙江、江苏、福建为大肠癌高发区,且发病率逐年上升。75%的大肠癌患者发病年龄 31～60 岁,男女之比为1.65∶1。随着我国人口平均寿命的延长和饮食结构的改变,近年来老年人大肠癌发病率有上升趋势。研究老年人大肠癌的特点,旨在提高早诊率、减少误诊率、采取及时合理的治疗措施延长患者寿命。

【病因和发病机制】　大肠癌病因尚未明确,其发生可能与下列因素有关。

1. 生活方式　饮食因素在大肠癌发病中起重要作用。调查发现,高脂食谱与食物纤维不足是主要发病原因。高脂肪饮食,特别是含有饱和脂肪酸的饮食,使肠内胆酸、胆固醇量增加,在肠道细菌作用下,此两者的代谢产物可能为大肠癌的致病物质。食物纤维(如纤维素、果胶、半纤维、木质素等)能稀释肠内残留物,增加粪便量,使粪便从肠道排空加快,减少致癌物质和大肠黏膜接触的机会,从而降低大肠癌的发生率。移民流行病学调查研究发现,发病率低的日本居民移居欧美后,大肠癌发病率上升,至第 2 代即与当地居民的发病率相似。

2. 遗传因素　遗传因素在大肠癌发病中具有相当重要的作用。研究发现,大肠癌患者子女患大肠癌的危险性比一般人群高 2～4 倍,10%～15%的大肠癌发生在大肠癌患者的一级亲属(父母、兄弟、姐妹、子女)中。

3. 大肠息肉　大肠息肉是最重要的结肠癌前病变。目前多数研究认为,80%以上的大肠癌由大肠息肉演变而来。有结肠息肉者大肠癌的发病率约为无结肠息肉者 5 倍。息肉发生癌变的概率与息肉的大小、病理类型、不典型增生程度及外形有关,一般直径>2 cm,绒毛状腺瘤、广基腺瘤及高级别上皮内瘤变癌变的概率较大。

4. 大肠慢性炎症　溃疡性结肠炎患者的大肠癌发生率高于正常人群 5～10 倍。慢性细菌性痢疾、慢性阿米巴肠病、放射性直肠结肠炎、血吸虫病以及克罗恩病患者大肠癌发生率比同龄对照人群高。在炎症增生过程中,可形成炎性息肉,进而发生癌变,但所需时间较长,且发生率较结肠息肉者低。

5. 其他因素　亚硝胺类化合物,可能是大肠癌的致病因素之一。钼是硝酸还原酶不可缺少的成分,当土壤中钼含量减少或缺乏时,可使植物中的硝酸盐积聚,硝酸盐是亚硝胺的前身。有研究显示,胆囊切除术后大肠癌发病率升高,可能与次级胆酸进入大肠增加有关。原发性或获得性免疫缺陷综合征也可成为本病的致病因素。

【病理】 大肠癌最好发部位是直肠与乙状结肠(占75%～80%),其次为盲肠及升结肠,再次为结肠肝曲、降结肠、横结肠及结肠脾曲。根据大体形态,将大肠癌分为早期大肠癌和进展期大肠癌。

1. 早期大肠癌 早期大肠癌是指原发肿瘤限于黏膜层或黏膜下层者。其中限于黏膜层者为黏膜内癌。限于黏膜下层但未侵及肠壁肌层者为黏膜下层癌。大体分型:扁平型、息肉隆起型、扁平隆起型、扁平隆起溃疡型。

2. 进展期大肠癌 当癌浸润已超越黏膜下层而达肠壁肌层或更深层时,称为进展期大肠癌。大体分型:隆起型、溃疡型、浸润型和胶样型。

大肠癌的组织病理学类型有管状腺癌、乳头状腺癌、黏液腺癌、印戒细胞癌、未分化癌、腺鳞癌、鳞状细胞癌等。临床上以管状腺癌最多见,约占67%。老年大肠癌患者与青年患者比较,肿瘤细胞分化较高、恶性程度较低、疾病预后相对较好,病理分型以腺癌最为常见,其中高、中分化腺癌占大多数,其次是黏液腺癌。

我国大肠癌科研协作会议制订的临床病理分期方案,与Dukes改良分期方案相似,具体如下。A期:大肠癌病灶局限于黏膜或黏膜下层。B1期:病变侵及固有肌层,无淋巴结转移。B2期:病变穿透固有肌层,累及浆膜层,无淋巴结转移。C1期:有区域淋巴结转移,但肠系膜血管旁淋巴结尚无转移。C2期:肠系膜血管旁淋巴结有转移。D期:有远处转移或腹腔转移,或广泛浸润无法切除者。

【临床表现】 早期大肠癌常无症状,随着癌肿的增大与并发症的发生才出现症状。主要临床表现:①排便习惯与粪便性状改变。常为最早出现的症状,多表现为腹泻、便秘或腹泻与便秘交替;有黏液便、血便或脓血便,里急后重,粪便变细等。②腹痛。由于癌肿糜烂,继发感染刺激肠道,表现为定位不确切的持续隐痛,或仅为腹部不适或腹胀感。③腹部肿块。大肠癌腹部肿块以右腹多见,肿块质硬,条索状或结节状。④直肠肿块。因大肠癌位于直肠者占半数以上,故直肠指诊是临床上重要检查方法。直肠指诊可查出癌肿的部位、距肛缘的距离及癌肿的大小、范围、固定程度、与周围脏器的关系等。⑤全身症状。由于慢性失血、癌肿溃烂、感染、毒素吸收,患者可出现贫血、乏力、低热等表现,晚期则有进行性消瘦、恶病质、腹腔积液及多脏器转移症状等。

老年人起病隐匿,症状可不典型。大肠癌临床表现以便血、腹痛、大便习惯改变为主,还应注意贫血及大便隐血等症状。有统计资料显示,老年大肠癌组发生贫血为9.87%,明显高于非老年大肠癌组(3.96%)。这与老年人长期肠道慢性失血、营养吸收不良、造血功能减退等有关。部分患者已出现肝、肺转移灶,再行大肠镜检查才确诊。此外,老年患者大肠癌发病率的上升趋势主要表现在结肠癌增多,而直肠癌总体上有所减少,结肠癌中又以回盲部及升结肠增加为主。

【实验室和辅助检查】

1. 血常规检查 可以发现贫血,多为小细胞低色素型。

2. 大便隐血检查 此方法简便易行,是大肠癌普查初筛方法和结肠疾病的常规检查。有条件者还可应用免疫学方法以提高正确率。

3. 血清癌胚抗原(CEA)及肠癌相关抗原(CCA)测定 CEA、CCA虽非结肠癌所特有,但多次检查观察其动态变化,对大肠癌的预后估计及监测术后复发有一定的意义。

4. 内镜检查　包括直肠镜、乙状结肠镜和结肠镜检查。内镜检查能在直视下观察病灶情况,并能取活检作病理学诊断。肠镜检查就目前而言是对大肠内病变诊断最有效、最安全、最可靠的检查方法,绝大部分早期大肠癌可由内镜检查发现。

5. 钡灌肠 X 线检查　是检查结肠癌常规方法之一,应用气钡双重造影技术,可清楚显示黏膜破坏、肠壁僵硬、结肠充盈缺损、肠腔狭窄等病变,提高诊断正确率。

6. 腔内超声、CT、MRI 检查　结、直肠腔内超声检查方法简单,可迅速提供图像,对选择手术方式、术后随访是否复发有一定帮助。CT 及 MRI 检查对了解肿瘤肠管外浸润程度以及有无淋巴结或血行转移有重要意义,对大肠癌复发的诊断较为准确。

7. 活组织检查　是明确诊断的金标准,准确率可达 95% 以上,可以了解息肉有无癌变以及肿瘤的病理类型等。

【诊断和鉴别诊断】　大肠癌除早期可无症状之外,绝大部分均有不同程度的症状存在。详细询问病史、认真体格检查辅以实验室、内镜和 X 线检查,确诊一般并不困难。对 >40 岁具有下列高危因素者:大肠腺瘤、有家族史(如大肠息肉综合征或家族遗传性非息肉大肠癌或一级血缘亲属中有大肠癌者)、溃疡性结肠炎等,应进行长期随访,可定期肠镜检查。

右侧结肠癌应与阑尾脓肿、肠结核、血吸虫病肉芽肿、肠阿米巴病以及克罗恩病(Crohn disease)相鉴别。左侧结肠癌的鉴别诊断包括血吸虫肠病、慢性细菌性痢疾、溃疡性结肠炎、结肠息肉病、结肠憩室炎等。直肠癌应与子宫颈癌、骨盆底部转移癌、粪块嵌塞等相鉴别。

【治疗】

1. 手术治疗　广泛性根治手术,包括癌肿、足够的两端肠段及该区域的肠系膜和淋巴结切除,是根治结肠及直肠癌最有效的方法。

有效的围术期处理是提高治愈率、减少并发症和死亡率的关键,对老年人而言,尤其如此。充分的术前准备是降低围术期危险的最有效方法,对出现的并发症,应在术前针对性治疗,在一定程度上控制或使之缓解、好转,避免因麻醉和手术诱因加重病变而影响预后。因此要认真全面进行术前检查。对可能存在的心肺功能不全、高血压、糖尿病、低蛋白血症、营养不良、贫血等进行纠正和治疗,使患者在短期内全身情况得以改善。术后控制血糖,积极营养支持,加强抗感染,保护重要器官功能,对有并发症的患者进行重症监护,以判定心、肺、肾等功能情况,及早纠正组织低灌注和缺氧,减少术后并发症的发生。

对老年人大肠癌合并肠梗阻,经保守治疗症状不缓解时,应行急诊手术治疗。对右半结肠癌引起的肠梗阻,多主张行一期切除吻合。左半结肠癌并发肠梗阻患者,一般均有严重的内环境紊乱,能否一期切除吻合主要看术中肠道灌洗的情况,以及有无严重并发症存在。若无严重并发症存在,且术中肠道灌洗情况满意,则行一期切除、吻合;反之可行近端结肠造口,以待二期手术。对无肠梗阻的大肠癌患者,如全身情况许可,应尽量做好术前准备,力争行根治性切除。部分全身情况较差或营养不良患者,因不能耐受较大手术,可行 Hartmann 手术。对无法切除的肿瘤,可行肿瘤旷置、结肠造口术,以解决患者的肠道梗阻,提高其生存质量。

2. 化学药物治疗　对于 Duke 分期 D 期,手术已无法根治者,以及术前、术后可能存在转移者,可考虑予以化疗。对大肠癌有效的化疗药物常首选氟尿嘧啶或氟脱氧尿嘧啶核苷,其次尚可用丝裂霉素及表柔比星、洛莫司汀、顺铂等。联合用药可提高疗效、降低毒性、减少或延缓耐药性出现。

3. 放射治疗　目前研究较多、效果较好的是外科和放疗的综合治疗,包括术前放疗、术中放疗、术后放疗、"三明治"式放疗等。对晚期直肠癌,尤其是局部肿瘤浸润到附近组织以及有外科禁忌证患者,应用姑息性放疗亦常有较满意的疗效。

4. 其他治疗　如基因治疗、靶向治疗、免疫治疗、细胞治疗以及中医中药治疗,可作为辅助疗法。

【预后】　大肠癌在消化道肿瘤中预后最好,根治术后 5 年生存率达到 50％以上。这与近年来结肠镜技术广泛开展,使得大肠癌得以早期发现及肿瘤手术切除率提高等因素有关。大肠癌的预后主要与病期相关,此外也与年龄、病理类型、病灶部位、手术方式及辅助治疗等相关。老年人大肠癌预后较好,可能与老年人肿瘤生长缓慢、分化良好者多见有关。

【预防】　大肠癌的预防主要是预防其发病,包括改变生活方式如控制脂肪摄入、增加纤维膳食,积极防治癌前病变如大力防治血吸虫病、根治结肠及直肠腺瘤和息肉病。国内外多项研究已证实许多制剂作为大肠癌化学预防的潜力,包括叶酸、胆汁酸修饰因子(如钙、麦麸纤维、低脂、水果、蔬菜纤维和熊去氧胆酸)及 NSAID。NSAID 作为一种最明确有效的化学预防制剂,近年已有试验证实在预防腺瘤复发中的作用。由于约＞80％的大肠癌系由大肠腺瘤演变而来,而结肠镜的应用为大肠腺瘤的检出和摘除提供了满意的方法,对于高危及已行息肉摘除的患者必须定期随访全结肠镜检查。

(于晓峰　邹　健)

第六节　缺血性结肠炎

缺血性结肠炎(ischemic colitis)是由各种因素导致某一段结肠血液供应不足或回流受阻引起的结肠缺血性疾病。以腹痛、便血和腹泻为主要表现,凡能引起全身血流动力学异常或肠系膜血管病变致结肠缺血者均可引起本病,但以动脉硬化所致者最为多见,因此本病常发生在＞60 岁的老年人。缺血性结肠炎的发病率目前尚无确切的流行病学统计资料。据复旦大学附属华东医院消化内镜中心统计,1975～2000 年结肠镜检查的患者中发现缺血性结肠炎 36 例,检出率为 0.17％;而 2001～2007 年确诊 120 例,检出率 0.74％。目前多认为本病发病率与性别关系不大。

【病因和发病机制】　引起结肠缺血的原因很多,主要包括:①血管因素。动脉粥样硬化是缺血性结肠炎中的最常见病因,并以老年人更常见。动脉粥样硬化形成使血管腔和血流不畅,引起相应肠管的血供减少。另外,随体循环而来的各种栓子也会在肠壁血管中形成栓塞性病变。肠道静脉回流的交通支较多,只有当门静脉或其分支发生阻塞时才会引起回流障碍,多与血液处于高凝状态的疾病有关,如真性红细胞增多症、夜间阵发性血红蛋白尿以及口服避孕药等。②肠腔因素。肠梗阻、肠粘连和便秘等会使肠腔内压力升高,导致肠壁血流降低而发生肠道缺血。③其他因素。休克、脱水、大量应用利尿剂都可引起内脏血流下降而诱发肠缺血。肠腔内细菌感染、代谢性酸中毒等因素通过影响血管的舒缩状态而加重肠管的缺血性病变。另外,约有 15％的患者没有明确原因,可能与肠道血流调节机制障碍

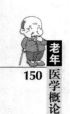

有关。

结肠血液主要由肠系膜上动脉、肠系膜下动脉和髂内动脉分支供给。肠系膜上、下动脉均从腹主动脉以锐角斜行分出,故体循环中的栓子易进入,特别是肠系膜下动脉与腹主动脉近乎平行,尽管肠系膜下动脉较肠系膜上动脉管腔更细,但从腹主动脉随血流而下的栓子仍较容易进入肠系膜下动脉。肠系膜上动脉分出的中结肠动脉和肠系膜下动脉分出的左结肠动脉在脾曲处相吻合,该处称 Griffiths 点,此处的血管常发育不全或缺如。因此,结肠的缺血多见于左半结肠,尤其是以处在两支动脉末梢供血区域交界处的脾曲和乙状结肠最易发生。一旦局部供血动脉发生阻塞,肠壁即发生缺血,代谢最为活跃的黏膜层最易受到缺血的影响,当局部血液循环得不到改善时,则病变可继续向下发展累及肌层,甚至浆膜层,造成全层肠壁坏死。

【病理】 病理改变不一。最轻的改变是黏膜和黏膜下出血、水肿,有时伴有部分黏膜坏死。以后出血吸收,或其上黏膜脱失,形成溃疡。损伤更重时,黏膜和黏膜下层将代之以肉芽组织,以后黏膜可能在水肿的黏膜下层再生,该处含有肉芽和纤维组织及含铁血黄素沉着的巨噬细胞。缺血更重、持续更久时,固有肌层受累,代之以纤维组织,从而发生狭窄。最严重的缺血是发生透壁梗死、坏疽和穿孔。

【临床表现】 多数起病急骤,主要临床表现为腹痛、便血、腹泻"三联征"。腹痛一般为突发性,呈阵发性或持续性下腹部绞痛,老年人反应较差,腹痛症状有时不明显,须提高警惕。腹痛后多继发便血,便血量轻重不一,轻者大便中带有鲜血,重者血水样便,甚至鲜血便。由于大量肠液渗出、肠蠕动过快等因素导致腹泻,在老年人中腹泻有可能是缺血性结肠炎的首发和主要症状。有时在粪水中可见坏死脱落的肠黏膜,腹泻次数每日 3~20 次不等。多数患者伴有发热、恶心、呕吐和腹胀等症状。

查体往往缺乏相应的体征,表现为症状和体征相矛盾的特点,如有肌紧张、反跳痛提示肠壁坏疽。病变肠段扩张时可出现腹部膨隆,但不对称。肠鸣音可亢进、减弱甚至消失。腹水较多时移动性浊音可为阳性。

临床分两大类:坏疽型和非坏疽型。非坏疽型包括一过型和狭窄型,一过型最多见,缺血程度轻而短暂,仅引起黏膜和黏膜下层的缺血性损害,表现为黏膜充血、水肿、糜烂、黏膜下出血,可伴有部分黏膜坏死及剥脱后出现溃疡。患者的临床症状在对症处理后常可在24~48 h 内缓解,随着结肠侧支循环的建立,其组织学和功能在1~2 周内可完全恢复。狭窄型是由于缺血程度较重或反复发生,损伤的范围较大,可达肌层,肠壁修复时纤维组织增生可致肠管不可逆狭窄。一过型与狭窄型大多表现为一种自限性疾病。坏疽型临床较少见,缺血程度重而完全,造成肠壁全层坏死,临床症状重。

【实验室和其他检查】

1. 实验室检查 实验室检查可见外周血白细胞数增高,以中性多形核细胞增多为主,红细胞沉降率增快,并可出现血清转氨酶、淀粉酶、脂肪酶和碱性磷酸酶等指标升高。粪常规检查可见红细胞和白细胞,隐血试验阳性,但粪培养为阴性。

2. 结肠镜检查 早期结肠镜检查是诊断缺血性结肠炎的主要手段,特别是在发病后24~48 h,是早期诊断的关键。结肠镜检查可确定病变部位、范围、病期及预后,同时可取得标本行病理组织学检查,有助于鉴别诊断。结肠镜检查时应避免过多充气及滑行以预防穿孔,当疑有肠坏疽、肠穿孔时不宜进行结肠镜检查。缺血性结肠炎的内镜下表现取决于肠镜检查的时间：①急性期。发病后 2 h～3 天，表现为黏膜不同程度的充血、水肿、瘀斑、出血、糜烂和血管网消失，因水肿和黏膜下出血可导致皱襞增厚如肿块，重者可有黏膜坏死，病变部位与非病变部位界限清楚，肠腔内可见血性液体。②亚急性期。发病后 3～7 天，为溃疡形成期，溃疡呈纵行或匍行分布，边界清楚，可长达 3～4 cm，宽 1～2 cm，周围黏膜充血水肿，溃疡多沿肠系膜侧分布。③慢性期。指发病后 2 周～3 个月，特征是逐渐缓解和愈合，表现为水肿逐渐消失，溃疡渐变白，上皮逐渐增生，通常 6 周内愈合，也可持续 3 个月，肠镜可见黏膜呈颗粒样增生及肠腔狭窄。

缺血性肠炎的内镜特点：缺血性损害主要发生在左半结肠，病变多沿肠系膜侧分布，病变黏膜与正常黏膜边界清楚，活检时很少出血，病情变化快。

3. X 线检查　多数病例早期可见局限性痉挛，随后见肠腔积气，节段性扩张，病变肠段结肠袋消失，但无特异性；一部分可见类似小肠 Kerckring 皱襞样的横嵴，后者为本病的特征性 X 线征象之一。早期可见特征性的多发息肉样充盈缺损，称为"指压迹征"，出现率最高，肠管痉挛、脾曲锐角征早期亦多见，随后出现结肠袋消失，溃疡所致不规则龛影，有时呈锯齿样充盈缺损如肠壁内出现钡剂影，该征具有特异性，说明坏死深达肌层。后期表现为铅管样狭窄、有假憩室形成的龛影和假息肉形成的充盈缺损。病情较重的缺血性结肠炎由于出血明显，钡剂不能很好地附着于肠黏膜，导致影像不清，而且肠腔注气会加重病情，严重时可导致肠穿孔，因此进行结肠气钡双重对比造影检查时要掌握好适应证，不作为缺血性结肠炎的首选检查。

4. 血管造影　选择性肠系膜动脉造影有助于发现病变部位及范围，为手术治疗提供参考。主要表现为病变动脉狭窄、痉挛和中断，但造影检查难以发现较小的病灶。另外，CT 三维成像或 MRI 等检查也可提供血管阻塞的影像学依据。

5. 其他检查　B 超检查早期可见肠壁增厚，后期出现肠腔狭窄。彩色多普勒超声可见缺血肠段的血流明显少于正常，有助于判断血管内血栓形成及确定缺血的范围。放射性核素 ^{99m}Tc 和 ^{111}In 在缺血肠段聚集的浓度明显高于正常肠段，有一定的诊断价值，但目前应用得不多。

【诊断和鉴别诊断】　缺血性结肠炎的诊断依据：①年龄＞60 岁，尤其是伴有高血压、糖尿病、高脂血症，或其他能引起血液高凝状态的疾病；②有突发性腹痛，继而出现便血和腹泻等典型临床表现；③肠镜检查见相应内镜下改变。本病的临床表现不具有特异性，需与以下疾病相鉴别。

1. 炎症性肠病　与炎症性肠病的鉴别诊断见表 11-2。

表 11-2　缺血性结肠炎与溃疡性结肠炎、克罗恩病的鉴别

	缺血性结肠炎	溃疡性结肠炎	克罗恩病
发病年龄	多见于＞50 岁人群	多见于青年人	多见于青年人
直肠累及	很少	95%	50%
好发部位	脾曲、降结肠和乙状结肠	左半结肠	右半结肠
分布形式	区域、局限	连续性	节段、跳跃
溃疡形态	不规则或纵形	不规则	纵形

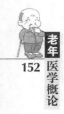

续　表

	缺血性结肠炎	溃疡性结肠炎	克罗恩病
病变界限	清楚	不清	不清
病程	相对短（<2周）	较长，缓解和复发相交替	较长，缓解和复发相交替
病理检查	早期主要在黏膜层，随后向深层发展，病变肠黏膜内有含铁血黄素沉着的巨噬细胞	主要在黏膜，多见炎细胞浸润和隐窝脓肿	累及肠壁全层，非干酪性肉芽肿

2. 结肠癌　左侧结肠癌主要表现为大便习惯改变、黏液血便和进行性肠梗阻，右侧结肠癌主要表现为腹块、腹痛和贫血，病程一般较长，结肠镜和病理切片对鉴别诊断有价值。需注意在缺血性结肠炎远端可同时伴有结肠癌。

3. 伪膜性结肠炎　患者一般在使用广谱抗生素期间或停药后短期内发生腹泻，多为黏液便。难辨梭状芽孢杆菌培养及其毒素鉴定是诊断的主要标准。内镜检查可发现片状或管状伪膜。

4. 细菌性肠炎　当结肠缺血主要表现为腹泻和发热时，应通过常规粪培养和显微镜检查排除常见的由志贺菌、沙门菌和弯曲菌等引起的腹泻。

【治疗】　治疗目的为减轻肠道缺血损伤，促进损伤组织的修复。多数结肠缺血可自行缓解，不需要特殊治疗。

1. 内科治疗　卧床休息，可进流质，重症者禁食，并给予肠道营养。补充血容量，纠正水、电解质平衡紊乱。可选用低分子右旋糖酐，但不宜用抗凝剂以免加重出血。罂粟碱可缓解肠系膜血管痉挛，以 30～60 mg/h 速度由肠系膜动脉插管输入或全身静脉滴注。积极选用对肠道细菌敏感的广谱抗生素。谷氨酰胺、精氨酸和表皮生长因子等也可用于治疗缺血性结肠炎，可能与促进黏膜修复和减少肠源性细菌感染有关。缺血性结肠炎患者应慎用解痉、止泻药物以避免并发穿孔。避免使用血管收缩药、洋地黄和皮质激素等药物，以免加重肠道缺血。

2. 外科治疗　怀疑肠坏疽或肠穿孔应及时行外科剖腹探查以切除病变肠段。由于缺血性结肠炎的病变是从黏膜面向浆膜面发展的，术中很难从浆膜面准确判断缺血的范围，切除范围应根据检查来确定，有条件时可于术中行彩色多普勒超声检查以确定缺血的界限。在切除肠段后应详细检查切缘肠壁是否正常，如不正常应扩大切除范围，直到肉眼见切除肠段的边缘正常为主。由于大多数患者全身情况较差，同时伴有肠壁水肿，因此原则上不做一期吻合，待病情稳定后再做二期手术。

【预后】　一般缺血性结肠炎患者的预后良好。有充血性心力衰竭、心肌梗死、休克和严重脱水患者的预后不良。

（项　平）

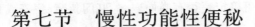

第七节 慢性功能性便秘

便秘是由多种病因引起的消化系统的常见临床症状,表现为粪便干结,排便困难或不尽感、粪便重量和次数减少。慢性功能性便秘亦称习惯性便秘,是指慢性便秘患者缺乏确切病因,又无可解释症状的器质性疾病证据,在临床上已把它视为一个独立的疾病。在便秘的流行病学方面,各国各地区调查方法不一。我国广州18~90岁普通居民功能性便秘患病率为3%,70岁以上人群患病率高达10.4%,男女之比为1:1.77。便秘的患病率随着年龄增长而增加,老年人患病率高,女性高于男性。

【病因和发病机制】 在生理情况下,排便包括产生便意和排便动作的过程。结肠混合运动和集团运动将粪便推进到直肠。当直肠充盈时,直肠壁受压力刺激并超过阈值时引起便意。这种冲动沿着盆神经和腹下神经传至腰骶部神经脊髓的排便中枢再上传至丘脑达大脑皮质。如环境条件允许,则耻骨直肠肌、肛门括约肌松弛,肛提肌收缩促使排便。此外,腹肌和膈肌有足够的力量协助排便动作。这种排便过程任何一个环节出现障碍均可引起便秘。

老年人慢性功能性便秘的发生可能与心理因素、先天性异常、炎症刺激、滥用泻药及长期有意识抑制排便,或与支配肛门内外括约肌的神经功能异常有关。其病因归纳如下。

(1)由于不良的饮食习惯,使得食物中纤维素含量过少或因摄食量过少,使肠道所受刺激不足,反射性蠕动减弱造成便秘。老年人常因牙齿不健全,喜欢吃少渣精细的食物,则更缺少了膳食纤维的摄入。

(2)在结肠的蠕动后,粪块进入直肠,从而引起排便反射。但当便意经常被忽视,排便场合和排便姿势不适当,以及经常服用强泻剂或洗肠等,均可造成直肠反射敏感性减弱,以致虽有粪块进入,而不足以引起有效的神经冲动,故无排便反射产生。老年人直肠对膨胀感觉迟钝,也常缺乏便意,造成便秘。

(3)精神抑郁或过分激动,使条件反射发生障碍,高级中枢对副交感神经抑制加强,使分布在肠壁的胸腰支交感神经作用增强,因而产生便秘。

(4)老年人体力活动减少,尤其是长期卧床者,直肠肌肉萎缩、张力减退、上腹部肌肉萎缩,排便无力而致便秘。

【临床表现】 老年患者多以排便次数减少、排便困难或排便不尽感为主诉就诊。正常人排便习惯因人而异,由2~3天1次,到每日2~3次。排便次数减少常表现为每周排便<3次,严重者2~4周排便1次。排便困难可表现为排便时间每次>30 min,粪便硬结如羊粪,数量很少,排便时需用力,有时需用手法帮忙。常伴有排便不畅感、排便后无空虚感或常有里急后重欲便不畅等症状。有的还伴有下腹胀压感、上腹饱胀不适、嗳气、腹痛、腹鸣、排气多等。少数病例有髂骨部、臀部、大腿后侧隐痛与酸胀感觉,是由于粪块压迫第三、四及五骶神经根前支所致。功能性便秘体格检查时多无阳性发现。有时可扪及痉挛收缩的肠管。直肠便秘时在左下腹常可触到粪块,肛门指诊时触到坚实粪块,排便后指诊发现因直肠壶腹扩张,不易触到肠壁。

【实验室和特殊检查】

1. 血常规、粪常规、粪便隐血试验检查 为便秘患者常规检查,是排除结直肠、肛门器质性病变的重要而又简易的方法。必要时进行血液生化和代谢方面的检查。

2. 肛门直肠指检　可确定是否有粪便嵌塞、肛门狭窄、痔疮或直肠脱垂、直肠肿块等,也可了解肛门括约肌的功能状况。

3. 内镜检查　可观察结肠和直肠黏膜情况,排除器质性病变。部分患者可见结肠黏膜呈弥漫性黑褐色斑点,称结肠黑变病,为肠黏膜脂褐素沉着,多与长期服用泻药有关。

4. 影像学检查　腹部X线平片能显示肠腔扩张、粪便存留及气液平面。消化道钡餐可显示钡剂在胃肠道内运行的情况,以此了解其运动功能状态。钡剂灌肠可发现巨结肠。CT或MRI检查主要用于肠道有无肿块或狭窄。

5. 特殊检查方法　对慢性便秘患者,可以酌情选择以下检查。

(1) 胃肠通过试验(GITT):有助于评估便秘是慢传输型或是出口梗阻型。

(2) 排便造影(BD):可判断直肠肛门部的功能性和器质性病变,特别是对功能性出口梗阻所致的慢性便秘常可作出明确诊断。

(3) 肛门直肠测压(ARM):有助于诊断和评估出口梗阻型便秘的肛门括约肌和直肠动力和感觉功能障碍。也可作为生物反馈治疗的一种监测手段。

(4) 球囊逼出试验(BET):有助于判断直肠及盆底肌的功能有无异常。

(5) 肛门超声内镜:可以了解肛门括约肌有无缺损等。

(6) 其他:如盆底肌电图,能帮助明确病变是肌源性还是神经源性的损害;阴部神经潜伏期测定能显示有无神经传导异常。

【诊断和鉴别诊断】

1. 诊断　老年慢性功能性便秘的诊断必须依靠详细了解病史,包括有关便秘的症状及病程、胃肠道症状、伴随症状和疾病,以及用药情况。对伴有可能的报警症状(如便血、贫血、消瘦、发热、黑便、腹痛等)者要排除器质性病变。肛门直肠指检以及血常规、粪常规、粪便隐血试验、胃肠道的X线检查和(或)结肠镜的检查对于新近出现便秘的患者,尤其是老年人常常是必要的。

功能性便秘的罗马Ⅲ诊断标准如下。

(1) 功能性便秘必须满足以下2项或2项以上者:①排便费力(至少每4次排便中有1次)。②粪便成块或硬便(至少每4次排便中有1次)。③排便不尽感(至少每4次排便中有1次)。④有肛门直肠梗阻和(或)阻塞感(至少每4次排便中有1次)。⑤需用手法帮忙(如手指辅助排便、盆底支撑排便)以促进排便(至少每4次排便中有1次)。⑥每周排便<3次。

(2) 不用缓泻药几乎没有松散大便。

(3) 诊断肠易激综合征(IBS)的条件不充分。诊断前便秘症状出现至少6个月,且近3个月满足以上标准。同时需除外肠道或全身器质性病因以及药物因素所致的便秘。

便秘的临床分型按动力异常可分为:①慢传输型。缺乏便意或粪质坚硬,全胃肠或结肠通过时间延缓或结肠动力下降。②出口梗阻型。排便不尽感、排便费力或排便量少,常伴肛门直肠下坠感,有肛门括约肌功能障碍、盆底肌失调等。③混合型。慢传输型和出口梗阻型同时存在。以上3类适合于功能性便秘的类型,也适合于其他病因引起的慢性便秘的分型。

根据便秘的严重程度可将便秘分为轻度、中度、重度。轻度指症状较轻,不影响生活,经一般处理能好转,无需用药或较少用药;重度指便秘症状持续,患者异常痛苦,严重影响生活,不能停药或治疗无效;中度则介于两者之间。

2. 鉴别诊断 功能性便秘主要与以下器质性便秘鉴别。器质性便秘可以由肠管病变如肿瘤、炎症或其他原因引起的肠腔狭窄或梗阻,或累及消化道的系统性疾病如糖尿病、硬皮病、神经系统疾病等引起,常有原发病的表现,因此与功能性便秘鉴别不难。碳酸钙、氢氧化铝、阿托品、吗啡类等许多药物也常导致便秘。

【并发症】 随着饮食结构的改变及精神心理和社会因素的影响,便秘加重了精神和心理的负担,影响生活质量;便秘在结肠癌、肝性脑病、乳腺疾病、早老性痴呆等疾病的发生中有重要的作用,也有学者认为功能性便秘不增加结直肠癌的发病率;便秘伴有心脑血管疾病的高龄患者,排便时用力过大,会使血压升高,机体耗氧量增加,容易诱发脑出血、心绞痛、心肌梗死,甚至危及生命;部分便秘和肛肠疾病,如痔、肛裂等均有密切的关系;便秘时易形成或加重腹疝。

【治疗】 老年功能性便秘治疗原则是以饮食、排便习惯的调节为主,辅以药物治疗,避免滥用泻剂,注意用药个体化。通过综合治疗,以解除排便困难的症状,恢复排便生理。应先建立合理的饮食习惯,增加膳食纤维含量如麦胶、水果、蔬菜、玉米等,增加饮水量,一般每日 1 500～2 000 ml。坚持良好的排便习惯,同时应适当活动。

药物治疗目的是软化粪便,促进肠道动力,刺激排便。临床上可根据老年人的体质和便秘的程度、类型和性质,选用合适的通便剂。要强调合理用药和个体化用药,药物选用应以减少毒副作用及药物依赖为原则。通常药物选用膨松剂(如麦麸、欧车前、通泰胶囊等)和渗透性通便剂,聚乙二醇 4000 较乳果糖有更好的成本效益比。对轻度的老年便秘患者也可先选用微生态制剂,不仅可以调整肠道菌群失调,使肠道功能恢复正常,保持大便通畅,而且还能调节机体免疫功能,且不良反应少。对老年慢传输型便秘,还可加用促动力剂如莫沙必利等。老年高血压、心衰的便秘患者,除了乳果糖、聚乙二醇 4000 外,还可选用缓泻剂如液状石蜡,但不宜长期服用。应避免长期应用或滥用刺激性泻剂如蓖麻油、番泻叶、酚酞、大黄、比沙可啶等。多种中成药具有通便作用,也需注意中成药内的某些成分长期治疗时可能带来的不良反应。对粪便嵌塞的老年患者,清洁灌肠或结合短期使用刺激性泻剂解除嵌塞后,再选用膨松剂或渗透性药物,保持排便通畅。老年出口梗阻型便秘者可选用润滑肠道的各种肛栓剂,如开塞露、甘油栓或用温盐水灌肠等。对功能性出口梗阻型便秘,选用生物反馈疗法也有极好的疗效。心理治疗尤其是对重度的便秘患者有积极的作用。外科手术治疗主要适合经内科治疗无效,而且各种检查显示有明确的病理解剖和确切的功能性异常部位,但术前需作严格的评估。

【预后】 老年功能性便秘通过饮食、排便习惯的调节再辅以适当的药物治疗,大多数患者均能保持良好的生活质量。少数年老体弱、卧床不起的患者,治疗效果不佳或反复加重,可严重影响生活质量并易诱发心脑血管意外等。

【预防】 便秘不仅影响生活质量,严重时还会危及生命,故应加以预防。平时养成定时排便的习惯,保持规律的生活、充足的睡眠和开朗乐观的心情;适当参加体育锻炼以增强腹肌、盆底肌力量,有助于排便通畅;适当增加膳食纤维的摄入,多饮水;避免长期应用泻药,尤其是刺激性泻药,因可加重便秘;积极治疗原发疾病等,对预防便秘有重要意义。

(竺 越)

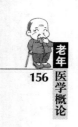
第八节　药物性肝病

随着人们生活水平、卫生保健水平和医疗水平的不断提高,人类平均寿命明显延长,老年人口所占的比例也逐年提高。2005年底,我国人口平均寿命已达72岁,中国60岁以上老年人口近1.44亿,占总人口的比例达11%,中国已经进入老龄化时代。

目前,供人类应用的药品和保健品已达3万余种,加上食品添加剂和环境污染物质,人类正暴露于6万种以上化学物质的威胁中。这些外因性化学物质,多在肝脏各种酶的作用下转变为水溶性强的物质由肾脏排出。老年人随着年龄增加,机体免疫力下降,同时患多种疾病的可能性增加,多种药物的混合应用,药物的药效学和药代动力学改变以及多种药物的相互作用等均是发生药物不良反应的原因。老年人药物性肝病的发病率正日趋增加,据统计,主要引起药物性肝病的药物有以下几类:抗生素类、解热镇痛剂类、抗结核类、神经系统疾病治疗药、消化系统疾病治疗药、麻醉药品、代谢性疾病治疗药、激素类药物及其他。丹麦的资料显示,药物性肝病的年发病率为20/100万人,而70~79岁为50/100万人,说明药物性肝病在老年人中更为常见。异烟肼导致的肝炎,>50岁患者发生率超过2%。而国内报道,抗结核药物引起的肝脏损害老年人达38.7%,但多为一过性。此外,许多研究还发现,老年人使用氟烷引起的肝病更易发生肝衰竭和死亡。目前对大多数药物引起的肝损害的确切发生率报道少,缺乏流行病学资料。

【病因与发病机制】　老年人肝脏疾病的临床表现、临床过程和治疗等方面可能有别于青年人,这与年龄相关的肝脏结构和功能改变有关。

1. 肝脏结构的变化　研究提示,年龄与肝脏的体积和血流之间有明显的负相关性,目前尚缺乏有关的形态学证据。尸检资料提示:>60岁患者可见肝细胞体积增大,双核细胞数量增多。随着年龄增加,肝细胞中滑面内质网、微粒体数量减少,微粒体酶活性降低,线粒体体积增加,但线粒体数量减少,肝脏总体积和血流均下降。年龄对肝脏再生能力的影响可能与促分裂原蛋白激酶活性随增龄而下降有关。

2. 肝功能的变化　研究表明,年龄会影响肝功能,但未提示人的肝功能会随年龄而明显减退。普通肝功能检查并不随年龄而改变,如血清胆红素、转氨酶、碱性磷酸酶、γ-谷氨酰转肽酶等。但是肝脏对氮的清除能力随着年龄增加会减少。

3. 肝脏的药物代谢改变　药代动力学研究已证实经老年人肝脏代谢的药物清除率有所下降。啮齿类动物及人的研究发现,特定药物代谢酶的最大活性呈年龄依赖性。临床上观察到安替比林、氨基比林、丙咪嗪、苯二氮䓬类及咖啡因等药物的代谢与此相符。尽管Wynne等研究肝微粒体单氧化酶7-乙氧香豆素-O-脱乙基酶的代谢过程,并未发现年龄与微粒体蛋白循环酶的最大活性和酶亲和力及葡萄糖-6-磷酸酶、阿司匹林酯酶的活性相关;而Sotaniemi等测定226例肝活检样本发现,70岁老年人肝脏细胞色素P450酶浓度与20~30岁相比,降低了32%。

较为确切的药物诱导损伤易感因素仍不明,因此对上述发生机制的解释相当部分仍是推测性的,目前仅有少数资料涉及遗传学、种族和人种区别与药物性肝损呈易感性关系。

【临床表现】　药物性肝病的临床表现不一,从无症状的生化指标改变到致命性疾病表现,这些均与损肝药物的种类及引起肝病的机制不同有关。许多药物可引起无症状的肝酶升高,持续应用后并不继续发展。有些肝损伤发生于无症状的谷丙转氨酶和谷草转氨酶升高后,这些转氨酶持续升高(大于正常上限的3～5倍),预示出现肝坏死,可导致肝衰竭。因此药物性肝病的临床表现和程度变化较大,可包含急性和慢性肝炎、肝内胆汁淤积、肝硬化、血管病变,甚至引起肝脏的良性和恶性肿瘤,严重者可引起暴发性肝衰竭。目前药物性肝损害可大致分类见表11－3。

表11－3　药物性肝损害分类

分　类	相关药物举例
急性药物性肝病	
急性肝细胞性损伤	氟烷、对氨基乙酰酚、四环素等
急性胆汁淤积性损伤	
单纯性	同化激素、甾体类避孕药
炎症性	氯霉素、红霉素酯
混合性肝细胞胆汁淤积性损伤	异烟肼、环氟拉嗪
亚临床性肝损伤	
亚急性药物性肝损伤	辛可芬、异丙异烟肼、甲基多巴等
慢性药物性肝病	
慢性肝实质损伤	
慢性肝炎	
Ⅰ型	氯美辛、呋喃妥英、甲基多巴、二甲基四环素、酚丁
Ⅱ型	替尼酸、肼屈嗪、氟烷
Ⅲ型	苯壬四烯酯、磺胺药
Ⅳ型	对乙酰氨基酚、阿司匹林、异烟肼
脂肪变性	2-丙基戊酸钠
磷脂沉积症	哌克昔林、胺碘酮、己烷雌酚
肝纤维化和肝硬化	甲氨蝶呤
慢性胆汁淤积	
慢性肝内胆汁淤积	有机砷、氯丙嗪
胆管硬化	5-氟去氧尿苷、福尔马林
血管病变	
肝静脉血栓	甾体类避孕药
静脉闭塞性疾病	吡咯双烷生物碱、乌拉坦等
紫癜性肝病	同化激素、甾体类避孕药
非肝硬化性门静脉高压	化疗药、免疫抑制剂、无机砷
肿瘤	甾体类避孕药

【诊断与鉴别诊断】　大多数临床药物性肝损害不能被明确鉴别,常被误诊或漏诊,因此有关药物性肝损害的诊断,必须引起充分重视。

药物性肝病发病时间存在很大差异,临床表现与用药的关系也常较隐蔽,容易被临床医师忽视,且至今没有一个很好的确诊方法和规范可靠的诊断标准。在临床专家的努力下,近20多年来有关药物性肝炎的诊断方法及标准也不断得到修正和发展。目前常用的是1993

年 Danan 等学者总结的急性药物性肝损害因果关系评价(表 11-4),以及 1997 年 Maria 等提出的药物性肝损害的诊断标准(表 11-5)。

表 11-4 急性药物性肝损害因果关系评价(1993 年,Danan)

	肝细胞型		胆汁淤积或混合型		评价
1. 服药至发病时间					
不相关	反应前已开始服药或停药后超过 15 天*		反应前已开始服药或停药后超过 30 天*		无相关性
未知	无法获得计算服药至发病时间				无法评价
	初次治疗	随后的治疗	初次治疗	随后的治疗	计 分
从服药开始					
提示	5~90 天	1~15 天	5~90 天	1~90 天	+2
可疑	<5 天或>90 天	>15 天	<5 天或>90 天	>90 天	+1
从停药开始					
可疑	≤15 天	≤15 天	≤30 天	≤30 天	+1
2. 病程	ALT 峰值与 ALT 正常上限之间差值		ALP(或 TB)峰值与正常上限的差值		
停药后					
高度提示	8 天内降低>50%		不适用		+3
提示	30 天内降低≥50%		180 天内下降≥50%		+2
可疑	在 30 天后不适用		180 天内下降<50%		+1
无结论	没有相关资料或在 30 天后下降≥50%		不变、上升或没有资料		0
与药物作用相反	30 天后下降<50%或再升高		不适用		-2
如果药物仍在使用 无结论	所有情况		所有情况		0
3. 危险因子	酒精		酒精或怀孕		
有					+1
无					0
年龄≥55 岁					+1
年龄<55 岁					0
4. 伴随用药					
无或伴随用药至发病时间不合适					0
伴随用药至发病时间合适或提示					-1
伴随用药已知有肝毒性且至发病时间合适或提示					-2
有证据伴随药物至肝损(再用药反应或有价值检测)					-3
5. 除外其他原因					
(1) 近期有 HAV 感染(抗 HAV-IgM)、HBV 感染(抗 HBc-IgM)或 HCV 感染(抗 HCV),有非甲非乙肝炎感染背景的证据;胆道梗阻(B 超)、酗酒(AST/ALT≥2),近期有急性高血压史(特别有重要的心脏疾病)。		● 所有原因,包括(1)和(2)完全排除		+2
			● (1)中 5 个原因排除		+1
			● (1)中 4~5 个原因排除		0
(2) 重要疾病并发症;临床和(或)实验室提示 CMV、EBV 或疱疹病毒感染。			● (1)中少于 4 个原因排除		-2
			● 非药物原因高度可能性		-3
6. 药物既往肝损害的报告					
药物反应在产品介绍中已标明					+2
曾有报道但未标明					+1
未报道过有反应					0

	肝细胞型	胆汁淤积或混合型	评价
7. 再用药反应			
阳性	单用该药 ALT 升高≥2 ULN	单用该药至 ALP(或 TB)升高≥2 ULN	+3
可疑	再用同样药 ALT 升高≥2 ULN	再用同样药 ALP(或 TB)升高≥2 ULN	+1
阴性	再用同样药 ALT 升高仍在正常范围	再用同样药 ALP(或 TB)仍在正常范围	−2
未做或不可判断	其他状况	其他状况	0

注：* 慢代谢型药除外。最后判断：>8,非常可能;6~8,很可能;3~5,可能;1~2,不像;≤0,无关。

表 11-5 药物性肝损害的诊断标准(1997 年,Maria)

内　　容	计分
1. 用药与临床症状出现的时间关系	
(1)用药至症状出现或检查异常时间	
4 天~8 周(再用药时 4 天以内)	3
4 天以内或 8 周以后	1
(2)从停药至症状出现时间	
0~7 天	3
8~15 天	0
>16 天①	−3
(3)停药至检查正常的时间②	
胆汁淤积<6 个月或肝细胞损伤<2 个月	3
肝细胞损伤>2 个月	0
2. 除外其他原因〔病毒性肝炎(HAV、HBV、HCV、CMV 和 EBV)、酒精性肝病、阻塞性黄疸、其他(妊娠、血压低下)〕	
完全除外	3
部分除外	1
可能有其他原因	−1
可疑其他原因	−3
3. 肝外症状〔出疹、发热、关节痛、白细胞减少、嗜酸性粒细胞增多(>60%)〕	
4 项以上阳性	3
2~3 项阳性	2
1 项阳性	1
无	0
4. 有意或无意再用药	
出现症状	3
无症状或未再给药	0
5. 所用药物有肝损害报告	
有	2
无(上市 5 年内)	0
无(上市 5 年以上)	−3

注：①除胺碘酮等体内长期滞留药物；②不足正常值 2 倍者视为正常。
最后判断：>17,确定;14~17,可能性大;10~13,有可能;6~9,可能性小;<6,除外。

【治疗】　药物性肝病的治疗最主要是立即停用有关药物和可疑药物,轻度药物性肝病多数能在短期内康复。对肝功能损害严重或发生肝衰竭者,应按肝衰竭做积极处理。非特异解毒剂可选用谷胱甘肽或 N-乙酰胱氨酸,肝内胆汁淤积者可慎用糖皮质激素。对肝衰竭者应加强支持治疗,给予人工肝支持,必要时做肝细胞移植或肝移植。

临床医师应掌握用药指征及正确方法,在药物治疗期间,注意监测各种不良反应。应告知患者致病药物,并劝告患者避免再度使用化学结构相同或类似的药物。

（保志军　史冬梅）

第十二章

老年内分泌代谢疾病

第一节 概 述

随着年龄增加,老年人内分泌系统腺体结构及功能均发生了一系列变化,加之激素代谢、运转和组织对激素敏感性变化,使老年期形成一种新的内分泌平衡状态。老年人系统疾病会引起各种内分泌代谢功能变化,而老年人内分泌代谢疾病确有其独特的临床特征。

一、老年人内分泌腺结构变化

老年人内分泌腺的组织形态改变,主要表现为腺体重量减轻、血液供应减少、结缔组织增生纤维化及细胞形态发生变化。

1. 下丘脑 老年人视上核神经元数目减少,但绝大多数重要的神经内分泌细胞核的结构并无明显缺失。如侧结节和侧乳头突状核无明显增龄改变。

2. 垂体 垂体 MRI 显示,>50 岁者垂体高度、范围及体积明显变小。老年人垂体重量较中年减少约 20%。细胞有丝分裂锐减,嫌色性及嗜碱性细胞相对增多,细胞形态及细胞器结构改变、破坏。随增龄垂体前叶细胞数减少,细胞变小。老年人垂体微腺瘤发病率高,尸检发现约 25% 高龄老年人患有微腺瘤。这些微腺瘤往往不分泌激素。

3. 甲状腺 >60 岁老年人甲状腺重量减少 40%~60%,滤泡间结缔组织增生,伴纤维化并有炎性细胞浸润及结节形成,甲状腺滤泡缩小,滤泡内胶质染色异常,但尚有争议。最近国内报道,用高分辨率超声测量甲状腺体积,发现中老年男性甲状腺体积与身高、体重及甲状腺功能有关,而与年龄变化无明显关系。此外,约 60% 老年人甲状腺内结节形成。

4. 肾上腺 老年人肾上腺表现以纤维化为特征的退行性变和腺体增生。皮质结节多见,皮质和髓质细胞减少,脂褐素沉积,细胞微结构变化。有报道 50~80 岁年龄组肾上腺皮质腺瘤样变达 80%。老年人皮质网状带及球状带明显萎缩。

5. 性腺 老年男性睾丸萎缩变小,精囊腺重量减轻,输精管基底腺增厚,生精上皮减少。女性 50 岁前后卵巢体积逐渐缩小,重量减轻,最后形成一小片结缔组织。镜检皮层仅有少数闭锁的卵泡或囊性卵泡,富含结缔组织,可见钙质沉着或陈旧性出血灶。

6. 胰岛 实验证实,大鼠胰岛 B 细胞、A 细胞和 D 细胞的比例随增龄而变化,胰岛增生能力随增龄而下降。

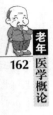
二、老年人内分泌腺功能变化

老年人内分泌腺功能的主要变化是多数内分泌腺功能减退。其中最为突出的是雌激素（女性）和雄激素（男性）缺乏，去氢异雄酮和硫酸去氢异雄酮分泌减少，生长激素缺乏。

1. 下丘脑　老年人促性腺激素释放激素和生长激素释放激素含量随增龄降低，其相应受体数与亲和力减少。垂体对外源性促甲状腺激素释放激素的刺激反应随增龄而降低。老年人对新生事件的记忆功能下降主要与乳头体、乳头体-丘脑束和前部丘脑功能有关。

2. 垂体　垂体促肾上腺皮质激素、促甲状腺激素（TSH）、促黄体素的释放及储备功能不受增龄的影响。老年女性促卵泡素、泌乳素分泌增加；老年男性血泌乳素水平升高。老年人生长激素的基础水平，刺激后和 24 h 脉冲式释放数及分泌量均降低。老年抗利尿激素水平降低，且老年人肾小管对抗利尿激素的敏感性下降，尿浓缩功能降低，这是老年人夜尿增多的原因之一。

3. 甲状腺和甲状旁腺　老年人下丘脑-垂体-甲状腺轴活动减弱，基础代谢率和耗氧量下降以适应新的代谢变化。老年人甲状腺对 TSH 的反应性下降，总甲状腺素（TT_4）、游离甲状腺素（FT_4）无增龄变化，总三碘甲腺原氨酸（TT_3）及游离三碘甲腺原氨酸（FT_3）随增龄降低，反三碘甲状腺原氨酸（rT_3）增高。应激状态时，老年人甲状腺素（T_4）的分泌及代谢仍加速，以适应机体需要。老年人甲状腺[131]I 摄取率无明显变化。

甲状旁腺分泌 3 种钙调节激素，包括甲状旁腺素、降钙素和维生素 D_3。老年人血中 $1,25-(OH)_2D_3$ 水平较青年人低，是由于老年人肾脏对甲状旁腺素的反应性降低，1a-羟化酶不能完全活化，使 $1,25-(OH)_2D_3$ 的生成量减少，影响肠道对钙的吸收，使血钙降低，此为老年人骨质疏松症的原因之一。

4. 肾上腺　老年人血浆皮质醇水平在非应激状况下与青年人相同，但皮质醇分泌速率和排泄率减少。皮质束状带对促肾上腺皮质激素的反应性下降，易导致应激失当。这是老年危重疾病转归不同于青年人的原因之一。

脱氢异雄酮及其硫酸酯（男性 5％～30％由性腺产生，女性全部由肾上腺皮质分泌）随增龄而下降。血浆醛固酮水平也随增龄而降低。老年人血浆肾素活性降低，血管紧张素Ⅱ生成减少。此可部分解释高龄老人常对缺钠、体位改变的调节功能较差。

随增龄血中肾上腺素、去甲肾上腺素等儿茶酚胺类物质增加。用胰岛素诱发低血糖刺激肾上腺髓质分泌儿茶酚胺，老年人明显反应延迟或反应缺失。

5. 性腺　老年女性卵巢生成的雌激素量很少，血循环中的雌二醇主要来源于外周组织的雄激素芳香化作用（女性雄激素来源于卵巢和肾上腺）。随年龄增长，肾上腺和卵巢的雄激素合成和分泌也明显减少。雌激素不足是引起衰老、更年期综合征和停经后骨质疏松的直接原因。

80 岁老年男性与 20 岁年轻男性比较，血清睾酮略有下降，游离睾酮下降约 50％。雄激素下降程度与遗传、肥胖、慢性疾病、精神心理因素、吸烟、药物及饮食习惯等有关。雄激素不足是导致老年男性衰老、肌力下降和骨质疏松的重要原因。

6. 胰岛　老年人血浆胰岛素水平不随增龄而减少，但对胰岛素的敏感性较青年人降低约 40％。胰高糖素的基础分泌量，对刺激的反应性及血浓度不随增龄而变化。老年人糖耐量呈进行性减退。老年空腹血糖受损主要表现为基础状态下 B 细胞功能受损伴胰岛素抵抗;糖耐量减退主要表现为早期胰岛素分泌缺陷;空腹血糖受损合并糖耐量减退表现为胰岛B细胞早期胰岛素分泌功能受损更明显,胰岛素抵抗更严重。

三、老年人内分泌代谢疾病临床特点

1. **发病率高** 北京、上海、重庆等地近年调查发现,糖尿病患病率接近10%,而老年糖尿病患病率已接近或达到20%,美国一组资料显示,64～74岁糖尿病患病率为18.7%。

老年患者中甲状腺功能亢进症(简称甲亢)、甲状腺功能减退症(简称甲减)、甲状腺结节和肿瘤的发病率逐年增高。老年甲亢占老年发病率的0.5%～2.3%,是甲亢发病率的10%～15%。美国和英国老年甲减的患病率为4%～7%。超声检查发现,1/3～2/3老年人存在无症状甲状腺结节。老年人甲状腺癌发病率占同期甲状腺癌的14.3%～28.6%,女性略高于男性。

2. **临床症状不典型** 老年糖尿病起病隐匿,诊断时常无任何症状,易漏诊。有的患者长期不监测血糖,当出现心、脑、肾、眼等并发症就诊于其他专科时才发现患糖尿病。

老年甲减首发症状复杂多变,常见心律失常、淡漠、呕吐及黏液性水肿。眼征、甲状腺肿和高代谢症状少见。具有漏诊率高、并发症多、同时罹患甲状腺其他疾病发生率高的特点。老年甲减因症状不明显可长期误诊。老年患者甲状腺结节和肿瘤检出率增多,由于发展缓慢,早期无临床特异性。

3. **亚临床型发病率高** 老年人空腹血糖受损和糖耐量减退的发病率,与同年龄组糖尿病发病率相近。此期属糖尿病前期,也有学者称为亚临床型糖尿病。此阶段已有少数患者发生糖尿病眼病、糖尿病肾病及周围神经病变。因此,应该采取积极措施对老年糖尿病前期患者进行干预,以阻止其向糖尿病转化。

血清 T_3、T_4 水平正常,TSH 水平低于正常,临床无任何症状,定义为亚临床型甲亢。一般人群患病率为0.7%～12.4%,多见于女性及老年人。美国一组>55岁人群资料显示,其患病率2.5%,其中2/3患者服用甲状腺素。由于过多甲状腺激素影响多脏器的代谢,应给予适当治疗。

血清 T_3、T_4 水平正常,TSH 水平高于正常,临床无任何症状,定义为亚临床型甲减。TSH 升高的老年患者,其中40%～70%甲状腺自身抗体阳性,但甲状腺自身抗体阳性的老年人,仅极少数 TSH 升高。有认为随增龄甲状腺自身抗体增高,似乎与相关疾病有关,而与衰老本身无关。>80岁老人甲状腺过氧化物酶(TPO)抗体阳性减少。老年人群特别是女性易发甲减,>55岁甲减的主要原因是自身免疫性甲状腺炎与抗甲状腺药应用。

老年人亚临床甲减是否需治疗尚有争议。大多数学术机构及有循证医学依据的指南建议,血清 TSH>10 mIU/L 应开始替代治疗。此外,甲状腺抗体阳性且有症状的老年患者,TSH 在 4.5～10 mIU/L 也应治疗。超高龄亚临床甲减老年人治疗益处尚未确定。极少数资料显示,>85岁老人,TSH 为 4.5～10 mIU/L 不必治疗。

4. **常合并多种疾病** 由于多脏器功能减退,老年人患内分泌代谢病,常同时伴有其他系统疾病,如高血压、冠心病、高脂血症、慢性阻塞性肺病、消化道溃疡、慢性肾脏病、血细胞减少、脑梗死等。各种疾病相互影响,增加了诊断和治疗的困难。宜及时监测有关内分泌激素水平,早期发现,尽早治疗。

老年人垂体、甲状旁腺、肾上腺、性腺以及内分泌相关肿瘤等也有其一定的临床特点。

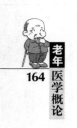
四、老年人系统疾病对内分泌功能的影响

老年人系统疾病引起全身内分泌代谢功能变化,增加了治疗难度。

脑卒中(中风)、心肌梗死、严重外伤及各种大型手术后,血糖升高。胰岛素强化治疗有利于疾病恢复,减少死亡率。

高热、中毒性休克、重症肝炎、急性呼吸窘迫综合征及心肺复苏术时,垂体-肾上腺轴功能受损,适当应用肾上腺皮质激素,可提高抢救成功率。

很多急性或慢性疾病可影响甲状腺功能,此时 T_4 在外周组织转化为 T_3 减少,表现为 T_3 降低,而 T_4 及 TSH 正常。临床上称为低 T_3 综合征,或甲状腺功能正常病态综合征。老年患者明显多于青年患者。对低 T_3 综合征一般不需要替代治疗。T_3 减少可降低消耗,这是机体的一种代偿机制,也是一种保护机制。

开展老年内分泌代谢病的临床和基础研究,加强老年内分泌代谢疾病的防治,对保障老年人群健康有重要实际意义,对促进内分泌代谢病学科的发展也有重要的理论价值。

(尤传一)

第二节 糖 尿 病

老年人糖尿病是老年内分泌代谢疾病中最常见病种之一。包括 60 岁以后的糖尿病和 60 岁以前发生糖尿病而病情延续至 60 岁以后者。流行病学研究结果表明,糖尿病患病率随增龄而显著增高。

随着生活水平改善和人口寿命延长,我国社会老龄化进程呈现加速态势。统计资料显示,我国≥60 岁老年人口持续增长,2010 年将达到 1.74 亿,约占总人口的 12.78%,其中,>80 岁高龄老年人将达到 2 132 万,占老年人口总数的 12.25%。根据预测,到 2030 年我国将迎来人口老龄化高峰期。目前,我国>60 岁老年人以每年 3.2% 的速度增加,老龄化社会和城市化生活模式等因素的影响更促使老年糖尿病发病率的升高。

据世界卫生组织(WHO)1997 年报道,糖尿病已成为发达国家中继心血管和肿瘤之后的第三大非传染病。据统计,美国 65~75 岁老年人 18% 患有糖尿病,>80 岁老年人糖尿病患病率达 40%。据法国 ENTRED 研究调查显示,在 >65 岁的人口中,约 100 万是糖尿病患者,在 >75 岁的人口中,有 50 万人患有糖尿病,占法国糖尿病总数的 25%;而法国常住人口糖尿病患病率为 14.8%,且男性(5.9‰)要高于女性(2.4‰)。1997~1998 年,中国 12 个地区对 40~99 岁的常住居民 29 558 人按照 1985 年 WHO 糖尿病诊断标准进行调查,结果显示老年人糖尿病和糖耐量减低的患病率分别为 19.24% 和 17.92%。从 40 岁以后,年龄每增长 5~10 岁,糖尿病患病率增加 1~2 倍,直至 80~99 岁趋于缓慢,但高龄群体高患病率的特点非常突出。

据研究估计,2030 年将比 2000 年糖尿病发病率增长 1 倍左右,且在城市生活的 >65 岁老年人将成为未来糖尿病发病的高危人群。老年糖尿病患者的慢性并发症发生率为 8%~40%,心血管疾病的发生率和与其相关的死亡率是非糖尿病患者的 2 倍。糖尿病可增加老年痴呆的发病率,达 2～8 倍。据法国 ENTRED 研究调查显示,在 75～84 岁老年人糖尿病组,冠心病、脑卒中所致的死亡率分别比非糖尿病患者高 40％和 80％,＞65 岁老年人糖尿病者寿命缩短 3～6 年。糖尿病正严重地威胁着老年人的健康。

【病因与发病机制】 95％以上的老年人糖尿病为 2 型糖尿病,而全部 2 型糖尿病中患者年龄＞60 岁的约占 50％,老年人糖尿病中仅有极少数属 1 型糖尿病和慢性胰腺病变或内分泌疾病导致的继发性糖尿病。

1. 老年人糖代谢特点 随着年龄的增长,老年人糖耐量倾向于降低,血糖水平(尤其是餐后血糖)与年龄增长呈正相关。Gilden 报道,＞60 岁老年人中超过 60％有糖耐量降低。伊藤等进行口服葡萄糖耐量试验(OGTT)的研究显示,空腹血糖值＞7.8 mmol/L(140 mg/dl)的高血糖与年龄增长无关,只有 2 h 血糖升高的轻症糖尿病和糖耐量受损患者与年龄增加相关显著。有报道称空腹血糖值随年龄增长轻度升高,年龄增大 10 岁,血糖仅有 0.06 mmol/L 左右的轻微升高,而负荷后 1 h 血糖则增高 0.2～0.78 mmol/L,负荷后 2 h 血糖增高 0.06～0.78 mmol/L。年龄和负荷后血糖升高密切相关。因此,老年人糖耐量低下常常表现为餐前血糖正常,餐后血糖上升。

老年人增龄与体重和体脂增加密切相关。而脂肪的堆积往往多聚集在腹部。现已证实,腹型肥胖是 2 型糖尿病的重要危险因素。另一方面,胰岛素刺激下的肌肉、脂肪等外周组织利用葡萄糖的能力也随年龄增长而下降,导致老年人普遍存在不同程度的胰岛素抵抗。老年人胰岛素抵抗可能的机制如下:①肥胖。老年人活动量明显减少,代谢率降低,脂肪堆积增加,体内脂肪绝对量增加。②老年人分解代谢增强,负氮平衡导致肌肉容量减少,骨骼肌对葡萄糖的摄取和利用能力较青年人明显降低。③骨骼肌通过肌肉收缩摄取和利用葡萄糖,这一过程涉及 AMP 激活的蛋白激酶(AMP‐activated protein kinase, AMPK)的活性,体育锻炼可活化这一途径,老年人体力活动减少,因此这一代谢途径常常处于抑制状态。④葡萄糖转运体 4(GLUT4)是骨骼肌细胞膜上葡萄糖转运受体,老年人的这一受体蛋白表达减低,直接导致机体产生胰岛素抵抗。此外,老年人胰岛素样生长因子‐1(insulin‐like growth factor‐1, IGF‐1)表达减低也与胰岛素抵抗直接相关。

胰岛 B 细胞功能减退是老年人糖代谢的又一个重要特点。静脉葡萄糖耐量试验证实,老年人的胰岛素分泌第一时相降低,对葡萄糖刺激的胰岛素分泌效率降低。设定不同的高血糖水平进行高血糖钳夹试验,发现老年人胰岛 B 细胞对葡萄糖的反应性降低。另外,老年人胰岛 B 细胞对非葡萄糖刺激胰岛 B 细胞功能的反应性也表现为不同程度的降低。在精氨酸刺激胰岛素分泌的实验中,老年人胰岛 B 细胞对精氨酸刺激的分泌能力比青年人降低 48％。与此同时,通过 OGTT 还发现老年人血循环中前胰岛素原/胰岛素的比值升高,提示老年人胰岛 B 细胞对胰岛素加工和处理的异常变化。进一步研究发现,老年人胰岛 B 细胞胰淀素分泌增加,这一改变与胰岛 B 细胞功能减低直接相关。正常的胰岛素释放是脉冲式、有序性的,即每 8～15 min 出现两个低幅的快速脉冲和每 60～140 min 出现一个振幅较大的慢脉冲释放。与青年人相比,老年人空腹状态下胰岛素释放的脉冲节律紊乱,包括快速脉冲振幅减低,慢脉冲频率减少。持续进行 10 h 的葡萄糖灌注实验中,与有着相同体质指数(BMI)的青年人比较,老年人胰岛素释放的慢脉冲频率、振幅和规律性均降低。持续 53 h 的葡萄糖灌注实验也证实,老年人的胰岛素分泌脉冲和振幅减低,对血糖波动刺激胰岛素分泌的反应性降低。老年人基础胰岛素分泌异常反映老年人胰岛 B 细胞对葡萄糖刺激的胰岛素释放的反馈机制异常和 B 细胞反应性降低。

虽然老年人普遍存在上述糖代谢特点,但并不都出现糖代谢异常。Paolisso 等对>80 岁老年人进行 OGTT 和正常血糖葡萄糖钳夹试验,结果表明正常糖耐量老年人的糖代谢动力学与较年轻健康老人的糖代谢指标无显著性差异。

2. 危险因素

(1) 遗传:多数学者认为老年糖尿病属多基因遗传性疾病,具有很强的家族聚集性。国外研究报道,2 型糖尿病患者的兄弟姐妹若能活到 80 岁,则大约有 40% 可能发展为糖尿病,一级亲属发展为糖尿病的比例为 5%~10%,发展为糖耐量异常的比例为 15%~25%。有学者以老年起病患者作为先证者得出糖尿病的遗传度为 44.72%,而老年前期的遗传度为 68.71%,提示糖尿病与遗传有密切关系。

(2) 肥胖:无论从流行病学和临床研究角度,还是从基础研究角度来看,肥胖和 2 型糖尿病都存在着密切关系。体质指数<25 的中老年糖尿病患病率为 5.50%,≥25 者为 6.83%,≥27 者为 8.62%,≥30 者为 9.59%;中老年腰围/臀围(W/H)<0.89 者糖尿病患病率为 4.84%,≥0.89 者为 9.56%,≥0.98 者为 12.92%。中心性肥胖患者中,中老年大腰围人群(男性≥90 cm,女性≥80 cm)糖尿病患病率比小腰围人群(男性<90 cm,女性<80 cm)高 2 倍。

(3) 饮食:一些研究表明,总糖类和膳食纤维对糖尿病发生具有保护作用。膳食中饱和脂肪酸和某些不饱和脂肪酸的高水平摄入为该病的重要危险因素。铁的过分摄入易引起血色素沉着症,诱发胰腺病变,导致糖尿病。酒精可导致胰腺炎,而间接导致糖尿病。铬、铁、锌和维生素 B_6 缺乏也可能与糖尿病发生有关。

(4) 体力活动少:国内外随访研究发现,体力活动和糖尿病发生呈明显负相关,是该病保护性因素之一。研究表明,运动训练有助于增加肌肉内葡萄糖摄取,降低外周组织胰岛素抵抗。老年人退休后工作压力降低,自由支配的时间充裕,生活舒适,活动量相对减少。

(5) 社会经济状况:中老年糖尿病发病率与社会经济状况呈正相关。有统计显示,人均月收入与糖尿病患病率成正比。发达国家的老年糖尿病患病率比发展中国家高;在不发达国家,富有的老年人糖尿病患病率比穷人高。

(6) 高血压:高血压与老年糖尿病强关联。据 WHO 报道,糖尿病患者的高血压患病率高达 20%~40%,高血压不仅是糖尿病的并发症,还是糖尿病发生的一个独立危险因素。

(7) 其他:病毒感染、自身免疫、生活习惯、衰老、药物、退休后心理改变和精神异常等因素也可能与老年糖尿病有关。总之,老年糖尿病大多是在基因遗传基础上,各种后天环境因素共同作用累积的结果。

3. 发病机制　目前认为 2 型糖尿病是一种多基因疾病。在环境因素的作用下,多基因的微效作用累积是 2 型糖尿病及其慢性并发症发生的基本机制。

如上所述,胰岛素抵抗在老年人中较为常见。这一现象本身具有遗传倾向,循环中游离脂肪酸(FFA)、瘦素(leptin)、胰淀素、脂源性肿瘤坏死因子-α(TNF-α)等细胞因子对胰岛素抵抗的产生起着重要作用。FFA 可以在肝脏和肌肉组织抑制由胰岛素介导的葡萄糖摄取和利用,促进肝糖原生,还可引起胰岛 B 细胞中脂质堆积,影响胰岛素分泌。瘦素可促进脂肪分解,产生大量 FFA,并能强而特异地降低胰岛素的代谢作用。胰淀素在胰岛 B 细胞堆积直接导致胰岛 B 细胞功能障碍,抑制胰岛素分泌,影响糖负荷后的血糖下降和餐后血糖的调控。TNF-α能诱导胰岛素受体底物-1(IRS-1)的丝氨酸磷酸化,从而抑制胰岛素受体酪氨酸激酶的活性,进而抑制胰岛素受体活化;对骨骼肌和脂肪细胞中的GLUT4有下调作用,抑制胰岛素依赖的葡萄糖转运。此外,TNF-α还可促进脂肪分解释放FFA增加,并能刺激循环中的升糖激素,如胰高糖素、儿茶酚胺、皮质醇等增加。胰岛素抵抗是肥胖型老年糖尿病的主要致病因素。

单纯胰岛素抵抗是不会发展为糖尿病的,老年糖尿病的发生与同时存在胰岛B细胞功能衰竭有关。Menerilly认为老年糖尿病主要是由于胰岛素缺乏所致。血中胰岛素原/胰岛素比值升高是胰岛功能衰竭的早期标志。在糖尿病前期老年患者可见胰岛素原不适当分泌增高的现象,而胰岛素分泌的早期分泌相和延迟分泌相均有降低。2型糖尿病导致胰岛B细胞功能衰竭可能的原因:①遗传因素决定胰岛B细胞颗粒减少;②慢性高血糖对胰岛B细胞的毒性作用;③胰淀素在胰岛B细胞沉积导致细胞功能障碍和细胞凋亡;④胰腺淀粉样纤维化破坏B细胞。胰岛B细胞功能不全在非肥胖型老年人糖尿病发病过程中可能起主要作用。

此外,在少数消瘦的老年糖尿病患者血中可检测出胰岛细胞抗体(ICA)、谷氨酸脱羧酶(GAD)抗体或蛋白酪氨酸磷酸酶(IA-2),提示这部分老年糖尿病的病因与胰岛细胞自身免疫反应有关。自身抗体的出现往往标志着胰岛素缺乏。

另外,老年人常常患有多种慢性疾病,服用多种药物,如噻嗪类利尿剂、糖皮质激素、生长激素、抗精神病类药物等,损害了机体的糖代谢平衡,糖耐量减低而诱发糖尿病。

而老年糖尿病慢性并发症的发病机制与衰老学说、遗传易感性、高血糖、氧化应激、蛋白非酶糖化、多元醇代谢旁路和蛋白激酶C途径活化等多因素相互作用有关。

总之,老年人糖尿病大多是在多基因遗传基础上,各种后天环境因素和衰老等因素共同累加的结果。

【临床表现】

1. 多种代谢异常合并存在　老年糖尿病和早期糖耐量受损阶段,许多患者就存在多种代谢异常,如代谢综合征,包括肥胖、高血压、高三酰甘油血症、高低密度脂蛋白血症、高胰岛素血症和大血管的病理改变,如冠状动脉粥样硬化、脑动脉硬化等。

2. 病情隐匿,症状不典型　老年糖尿病患者的临床表现常不典型,一般没有多饮、多尿、多食和体重减轻的典型"三多一少"症状,常表现为一些非特异性症状和体征,如疲劳、乏力、恶心、食欲不振、睡眠习惯改变以及外阴瘙痒、阳痿等,或者是以"三多一少"的单一症状为突出表现,但老年人单一的多尿症状常被误认为是老年尿失禁,体重减轻、消瘦、无力常被误认为是恶性肿瘤的表现,增加了诊断难度。据统计,老年糖尿病典型症状发生率仅占全部病例的20%～40%,约50%的患者因临床表现不典型而于发病后长期得不到及时诊治,常在发生了各种并发症以后或因其他系统疾病到医院做常规检查时方被发现。

3. 慢性并发症多且严重　老年糖尿病患者因年龄大、病程长、治疗延误等原因,常伴有多种并发症,包括大血管并发症和微血管并发症。其中心脑血管并发症是老年糖尿病的主要致死原因。慢性并发症的表现与其他2型糖尿病患者相同,但并发症的发生率、严重程度、致残率在老年患者中更高。

4. 急性并发症的死亡率高　老年人因全身功能衰退常伴有渴感减退或消失,认知能力减弱。高血糖常常得不到及时发现和控制,常引起脱水;在感染、胃肠功能紊乱、高糖输液等诱因作用下,极易引起高渗性昏迷或糖尿病酮症酸中毒;由于年龄和疾病因素,在不适当使用口服降糖药和胰岛素时,易引起药物性低血糖或诱发乳酸性酸中毒。老年人胰岛素拮抗激素如胰高血糖素、肾上腺素对低血糖时的反应性减弱,因此老年人发生低血糖时应有的交感神经兴奋表现如出汗、心悸往往不明显,一旦不能及时发现,常加重低血糖的危害。对合并多种慢性并发症的老年糖尿病患者,急性并发症常常成为老年人心、脑、肾等多脏器衰竭的直接诱因,并导致死亡。

5. 老年糖尿病的特殊表现　①肩肘关节疼痛:10%老年患者可出现,并伴有中至重度的关节活动受限。②糖尿病性肌病:糖尿病的肌无力包括一侧肢体活动无力,多在远端肌肉,可与肌萎缩并存,常出现在老年男性患者。③单神经病变:可突然发生,多为局限性、非对称性,动眼神经麻痹最常见,可在数周内恢复。④糖尿病神经病变恶病质:常见于男性患者,因严重的周围神经痛引起厌食、抑郁、体重减轻,可随痛性神经病变的好转自然恢复。⑤精神心理改变:老年糖尿病抑郁症、焦虑不安和健忘的频率增加。⑥肾乳头坏死:且往往无腰痛和发热表现。⑦足部皮肤大疱。⑧骨质疏松症:糖尿病是骨质疏松症的独立危险因素,老年糖尿病患者更易出现骨折。⑨老年糖尿病患者合并感染时,常常不表现为高热,而以精神淡漠、食欲不振为主要临床表现,因此常常延误一些严重感染的确诊,如铜绿假单胞菌性外耳道炎常不易被发现。⑩糖尿病性脑病:老年糖尿病患者常有认知功能下降甚至导致老年痴呆。控制血糖可以预防糖尿病性脑病,但严格的血糖控制使低血糖的危险性增加,低血糖发作可直接损害心、脑等重要脏器的功能,是糖尿病性脑病的重要危险因素。

【诊断与鉴别诊断】

1. **诊断标准**　目前全世界无论是老人、儿童还是成人统一使用 1999 年 WHO 制定的糖尿病诊断标准,即空腹静脉血浆葡萄糖≥7.0 mmol/L(126 mg/dl),或 OGTT 2 h 或随机血糖≥11.1 mmol/L(200 mg/dl),排除应激状态后可确诊为糖尿病;空腹血糖<7.0 mmol/L,糖负荷后 2 h 血糖≥7.8 但<11.1 mmol/L 者可诊断为糖耐量低减;空腹血糖≥6.1 mmol/L但<7.0 mmol/L,而糖负荷后 2 h 血糖正常者为空腹血糖受损。糖耐量受损、空腹血糖受损均属于糖尿病前期,亦称为糖调节受损。近年来,不少流行病学研究成果显示,空腹血糖≥5.6 mmol/L 可能就提示存在糖调节受损而出现视网膜和周围神经病变等并发症,这种现象在老年人中尤为突出。

2. **糖尿病分型及胰岛素敏感性、胰岛 B 细胞功能评估**　糖尿病诊断明确后,应进一步了解胰岛素释放、C 肽释放情况,作为评估胰岛素敏感性和胰岛 B 细胞功能的依据;还应测定血清 GAD_{65} 抗体、ICA、胰岛素自身抗体(IAA)、IA 抗体等胰岛自身免疫标志,作为糖尿病分型的依据,并指导用药。老年人糖尿病 90% 以上为 2 型,对胰岛自身免疫标记阳性且 B 细胞功能明显低下者,应考虑 1 型糖尿病或成人迟发性自身免疫性糖尿病(LADA)的诊断。国内曾报道 LADA 患者最年长者达 81 岁,故应引起重视并及时使用胰岛素治疗。

测定血皮质醇、甲状腺激素、生长激素、胰高糖素及儿茶酚胺等升糖激素水平和进行胰腺影像学检查,用于鉴别内分泌疾病和胰腺外分泌疾病所致的继发性糖尿病,追问服药史有助于鉴别糖皮质激素、噻嗪类利尿剂等药物源性糖尿病。

3. **并发症评估**　老年糖尿病并发症的有无及轻重,与治疗措施的选择及治疗目标直接和预后都有密切关系,因此须认真采集这些信息并加以评估:①测定血酮、尿酮、血渗透压、血钠,评估有无糖尿病酮症酸中毒、糖尿病非酮症高渗综合征等急性并发症;②检测血脂谱,必要时做主动脉、冠状动脉、脑动脉、肾动脉和肢体外周动脉的影像学检查,评估大血管并发症;③检测尿蛋白、尿微量白蛋白排泄率及肾功能,评估糖尿病肾病;④眼底检查和眼底荧光造影评估糖尿病性视网膜病变;⑤神经系统检查(包括感觉、运动及自主神经),评估糖尿病神经病变;⑥糖尿病足的性质和程度的评估等。

【治疗】 老年糖尿病是终身性疾病,不可治愈,但可预防和控制。综合防治包括饮食、运动、药物、监测、健康教育5方面有机结合,协同作用,增强疗效;降低其危险因素如戒烟,控制体重、血压,调节血脂,心理健康,提高医疗的依从性等。通常,糖尿病预防工作分为3级。糖尿病的一级预防是避免糖尿病的发病。对普通老年人群和高危人群采取针对性的预防措施,控制糖尿病危险因素,包括生活方式和药物干预治疗,应突出老年糖尿病一级预防的优先地位,并与社区卫生服务网络相结合进行。糖尿病的二级预防是及早检出并有效治疗糖尿病。定期查体,提高糖尿病的检出率,对已诊断的糖尿病患者做好预防糖尿病慢性并发症的工作,定期进行糖尿病并发症以及相关疾病的筛查,了解患者有无糖尿病并发症以及有关疾病或代谢紊乱,如高血压、血脂紊乱或心脑血管疾病等,以加强相关治疗措施,全面达到治疗的目标。糖尿病的三级预防是延缓和防治糖尿病并发症,减少糖尿病的致残率和死亡率。强调老年糖尿病治疗的个体化原则,安全、平稳降糖,积极预防并发症,提高老年糖尿病患者的生活质量。

1. 糖尿病的预防

(1)强调早期诊断:新诊断的老年糖尿病患者中50%～70%表现为空腹血糖正常,仅餐后血糖升高。因此在测定空腹血糖的同时,须测定餐后2h血糖,以免漏诊。

(2)重视糖尿病前期的防治:糖尿病前期是一个可逆的过渡时期,已经存在大血管和微血管损害。此期有3个发展趋势,经过认真干预,部分人群可转化正常或维持糖尿病前期;若不防治,将发展成为糖尿病。也只有在这个阶段,糖尿病是可以防治的。

(3)老年糖尿病血糖控制目标:应遵循个体化原则。对预计寿命长,独立生活能力强,可从长期强化治疗获益,并愿意进行自我监测的患者,其治疗目标应与非老年糖尿病患者相同;对有严重威胁生命的并发症或智能缺损者控制目标可偏宽。

(4)全面控制心血管危险因素:世界各种糖尿病防治指南均指出,为更大程度减少老年糖尿病患者并发症的发生率和死亡率,除严格控制血糖外,需全面控制心血管危险因素,包括肥胖、血压、血脂及戒烟等。通过有效的治疗,慢性并发症的发展在早期是可能终止或逆转的。

2. 糖尿病血糖控制标准和控制原则 英国糖尿病前瞻性研究(United Kingdom Prospective Diabetes Study, UKPDS)选择初诊的早期2型糖尿病患者作为观察对象,证实强化治疗可以降低相关并发症的发生危险,降低微血管并发症发生的危险,使视网膜病变及白蛋白尿的发生率显著下降;在大血管并发症方面,可降低发生心肌梗死的危险。但2001年启动的控制糖尿病患者心血管疾病风险性行动(Action to Control Cardiovascular Risk in Diabetes, ACCORD)研究以并发心血管疾病等高危因素的2型糖尿病患者为研究对象,显示强化治疗组的全因死亡率和心血管死亡率均高于标准治疗组。因此,在老年糖尿病的强化治疗上,再次提醒人们保持谨慎的态度。老年人糖尿病由于其病程长短不一,并发症的多少及严重程度不同,患者健康知识和治疗依从性不同,最终理想代谢控制程度差别很大,所以,代谢控制目标应根据每一位老年患者的具体情况而确定。总的原则是,年龄大,预期生存时间短,脏器功能差,存在严重的心、肝、肾、神经系统等重要脏器并发症者往往对低血糖的感知和耐受差,一旦发生低血糖,后果严重。《2007年中国2型糖尿病防治指南》中指出:在老年糖尿病治疗中,重点是避免低血糖发生,而非强化治疗控制血糖,血糖控制标准应遵循个体化原则,可略宽于一般人。推荐空腹血糖<7.8 mmol/L,餐后2 h血糖<11.1 mmol/L,糖化血红蛋白(HbA1c)<6.5%;而对较年轻的、病程较短、身体素质较好、没有或很少并发症的轻型糖尿病患者,应尽量严格控制血糖水平。

3. 糖尿病体育锻炼和饮食治疗的原则和特点　运动虽可抑制胰岛素分泌,促使胰高血糖素、儿茶酚胺等升血糖激素分泌,但是运动可促使肌肉组织增加葡萄糖摄取和外周组织对糖的利用。因此,长期坚持有氧运动和锻炼,可促使体脂尤其是内脏脂肪下降,增强肌肉组织对胰岛素的敏感性,降低胰岛素抵抗,对肥胖的2型老年糖尿病患者尤为重要。

老年糖尿病患者在实施运动疗法前,须接受系统的医学检查和针对患者运动疗法进行的评价,根据年龄、体力、病情和并发症等不同病情,进行个体化辅导。对于有临床蛋白尿、增生性视网膜病变、神经损害尤其是自主神经功能损害、无痛性心肌缺血频繁发作和糖尿病足病患者,应积极治疗并发症,暂缓实施运动疗法。

周密制订以运动强度、运动方式和运动时间为主要内容的运动处方。运动强度推荐中等以下强度,以快速行走的有氧锻炼配合肌肉抵抗性运动如哑铃、划船等为主要运动方式,锻炼时间以一次持续15～30 min,每周3次以上为宜,劳逸结合,促使肌肉组织充分利用肌糖原和游离脂肪酸作为能量的来源,同时有氧呼吸避免了肌肉组织通过无氧酵解,产生大量乳酸积聚等。对于低血糖耐受性差的老年患者,体育锻炼宜在餐后进行,运动量不宜过大,持续时间不宜过长,以免诱发低血糖反应。

饮食疗法是治疗老年糖尿病的最基本方法,与一般患者相比,应注意:①老年患者因基础代谢率低下及活动量相对少,正常体重者能量供应应少于非老年人,超重及肥胖的患者控制可更严一些,营养不良及消瘦者应酌情增加能量供应;②老年患者常合并有心、肾功能不全,因此食物成分应根据患者实际病情作个体化调整,如心功能不全者应在糖尿病饮食基础上减少盐、脂肪摄入,肾功能不全者减少总蛋白摄入,增加优质蛋白摄入。

4. 糖尿病口服降糖药物治疗的特点　老年糖尿病患者常合并高血压、心脏病、高脂血症等各种疾病,常需要联合其他药物治疗;同时糖尿病的治疗又往往是终身性的,以致用药种类多,用药时间长,因此需重视降糖药物的安全性。口服降糖药治疗应首选作用温和、不良反应小、低血糖发生率低的药物,针对病情相对稳定的老年糖尿病患者,选择缓释或控释剂型,可以提高老年人对药物治疗的依从性。各类口服降糖药特点不同,老年人用药更应加以注意。

(1) 磺脲类:格列吡嗪控释片、格列齐特缓释片及格列美脲作用持久,仅适用于病情稳定的患者,因易导致药物蓄积,对低血糖耐受性差的老年患者应避免大剂量使用;格列喹酮起效快,作用缓和,95%从肝脏代谢,适用于肾功能不全、血糖水平不太高的老年患者;格列齐特作用平稳,有一定抗血小板聚集、改善微循环的作用,适用于老年患者。应避免首选作用强且持续时间长易出现低血糖的格列本脲。值得引起重视的是:老年糖尿病常伴发其他多种疾病,服药较多,其中有些药物增强磺酰脲类药物的降糖作用,如青霉素、水杨酸盐、吲哚美辛、磺胺类药、氨茶碱、利舍平、可乐定、芬氟拉明等,应注意防止引起低血糖。

(2) 双胍类:如二甲双胍对肥胖、食欲强的患者有效,但应注意其禁忌证,当出现心、肺、肾功能障碍而导致组织缺血或缺氧状况时服用可能加重酸中毒,应避免使用。对老年糖尿病患者剂量不宜过大。每日剂量<2 g,>75 岁老人慎用。单用二甲双胍不会产生低血糖症,但与磺酰脲类药物或胰岛素合用,则可引起低血糖。

(3)α糖苷酶抑制剂:阿卡波糖和伏格列波糖是一组 α 糖苷酶水解酶的竞争抑制剂,可减慢小肠上端80%的淀粉及糊精分解为葡萄糖,因而使餐后血糖降低,改善胰岛素抵抗。对肝、肾功能无影响,适用于老年糖尿病。但对进食糖类较少的老年糖尿病患者效果不佳。应避免在有肠道疾病、腹水或疝气的老年患者中使用,以免加重症状。

(4)噻唑烷二酮类:罗格列酮和吡格列酮具保护 B 细胞功能和增强胰岛素敏感性作用。适用于新诊断的和病程在 5 年以内的糖尿病患者,只要严格掌握应用指征,一般是安全的。糖尿病进展试验(ADOPT)研究报道,在对大型新诊断的 2 型糖尿病患者人群随访 6 年的时间里,服用罗格列酮(文迪雅)的 2 型糖尿病患者,单药治疗失败的风险明显降低,比二甲双胍降低 32%,比格列本脲降低 63%。罗格列酮(文迪雅)总的耐受性较好,充血性心力衰竭不良事件的发生率与二甲双胍治疗组相同。在 2008 年《新英格兰医学杂志》上评论的 ACCORD 和美国糖尿病协会(ADA)上公布的退伍军人糖尿病研究(VADT)均是针对老年糖尿病患者的两项著名的长期、大型的独立临床试验,研究表明罗格列酮与心脏病发作的风险增加无关。Proactive 研究证实,吡格列酮能减少心血管事件的发生率和死亡率。治疗中注意监测肝功能。不良反应为水、钠潴留及水肿,停药后可恢复,适用于老年糖尿病患者,但可加重水、钠潴留,故心功能 2 级以上的患者禁忌使用。

(5)胰岛素促分泌剂:如瑞格列奈和那格列奈,又称餐时血糖调节剂。具有起效快、代谢快的特点,低血糖发生率较磺脲类低,适合老年患者,但要特别注意服药时间与进餐时间、食物品种的协调,保证降糖疗效高峰与餐后血糖高峰一致,否则同样可能导致低血糖。

(6)胰高血糖素样肽-1(GLP-1)类似物、二肽基肽酶Ⅳ(DPP-Ⅳ)抑制剂:GLP-1 不仅可促进 B 细胞葡萄糖依赖性地释放胰岛素,还可通过葡萄糖依赖模式抑制 A 细胞分泌胰高糖素,从而抑制肝脏葡萄糖产生。DPP-Ⅳ抑制剂不仅能促进 B 细胞释放胰岛素,增加 B 细胞内胰岛素的合成,还具有抑制胰高糖素分泌的作用,且没有低血糖事件。第 68 届 ADA 年会上公布的一项研究提示症状性低血糖事件的最新分析,与格列吡嗪相比,DPP-Ⅳ抑制剂西格列汀组症状性低血糖事件发生风险降低 93%,并且西格列汀组老年患者(≥65 岁)低血糖事件风险的降低比中青年患者(<65 岁)更显著(97%对 91%)。

(7)中草药:有些中草药具有轻微降糖作用,临床上主要用于减轻症状,治疗并发症。

5. 糖尿病胰岛素用药注意事项 2 型糖尿病患者最终将有一半需胰岛素治疗。老年糖尿病患者应用胰岛素的指征与一般糖尿病患者基本相同,常用于以下情况:①严重应激状态如感染、心肌梗死、外科手术等。②有严重肝、肾功能不全及血管并发症者。③口服降糖药效果差,血糖控制不佳者。因这类患者还有一部分内源性胰岛素分泌,每日 2 次胰岛素已足够,以每日 2 次预混胰岛素方案为最常使用,还可与口服降糖药联合或交替使用。胰岛素治疗中老年人比青年人更易产生低血糖并诱发严重的心、脑血管事件,因此在胰岛素治疗时,应掌握安全第一,减少低血糖发生,从小剂量开始,每次胰岛素调整幅度不宜过大。长期或不恰当使用胰岛素可促使体重增加,易发生高胰岛素血症。联合使用双胍类、α-糖苷酶抑制剂或噻唑烷二酮类药物可减少胰岛素剂量,减少血糖波动,缓解上述症状。一些新的胰岛素制剂如速效胰岛素类似物诺和锐(aspart)和优泌乐(lispro)模拟健康人进餐时胰岛素分泌模式,不仅可在进餐前即刻、进餐时或进餐后立即注射,而且很少引起下一餐前的低血糖,使用灵活、低血糖发生少,适用于老年糖尿病患者;长效胰岛素类似物如来得时(glargine)血浆浓度无高峰,夜间低血糖风险较中效和预混胰岛素小,作用持久,是老年糖尿病患者理想的基础胰岛素替代物。胰岛素泵在老年糖尿病患者中的应用逐年增多,尤其适用于病情严重而复杂的老年患者,疗效最佳,在相同血糖控制目标下低血糖发生率最低。胰岛素应用过程中,应严密观察,避免发生低血糖。

【预后】 老年糖尿病预后取决于年龄、老年人自身身体素质和脏器功能情况,以及糖尿病并发症的严重程度。Bertoni 等研究了 1994～1995 年全美 24 个月死亡率,其中老年糖尿病死亡人数占总死亡人数的 14.8%,随年龄增加老年糖尿病的死亡率呈现逐渐上升趋势,缺血性心脏病和脑血管意外是老年糖尿病的主要死因。英国统计资料证实,糖尿病患者的平均寿命将缩短 7～7.5 年,而心血管疾病是糖尿病最主要的死亡原因(49.1%)。国内也有不少研究显示,各种感染、心血管疾病、糖尿病肾病和糖尿病酮症酸中毒、高渗性非酮症糖尿病昏迷等急性并发症是老年糖尿病的主要死亡原因。值得庆幸的是,著名的 UKPDS 研究的后续观察、丹麦的 Steno－2 研究、2008 年第 68 届 ADA 年会公布的糖尿病和心血管病行动(ADVANCE)研究均表明,对于老年糖尿病尤其应强调平稳、早期、长期、联合、总危险因素综合干预,这样才能减少和延缓大血管、微血管并发症的发生和发展,使心脑血管疾病的死亡和全因死亡的风险大大降低,有利于延年益寿,提高生活质量。

(孙 皎)

第三节 高 脂 血 症

由于脂肪代谢或运转异常使血浆中一种或几种脂质高于正常称为高脂血症(hyperlipidemia),可表现为高胆固醇血症(hypercholesterolemia)、高三酰甘油血症(hypertriglyceridemia),或两者兼有(混合型高脂血症)。脂质不溶或微溶于水,必须与蛋白质结合以脂蛋白形式存在,才能在血循环中运转,因此,高脂血症常为高脂蛋白血症(hyperlipoproteinemia)的反映。由于逐渐认识到血浆中高密度脂蛋白(HDL)降低也是一种血脂代谢紊乱,因而血脂异常(dyslipidemia)更全面、准确地反映血脂代谢紊乱状态。

【病因】 临床上将脂代谢异常分为两类:①原发性,属遗传性脂代谢紊乱疾病;②继发性,常见于控制不良的糖尿病、饮酒、甲状腺功能减退症、肾病综合征、透析、肾移植、胆管阻塞、口服避孕药等。血脂异常与心血管疾病,尤其与冠心病的发生和发展密切相关,是代谢综合征的组成成分之一,我国近 20 年来血脂异常患病率逐渐增高,2007 年达到 18.16%,因此,积极检出、预防和控制血脂异常成为经济发达地区心血管病预防工作的主要内容。

【发病机制】

1. 血脂、脂蛋白和载脂蛋白 人体内的中性脂肪(三酰甘油和胆固醇)和类脂(磷脂、糖脂、固醇、类固醇)统称为脂质。临床上血脂主要指血浆中的三酰甘油和胆固醇(包括游离的和酯化的)。

脂蛋白是由蛋白质、胆固醇、三酰甘油和磷脂所组成的球形大分子复合体。含三酰甘油多者密度低,少者密度高。由于其外壳分子兼具水溶性和脂溶性,故能介于水、脂的交界面,使脂蛋白溶于血浆,运送到全身组织进行代谢。通常用超速离心法可将其分类:依次为乳糜微粒(CM)、极低密度脂蛋白(VLDL)、中间密度脂蛋白(IDL)、低密度脂蛋白(LDL)和高密度脂蛋白(HDL)。这5种脂蛋白的密度依次增加,而颗粒依次变小。多数脂蛋白在肝脏和小肠组织中合成,并主要经肝进行分解代谢。由于CM和VLDL皆以三酰甘油为主,故被称为富含三酰甘油的脂蛋白(TRL)。

脂蛋白的蛋白部分是一种特殊蛋白,因与脂质结合担负血浆中运转脂类的功能,故称为载脂蛋白(apoprotein)。已发现有20多种。常用的分类法是Alaupovic提出的ABC分类法,按载脂蛋白的组成成分分为ApoA、ApoB、ApoC、ApoD、ApoE。所有载脂蛋白均可在肝内合成。

2. 脂蛋白的构成和代谢　血浆中的脂蛋白呈微粒状,核心主要为三酰甘油和胆固醇酯,外层由磷脂、胆固醇、载脂蛋白构成。其代谢有两个途径。①外源性代谢途径:指经饮食摄入的胆固醇和三酰甘油在小肠中合成CM及其代谢过程;②内源性代谢途径:指由肝脏合成的VLDL转变为中密度脂蛋白(IDL)和LDL,以及LDL被肝或其他器官代谢的过程。

(1) CM:CM颗粒最大,80~500 nm,密度低,富含三酰甘油。在十二指肠和空肠黏膜细胞形成后,吸收进入乳糜管,经胸导管进入体循环,半衰期5~15 min。主要作用是将外源性三酰甘油运送到肝外组织供利用。由于CM颗粒大,不能进入动脉壁内,一般不致动脉粥样硬化(AS),但易诱发胰腺炎。

(2) VLDL:VLDL颗粒较CM小,30~80 nm,密度较CM高。主要在肝合成,其次是在小肠。主要功能是将内源性三酰甘油运送至肝外组织。血浆VLDL水平升高是冠心病的危险因素。

(3) LDL:LDL是VLDL的降解产物,颗粒更小,20~25 nm,密度较VLDL为高。主要含内源性胆固醇,ApoB占蛋白质部分的95%。LDL的半衰期为3~4天。主要作用是将胆固醇从肝内运送到肝外组织。LDL由异质性的颗粒谱组成,这些颗粒在密度、化学成分和致AS的特性上均不同,通常分为3个亚类,即LDL$_1$、LDL$_2$、LDL$_3$。LDL$_3$为小而致密的LDL(SLDL),容易进入动脉壁内,且更容易被氧化修饰,因而具有更强的致AS作用。

(4) HDL:颗粒最小,直径9~12 nm,密度最高,蛋白质和脂肪含量约各占一半,蛋白质部分以ApoAⅠ和ApoAⅡ为主。HDL主要在肝合成,部分来自小肠CM的代谢,富含磷脂。主要作用是在血浆中促进CM和VLDL分解并合成胆固醇酯。血浆中的游离胆固醇在HDL中转化为胆固醇酯,可阻止游离胆固醇在动脉壁和其他组织积聚。HDL最终在肝内分解,半衰期4~6天,可受饮食、药物等一些因素影响,高糖饮食引起VLDL升高,HDL降低,提高HDL转换率;绝经期前妇女的HDL较男性高,患AS较男性少;烟酸可抑制VLDL合成,使HDL水平升高,并延长其半衰期。HDL水平升高有利于促进外周组织(包括动脉壁)移除胆固醇,故被认为是抗AS因子。

(5) 脂蛋白(a)〔Lp(a)〕:Lp(a)的脂质成分与LDL相似,研究表明血浆Lp(a)浓度升高与AS的发生相关,并可能是独立的危险因素。

【病理】　LDL在动脉血管壁滞留,形成AS。VLDL和CM也与AS的发生密切相关。而HDL却具有很强的抗AS作用。AS的病理改变是从动脉内膜开始,先后有脂质和复合糖类积聚、出血和血栓形成,纤维组织增生和钙质沉着,并有动脉中层的逐渐退变和钙化。主要累及体循环系统的大型肌弹力型动脉(主动脉及其一级分支)和中型肌弹力型动脉(以冠状动脉和脑动脉罹患最多)。最早出现病变的部位多在主动脉后壁及肋间动脉开口等血管分支处。这些部位血压较高,管壁承受血流的冲击力较大,因而病变也较明显。AS按发展过程可分为6型:Ⅰ型又称起始病变,内膜中有巨噬细胞吞饮脂质形成泡沫细胞。Ⅱ型病变为脂质条纹,主要由成层的巨噬泡沫细胞组成。Ⅲ型又称粥样瘤前期,可见到平滑肌细胞(SMC)被大量细胞外脂质所形成的脂小泡包围,但尚未形成脂质核心。Ⅳ型也称粥样斑块或粥样瘤,特征是细胞外脂质融合,形成脂质核心(脂核),内膜深部的SMC和细胞间基质逐渐为脂质所取代,在脂核外周有巨噬细胞、淋巴细胞和柱细胞,在内皮层的下方有少量SMC,脂核的纤维帽尚未形成。Ⅴ型病变是在Ⅳ型的基础上同时有较明显的纤维增生,在脂核和内皮层之间形成纤维帽。Ⅵ型又称复合病变,分为3个亚型,Ⅵa指斑块破裂或溃疡,Ⅵb指壁内血肿,Ⅵc指血栓形成。

【临床表现】 血脂紊乱可以相当长时间无症状,主要临床表现有两个方面,即脂质在真皮层内沉积引起黄色瘤及脂质在血管内皮沉积引起AS、冠心病、脑血管病和周围血管病。从临床调查分析血清总胆固醇值(TC)随年龄增长而增高,其倾向以女性更显著。近20年来的研究表明,>60岁老年人血清TC持续升高,70岁以后这种倾向更明显。因此,高脂血症的发生率随年龄增长而升高。体格检查可发现患者有黄色瘤和角膜环。

【实验室检查】

1. **血脂** 常规检查血浆TC和总三酰甘油(TG)水平,以证实高脂血症的存在。TC是指血清所有脂蛋白中胆固醇的总和,TG是所有脂蛋白中三酰甘油的总和。推荐用酶法测定TC和TG。

2. **脂蛋白** 禁食12~14 h后抽血,将血浆放置4℃过夜,高密度脂蛋白胆固醇(HDL-C)用沉淀法测定;低密度脂蛋白胆固醇(LDL-C)用免疫法测定。

【诊断与鉴别诊断】 诊断主要根据血浆胆固醇水平升高与冠心病危险性增加及其治疗方面因素而决定。

(1) TC<5.18 mmol/L(200 mg/dl)为合适范围;TC 5.18~6.19 mmol/L(200~239 mg/dl)为边缘升高;TC≥6.20 mmol/L(240 mg/dl)为升高。

(2) LDL-C<3.37 mmol/L(130 mg/dl)为合适范围;LDL-C 3.37~4.12 mmol/L(130~159 mg/dl)为边缘升高;LDL-C≥4.13 mmol/L(160 mg/dl)为升高。

(3) HDL-C<1.04 mmol/L(40 mg/dl)为减低,HDL-C≥1.55 mmol/L(60 mg/dl)为升高。

(4) TG<1.70 mmol/L(150 mg/dl)为合适范围,1.70~2.25 mmol/L(150~199 mg/dl)为边缘升高,≥2.26 mmol/L(200 mg/dl)为升高。

【预防与治疗】 老年人血脂异常治疗最主要目的是为了防治冠心病和脑卒中,所以应根据是否已有冠心病等危症以及有无高血压和心血管危险因素,结合血脂水平进行全面评价,以决定治疗措施及血脂的目标水平。

1. **生活方式改变** 减少食物中的饱和脂肪酸与胆固醇摄取,增加多不饱和脂肪酸摄入,少吸烟,减肥并进行有规律的体育锻炼;采取针对其他心血管病危险因素的措施如戒烟、限盐以降低血压等。

2. **药物治疗** 临床上供选用的调脂药物可分为5类:①他汀类(statin)。②贝特类。③烟酸类。④树脂类。⑤胆固醇吸收抑制剂。

(1) 他汀类：也称 3-羟基-3-甲基戊二酰辅酶 A(3-hydroxy-3-methylglutaryl-coenzyme A，HMG-CoA)还原酶抑制剂，具有竞争性抑制细胞内胆固醇合成早期过程中限速酶的活性，继而上调细胞表面 LDL 受体，加速血浆 LDL 分解代谢，此外还可抑制 VLDL 合成。因此，他汀类药物能显著降低 TC、LDL-C 和 Apo B，也降低 TG 和轻度升高 HDL-C。此外，他汀类调脂药还可稳定动脉斑块，抑制血小板聚集，使血管内皮功能正常化，减少冠脉意外再发。老年患者应用调脂治疗对冠心病一级和二级预防均有益。近 20 年来临床研究显示，他汀类是当前防治高胆固醇血症和 AS 非常重要的药物。国内已上市的他汀类药物有：洛伐他汀(lovastatin)、辛伐他汀(simvastatin)、普伐他汀(pravastatin)、氟伐他汀(fluvastatin)和阿托伐他汀(atorvastatin)。大多数人对他汀类药物的耐受性良好，不良反应通常较轻且短暂，包括头痛、失眠、抑郁以及消化不良、腹泻、腹痛、恶心等消化道症状。有 0.5%～2.0% 的病例发生肝脏转氨酶如谷丙转氨酶(GPT)和谷草转氨酶(GOT)升高，且呈剂量依赖性。胆汁郁积和活动性肝病被列为使用他汀类药物的禁忌证。他汀类药物可引起肌病，包括肌痛、肌炎和横纹肌溶解。横纹肌溶解是他汀类药物最危险的不良反应，严重者可以引起死亡。他汀类药物孕妇忌用。

(2) 贝特类：亦称苯氧芳酸类药物，此类药物通过激活过氧化物酶增生体活化受Ot(PPARet)，刺激脂蛋白脂酶(LPL)、apo AⅠ 和 apo AⅡ 基因的表达，以及抑制 apo CⅢ 基因的表达，增强 LPL 的脂解活性，有利于去除血液循环中富含 TG 的脂蛋白，降低血浆 TG 和提高 HDL-C 水平，促进胆固醇的逆向转运，并使 LDL 亚型由小而密颗粒向大而疏松颗粒转变。临床上可供选择的贝特类药物：非诺贝特(片剂 0.1 g，每日 3 次；微粒化胶囊 0.2 g，每日 1 次)；苯扎贝特 0.2 g，每日 3 次；吉非贝齐 0.6 g，每日 2 次。贝特类药物平均可使 TC 降低 6%～15%，LDL-C 降低 5%～20%，TG 降低 20%～50%，HDL-C 升高 10%～20%。其适应证为高三酰甘油血症或以 TG 升高为主的混合型高脂血症和低高密度脂蛋白血症。此类药物的常见不良反应为消化不良、胆石症等，也可引起肝脏血清酶升高和肌病。绝对禁忌证为严重肾病和严重肝病。

(3) 烟酸类：烟酸属 B 族维生素，当用量超过作为维生素作用的剂量时，可有明显的降脂作用。烟酸的降脂作用机制尚不十分明确，可能与抑制脂肪组织中的脂解和减少肝脏中 VLDL 合成和分泌有关。适用于高三酰甘油血症，低高密度脂蛋白血症或以 TG 升高为主的混合型高脂血症。烟酸的常见不良反应有颜面潮红、高血糖、高尿酸(或痛风)、上消化道不适等。这类药物的绝对禁忌证为慢性肝病和严重痛风；相对禁忌证为溃疡病、肝毒性和高尿酸血症。

(4) 胆酸螯合剂：主要为碱性阴离子交换树脂，在肠道内能与胆酸呈不可逆结合，因而阻碍胆酸的肠肝循环，促进胆酸随大便排出体外，阻断胆汁酸中胆固醇的重吸收。通过反馈机制刺激肝细胞膜表面的 LDL 受体，加速血液中 LDL 清除。常用的胆酸螯合剂有考来烯胺(每日 4～16 g，分 3 次服用)、考来替泊(每日 5～20 g，分 3 次服用)。胆酸螯合剂常见不良反应有胃肠不适、便秘，影响某些药物的吸收。此类药物的绝对禁忌证为异常 B 脂蛋白血症和 TG>4.52 mmol/L；相对禁忌证为 TG>2.26 mmol/L。

(5) 胆固醇吸收抑制剂：胆固醇吸收抑制剂依折麦布(ezetimibe)口服后迅速吸收，且广泛结合成依折麦布-葡萄糖苷酸，作用于小肠细胞的刷状缘，有效地抑制胆固醇和植物固醇的吸收。由于减少胆固醇向肝脏的释放，促进肝脏 LDL 受体的合成，又加速 LDL 的代谢。常用剂量为 10 mg/d，与他汀类合用对 LDL-C、HDL-C 和 TG 的作用进一步增强，未见有临床意义的药物间药代动力学的相互作用,安全性和耐受性良好。最常见的不良反应为头痛和恶心,肌酸激酶(CK)和 GPT、GOT 和 CK 升高>3 倍 ULN 的情况仅见于极少数患者。考来烯胺可使此药的曲线下面积增大 55%,故二者不宜同时服用,必须合用时须在服考来烯胺前 2 h 或后 4 h 服此药。环孢素可增高此药的血药浓度。

(6) 其他调脂药

1) 普罗布考:此药通过掺入到脂蛋白颗粒中影响脂蛋白代谢,而产生调脂作用。可使血浆 TC 降低 20%～25%,LDL-C 降低 5%～15%,而 HDL-C 也明显降低(可达 25%)。主要适用于高胆固醇血症尤其是纯合子型家族性高胆固醇血症。该药虽使 HDL-C 降低,但可使黄色瘤减轻或消退,AS 病变减轻,其确切作用机制未明。有些研究认为,普罗布考虽然降低了 HDL-C 水平,但改变了 HDL 的结构和代谢功能,提高了 HDL 把胆固醇运载到肝脏进行代谢的能力,因此更有利于 HDL 发挥抗 AS 的作用。普罗布考尚有抗氧化作用。常见的不良反应包括恶心、腹泻、消化不良等;亦可引起嗜酸性粒细胞增多,血浆尿酸浓度增高;最严重的不良反应是引起 QT 间期延长,但极为少见,因此有室性心律失常或 QT 间期延长者禁用。常用剂量为 0.5 g,每日 2 次。

2) n-3 脂肪酸:n-3(ω-3)长链多不饱和脂肪酸,主要为二十碳戊烯酸(EPA,C20:5n-3)和二十二碳己烯酸(DHA,C22:6n-3),二者为深海鱼油的主要成分,制剂为其乙酯,高纯度的制剂用于临床。n-3 脂肪酸制剂降低 TG,轻度升高 HDL-C,对 TC 和 LDL-C 无影响。主要用于高三酰甘油血症;可以与贝特类合用治疗严重高三酰甘油血症。n-3 脂肪酸还有降低血压、抗血小板聚集和炎症的作用,改善血管反应性。该类制剂的不良反应不常见,有 2%～3%服药后出现消化道症状如恶心、消化不良、腹胀、便秘;少数病例出现转氨酶或 CK 轻度升高,偶见出血倾向。有研究表明,每日剂量高至 3 g 时,临床上无明显不良反应。与他汀类或其他降脂药物合用时,无不良的药物相互作用。n-3 脂肪酸制剂(多烯酸乙酯)中的 EPA+DHA 含量应>85%,否则达不到临床调脂效果。n-3 脂肪酸制剂的常用剂量为 0.5～1 g,每日 3 次。近来还发现 n-3 脂肪酸有预防心律失常和猝死的作用。

3. 中医治疗　传统医学进行辨证论治,对老年高脂血症有较深的研究。中药血脂康由天然红曲精炼而成,主要成分有洛伐他汀、不饱和脂肪酸、多种人体必需氨基酸等,既可降低 TG,又可抑制 TC 和脂肪酸合成,降低 LDL-C,轻微降低血糖,升高 HDL-C。糖尿病可引起脂代谢紊乱,在老年糖尿病患者中尤为多见,约占 82%,因此血脂康较适合老年糖尿病脂代谢紊乱者。

4. 血脂异常的治疗　老年高血压、冠心病合并高脂血症患者应在密切监测肝肾功能、CK 的情况下,尽早、适量地应用他汀类药物进行调脂治疗,以达到改善生活质量、降低脑卒中和心血管病事件,减少死亡率的目的。肝肾功能正常的老年人采用调脂药物的剂量一般无需特别考虑。但老年人常患有多种慢性疾病需服用多种药物治疗,加之有不同程度的肝肾功能减退及药代动力学改变,易发生药物相互作用和不良反应,因此,降脂药物剂量的选择需要个体化,起始剂量不宜太大,在监测肝肾功能和血清 CK 的条件下合理调整药物用量。在出现肌无力、肌痛等症状时需与老年性骨关节和肌肉疾病相鉴别,及时复查血清 CK 水平,不要轻易停药。

(陈　芳)

第四节　甲状腺功能减退症

甲状腺功能减退症(hypothyroidism,简称甲减)是由多种原因引起的甲状腺激素(TH)合成、分泌或生物效应不足所致的一组内分泌疾病。其病理特征是黏多糖在组织和皮肤堆积,表现为黏液性水肿。其发病率随年龄增长而增加。老年临床甲减的患病率为1%左右,女性较男性多见。其发生率女性一般为5%~20%,男性为3%~8%。

【病因和发病机制】　甲减病因较复杂,根据发病部位可分为原发性(primary)和继发性(secondary)两种,以原发性多见,一般分类如下。

1. 原发性或甲状腺性甲减

(1) 桥本甲状腺炎。

(2) 甲状腺全切或次全术后。

(3) 甲亢^{131}I治疗后。

(4) 药物诱导后。

2. 继发性或垂体型甲减

(1) 垂体肿瘤或其他浸润性病变。

(2) 垂体手术或放射治疗后。

3. 三发性或下丘脑性甲减

(1) 肿瘤。

(2) 炎症、肉芽肿或其他病变。

4. TH不敏感综合征　自身免疫导致的原发性甲减是老年甲减的主要原因。30%老年女性和10%老年男性血清中可检出TPO抗体,而且尸体解剖发现50%老年女性伴有甲状腺淋巴细胞浸润。

【临床表现】　甲减临床表现从理论上讲取决于TH水平,但轻重程度往往与起病的缓急、激素缺乏的速度和程度有关,且与个体对TH减少的反应差异有一定关系。临床上老年甲减起病隐匿、缓慢,早期症状缺乏特异性,加之老年人往往已有一些慢性疾病,因此容易造成误诊或漏诊。

典型症状出现时有下列表现。

(1) 低基础代谢率症群:疲乏、行动迟缓,且因周围血循环差和能量产生降低,以至于异常怕冷。

(2) 黏液性水肿面容:面色苍白,眼睑和颊部虚肿,表情淡漠,痴呆,全身皮肤粗糙,非凹陷性水肿,毛发脱落,体重增加。

(3) 神经精神系统表现:记忆力减退,智力低下,嗜睡,反应迟钝,共济失调,腱反射迟钝,跟腱反射时间延长,重者可出现痴呆、木僵,甚至昏睡。

(4) 心血管系统表现:心动过缓,心输出量减少,血压低,心音低钝,心脏扩大,可并发冠心病,但一般不发生心绞痛与心力衰竭,有时可伴有心包积液和胸腔积液。重症者发生黏液水肿性心肌病。

(5) 消化系统表现:厌食、腹胀、便秘。老年人可出现麻痹性肠梗阻或黏液水肿性巨结肠。半数患者有胃酸缺乏,导致恶性贫血与缺铁性贫血。

(6)病情严重时,由于受寒冷、感染、手术、麻醉或镇静剂应用不当等应激可诱发黏液水肿性昏迷。表现为低体温(<35℃),呼吸减慢,心动过缓,血压下降,四肢肌力松弛,反射减弱或消失,甚至发生昏迷、休克、心肾衰竭。

【实验室及其他检查】

1. 血脂测定　老年甲减患者血胆固醇和三酰甘油含量常增高。

2. 甲状腺^{131}I摄取率测定　老年甲减患者降低。

3. 血清TH和TSH　血清TSH、TT_4和FT_4是老年甲减的第一线指标。原发性甲减血清TSH增高,TT_4和FT_4均降低。亚临床甲减仅有TSH增高,TT_4和FT_4正常。

4. 抗体测定　甲状腺过氧化物酶抗体(TPOAb)、甲状腺球蛋白抗体(TgAb)是确定原发性甲减和诊断自身免疫甲状腺炎的主要指标。老年亚临床甲减患者如果伴有血清TPOAb阳性,则进展为临床甲减的风险显著增加。

【治疗】　老年甲减患者应该进行TH的替代治疗。TH替代治疗的目的是模拟正常甲状腺的生理功能,使临床甲减症状和体征消失,血清TSH、TT_4和FT_4值维持在正常范围。

1. 药物选择　老年甲减需依赖甲状腺制剂终身替代治疗。药物首选左旋甲状腺素(LT_4),其在体内可转变为T_3,半衰期约7天,作用慢而持久,服药一次可以维持稳定的血药浓度。目前,LT_3及各种形式的甲状腺球蛋白整合的甲状腺激素,以及甲状腺激素诱导剂替拉曲考等药物也应用于甲减的治疗,但是不推荐用于老年患者的替代治疗。

2. 药物剂量　激素替代治疗的剂量取决于患者的病情、年龄、体质量和个体差异。老年甲减患者起始剂量每日12.5~25 μg。LT_4在青年人中的半衰期为7天,老年人为9天,且老年甲减患者T_4的代谢速度减慢,因此初次给药和调整之后,老年人需要更长的时间达到激素水平的稳定状态,一般进行剂量调整的时间周期不应短于4周。目标是使临床甲减症状和体征消失,血清TSH、TT_4和FT_4值维持在正常范围。

3. 注意事项　老年甲减多合并有冠状动脉硬化及狭窄,心输出量减少及心肌的血供不足,只能维持低代谢的需要量,所以:①老年患者剂量应酌情减小,伴有冠心病或其他心脏疾病及精神症状者,TH剂量应缓慢增加。如出现心绞痛发作、心律失常或精神症状,应及时减量或停药。②血清T_3、T_4浓度的正常范围较大,故治疗应强调个体化。

对亚临床甲减的治疗问题一直存在争论,大量对亚临床甲减患者行TH替代治疗的临床对照研究结果差异很大。2004年美国甲状腺学会(ATA)、美国内分泌学会(TES)和美国临床内分泌医师学会(AACE)召开专门会议,达成以下共识:将亚临床甲减分为两种情况,第1种是TSH>10 mU/L,主张给予LT_4替代治疗,治疗的目标和方法与临床甲减一致,定期监测TSH浓度,避免LT_4过量可能导致的房颤和骨质疏松症;第2种是TSH介于4~10 mU/L之间,不主张给予LT_4治疗,定期监测TSH变化。对TSH 4~10 mU/L伴TPOAb阳性的患者,要密切观察TSH的变化,因为这些患者容易发展成为临床甲减。

（顾　芹）

第五节　甲状腺功能亢进症

老年甲状腺功能亢进症（hyperthyroidism，甲亢）是指≥60 岁的甲亢。从病因及病理生理的本质上来说，老年甲亢与其他人群甲亢并无不同，均是指多种原因引起的 TH 合成和分泌增多，作用于全身的组织器官，造成机体的神经、循环、消化等系统兴奋性增高和代谢亢进为主要表现的疾病总称。老年人甲亢的患病率低于非老年人，为 0.5％～2.3％；性别差异与非老年人相同，女性为男性的 4～5 倍。老年甲亢的年发病率近年似有增加趋势。

老年甲亢的病因很多，包括弥漫性毒性甲状腺肿（Graves 病）、结节性毒性甲状腺肿和甲状腺自主高功能腺瘤。老年甲亢 Graves 病所致者明显少于非老年，而结节性毒性甲状腺肿和甲状腺自主高功能腺瘤多于非老年患者。老年碘甲亢较非老年多见，常常与摄入含碘药物或造影剂相关联。

甲亢的病因分类如下。

1. 甲状腺性甲亢

（1）弥漫性毒性甲状腺肿。

（2）多结节性毒性甲状腺肿。

（3）毒性甲状腺腺瘤（Plummer 病）。

（4）自主性高功能甲状腺结节。

（5）自身免疫性多发内分泌腺病综合征伴甲亢。

（6）滤泡状甲状腺癌。

（7）碘甲亢。

2. 垂体性甲亢

（1）垂体 TSH 瘤。

（2）垂体型 TH 不敏感综合征。

弥漫性毒性甲状腺肿

弥漫性毒性甲状腺肿也称 Graves 病，是甲亢最常见原因，占 85％，但老年甲亢 Graves 病所致者明显少于非老年。

【病因与发病机制】　Graves 病是一种自身免疫性疾病，其发病机制尚未完全阐明。目前认为与遗传、环境及自身免疫因素有关。

1. 遗传因素　Graves 病的发生存在家族聚集现象，非常明显，与同卵双生间的关系显著一致。同卵双胞胎患 Graves 病的一致率达 30％～60％，异卵双胞胎患病率为 3％～9％。Graves 病的发生与人白细胞抗原（HLA）显著相关。

2. 环境因素　细菌感染（肠耶森杆菌，*Yersinia*）、精神刺激、雌激素、妊娠与分娩对 Graves 病的发生和发展有很大影响。近来碘的摄入增多导致甲状腺疾病增多引起人们普遍注意。

3. 免疫因素　Graves 病发病与 TSH 受体抗体（TRAb）、TPOAb、TgAb、钠碘转运体蛋白（NIS）自身抗体有关。其特征之一是血清中存在能与甲状腺组织起反应或刺激作用的自身抗体 TRAb,与 TSH 作用酷似,引起甲亢和甲状腺肿。TPOAb 和 TgAb 使 Graves 病有时表现出自身免疫性甲减的特点。

【临床表现】 Graves 病是一种自身免疫性疾病,典型临床表现主要包括高代谢症群、弥漫性甲状腺肿、眼征等。临床上老年甲亢患者,由于血液对甲状腺结合力下降、组织对该激素的反应能力减弱以及其他衰老变化等因素影响,所以老年甲亢有典型表现者仅占 25%～30%,临床易被误诊、漏诊。

1. 高代谢症群 由于 T3、T4 分泌过多和交感神经兴奋性增高,促进物质代谢,加速氧化,使产热、散热明显增多,典型甲亢患者常有疲乏无力、怕热、多汗、体重锐减等症状。而老年甲亢患者有 1/3 无任何高代谢症群。

2. 甲状腺肿 典型甲亢患者甲状腺呈弥漫性对称性肿大,质软,吞咽时上下移动。由于甲状腺的血流量增多,故在上、下叶外侧可听到血管杂音(为连续性或以收缩期为主的吹风样杂音),可触及震颤(以腺体上部较明显)。血管杂音和震颤为本病典型而较特异性体征。甲状腺肿大是成人甲亢的主要体征,但半数左右老年患者甲状腺肿并不明显。成人甲亢甲状腺弥漫性肿大者以 Graves 病居多,占 90% 以上,结节性肿大者较少。老年甲亢却不同,多为结节性肿大。

3. 眼部表现 甲亢时引起的眼部改变大致分两类。一类为单纯性突眼,系由于交感神经兴奋眼外肌群和上睑肌所致;另一类为 Graves 病所特有,为眶内和球后组织增生、淋巴细胞浸润和水肿所致,称浸润性突眼。病因与眶周组织的自身免疫反应有关。Graves 病患者中,有 25%～50% 伴有眼征,其中突眼为重要而较特异的体征之一。老年甲亢表现为突眼甚少且轻微,仅占 10% 左右,浸润性突眼在老年患者中甚为罕见。

4. 精神神经系统表现 甲亢患者易激动,精神过敏,舌或双手平举向前伸出时有细震颤,善言多动、失眠紧张。但约有 1/5 老年甲亢患者无精神神经激动紧张,反而表现为抑郁状态,称淡漠型甲亢。淡漠型甲亢是甲亢的一种特殊类型,主要发生于老年人群,尤其是高龄老人,

5. 心血管系统表现 心血管系统表现可为老年甲亢主要的,甚至是唯一的表现。据统计,约 80% 的老年甲亢有心血管系统的异常表现。由于 T3 与 T4 使心脏对儿茶酚胺敏感,增加心率与心搏出量,故甲亢患者绝大多数窦性心动过速,且常伴有房性早搏、阵发性或持续性心房颤动。而老年甲亢仅有 1/10 出现心动过速。但老年甲亢较易诱发或加重心绞痛,出现房性、室性期前收缩和心房扑动、心房颤动,发生充血性心力衰竭,加重并存的其他性质的心脏病。

6. 消化系统表现 食欲亢进是成人甲亢的突出表现之一,且常伴有肠蠕动增加,大便溏稀、次数增加,甚至呈顽固性腹泻。而老年甲亢仅有 1/10 出现类似情况,相反有 1/3 出现食欲减退、恶心、厌食。约有 1/4 患者由于老年甲亢胃肠功能减退,产生便秘。

【实验室及其他检查】 因为老年甲亢的临床表现不典型,因此只要临床上有些线索符合老年甲亢的特点,即应及时测定血清 TH 和敏感 TSH(sTSH)。

1. FT$_4$ 与 FT$_3$ FT$_3$、FT$_4$ 不受血中甲状腺素结合球蛋白(TBG)变化的影响,直接反应甲状腺功能状态。其敏感性和特异性均明显高于 TT$_3$ 和 TT$_4$。成人正常参考值:放射免疫分析(RIA)法:FT$_3$ 3～9 pmol/L(0.19～0.5 ng/dl),FT$_4$ 9～25 pmol/L(0.7～1.9 ng/dl)。

2. TSH 测定 血中 TSH 是反映下丘脑-垂体-甲状腺轴功能的敏感指标,尤其对亚临

床型甲亢和亚临床性甲减的诊断有重要意义。血清 TSH 测定技术目前国内普遍采用第 3 代方法 sTSH。sTSH 是国际上公认的诊断甲亢的首选指标,正常值为 $0.4\sim3.0$ mU/L,可作为单一指标进行甲亢筛查。一般甲亢患者 TSH<0.1 mI U/L,但垂体性甲亢 TSH 不降低或升高。

3. TSAb 甲状腺刺激抗体(TSAb)是 Graves 病的致病性抗体,该抗体阳性说明甲亢病因是 Graves 病。TSAb 也被作为判断 Graves 病愈后和抗甲状腺药物停药的指标。TPOAb 和 TgAb 的阳性率在 Graves 病患者显著升高,是自身免疫病因的佐证。

4. 甲状腺摄^{131}I 率 本法不能反映病情严重程度与治疗中的病情变化,但可用于鉴别不同病因的甲亢,如摄^{131}I 率降低可能为甲状腺炎伴甲亢、碘甲亢或外源 TH 引起的甲亢。正常参考值:3 h 及 24 h 值分别为 $5\%\sim25\%$ 和 $20\%\sim45\%$,高峰在 24 h 出现。甲亢者:3 h>25%,24 h>45%,且高峰前移。

【诊断和鉴别诊断】

1. 临床甲亢的诊断

(1)临床高代谢的症状和体征。

(2)甲状腺体征:甲状腺肿和(或)甲状腺结节。

(3)血清激素:TT_4、FT_4、TT_3、FT_3 增高,TSH 降低(一般<0.1 mIU/L)。T_3 型甲亢时仅有 TT_3、FT_3 升高。

2. Graves 病的诊断标准

(1)临床甲亢症状和体征。

(2)甲状腺弥漫性肿大(触诊和 B 超证实)。

(3)血清 TSH 浓度降低,TH 浓度升高。

(4)眼球突出和其他浸润性眼征。

(5)胫前黏液性水肿。

(6)TRAb 或 TSAb 阳性。

以上标准中,(1)、(2)、(3)项为诊断必备条件,(4)、(5)、(6)项为诊断辅助条件。

3. 病因诊断 在确诊甲亢基础上,应先排除其他原因所致的甲亢,再结合患者有眼征、弥漫性甲状腺肿、血 TRAb 阳性等,可诊断为 Graves 病。有结节者须与自主性高功能甲状腺结节、多结节性甲状腺肿伴甲亢、毒性腺瘤、甲状腺癌等相鉴别。多结节性毒性甲状腺肿和毒性腺瘤患者一般无突眼,甲亢症状较轻,甲状腺扫描为"热"结节,结节外甲状腺组织的摄碘功能受抑制。亚急性甲状腺炎伴甲亢症状者,甲状腺摄^{131}I 率减低。慢性淋巴细胞性甲状腺炎伴甲亢症状者血中 TgAb 和 TPOAb 阳性。

【治疗】

1. 一般治疗 应适当休息,注意补充足够能量和营养。

2. 甲亢的治疗 控制甲亢的 3 种疗法:抗甲状腺药物、放射性^{131}I 及手术都可用于老年甲亢的治疗,基于病因、并发症的不同而选用。

(1)抗甲状腺药物治疗:其优点是:①疗效较肯定;②不引发永久性甲减;③方便、经济、使用较安全。其缺点是:①疗程长,一般需 1~2 年;②停药后复发率较高;③可伴发肝损害或粒细胞减少症等。尽管抗甲状腺药物治疗老年甲亢疗程长,缓解率不高,可能损害肝功能,引起粒细胞减少,且部分可复发,但在我国仍常被采用。药物主要包括两大类,硫脲类有甲硫氧嘧啶(methylthiouracil，MTU)及丙硫氧嘧啶(propylthiouracil，PTU)，咪唑类有甲巯咪唑(methimazole，MMI)。作用机制基本相同，都可抑制 TH 合成。其中 PTU 还在外周组织抑制 $5'$-脱碘酶而抑制 T_4 转换成 T_3，故首选用于严重病例或甲亢危象。各种抗甲状腺药物的毒性反应种类和发生率基本相似。主要反应：①粒细胞减少；②药疹；③肝细胞损伤。其治疗原则是从足量开始逐渐减量成维持量，疗程要足够，一般 2 年以上，中间不可中断。老年患者的剂量比成人略少为宜。

(2) 放射性 ^{131}I 治疗：利用甲状腺高度摄取和浓集碘的能力及 ^{131}I 释放 β 射线对甲状腺的生物效应，破坏滤泡上皮而减少 TH 分泌。放射性 ^{131}I 治疗在以下情况可作为老年甲亢的首选方法：①多结节性毒性甲状腺肿；②毒性甲状腺腺瘤不能耐受手术者；③Graves 病用抗甲状腺药物治疗后复发；④其他甲状腺性甲亢不能手术治疗或手术治疗后复发者。我国多采用多次小剂量 ^{131}I 治疗法，永久性甲状腺功能减低的发生率 20%～30%。一般认为 ^{131}I 治疗对老年甲亢仍是比较安全、有效、简便的方法。

(3) 手术治疗：以下情况的老年甲亢宜首选外科手术治疗：①甲状腺癌；②甲状腺结节怀疑癌变；③重度甲状腺肿大引起压迫症状。

(顾　芹)

第六节　痛　风

痛风(gout)是一组异质性疾病，遗传性和(或)获得性引起的尿酸排泄减少和(或)嘌呤代谢障碍。其临床特点为高尿酸血症(hyperuricemia)及尿酸盐结晶、沉积所致的特征性急性关节炎、痛风石、间质性肾炎，严重者关节畸形及功能障碍，常伴尿酸性尿路结石。随着经济发展和生活方式改变，患病率呈逐渐上升趋势。越来越多的报道表明痛风与肥胖、原发性高血压、血脂异常、糖尿病、胰岛素抵抗密切相关；高尿酸血症作为心血管疾病的一个独立危险因素，与高血压的关系以及在代谢综合征中的作用也越来越引起人们的重视。

【病因与发病机制】　分原发性和继发性两大类。原发性的基本属遗传性，但遗传方式不同，40%～50%患者有阳性家族史，其一级亲属约 25%有高尿酸血症，仅 1%～2%因酶缺陷引起。如磷酸核糖焦磷酸合成酶(PPS)亢进症、次黄嘌呤-鸟嘌呤磷酸核糖转移酶(HGPRT)缺乏症、腺嘌呤磷酸核糖转移酶(APRT)缺乏症。继发性主要因肾病、血液病等疾病或药物、高嘌呤饮食等引起。值得提出的是，HGPRT 部分缺乏症临床上只表现为痛风称原发性痛风；而 HGPRT 完全缺乏症又称 Lesch-Nyhan 综合征，除痛风外，还有神经系统伤害等表现，归属到继发性痛风。实质上二者都是 X 伴性染色体遗传性疾病。

痛风的发生取决于血尿酸的浓度和在体液中的溶解度。

1. 高尿酸血症的发病机制　血尿酸的平衡取决于嘌呤吸收、生成、分解和排泄。①吸收：体内的尿酸 20%来源于富含嘌呤食物的摄取，摄入过多可诱发痛风发作。②分解：尿酸是嘌呤代谢的终末产物，正常人约 1/3 的尿酸在肠道经细菌降解处理，约 2/3 由原形经肾排出，人类缺乏尿酸氧化酶，故尿酸分解降低作为高尿酸血症的机制已被排除。③生成：体内的尿酸 80%来源于生物合成。参与尿酸代谢的嘌呤核苷酸有 3 种：次黄嘌呤核苷酸、腺嘌呤

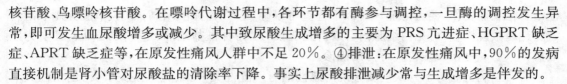

核苷酸、鸟嘌呤核苷酸。在嘌呤代谢过程中,各环节都有酶参与调控,一旦酶的调控发生异常,即可发生血尿酸增多或减少。其中致尿酸生成增多的主要为 PRS 亢进症、HGPRT 缺乏症、APRT 缺乏症等,在原发性痛风人群中不足 20%。④排泄:在原发性痛风中,90%的发病直接机制是肾小管对尿酸盐的清除率下降。事实上尿酸排泄减少常与生成增多是伴发的。

2. 痛风的发病机制　高尿酸血症只有 10%～20%发生痛风。痛风的发生是尿酸在体液中处于过饱和状态而析出形成结晶、沉积所致的反应性关节炎和(或)痛风石(tophi)疾病。除浓度外,其他一些因素如雌激素、温度、H^+ 浓度等可促进尿酸游离。

【临床表现】　多在 40 岁以后发病,男性占 95%以上,女性多更年期后发病。本病发病前常有漫长的高尿酸血症史。主要表现如下。

1. 急性关节炎　常午夜起病,因疼痛而惊醒,突然发作下肢远端单一关节红、肿、热、痛和功能障碍,最常见为踇趾及第一跖趾关节,其次依次为踝、膝、腕、指、肘等关节;患者可有发热、血白细胞计数增高、红细胞沉降率增快;初次发作常呈自限性;关节液白细胞内尿酸盐结晶是确诊本病的依据。受寒、劳累、饮酒、高蛋白和高嘌呤饮食或穿紧鞋、外伤、手术、感染等为常见的发病诱因。

2. 痛风石及慢性关节炎　痛风石是痛风的特征性损害。可以存在于任何关节、肌腱和关节软组织,致骨、软骨破坏及周围组织纤维化和变性。多见于远端关节,常多关节受累,好发于耳轮、跖趾、指间和掌指等处。可表现为以骨质缺损为中心的关节肿胀、僵硬及畸形,无一定形状且不对称。严重时皮肤发亮、菲薄、表皮溃破,有豆渣样白色物质排出。

3. 痛风肾病　尸检证实 90%～100%痛风患者有肾损害,组织学表现为肾髓质和锥体内有小的白色针状物沉积,构成放射状的白线,周围有白细胞和巨噬细胞浸润。病程进展较缓慢,早期为间歇性蛋白尿,晚期可出现肾功能不全。

4. 尿酸性尿路结石　10%～25%有尿酸结石,呈泥砂样,常无症状,较大者有肾绞痛、血尿;易合并感染,可加速结石增长和肾实质损害。

5. 痛风与代谢综合征　高尿酸血症患者常伴有肥胖、血脂异常、糖耐量减退或糖尿病,统称代谢综合征。目前认为原发性痛风可显著加重 AS 的发展,使痛风患者心肌梗死、脑卒中的发生率显著提高。

【实验室及其他检查】

1. 血尿酸测定　血清标本,尿酸氧化酶法,血尿酸正常男性为 150～380 $\mu mol/L$,女性为 100～300 $\mu mol/L$。一般男性＞420 $\mu mol/L$、女性＞350 $\mu mol/L$ 可确定为高尿酸血症。

2. 尿尿酸测定　限制嘌呤饮食 5 天后,每日尿酸排出量仍＞3.75 mmol,可认为尿酸生成增多。

3. 滑囊液检查或痛风结石内容检查　旋光显微镜下,可见白细胞内有双折光现象的针形尿酸盐结晶。

4. X 线检查　关节摄片,急性期可见非特征性软组织肿胀;慢性期或反复发作后,可见软骨缘破坏,关节面不规则。典型者呈圆形或不整齐的穿凿样、凿孔样、虫蚀样或弧形、圆形骨质透亮缺损,为痛风的 X 线特征。

5. CT 与 MRI 检查　沉积在关节内的痛风石,CT 扫描为灰度不等的斑点状影像,MRI 可见低到中等密度的块状阴影。

【诊断与鉴别诊断】　中老年男性,一般在诱因基础上,突然半夜典型关节炎发作或尿酸性结石肾绞痛发作,要考虑痛风。以下检查可以确诊:①血尿酸增高;②关节腔穿刺取滑囊液旋光显微镜检查,可见白细胞内有双折光现象的针形尿酸盐结晶;③痛风石活检证实为尿酸盐;④受累关节 X 线检查可协助确诊。

非典型病例需与下列疾病相鉴别。急性期与风湿性关节炎、类风湿关节炎、创伤性关节炎、化脓性关节炎相鉴别。慢性期与类风湿关节炎、银屑病性关节炎、假性痛风、骨肿瘤相鉴别。

【治疗】 原发性痛风目前还不能根治。防治目标:①控制高尿酸血症;②迅速终止急性关节炎发作;③处理痛风石疾病。

1. 预防血尿酸升高及尿酸盐沉积 ①对高危患者筛查,早期发现高尿酸血症。②减少外源性嘌呤来源,避免高嘌呤饮食如动物内脏、鱼虾类、蛤蟹等海味、肉类、豌豆等。③蛋白质饮食每日控制在 1 g/kg,糖类占总能量的 50%～60%,少吃糖果。④增加尿酸排泄:每日饮水＞2 000 ml,不宜使用抑制尿酸排泄药、利尿剂、小剂量阿司匹林等。⑤避免促进尿酸盐形成结晶的诱因,勿着凉、过劳、紧张,穿鞋要舒适,避免关节受伤,戒酒,服用碱性药物,保持尿液碱性,防治结石形成。

2. 终止急性关节炎发作

(1) 秋水仙碱(colchicine):减少或终止白细胞和滑膜内皮细胞吞噬尿酸盐所分泌的化学趋化因子。对抑制炎症、止痛有特效。一般用法:①口服法,0.5 mg/h 或 1 mg/2 h,每日总量 4～8 mg,出现胃肠道症状前停止使用;②静脉法,可减少胃肠反应。一般 1～2 mg 溶于生理盐水 20 ml 中,5～10 min 缓慢注射,4～5 h 可再注射一次,总剂量不超过 4 mg。切勿外漏造成组织坏死。90% 以上病例可终止发作。秋水仙碱毒性很大:恶心、呕吐、腹泻、肝细胞损伤、骨髓抑制、脱发、呼吸抑制等。故有骨髓抑制、肝功能不全、白细胞计数减少者禁用。治疗无效者,不可再用,应改用 NSAID。

(2) NSAID:此类药物的共同作用机制为抑制花生四烯酸代谢中的环氧化酶活性,抑制前列腺素的合成而达到消炎镇痛的作用。禁忌证为活动性消化性溃疡、消化道出血。常用保泰松(butazolidin)0.1 mg,每日 3 次;吲哚美辛 50 mg,每日 3 次。其他还有双氯芬酸、布洛芬、萘普生、美洛昔康等。症状消退后减量。

(3) 促肾上腺皮质激素(ACTH)或糖皮质激素:起效快、缓解率高,但易出现反跳现象,故仅上述两类药无效或禁忌时才用。ACTH 25～50 u 溶于 5% 葡萄糖溶液中缓慢静脉点滴;泼尼松每日 30 mg 口服等;曲安西龙(去炎松)5～20 mg 关节腔注射,一般 24～36 h 缓解。

(4) 其他:急性发作期促尿酸排泄及抑制尿酸合成药暂缓使用。

3. 间歇期和慢性期处理 目的是使血尿酸维持正常水平。

(1) 排尿酸药:适合肾功能尚好的患者,主要抑制近端肾小管对尿酸盐的重吸收,增加尿酸排泄,降低尿酸水平。内生肌酐清除率＜30 ml/min 时无效。已有尿酸盐结石形成或每日从尿排出尿酸盐＞3.75 mmol(600 mg)时不宜使用。用药期间应多饮水,服碳酸氢钠每日 3～6 g 等碱性药物。

1) 苯溴马隆(benzbromarone):常用量 25～100 mg,每日 1 次。该药不良反应轻,一般不影响肝肾功能。少数有胃肠道反应,过敏性皮炎,发热少见。

2) 丙磺舒(probenecid):初始剂量为 0.25 g,每日 2 次。两周后可逐渐增加剂量,每日最

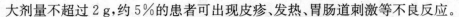

大剂量不超过 2 g,约 5% 的患者可出现皮疹、发热、胃肠道刺激等不良反应。

3) 磺砒酮(sulfinpyrazone):为保泰松的衍生物,排尿酸作用较丙磺舒强。一般初始剂量 50 mg,每日 2 次;渐增至 100 mg,每日 3 次,最大剂量每日 600 mg。该药对胃黏膜有刺激作用,溃疡病患者慎用。

(2) 抑制尿酸生成药物:主要有别嘌呤醇(allopurinol),其作用机制是通过抑制黄嘌呤氧化酶,使尿酸的生成减少,适用于尿酸生成过多者或不适合使用排尿酸药物者,每次 100 mg,每日 2~4 次,最大剂量每日 600 mg。待血尿酸降至 <360 μmol/L 时减至维持量。

综上所述,痛风和高尿酸血症是遗传和多种环境因素共同作用的结果,由于老年人常伴发相关慢性疾病,如糖尿病、高脂血症和肥胖等,它们在疾病的发生中相互作用,促进高尿酸血症的发生与发展。因此,老年人应注意调整饮食结构,不能过多进食高嘌呤、高蛋白食物,适当锻炼,防止肥胖和超重,对有高尿酸血症的中老年患者及时治疗,防止痛风的发生和其他相关疾病的发生及加重。良好的生活方式、合理的饮食结构、适当的运动有利于预防疾病。

(陈　芳)

第十三章

老年泌尿系统疾病

第一节 概　述

　　肾脏的主要功能是保持体液的总量及成分的稳定性,同时还具有重要的内分泌功能。随着年龄增长,肾脏的结构和功能都发生一定规律的变化。熟悉这些改变,对于正确认识和诊治老年人各种肾脏疾患均具有重要意义。

一、解剖和组织形态变化

　　人类出生时每只肾重约 25 g,随生长发育,肾脏重量逐渐增加。青年人的双肾重 250～300 g,占体重的 0.4%～0.5%。40 岁以后肾脏重量逐渐减轻,有统计 60 岁人群平均肾脏重 250 g,70 岁时 230 g,80 岁时 190 g。此外,采用不同检查方法均可发现老年人肾脏体积缩小,且肾脏的纵径、横径和厚度都较青年人小,但以纵径缩小最为显著。肾组织的丧失主要在肾皮质,髓质的丧失较小,这可能与老年人肾的血管变化有关。在硬化的肾小球中,肾小球毛细血管襻丧失,毛细血管间自由吻合并在入球和出球微动脉间遗留一单支血管,使入球和出球微小动脉连接,造成血液从皮质向髓质分流,使肾皮质血流更减少,这也是肾组织丧失主要在皮质的原因。

　　1. 肾小球　随着年龄增加,功能健全的肾小球数目逐渐减少,80 岁老年人的肾单位数目仅为青年人的一半左右。肾小球内每单位面积的毛细血管襻也逐渐减少,而系膜组织增多。青年人有 1%～2% 的肾小球硬化,至 80 岁时硬化肾小球可达 10% 以上。当肾小球硬化＜5% 时,硬化肾小球在皮质与髓质的分布基本相同;而当肾小球硬化≥5% 时,硬化肾小球则主要见于肾皮质。由于硬化和异常肾小球的增加,最终功能健全的肾小球可减少 20%～30%,甚至达 50%。

　　2. 肾小管　老年人肾小管上皮细胞数目减少、上皮细胞萎缩、脂肪变性,基底膜明显增厚,尤以近曲小管最为显著。超微结构观察到肾小管上皮细胞内线粒体数目减少,形态不规则,有巨大线粒体形成,线粒体排列方向紊乱,线粒体嵴呈断裂或溶解等多种退行性变。远端肾小管的主要变化是管腔扩张,常见憩室或囊肿形成。

　　3. 肾血管　肾动脉明显硬化,血管内膜增厚及轻度玻璃样变。肾小动脉及弓状动脉常呈螺旋状缩短,血管弹性下降。在肾皮质,肾小动脉壁与纤维组织堆积随增龄而进行性增多,内膜逐渐增厚,加上毛细血管基底膜皱缩及增厚,造成管腔缩窄及闭塞,从而使肾小球萎陷,最终导致肾小球硬化,荒废的肾小球被瘢痕组织代替。

二、功能变化

1. **肾血流量减少** 正常人在安静状态下每分钟有 1 000~1 200 ml 血液流经双肾,相当于心输出量的 20%~25%。不论性别,肾血流量从 40 岁以后进行性减少,每 10 年约下降 10%,成年人的肾血流量约每分钟 600 ml,至 80 岁时减少至每分钟约 300 ml。老年人每单位肾组织的血流量进行性减少,其中以肾皮质外层血流量减少最为明显,同时有部分血液分流至深部肾组织,由于髓旁肾单位较皮质肾单位具有更高的滤过分数,所以这种肾血流量由肾皮质外层向内层及髓质分流的血流重新分布现象使老年人可以保持水及电解质调节功能相对稳定,也使老年人肾总滤过分数稍有增高。肾血流量减少的主要原因是随老年人肾动脉、肾小动脉硬化致使肾血管床减少。也有学者观察发现心脏指数、肾血流量以及肾血流量与心输出量的比值均随增龄减少,而全身血管阻力却随增龄增高,因而提出心输出量减少也是老年人肾血流量下降的部分原因。

2. **肾小球滤过功能降低** 随着年龄增长,肾小球滤过率(GFR)逐年降低,40 岁以后每年减低约 1 ml/min。血清肌酐的变化可间接反映内生肌酐清除率的变化,但老年人肌肉萎缩,肌组织减少,内源性肌酐产生减少,24 h 尿肌酐排出量相应下降,即使当内生肌酐清除率降到正常的 35% 时,老年人的血清肌酐仍可维持在正常范围,因此,老年人的血清肌酐不能敏感地反映其 GFR 的变化。对于肾功能稳定者,可采用 Cockeroft 公式计算内生肌酐清除率或根据 MDRD 系列公式计算 GFR。

3. **肾小管功能减退**

(1) 近曲小管功能减退:葡萄糖最大重吸收率减低,氨基酸的重吸收也有所减少。磷酸盐的重吸收除受肾小球滤过功能影响外,甲状旁腺激素水平在老年人增高,亦影响磷酸盐的重吸收。

(2) 浓缩稀释功能减退:老年人体液总量及细胞内液量逐渐减少,肾小管对摄水量变化的反应能力明显减退。50 岁以后,尿液最大浓缩能力每 10 年约下降 5%。Rowe 等报道,在限水 12 h 后,青年人的尿渗透压平均增至 1 109 mmol/kg·H$_2$O,而老年人仅为 882 mmol/kg·H$_2$O。老年人渴觉敏感性下降,即使在脱水时也无明显口渴感,因而容易产生严重脱水。老年人肾小管稀释功能也明显减退。Linderman 等报道在 20 ml/kg 水负荷后,青年人的最大自由水清除率(C$_{H_2O}$)为 16.2 ml/min,而老年人仅为 5.9 ml/min。

(3) 酸化功能:老年人尿排酸能力减低,有报道氯化铵负荷后 8 h 内老年人排酸 19%,而青年人可排酸 35%。尿 pH 最低程度和净酸排泄时间均有缺陷,长时间酸负荷会导致酸中毒。老年人排酸缺陷是由于正常肾小管总量减少,氨产生减少较可滴定酸产生减少更主要。

(4) 血清钠、钾离子:老年人血浆肾素、血管紧张素及醛固酮水平较青年人降低,肾素-血管紧张素系统对钠刺激的反应性减弱。髓质血流相对增加,血浆心房利钠肽水平升高,致远端小管重吸收钠能力减低。在摄钠不足或失钠过多的情况下,老年人由于肾脏保钠能力下降而仍有较高的尿钠排出量,故易患低钠血症。有报道青年人限钠后尿钠排出量可减少至原来的一半,所需时间为 17.6 h,而老年人需 30.9 h。因此,如果短期内给予较大量的钠负荷,容易产生钠潴留,甚至引起急性肺水肿。随着年龄增长,体钾总量和可交换钾均减少,此可能与老年人肌肉总量减少有关。在研究老年鼠静脉滴注氯化钾的利钾反应中,老年和年幼鼠的升血钾反应相同,但在进食高钾饮食一段时期后,再氯化钾静脉滴注,则老年鼠的利钾反应较差,其血钾明显高于年幼鼠。如双肾切除后摄入高钾饮食,老年鼠血钾升高较年幼鼠也更明显,提示老年鼠的肾外钾平衡适应能力也减退,此可能是由于结肠 $Na^+ - K^+ - ATP$ 酶活性减低所致。

(5) 钙磷代谢:老年人钙离子代谢能力明显降低,这是由于肾内 1α -羟化酶活性减低致使 $1,25 -(OH)_2 D_3$ 产生减少,肠道钙吸收减少,而肾小管重吸收钙无明显障碍,低钙饮食时钙几乎全部滤过,然后被肾小管重吸收。老年人肠道和肾小管对磷的重吸收能力均减弱,肾小管上皮细胞膜内酯成分改变与肾小管磷转运障碍有关。

4. **肾脏内分泌功能变化** 老年人血浆肾素、血管紧张素Ⅱ水平低于青年人,可能与衰老所致的肾小球旁器形态与功能的变化、肾交感神经活性下降以及有关激素(如促肾上腺皮质激素、性激素等)减少而导致的分泌减少有关,但确切机制尚不十分清楚。老年人肾合成 $1,25 -(OH)_2 D_3$ 的能力明显减退,易出现一系列钙代谢异常,引起骨质疏松症、代谢性骨病及病理性骨折等。关于老年人肾脏促红细胞生成素、前列腺素及其他生物活性物质的改变报道甚少。

三、老年肾脏疾病的特点

肾脏疾病是老年人最常见的疾病之一。由于老年人各器官衰老、肾功能减退的临床表现与青年人不同,具有病因复杂、影响因素多、表现不典型及病情较重、发展迅速、恢复缓慢等特点。在诊断老年人肾脏疾病时,要特别注意排除继发性肾脏疾病。在治疗过程中,要始终警惕药物及其他治疗的不良反应或并发症。

(司徒碧颖　叶志斌)

第二节　动脉粥样硬化性肾病

动脉粥样硬化性肾病(ARAS)指因动脉粥样斑块引起肾动脉狭窄和肾血流量减少而引起的肾损害,是导致老年人终末期肾衰竭的重要原因。ARAS 在整个人群中的发生率尚不清楚,有报道 >65 岁人群中有诊断意义的 ARAS 的总发生率约 6.8%,在高危人群(如冠脉疾病者)中的发病率更高。德国连续5 000 例尸体解剖报告显示,ARAS(狭窄>50%)发生率4.3%;Schwartz 非选择性尸检的研究显示,<64 岁者严重 ARAS 发生率为 5%,65~74 岁者高达 18%。日本学者 Uzn 报道其 1 788 例尸解中,>40 岁有脑卒中史者,10.4%至少有 1支肾动脉狭窄≥75%;经病理诊断的>40 岁心肌梗死 297 例中,35 例(12%)有 ARAS(狭窄≥75%),随狭窄冠脉支数增多,肾动脉狭窄发生率也显著增加。近年许多肾动脉狭窄是在行冠状动脉造影时发现的,不同文献所报道的接受造影者中 ARAS(狭窄≥50%~75%)的发生率相差很大,其原因可能与病例选择标准、研究对象、造影方法(选择性或非选择性)以及肾动脉狭窄的诊断标准不一致等有关,因此可比性不大。但我们注意到在不同的研究中,冠脉狭窄人群中肾动脉狭窄的发生率则比较一致:Park 报道 1 459 例冠脉造影者中 994 例

(68.1%)冠脉显著狭窄,994 例中 134 例(13.5%)有肾动脉狭窄;Harding 报道的 1 305 例临床怀疑冠心病患者的冠脉狭窄发生率与 Park 组相近(66.3%),冠脉狭窄者合并肾动脉狭窄的发生率亦较为接近(为 15%)。我们对 1 200 例冠脉造影患者的研究显示,总的 ARAS 发生率为 9.7%;610 例有显著冠脉狭窄的患者中,91 例(14.9%)有 ARAS。国内其他研究显示,显著冠脉狭窄患者的 ARAS 发生率为 11%～20%,均与国外报道的结论甚为相近。由于冠脉狭窄人群数巨大,推测 ARAS 的发生率也相当高,很多肾动脉狭窄病例可能未被发现。

ARAS 是引起老年人终末期肾衰竭的重要原因,尤其在高龄人群中。据国内资料,近 20 年因终末期肾衰竭接受透析治疗的 683 例患者中,83 例(12%)被诊断为由肾动脉狭窄引起。国外资料显示 ARAS 占所有终末期肾衰竭病因的 6%,>50 岁为 14%,>60 岁达 25%。由于肾动脉狭窄引起的肾功能减退常常是可以预防和逆转的,因此早期发现和选择恰当的治疗方式十分重要。

【病因与发病机制】 肾动脉狭窄的主要表现为高血压(新出现的高血压,或原来的高血压进行性加重)、肾功能减退、急性肺水肿、蛋白尿和肾萎缩等,但许多患者并无任何症状。既往多因为难以控制的高血压而发现肾动脉狭窄,但随着新的降压药不断问世,以及因降血压以外的其他原因而广泛应用血管紧张素转换酶抑制剂(ACEI)或血管紧张素 II 受体阻滞剂(ARB),均使肾动脉狭窄难以被发现。在动物实验中,肾血管性高血压的模型有"双肾一夹"模型和"一肾一夹"两种,这两种模型中,高血压的发生机制有所不同,肾素-血管紧张素-醛固酮系统(RAAS)在肾血管性高血压的发生中起何作用,部分取决于是否有对侧非狭窄肾的存在,人类肾血管性高血压类似"双肾一夹"模型。但实验性肾动脉狭窄模型中肾灌注急剧减少,而临床上肾动脉狭窄是逐渐发生的,故该模型是否能反映人类肾血管性高血压还不清楚。目前还不明确轻至中度的肾动脉狭窄究竟有多大的临床意义。研究显示,当管腔狭窄达 70%～80%时,病灶前后的血流和压力才出现明显差异,此时出现一系列代偿(如 RAAS兴奋等)以使血压升高和维持肾灌注压正常。肾灌注减少和血压升高形成恶性循环,引起恶性高血压。正常肾脏的血流十分丰富,常有侧支循环并有血流自身调节机制,狭窄<管腔直径 75%时,肾脏尚可保持血流正常;若狭窄累及整个肾实质,且狭窄后压力低至自身调节范围以下,就可能导致肾血流量和肾小球滤过率明显降低。肾组织慢性缺血是各种慢性肾脏疾病进行性发展的共同发病因素,肾脏持久缺血可致小球容量缩小,低灌注小球附近的小管结构消失,局部区域有炎症反应,持续的小管间质损伤导致转化生长因子- β(TGF - β)、纤溶酶原激活物抑制物- 1、组织金属蛋白酶抑制物- 1、α1(Ⅳ)-胶原及纤维连接蛋白等表达增加。肾血流量的降低还激活许多病理生理过程,包括血管紧张素 II 和内皮缩血管肽升高、一氧化氮释放减少、氧化应激、炎性细胞因子释放和致纤维化物质增多等。及时恢复肾脏灌注可能使肾脏功能得到不同程度的恢复,但再灌注本身亦可引起损伤。对于伴有高血压和(或)肾功能减退的 ARAS 患者,应认真鉴别其肾功能减退的主要原因,切忌想当然地认为就是 ARAS 所致。

【病理】 缺血性肾病时,肾内小动脉直径缩小,中层增厚及玻璃样变性,弓形动脉纤维弹性组织变性,可因胆固醇碎片或局灶梗死发生动脉血栓或栓塞。也可因为长期高血压而出现弓形动脉及小叶间动脉内膜增厚及入球小动脉玻璃样变性。早期,肾小管上皮出现剥脱或斑点状坏死,肾小管萎缩伴上皮细胞再生,间质常伴有炎症细胞浸润及纤维化,晚期可见肾小管基底膜断裂。肾小球改变多继发于肾小管和肾血管病变后,出现肾小球毛细血管塌陷、基底膜皱缩,最后出现肾小球硬化。但由于肾脏内血管病变和肾脏组织病变呈非均一性,其组织病理学检查的敏感性较差,因此原则上不作为常规检查手段,仅在怀疑为该病但其他手段均不能确诊时才予实施。

【临床表现】 包括肾脏表现和全身表现两个方面。肾脏表现主要为肾动脉狭窄和慢性肾功能不全,蛋白尿一般<1 g/24 h,但也有出现大量蛋白尿的临床报道。全身表现则主要与动脉粥样硬化、高血压(常较严重且难以控制)所引起的症状或并发症有关,不具有任何特异性。ARAS 可引起严重的后果,如突发的肺水肿和高血压,但这些后果并非出现于所有患者。ARAS 患者的病死率明显增加。在一项前瞻性的研究中,98 例经过数字减影血管造影证实的 ARAS 患者,平均随访 28 个月后,36%患者死亡。在另一项研究中,在进行冠脉造影同时进行肾动脉造影,有至少 1 支肾动脉狭窄≥75%的患者,4 年的生存率为 57%,而没有明显肾动脉狭窄者为 89%,其中心血管疾病是最主要的死因。但通过这些研究不能明确ARAS 是导致死亡的原因,或仅仅是更严重全身性动脉硬化的标志。

ARAS 对肾功能的影响比较复杂,并非所有的 ARAS 患者肾功能都恶化。肾动脉尚未完全堵塞时对肾功能究竟产生何种程度影响尚不清楚。在一项回顾性研究中,68 例至少有一侧肾动脉粥样硬化性狭窄≥70%的高血压患者,其 ARAS 未经治疗均已至少 6 个月,仅15%的患者血清肌酐超过基础值的 50%,其他患者肾功能则稳定。最近的研究显示,肾功能减退的程度并不总是与近段 ARAS 的严重程度相关,这可能是由于糖尿病、吸烟和高血压等导致 ARAS 的因素同时也影响到肾实质内的小动脉,加上胆固醇栓塞等因素的影响,使得即使在没有 ARAS 的情况下仍然发生肾实质损害和肾功能不全。在最近的一项研究中发现,一侧肾动脉闭塞和对侧肾动脉不同程度狭窄的患者,其基础肾小球滤过率与蛋白尿程度有关,而与非闭塞侧肾动脉的狭窄状况无关。在一项回顾性研究中,患者的肾功能也只是与慢性组织学改变(肾小球硬化、小管萎缩、间质纤维化)有关。这些研究都表明,肾实质损害才是决定 ARAS 患者肾功能的关键因素。并不特别严重的 ARAS 患者,如果其肾实质损害广泛,也可能有明显的肾功能不全;反之,严重的肾动脉狭窄者,如肾实质损害不明显,肾功能也可以正常。在许多情况下,ARAS 只是与肾实质损害共存,并不是导致肾衰竭的主要原因。

ARAS 为一进展性疾病,由于血管造影属于有创伤性检查,所以几乎没有采用血管造影技术来评价肾动脉狭窄进展的研究。早期的研究显示,36%～63%的 ARAS 呈进展性,这一比例因随访时间的不同而异。在最近的一项研究中,14 000 例疑有主动脉或肾动脉狭窄的患者,在接受冠脉造影的同时进行主动脉造影,1 189 例至少进行了两次造影。结果显示,ARAS 呈进展性的比例与随访时间密切相关,在第 1 次造影后 1 年,6%的 ARAS 有进展,6年后则达 28%。该研究及与此类似研究的不足之处是,只有当怀疑患者有某些血管疾病征象时才进行重复的血管造影,在病例选择上有偏倚,因此所得到的结论可能过高地估计了病情进展的比例。Caps 及其同事采用系列多普勒超声前瞻性研究了 ARAS 的进展情况,他们对 170 例患者的 295 支肾动脉进行了随访,发现 3 年和 5 年后,分别有 35%和 51%的肾动脉病灶有进展。按第 1 次检查时的肾动脉狭窄情况分别观察,发现原先肾动脉无狭窄、狭窄<60%及狭窄≥60%的肾动脉,其 3 年累积的病灶进展率分别为 18%、28%和 49%。这295 支肾动脉中,9 支在 3 年后完全堵塞,其中 7 支原先狭窄≥60%。

【诊断与鉴别诊断】 临床线索主要包括:①高血压发生年龄>50 岁或<30 岁。②高血

压程度;合并有Ⅳ级以上视网膜病变;3种或3种以上的全量抗高血压药物仍不能控制血压者;难以控制的高血压患者反复发生肺水肿;高血压迅速恶化;6个月内迅速进展的恶性高血压;以前稳定的高血压突然恶化。③抗高血压治疗后出现肾功能恶化,尤其用ACEI类后血肌酐明显升高者。④高血压合并氮质血症。⑤老年人或高血压患者出现不易解释的氮质血症。⑥全身性动脉粥样硬化患者最近发生不能解释的氮质血症。⑦腹部或胁部血管杂音。⑧无创伤性影像学检查发现不能解释的双肾不对称(一侧肾脏长径<9 cm,或两侧肾脏长径相差>1.5 cm),或提示一侧或双侧肾血流减少。⑨伴发其他血管疾病。

ARAS的诊断还缺少理想的辅助检查手段。尽管一些临床线索可提示存在肾动脉狭窄,但均非特异性。在临床实践中,应根据临床提供的线索,选择适当的实验室和影像学检查,最后根据肾动脉造影结果进行确诊。理想的诊断方法应简单、非侵入性、不损害肾功能、能对狭窄作出解剖学诊断,且能反映肾功能状况,从而有助于判断患者进行ARAS治疗后是否能够从中受益。根据诊断目的,肾动脉狭窄的诊断方法大体上可分3类:①评估狭窄病灶功能意义,如狭窄侧肾素、血管紧张素活性测定。②进行肾灌注和影像学检查判断是否有血管狭窄及其程度。③预测肾血管重建是否可能有效的方法。肾动脉造影是诊断ARAS的金标准,但属于有创伤检查,且造影剂可能有一定的肾脏毒性。非创伤性检查中,超声显示肾长径<8 cm者基本无治疗价值,但双肾大小正常并不能除外狭窄。多普勒超声不适合肥胖患者,狭窄侧的阻力指数>0.8提示该侧肾实质受损严重,血管重建效果差。磁共振显影(MRI)效果良好,但对肾动脉分支的狭窄不敏感,有假阳性。螺旋CT对肾动脉和血管分支成像效果非常好,与血管造影的符合率非常高,但造影剂有肾毒性。我国《肾动脉狭窄的诊断和治疗的中国专家共识》(简称《共识》)推荐使用超声、CT、MRI进行ARAS的影像学诊断,当临床上高度怀疑而无创检查不能得出可靠结论时,可应用血管造影来确诊。《共识》不推荐使用卡托普利肾脏放射性核素扫描、选择性肾静脉肾素水平测定、血浆肾素活性和卡托普利试验肾素活性测定来确诊ARAS,但国外仍有一些研究显示这些检查对诊断和判断治疗效果有一定的价值,值得进一步研究。

【治疗】 目前还缺少公认的原则。并非所有的肾动脉狭窄都需要放置支架或手术治疗,选择药物治疗或血管重建主要取决于肾实质的损害程度,即是否具有一定的可逆性。但对于具体的ARAS患者,临床医师常常不知该采用何种治疗方案为宜。严重狭窄时,降压治疗可能导致肾血流量和灌注压下降,血清肌酐升高。因此,对ARAS患者,把血压降到什么程度以及应用那类降压药为宜,有待于进一步研究。关于肾动脉血管重建的疗效评价还缺乏大规模、前瞻性、随机的临床实验,现有的资料大多是一些临床观察,仅限于对治疗前后的一些指标进行比较,而患者的选择标准又不明确或不统一,所报道的结果差异颇大,有的报道认为重建可改善或延缓肾功能进展,有的则认为无效,甚至有报道重建后肾功能恶化。近50年来,接受血管干预治疗的患者平均年龄增加,使既往的资料不能完全推广到目前的患者人群。有学者认为,血管重建虽可使部分患者血压和(或)肾功能得到改善,但由于患者同时并存其他疾病,因此难以断定该治疗是否及在多大程度上改善远期预后。深入了解ARAS的自然病程也是制订合理治疗方案的关键之一。但临床事件(如肾功能改变或血压升高)并不总是与血管病变进展相关,肾小球滤过率常与狭窄程度相关性不大,在一些大型临床研究中,绝大多数药物治疗的患者,虽血管病变进展明显,但肾功能变化轻微。动脉狭窄严重的患者发生肾萎缩(B超肾长度缩小1 cm)的比例仅为20.8%。以上研究都给判断狭窄的意义带来很大困难。此外,随着冠心病和脑血管疾病病死率的降低,肾动脉狭窄以及其他部位血管疾病的症状出现在更高龄的患者,常伴重度冠状动脉疾病、充血性心力衰竭、既往中风史、主动脉疾病以及肾功能减退等,这些患者可能首先死于非肾脏疾病,在决定 ARAS 的治疗方案时,应充分考虑到这些因素。我国《共识》对肾动脉狭窄患者有介入治疗和外科血运重建的适应证提出了较为具体的建议,但必须明确的是,所有这些建议都还缺乏足够可信的临床研究结果的支持,国内这方面的研究资料更为匮缺。

(张晓丽　叶志斌)

第三节　慢性肾衰竭

慢性肾衰竭(chronic renal failure,CRF)是指各种原发或继发性慢性肾脏疾病(chronic kidney disease,CKD)进行性发展引起肾功能损害所出现的一组临床综合征。所谓 CKD 是指:①肾脏损伤(肾脏结构或功能异常)≥3 个月,临床上表现为病理学检查异常或肾损伤(包括血、尿成分异常或影像学检查异常),可以有或无肾小球滤过率(GFR)下降;②GFR＜60 ml/(min·1.73 m^2)≥3 个月,有或无肾脏损伤证据。根据 GFR 水平将 CKD 分为 1～5 期,其中 1 期肾功能正常,GFR≥90 ml/(min·1.73 m^2);2 期肾功能轻度下降,GFR 60～89 ml/(min·1.73 m^2);3 期肾功能中度下降,GFR 30～59 ml/(min·1.73 m^2);4 期肾功能重度下降,GFR 15～29 ml/(min·1.73 m^2);5 期肾衰竭,GFR＜15 ml/(min·1.73 m^2)。

我国学者根据肌酐清除率(Ccr)下降的程度将 CRF 分为以下 4 期:①肾功能不全代偿期:Ccr＞50%,血肌酐(Scr)＜133 μmol/L(1.5 mg/dl),此期患者一般无临床症状。②肾功能不全失代偿期:Ccr 25%～50%,Scr 133～221 μmol/L(1.5～2.5 mg/dl),可出现轻度贫血、乏力、夜尿增多。③肾衰竭期——尿毒症早期:Ccr 10%～25%,Scr 221～442 μmol/L(2.6～5.0 mg/dl),患者大多有明显贫血、消化道症状,可出现轻度代谢性酸中毒及钙磷代谢紊乱,水、电解质紊乱尚不明显。④肾衰竭终末期——尿毒症晚期:Ccr＜10%,Scr＞442 μmol/L(5.0 mg/dl),临床上出现各种尿毒症症状,如明显贫血、严重恶心、呕吐、各种神经系统并发症以及水、电解质和酸碱平衡紊乱等。

CKD 是老年人最常见的疾病之一,据统计,在健康体格检查中可发现 17.3% 老年人患有不同类型的肾脏病。CKD 也是老年人住院的最主要原因之一。

【病因与发病机制】　糖尿病和高血压是西方发达国家 CKD 和 CRF 的主要原因,约占 50%。国内仍以原发性肾小球肾炎最为多见,但老年人群中,糖尿病、高血压和梗阻性肾病所占比例较高。

肾脏损伤进行性恶化,最终导致肾单位和肾功能不可逆丧失的机制目前还不清楚。除各种肾脏疾病特异性的病理生理改变外,还提出过关于共同机制的多种假说,如肾小球高滤过学说、矫枉失衡学说、肾小管高代谢学说、蛋白尿学说和脂质代谢紊乱学说等。近年还发现慢性酸中毒可通过促生长作用、激活补体的旁路途径、促进继发性甲状旁腺功能亢进、促进肾脏囊肿形成、增加尿钙排出等多种机制引起肾脏病进展。CKD 患者肾小管间质毛细血管网血流减少,肾脏可能处于持续的绝对或相对缺氧状态,也是导致 CKD 进行性进展的重要因素。

CRF 的发生机制是多方面的,如高血压、贫血等各有其主要发生机制,涉及各系统损害的发生机制中,提及较多的是"尿毒症毒素学说"。严重 CRF 患者体液中有数百种物质的浓度异常升高。根据分子量大小,将这些物质分为小分子物质(分子量<500)、中分子物质(分子量 500～5 000)和大分子物质(分子量>5 000)。小分子物质主要包括有机物中的尿素、肌酐、胍类、尿酸、酚类和胺类等,以及无机磷、氢离子、某些酸根(如 SO_4^{2-})。中分子物质主要是一些多肽类物质。大分子物质则主要是一些内分泌激素,其中甲状旁腺激素(PTH)最为重要,其他如生长激素、促肾上腺皮质激素、胰高血糖素、胃泌素及胰岛素等亦参与发病。以上这些毒素分别可以解释部分临床症状,但至今尚不能用一种或一组毒素来解释尿毒症的所有症状。

【临床表现】 肾脏有强大的代偿功能,即使肾功能已经有明显损害,但仍可能无任何症状,又由于老年人罹患多种疾病,即使出现 CRF 临床表现,也很容易被认为是其他疾病所致。严重 CRF 时,机体多个系统的功能均出现失调。

1. 水、电解质、酸碱平衡紊乱 一般说来,严重水、电解质、酸碱平衡紊乱仅出现于肾功能重度下降者。①水代谢:CRF 患者常有尿液浓缩功能下降,此与集合管对乙醇脱氢酶(ADH)敏感性下降、髓质逆流倍增机制遭到破坏、ADH 的作用受过多分泌的前列腺素(如 PGE_2)拮抗等因素有关。另一方面,CRF 患者易出现水潴留,尤其是 GFR<10 ml/min 者。老年人口渴感减退,若长期摄水不足,或失水过快过多,容易引起脱水,使肾功能进一步恶化。但若补液过多过快,又易出现水潴留,引起充血性心力衰竭等。②钠代谢:主要表现为钠潴留,重者可引起或加重高血压和肺水肿。钠潴留可使机体产生多种适应性利钠物质(如心房利钠肽等),这些物质虽可促进肾脏排钠,但同时也引起许多病理生理过程。CRF 患者发生钠缺失甚为少见,主要见于长期钠摄入不足、小管间质损害严重、长期低钠饮食、不适当应用利尿剂以及肾外途径失钠过多者。③钾平衡:GFR 降低时,肾脏钾的排泄分数增加,肠道排钾也显著增加,故高钾血症一般仅见于 GFR<10 ml/min 的严重肾功能不全患者,但在合并高分解代谢、突然少尿或钾摄入量剧增者,可在短期内引起威胁生命的高钾血症。部分肾损害较轻的患者也反复出现高钾血症,主要见于盐皮质激素产生不足或功能障碍、应用可减少钾排泄的药物(如 NSAID、ACEI、保钾利尿剂、β 肾上腺能阻滞剂)、胰岛素水平绝对或相对不足的糖尿病肾病患者、肾小管排钾功能存在固有缺陷(如梗阻性肾病、间质性肾炎、镰状细胞病、淀粉样病变等)的患者。部分 CRF 患者可表现为低钾血症,主要见于长期钾摄入不足、长期大量应用排钾利尿剂以及合并远端肾小管酸中毒的患者。④钙磷代谢:主要表现为高磷血症、低钙血症和继发性甲状旁腺功能亢进。高血磷可诱发转移性钙化,引起诸多脏器损害。若钙磷乘积超过 60～70,转移性钙化危险性大增。在 CRF 早期,血 PTH 水平即可升高。继发性甲状旁腺功能亢进不仅引起骨营养不良,而且 PTH 还是一个非常重要的尿毒症毒素,参与许多病理生理过程。老年 CRF 患者低钙血症更为常见,低血钙可引起神经肌肉应激性增加,若较快纠正合并的酸中毒,可诱发手足抽搐等症状。CRF 患者合并高钙血症罕见,主要见于多发性骨髓瘤、维生素 D 中毒、原发性甲状旁腺功能亢进、肿瘤组织异位产生 PTH 等患者。⑤代谢性酸中毒:主要由于 GFR 严重减低致酸性代谢产物排泄减少,故阴离子间隙多增高。严重酸中毒可诱发致死性室性心律失常、减弱心肌收缩力、降低心血管系统对儿茶酚胺的反应性及抑制中枢神经系统功能。

2. 营养代谢障碍　CRF 患者糖类、蛋白、脂肪和维生素代谢均普遍出现异常。CKD 3期时即可出现胰岛素抵抗,主要发生在肌肉组织,胰岛 B 细胞对葡萄糖刺激的敏感性下降。肝脏糖异生增加。当 GFR 下降至 $15\sim20$ ml/min 时,胰岛素清除减少。外周组织对胰岛素抵抗不太明显而肾脏对胰岛素清除明显下降者,以及长期摄食不足者均可引起低血糖。不少降糖药物主要从肾脏排泄,使用不当也是造成低血糖的常见原因。CRF 患者常有高三酰甘油血症、高胆固醇血症,二者均促进肾衰竭进展和动脉粥样硬化形成。严重肾功能减退患者蛋白质合成下降而分解代谢增加,呈负氮平衡,与尿毒症毒素蓄积、内分泌异常、代谢性酸中毒等均有密切关系。除活性维生素 D 以外,CRF 患者一般不缺乏脂溶性维生素,但合并水溶性维生素缺乏者甚为常见。

3. 各系统临床表现

(1) 消化系统:消化系统症状是 CRF 最早和最突出的表现。表现为不同程度的食欲减退、恶心、呕吐、腹泻、口腔炎、口腔黏膜溃疡,患者呼出气体中有尿味和金属味。胃或十二指肠溃疡以及胃和十二指肠炎亦十分常见,其中不少是多发性溃疡。消化道出血发生率较高,且不易止血。

(2) 心血管系统:心血管系统疾患是 CRF 患者最常见的并发症和死亡原因。慢性肾脏疾病和功能不全与心血管并发症关系极为密切,二者互相影响。①高血压:CRF 患者高血压发生率达 $80\%\sim100\%$。其中约 75% 是容量依赖性的,采用低盐饮食、利尿和透析治疗纠正水、钠潴留后,可显著改善高血压,约 20% 的患者经透析清除过多的钠和水以后,血压无明显降低,甚或升高,此类高血压多属肾素依赖性。CRF 患者高血压夜间生理性血压下降趋势丧失,部分可为单纯性收缩期高血压。许多 CRF 患者血压难以控制,即使多种药物联合治疗,也难将血压控制到理想范围。长期高血压是引起 CRF 患者心脑血管疾病发病率和病死率的重要原因。②心肌病:亦称尿毒症性心肌病,病理变化特征是心肌间质纤维化,发生原因有尿毒症毒素、高血压、贫血、脂代谢障碍、水电解质和酸碱紊乱、继发性甲状旁腺亢进症、肉毒碱缺乏、局部血管紧张素 II 过高等。尿毒症性心肌病主要表现为左室肥厚和左室舒张功能下降,亦可引起充血性心力衰竭和心律失常。③心包炎:见于晚期尿毒症患者,随着透析的普及,现在较以前明显减少。可分为尿毒症性心包炎和透析相关性心包炎两类,前者主要发生于未透析前或透析伊始,与尿毒症毒素蓄积、水电解质代谢障碍、继发性甲状旁腺亢进感染等;后者则与透析不充分、合并细菌或病毒感染、肝素的应用及血小板功能低下有关。临床上表现为胸痛(卧位及深呼吸时加重),心前区可闻及心包摩擦音或有心包摩擦感,透析相关性心包炎患者还可有发热。出现心包积液后胸痛减轻或消失,患者有心包积液的体征,如血压突然降低或透析过程中出现低血压,重者可发生心包填塞致死。对怀疑病例应及时做超声检查。对尿毒症性心包炎,应及时开始透析治疗,同时要注意排除感染和免疫性疾病的存在。对透析相关性心包炎,则应尽量减少肝素用量,必要时加做血液滤过或改为腹膜透析。④心力衰竭:多数心力衰竭与水、钠潴留有关,高血压、合并感染、心律失常、严重贫血、动静脉瘘的瘘口过大、电解质紊乱、尿毒症心肌病均为重要发病因素。患者心肌收缩功能多数正常,因此在治疗上应着重纠正可能存在的水、钠负荷过度,减轻心脏前、后负荷。正性肌力药物如洋地黄类强心药的疗效一般较差,但亦有不少老年 CRF 患者心肌收缩力明显减弱,对正性肌力药物反应良好。⑤动脉粥样硬化:CRF 患者普遍存在动脉粥样硬化,且具有发病年龄早、程度重、进展快和危害大的特点。

（3）呼吸系统：严重尿毒症患者可出现尿毒症肺和尿毒症性胸膜炎，胸部 X 线片上有以肺门为中心、向两侧放射的对称性蝶状阴影，其病理基础主要是肺水肿、肺泡内渗出和透明质膜形成。临床表现不具特异性，患者可有咳痰、痰中带血，重者有呼吸困难，易误诊为心力衰竭。尿毒症性胸膜炎患者的胸腔积液可呈漏出液或血性，但对于老年尿毒症患者的渗出性甚至血性胸水，首先要除外结核、肿瘤等。CRF 患者易合并肺部感染，具有起病隐匿、进展迅速和病死率高的特点。无论是透析或未透析的 CRF 患者，肺结核发生率大大高于普通人群，由于结核症状少、胸片上结核征象不典型、痰涂片或培养抗酸杆菌检出率甚低以及结核菌素试验常呈假阴性，故误诊和延误诊断甚为常见。

（4）血液系统：贫血几乎见于所有 CRF 患者且多较为严重。肾脏产生促红细胞生成素不足是贫血的最主要原因，也与尿毒症毒素引起红细胞寿命缩短、消化道或透析引起慢性失血、继发性甲状旁腺功能亢进、慢性感染、铁缺乏以及铝中毒等有关。实验室检查常为正细胞正色素性贫血，网织红细胞计数可稍降低。CRF 患者常有出血倾向，血小板数量一般正常但功能有障碍，凝血系统功能和血管壁完整性也异常。

（5）神经系统：中枢神经系统病变早期常表现为疲乏、注意力不集中、失眠、记忆力减退、肌肉痉挛、呃逆，重者表现为抑郁、躁狂、精神错乱和幻觉等，脑电图检查常发现慢波增多。周围神经病变常表现为下肢感觉异常、灼痛等，静息时明显而运动后减轻或消失，患者为减轻不适而经常活动下肢，故称为下肢不安综合征。外周神经病变严重者可表现为步态不稳、深腱反射减弱和运动障碍。自主神经功能障碍并非少见，可引起无汗或少汗、体位性低血压和神经源性膀胱等。

（6）内分泌系统：除肾脏产生的内分泌激素发生障碍外，性激素也时常紊乱，性功能常有障碍。女性患者可出现闭经、不育，男性患者常有阳痿、精子生成减少或活力下降等表现，血浆睾酮、雌激素和孕激素水平常降低，催乳素和黄体生成激素常增多，甲状腺功能常低下，致基础代谢率下降。此外，CRF 患者常有体温调节紊乱，与中枢神经系统 Na^+-K^+-ATP 酶活性下降有关，表现为正常体温曲线下调至 35.5℃，因此 CRF 患者若体温超过 37.5℃ 可能提示存在感染。

（7）皮肤：皮肤瘙痒常见，可呈全身严重瘙痒。发生原因主要与继发性甲状旁腺功能亢进有关。患者具有特征性的尿毒症黄褐色面容。

（8）免疫系统：CRF 患者非特异性免疫、细胞免疫和体液免疫全面受损，因而易并发各种病原感染，如 CRF 患者结核感染率是正常人群的 10～20 倍，乙型和丙型肝炎病毒、巨细胞病毒等病毒感染多见且迁延不愈。免疫力低下与尿毒症毒素蓄积、蛋白能量营养不良、铁负荷过度等有关。

（9）运动系统：尿毒症肌病表现为肌无力，以近心端肌肉受累为主。肾性骨营养不良患者可表现为骨痛和自发性骨折等。

【实验室检查】

1. GFR CKD 的定义与分期依靠 GFR、蛋白尿和其他一些反映肾脏疾病的指标。GFR 能精确反映肾脏的滤过能力，但 GFR 不能直接测定，只能通过对某种标记的清除率来反映。

GFR 降低的意义要结合年龄、持续时间和有无肾损害指标等因素综合考虑。GFR 下限随年龄有所不同。GFR<90 ml/min·1.73 m² 在青年人可能为异常，而 GFR 60～89 ml/min·

1.73 m² 在老人可能为正常。GFR＜60 ml/min·1.73 m² 为 CKD,而 GFR 60～89 ml/min·1.73 m² 者,只有存在肾损害时才认为有 CKD。

(1) GFR 的实际检测:临床常用的方法如下。

1) Scr、尿素氮浓度(BUN):肌酐是肌肉组织代谢产物,当肾小球滤过功能明显下降(一般＞50％)时,Scr 浓度才会开始升高。生化方法测定 Ccr 与 Scr 受很多因素的影响。Scr 受体内肌肉容积的影响,个体差异较大。老年人的体力活动很少,肌肉萎缩,一般 Scr 偏低。尽管 Scr 水平仍在正常范围,实际肾功能可能已有明显减退。至于尿素氮,影响因素更多。因此二者均不是反映 GFR 的精确方法。

2) 菊粉清除率:是目前公认的 GFR 检查的金指标,但由于测定程序繁琐,不适用于临床。

3) Ccr:Ccr 能较早反映肾小球滤过功能改变。所有影响肌酐的因素都可能影响到 Ccr 的精确性。另外,尿液收集的准确度、一些药物的应用等也可能造成一定的偏差。

4) 放射性核素标记清除率　常用的有 ^{125}I-碘他拉酸(iotalamic acid)、^{51}Cr-EDTA、^{99m}Tc-DTPA 等放射性核素标记,测定结果与菊粉清除率较为接近,具有方便、定量简单的特征,但其结果受放射性核素衰减以及操作人员经验的影响,存在一定局限性。

5) 半胱氨酸蛋白酶抑制剂 C(cystatin C):cystatin C 分子量为 13 000,在所有有核细胞均能稳定产生,存在于所有体液中,血浓度不受炎症反应、恶性肿瘤、肌肉、性别等因素影响,是一种反映 GFR 的灵敏内源性标记。

(2) GFR 估计:常用的有 MDRD 系列公式和 Cockcroft-Gault 公式,此两公式考虑了 Scr、年龄、性别、种族、体重等因素对 GFR 的影响,对临床有较好的指导意义。

1) MDRD 公式:

$$GFR(ml/min·1.73 m²) =$$
$$186×(Scr)-1.154×年龄-0.203×0.742(女性)×1.210(非裔美国人)$$

2) Cockcroft-Gault 公式:

$$Ccr(ml/min) = \frac{(140-年龄)×体重×0.85(女性)}{72×Scr}$$

注:Scr 的单位为 mg/dl,体重的单位为 kg,年龄的单位为岁。

2. 蛋白尿的检测　蛋白尿是肾损害的一个早期且敏感的指标。白蛋白(分子量 68 000)是大多数 CKD 尿蛋白中的最主要成分。低分子量球蛋白在某些 CKD 中也是主要的尿蛋白成分。随机尿样本检测尿蛋白最好用清晨第 1 次尿。用试纸检测出尿蛋白阳性(1＋或 1＋以上)的患者,需进行尿蛋白的定量测定(尿蛋白/尿肌酐比值或尿白蛋白/尿肌酐比值)。两次或两次以上(间隔 1～2 周)尿蛋白的患者则应诊断为持续性蛋白尿,需要进一步的诊治。CKD 患者监测蛋白尿应使用定量方法。尿蛋白的变化对于预后的判断有重要意义。

3. 尿沉渣的检测　尿沉渣检查,特别是当它和尿蛋白检查结合起来,对 CKD 的发现和确诊非常有帮助。对 CKD 患者和具有 CKD 高危因素者应进行尿沉渣检查。尿沉渣的成分异常可能提示肾小球、肾小管间质或肾血管的疾病。尿沉渣中的红细胞、白细胞管型显著增多提示肾脏疾病。

4. 影像学检查　影像学检查结果异常提示是肾脏本身或泌尿科的疾病。影像学检查的

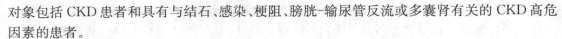

对象包括 CKD 患者和具有与结石、感染、梗阻、膀胱-输尿管反流或多囊肾有关的 CKD 高危因素的患者。

【诊断与鉴别诊断】

1. 诊断　CRF 的诊断主要依据病史、实验室检查和肾脏影像学检查。肾小球滤过功能是最重要的诊断指标，在老年患者中，切勿单凭 Scr 判断肾小球滤过功能。对病情稳定者，应根据 MDRD 公式和（或）Cockcroft-Gault 公式计算其 GFR 或 Ccr；但对>70 岁人群，此公式是否适用，尚无定论。不少老年 CRF 患者尿液常规改变很轻，甚至正常，应予注意。完整的 CRF 诊断还应包括 CRF 的基础疾病、肾脏病理类型、CRF 的主要并发症以及合并存在的主要疾病，忽略其中任何一项，就很有可能导致误诊、误治。有些原因引起的 CRF，如小血管炎、狼疮性肾炎、恶性高血压和尿路梗阻等，经积极治疗后可部分或完全逆转。

2. 鉴别诊断　老年 CRF 在其慢性病的过程中，可能因为某因素而使肾功能在短期内恶化，纠正这些因素后，肾功能可恢复到原来水平，故对近期发现的 CRF 患者，都应仔细寻找有无这些可逆因素的存在，常见的诱发因素有血容量不足、肾毒性药物的使用、尿路梗阻、全身感染和尿路感染、严重高血压、水电解质酸碱平衡失调、充血性心力衰竭等。此外，CRF 应重点与急性肾衰竭相鉴别，鉴别要点包括是否有慢性肾脏病病史、贫血、肾脏大小和回声、肾性骨病，但以上项目的意义均非绝对，如由骨髓瘤、溶血尿毒综合征、血管炎等引起的急性肾衰竭患者可以有严重贫血。

【治疗】　包括原发疾病、加重因素、并发症等的治疗。老年人 CRF 进展不仅受肾脏病变本身的影响，还在很大程度上受全身状况的影响。不同阶段 CKD 的防治措施重点也有所不同，1 期以病因诊断和治疗、并发症的治疗和延缓肾脏病进展为主，2 期和 3 期主要是延缓肾功能的进展，4 期需为肾脏替代治疗做准备，5 期则应开始肾脏替代治疗。

1. 原发病的治疗　如对于糖尿病患者要严格控制血糖、血管炎或者采用免疫抑制治疗等。老年人病情复杂，全身情况往往较差，服用的药物也较多，所以在治疗原发病的药物选择方面，要仔细权衡利弊，充分考虑到药物本身的不良反应。对于存在引起肾功能迅速恶化的诱因（如感染、尿路梗阻、心力衰竭）者，也应及时处理。

2. 饮食疗法　CRF 患者的营养治疗方案，需根据其肾功能、基础病因、营养状况、摄食及消化能力、饮食习惯等进行制订，尽量做到个体化。对于未透析的 CRF 患者，原则上应给予低蛋白饮食，选用含高生物价蛋白的食物。采用低蛋白饮食治疗者，需同时补充必需氨基酸或 α-酮酸。CRF 患者蛋白质和氨基酸代谢异常的重要表现之一是必需氨基酸缺乏，而普通饮食蛋白所含必需氨基酸含量难以满足代谢所需。市售 α-酮酸制剂主要是一些必需氨基酸的前体，在体内通过转氨基或氨基化的作用转变为相应的必需氨基酸，它不仅可补充必需氨基酸，而且可降低尿素氮水平，改善钙磷代谢和酸中毒，不引起肾小球高灌注。能量供应则与正常人相同且需充分，一般应为每日 30～35 kcal/kg，氮（g）/能量（kcal）摄入比应为 1：300～400，主食选用蛋白质含量尽可能低的食物，其中糖类应占总能量的 70% 左右，摄入的脂肪应以多价不饱和脂肪酸为主。

已接受透析治疗的患者不需过分限制蛋白和能量摄入，推荐的每日蛋白摄入量应为 1.0～1.3 g/kg，总能量与正常人亦相似。透析过程中有水溶性维生素丢失，应注意补充。

3. 控制全身及肾小球内高血压　严格控制血压是延缓 CKD 进展的最重要措施之一。CKD 患者的血压至少应控制在≤130/80 mmHg 水平，若蛋白尿超过 1.0 g/d，目标血压应<

125/75 mmHg。以上只是总原则，对于老年患者应根据病情区别对待，如年龄较大的患者，血压降得过低易出现脑供血不足或诱发心绞痛。此外，对于长期未良好控制的高血压，降血压治疗应避免过快、过猛，以免肾灌注压突然下降使肾功能急剧恶化。至于降压药物选择，ACEI、ARB、利尿剂、钙通道阻滞剂及 β 受体阻滞剂均可以作为一线降血压药物使用。ACEI 和 ARB 能通过压力(全身及肾小球内)依赖性和非压力依赖性效应起到较好的延缓肾衰竭进展的作用，如无禁忌证，尽量选用。应用 ACEI 和(或)ARB 时要注意随访肾功能和血钾。有双侧肾动脉狭窄或对此类药物过敏或血容量严重不足者，应避免应用 ARB 和 ACEI。

4. 纠正水、电解质紊乱和酸碱失衡   对有明显失水患者，补液不宜过多过快。有水、钠潴留者应限制盐和水的摄入，并酌情使用利尿剂，GFR＜30 ml/min 者，应选用襻利尿剂(如呋塞米)。水、钠潴留严重者，宜尽早透析。对于肾功能明显受损而又合并低钾血症患者，补充钾盐时应十分谨慎，要注意勿补钾过快，并加强随访。有高钾血症者，在治疗高钾的同时，不应忽视寻找血钾增高的原因。轻度酸中毒者可口服碳酸氢钠 3～6 g/d，酸中毒严重者(二氧化碳结合力＜15 mmol/L)，应静脉补充碳酸氢钠，纠酸不宜过快、过度，以免发生高钠血症和充血性心力衰竭。高磷血症者应限制磷的摄入，并使用磷结合剂(如碳酸钙)。低血钙者应给予活性维生素 D_3 和钙剂。

5. 促进肠道毒物排泄   通过肠道清除毒物是一种传统的方法，但近年来它的意义不仅局限在缓解尿毒症症状上，同时还具有延缓肾脏病进展的作用。肠道吸附剂主要有包醛氧化淀粉。口服胃肠透析、结肠透析疗法及中药灌肠等方法因较繁琐，患者常常不能耐受，随着透析治疗的普及特别是腹膜透析的家庭化，临床应用已逐渐减少。

6. 对症处理   ①恶心呕吐：首先应寻找原因。酸中毒引起者给予纠正，必要时可肌内注射或口服甲氧氯普胺，但该药有引起锥体外系症状的可能。要保持大便畅通。②贫血：主要选用促红细胞生成素，治疗过程中要注意补充铁剂，并定期随访血常规、血清铁蛋白和转铁蛋白饱和度。③控制感染：应及时选用强力杀菌剂抗感染，注意根据肾功能情况调节用药剂量和给药间期。禁用或慎用肾毒性药物。④心力衰竭：首先要纠正可能存在的水、钠潴留，控制血压，必要时选用快速短效的洋地黄制剂。水、钠潴留严重且对利尿剂反应不佳者，应尽早透析。⑤神经精神症状：常见原因包括尿毒症毒素蓄积、水盐代谢和酸碱平衡紊乱、药物蓄积、脑血管意外和透析失衡等，应查找病因并予以相应处理。抽搐者可使用地西泮(安定)5～10 mg 肌内或静脉注射，必要时可用苯巴比妥或静脉滴注冬眠合剂。⑥出血：加强透析治疗以改善血小板功能，与普通肝素相比，低分子肝素较少引起出血。出血严重者可酌情给予新鲜血、血小板悬液和抗纤溶止血药、冷沉淀制剂及 1-去氨-8-D 精氨酸加压素等。

7. 中医中药治疗   中医中药有一定治疗作用，可在医生指导下采用。值得注意的是，一些中药有肾脏毒性，且不少中药的成分变异较大。因应用中药治疗导致肾损害加重或出现高钾血症等并发症者并非少见。

8. 肾脏替代治疗   紧急透析指征主要包括急性肺水肿、血清钾＞6.5 mmol/L 以及严重代谢性酸中毒(二氧化碳结合力＜13 mmol/L)。慢性 CRF 患者，若 GFR＜15 ml/min，应开始透析治疗，糖尿病肾病引起的终末期肾衰竭患者在 GFR＜20 ml/min 时就应该透析。

关于老年尿毒症患者透析开始的时机，必须注意以下几点：①老年人肌肉萎缩，内源性肌酐产生减少，尽管肌酐清除率下降，但 Scr 无相应升高，因此，对老年人不能单凭 Scr 值评估肾功能。由于饮食与药物的影响，老年人血尿素氮值有较大差异，亦需结合临床进行分析。②不少老年终末期肾衰竭患者事实上是慢性基础上的急性肾衰竭，一旦去除诱发因素，不少患者肾功能程度可以得到相当程度的恢复，有些老年患者甚至在经历数月后肾功能仍得到相当程度的恢复而不需要维持性透析。③透析开始过晚是影响老年人透析存活率的重要因素。许多适合肾脏替代治疗的老年患者，因为经治医生（经常是非肾脏专科的医生）缺乏肾病方面的知识而忽视早期透析的重要性，或者对透析的良好效果缺乏认识，导致不推荐患者适时透析。国外调查显示，在不推荐患者及时开始透析的原因调查中，25%的基层医师并未咨询肾病专家，60%的基层医师不推荐患者开始透析的理由是因为考虑到患者年龄较大、担心患者不能够承受、透析维持生命时间较短、透析后生活质量低等。④绝大多数老年CRF患者均有多系统疾病，尤其是心脑血管疾病、糖尿病、脑卒中和慢性肺部疾病等，许多老年患者都存在不同程度的心功能不全，水、电解质平衡的发生率也较高，老年尿毒症患者精神神经症状突出，如易疲乏、失眠、性格改变等，重者表现为谵妄、癫痫发作和昏迷，此时如果不能准确判断病情并及时透析，可能使病情迁延和复杂化，甚至丧失透析机会。

老年人 CRF 患者如果全身情况许可，亦可考虑肾脏移植，国内有 80 岁尿毒症患者成功肾移植的报道。

（肖 婧 叶志斌）

第四节 尿 路 感 染

尿路感染是致病微生物在尿中生长、繁殖而引起的尿路炎症，可伴或不伴有临床症状。尿路感染可累及肾脏实质、肾盂、输尿管、尿道及其邻近组织或脏器，如肾周围筋膜、前列腺和附睾等。本病好发于女性，至少有 20%的妇女在其一生中曾患过尿路感染。成年男性除非存在易感因素（如前列腺炎），一般极少发生尿路感染。无论男女，进入老年期后，患尿路感染的概率均会增加，>70 岁男女发病率相似。据统计，>70 岁者尿路感染发病率高达 33.3%，>80 岁更高达 50%。尿路感染是老年人最常见的感染性疾病，仅次于呼吸道感染而居第 2 位。不少病例长期反复发作，严重影响患者生活质量，甚至还可引起肾衰竭或威胁生命。

【病因与发病机制】 与青年人相比，老年人患尿路感染的危险性大大增加，而且不易治愈，后果较为严重。①老年人全身免疫功能下降，由于肾脏及尿路硬化及瘢痕形成、血液供应差，局部黏膜抵抗力低下。②随着年龄增大或合并糖尿病等其他疾病，老年人神经源性膀胱或无力性膀胱发生率较高，排尿反射逐渐减弱，残余尿增多，甚至出现尿潴留，致使膀胱内压力增高，黏膜毛细血管内血流减少，抗菌能力下降。③老年男性常患前列腺增生或肥大、肿瘤，老年女性则常有膀胱颈部肥大或挛缩；老年人易患尿路结石等，这些均可导致排尿不畅和细菌滞留。④导尿等侵入性操作概率大大增加。据报道，老年人导一次尿尿路感染发生率可高达 5%～10%。长期卧床亦是尿路感染的诱发因素。

各种致病原如普通细菌、病毒、衣原体、支原体、结核杆菌等都可以引起尿路感染，一般所说的尿路感染，指的是普通细菌所致的感染。青年人尿路感染绝大多数由单一菌种引起，致病菌以革兰阴性杆菌为主，其中无症状性菌尿、非复杂性尿路感染以及首次发生的尿路感染,约 70% 以上是大肠埃希菌引起。老年人复杂性尿路感染、反复发作的尿路感染和医源性尿路感染发生率相对较高,其致病菌较为复杂,常见的有葡萄球菌、变形杆菌、产碱杆菌、克雷白杆菌、粪链球菌和铜绿假单胞菌,且不少为两种以上细菌混合感染,后者更多见于长期应用抗生素治疗、有尿道异物(结石或肿瘤)、尿潴留、反复器械检查、尿道-阴道(肠道)瘘及长期留置导尿的患者。真菌感染多发生于留置导管、使用广谱抗生素或免疫抑制剂以及糖尿病的老年患者。泌尿系统结构和功能异常的老年人中,L 型细菌感染明显增加。此外,尿路衣原体感染在老年女性中并非少见,常表现为急性尿道综合征。

与青年患者一样,老年患者绝大多数尿路感染也是上行感染引起的。由于肾髓质血流量相对较少,髓质的高渗状态影响吞噬细胞和补体的活力,故细菌容易在髓质生长。血行感染很少见,邻近肾脏脏器的感染可蔓延至肾脏而引起肾实质感染。

【病理】 急性膀胱炎常表现为黏膜充血,上皮细胞肿胀,黏膜下组织充血、水肿和白细胞浸润,较重者有点状或片状出血,并可出现黏膜溃疡。

急性肾盂肾炎可侵犯单侧或双侧肾脏。轻者可仅见肾盂肾盏黏膜充血、水肿,重者可出现肾脏肿大,黏膜表面有脓性分泌物,并出现溃疡,黏膜下可有细小的脓肿,于一个或几个肾乳头可见大小不一、尖端指向肾乳头、基底指向肾皮质的楔形炎症病灶。显微镜下所见:病灶肾小管腔中有脓性分泌物,小管上皮细胞肿胀、坏死、脱落。间质内有白细胞浸润和小脓肿形成,炎症剧烈时可有广泛出血,小的炎症病灶可完全愈合,较大的病灶愈合后可留下瘢痕。肾小球一般无形态改变。合并有尿路梗阻者,炎症范围常较为广泛。

慢性肾盂肾炎者可表现为肾脏体积缩小,表面凹凸不平,两侧病变常不对称。肾盂扩大、畸形,皮质和髓质变薄,肾盏肾盂和乳头部瘢痕形成,造成变形、狭小,光学显微镜检查可见肾小管上皮萎缩、退化,间质可有淋巴细胞、单核细胞浸润,急性发作时可有中性粒细胞浸润,反复发作后出现纤维增生,最终发展成"固缩肾"。肾小球可正常或有轻度小球周围纤维化,如有长期高血压,可见肾小球毛细血管壁纤维化。

【临床表现】 老年人尿路感染的临床表现不典型,由于感觉迟钝,不到半数患者有尿频、尿急、尿痛等尿路刺激症状,不少患者表现为肾外非特异性症状,如发热、下腹不适和下坠感、腰骶部酸痛等。老年人肾盂肾炎常存在尿潴留的因素,易引起败血症,病死率甚高。因此,对老年人不明原因的发热需考虑尿路感染,除进行中段尿培养外,同时应做血培养。老年人尿路感染多为慢性顽固性感染,复发率及重新感染率较高。老年人健康状况较差,较易发生无症状性细菌尿,即有真性细菌尿而无任何尿路感染症状,其发病率随年龄增长而增加,>60 岁的妇女,发病率可达 19%,致病菌多为大肠埃希菌,菌尿可为持续性,有时会自动消失,但常消失与复现交替。患者可长期无症状,尿常规无明显异常,亦可间歇出现尿路感染症状。由于无症状的细菌尿易漏诊,部分患者直至出现肾功能不全或高血压时才被发现。

【实验室及其他检查】

1. 尿常规检查 清洁尿标本尿沉渣白细胞≥5 个/高倍视野称为脓尿(即白细胞尿)。白细胞尿对尿路感染的诊断有一定帮助,但不能单纯依靠脓尿确诊尿路感染,因泌尿系统非感染性炎症(如肾小球肾炎)、过敏性间质性肾炎、尿路结核和妇科感染等均可以出现白细胞尿。尿液中发现白细胞管型提示肾盂肾炎的诊断。可有不同程度血尿,甚至呈肉眼血尿。尿蛋白常为阴性或微量,严重脓尿时蛋白尿可能较多,抗感染后应复查尿液常规,如果脓尿已经消失而仍有蛋白尿,则要考虑原先是否存在肾小球疾病。

2. 尿细菌学检查

(1) 尿细菌定量培养：尿液细菌定性培养阳性不能作为诊断尿路感染的依据，因为正常人尿道前段也有细菌生长，导尿也可将前尿道的细菌带入膀胱。耻骨上膀胱穿刺留尿做细菌培养虽可作为确诊手段，但属创伤检查。临床上，尿路感染的确诊一般建立在清洁中段尿定量培养的基础上。尿细菌定量培养的临床意义为：尿含菌量≥10^5/ml，为有意义的细菌尿，常为尿路感染；10^4～10^5/ml 者为可疑阳性，需复查；如＜10^4/ml，则可能是污染所致。

(2) 尿涂片镜检细菌：采用新鲜的清洁中段尿沉渣涂片做革兰染色用油镜找细菌，或不染色在高倍镜下用暗视野检查，如平均每个视野≥1 个细菌，即为有意义的细菌尿（约相当于尿细菌定量培养≥10^5/ml，符合率可达 93％）。这种方法简便可靠，可以迅速获得结果并指导治疗，极少假阳性。

中段尿细菌培养和镜检都有假阳性和假阴性。假阳性可见于：①中段尿的收集不合要求；②尿标本在室温放置超过 1 h 才接种和检查。假阴性主要见于：①患者在近 7 天内用过抗菌药物；②尿液在膀胱内停留不足 6 h，细菌没有足够的时间繁殖；③收集中段尿时，消毒药不慎混入尿标本内。手脚不便的老年人尤其应注意。

(3) 亚硝酸盐试验：其基本原理是大肠埃希菌等革兰阴性细菌可使尿液中的硝酸盐还原为亚硝酸盐，亚硝酸盐与试剂发生反应呈红色，因此测定尿液中是否存在亚硝酸盐可以快速间接了解是否有泌尿系统感染。据报道其诊断尿路感染的敏感度是 70.4％，特异度是99.5％。尿亚硝酸盐试验阴性并不能排除细菌感染，因为某些细菌如肠球菌等不具备还原硝酸盐的能力。另一方面，亚硝酸盐阳性并非均为尿路感染所致。

3. 其他实验室检查 急性肾盂肾炎患者血白细胞数升高，并有中性白细胞核左移。血细胞沉降率可增快。急性肾盂肾炎者可有肾小管浓缩功能轻度障碍，但治疗后常可恢复。

4. 影像学检查 主要了解是否存在尿路感染易发因素，如结石、膀胱输尿管反流和畸形等。尿路感染急性期不宜做 X 线静脉肾盂造影检查，如有需要，可做 B 超检查（确定有无梗阻、结石）。女性首次发生尿路感染者不主张常规做静脉尿路造影。静脉尿路造影的适应证为：①再发的尿路感染；②疑为复杂性尿路感染；③有肾盂肾炎的临床证据；④少见细菌，如变形杆菌等感染；⑤男性第 2 次尿路感染。有反复发作史者，还应做排尿期膀胱输尿管反流造影，必要时还需做逆行肾盂造影。

【诊断与鉴别诊断】 尿路感染的诊断不能单纯依靠临床症状和体征。凡有真性菌尿者都可诊断为尿路感染。有意义菌尿和真性菌尿的含义不同，凡是清洁中段尿定量培养细菌菌落计数≥10^5/ml，称为有意义菌尿，而真性菌尿则指清洁中段尿定量培养细菌菌落计数≥10^5/ml，同时有尿路感染的临床症状，如果没有症状，则两次中段尿培养均为 10^5/ml，且为同一菌种，才称为真性菌尿。有些女性尿路感染患者，因尿频、尿急严重，尿液在膀胱停留时间短，若尿菌落计数≥10^2/ml，且同时有明显的脓尿，亦可诊断为尿路感染。耻骨上膀胱穿刺尿培养如有细菌，亦可视为真性细菌尿。

区分上、下尿路感染十分重要。目前临床上还没有一种令人满意的实验室定位方法。膀胱冲洗后尿培养法为目前区分上、下尿路感染最有价值的定位方法，但因有创和费时，临床上基本不用。尿沉渣抗体包裹细菌对定位诊断的特异性和敏感性都不高。尿 β_2-微球蛋白排出量受较多因素影响，价值有限。临床上有下列表现者应考虑急性肾盂肾炎的诊断：①全身症状较明显，体温超过 38℃，有明显肋脊角疼痛、压痛和叩痛以及血白细胞数增加者；

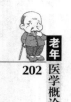

②试用三日疗法后尿菌阴转,但随诊过程中较快复发者,常为肾盂肾炎;③致病菌为变形杆菌、铜绿假单胞菌等较少见致病菌;或复杂性尿路感染者,多存在上尿路感染。

尿路感染主要需与下列疾病相鉴别。

1. 全身性感染疾病 部分急性尿路感染的患者以发热为主症,尿路刺激症状不明显,易误诊为流行性感冒、上呼吸道感染、败血症等。详细询问病史,注意尿路感染的局部症状及肾区叩痛,并做尿沉渣和细菌学检查,则不难鉴别。

2. 急腹症 有些患者无尿路感染的局部症状,主要表现为腹痛、恶心、呕吐、发热、血白细胞数增高,易误诊为急性胃肠炎、阑尾炎、附件炎等。

3. 肾结核 肾结核累及膀胱时膀胱刺激征更为突出,晨尿培养结核杆菌阳性,尿沉渣可找到抗酸杆菌,而普通细菌培养为阴性。静脉肾盂造影可发现肾结核病灶 X 线征,部分患者可有肺、附睾等肾外结核。肾结核常与普通尿路感染并存,经抗菌药物治疗后,仍残留有尿路感染症状或尿沉渣异常者,应高度警惕肾结核的可能性。

4. 尿道综合征 指仅有膀胱刺激征而无脓尿和细菌尿的患者。多见于中年妇女,抗生素治疗无效。可能病因有尿道局部损伤、刺激、过敏,尿道动力学功能异常,逼尿肌与括约肌共济失调,下尿路非感染性疾病,焦虑性神经官能症等。

【治疗】 老年人排尿不畅,感染菌种多,又常伴多种慢性疾病,接触抗菌药物多,细菌易出现抗药性,加上免疫功能减弱,因而疗效往往较差,治愈后也容易复发。由于老年人抵抗力较弱,需用足量敏感的抗生素治疗。除抗生素外,应治疗基础病,去除梗阻因素,鼓励患者多饮水以冲洗尿路黏膜,使局部细菌浓度稀释,并可减轻髓质高张状态。对老年女性反复尿道炎发作者,可局部试用少量雌激素,此对恢复下尿路生理状态可能有益。

应根据尿路感染的部位和类型分别给予不同的治疗。

1. 急性膀胱炎 对于非复杂性膀胱炎,可采用单剂疗法或三日疗法,治愈率可达 90%。单剂疗法仅服一次较大剂量的抗菌药,如顿服磺胺甲唑(复方新诺明)6 片,或环丙沙星 0.5 g,或氧氟沙星 0.6 g。三日疗法可选用磺胺甲唑,每次 2 片,每日 2 次;环丙沙星 0.25 g,每日 2 次;或氧氟沙星 0.2 g,每日 2 次。治疗结束 1 周后,应复查尿液常规和中段尿培养。如果中段尿培养结果为阴性,则表明患者所患的是细菌性膀胱炎,不需再服药,但应在 1 个月后再次复诊。如果复诊时中段尿细菌培养和菌落计数结果呈阳性且为同一致病菌株,则表示尿路感染复发,患者原先所患的很可能是肾盂肾炎,此时应按肾盂肾炎处理,给予抗菌药物治疗 14 天后,再进行必要的随访。对于经过短程疗法后症状消失,但 1 周后复诊时又出现尿路刺激症状者,则需复查清洁中段尿细菌培养和尿常规,并做尿路 B 超检查,了解有无尿路解剖或功能异常。如培养结果阳性,则应按肾盂肾炎抗菌治疗 14 天,若细菌培养仍然阳性,则应根据药敏试验选择有效抗生素治疗 6 周。短程疗法不良反应较少,不易产生耐药性,但对于男性患者、孕妇、原先有肾脏疾病者或尿路有梗阻者,或拟诊为肾盂肾炎者,均不宜用单剂疗法或三日疗法。对于老年尿路感染患者,是否适宜首选三日或单日疗法,尚有不同意见。

2. 急性肾盂肾炎 轻型急性肾盂肾炎可口服抗生素,疗程 14 天。有发热等全身症状的老年患者,必须静脉用抗生素,疗程亦为 14 天。抗菌治疗 48～72 h 后仍无显著好转者,应及时更换抗生素。体温正常 2 天后,可改为口服抗生素,疗程 2 周。老年急性肾盂肾炎应常规做尿路影像学检查,但急性期应选择 B 超检查,不宜造影。

疗效的评定标准。①见效:治疗后复查中段尿培养阴性。②治愈:完成抗菌药疗程后,尿菌阴转,在停止抗菌药后 1 周和 1 个月各追踪复查 1 次;若无菌尿,或虽有菌尿但仅为重新感染,则可认为原先的尿路感染已治愈。③治疗失败:不论其症状是否减轻或消失,在治疗后仍持续有菌尿或在追踪期间内复发者。

3. **再发性尿路感染的处理** 指尿路感染经治疗后菌尿阴转,但一段时间后再次发生真性细菌尿。对于再发的尿路感染,应区分是复发还是重新感染,两者的治疗方法不同。复发指的是经治疗后症状消失且尿菌转阴,但在 1 个月内由原先的致病菌再次引起尿路感染,复发说明原发治疗失败。复发常见于肾盂肾炎、肾的深部组织感染或尿路有解剖或功能异常者。重新感染是指尿路感染经治疗后症状消失,尿菌转阴,但经过一段时间后,由另一种新的致病菌引起的尿路感染。以下几点有助于鉴别是复发或重新感染:复发多发生在停用抗生素 1 个月以内,且大多数在 1 周以内,而重新感染多发生在停药 1 个月后。若再发致病菌的菌种及其抗生素敏感谱与原先的致病菌相同,则说明是复发。此外,对再发的尿路感染,如果给予单剂或三日疗法治疗后能治愈,则为重新感染,治疗失败则为复发的可能性大。重新感染的治疗方法与首次发作相同。对于复发的患者,则应重新选择敏感抗生素治疗 6 周。对于经常再发的尿路感染(每年发作超过 2 次),应考虑用长疗程低剂量抑菌疗法,即每晚临睡前排尿后服用磺胺甲唑半片或 1 片,或呋喃妥因 50 mg,或诺氟沙星 100～200 mg,疗程一般为半年,如停药后仍频繁复发,则再给予此疗法 1～2 年或更长些。

4. **男性尿路感染** 老年男性发生尿路感染并不少见,一旦发生,很难彻底治愈,因为这些患者常伴有慢性前列腺炎,即使没有前列腺炎,大多也属复杂性尿路感染,故均应按复杂性尿路感染治疗。治疗上应选择在前列腺组织中可达到较高浓度的药物,如氟喹诺酮类、磺胺甲唑、红霉素和利福平等,疗程应 12～16 周,甚至更长。反复再发者,可给予长程低剂量抗菌药疗法。此外,应仔细寻找有无尿路梗阻,并给予纠正。

5. **留置导尿管的尿路感染** 老年人经常需留置导尿。导尿管相关尿路感染是最常见的院内感染,由于留置导尿的老年人往往一般情况比较差,因此导尿管引起的尿路感染常引起败血症,甚至死亡,故应严格掌握使用导尿管的适应证,选用密闭引流系统,注意无菌操作,并尽可能快拔除,因为留置时间越长,发生感染的机会就越大。一旦发生尿路感染且有临床症状,应立即予以强有力的抗生素治疗,及时更换导尿管。对于无症状性导管相关的尿路感染,虽有细菌尿,但一般不主张在导尿管拔出之前给予抗生素治疗。

6. **无症状性细菌尿** 老年人无症状性菌尿多见,一般不主张长期应用抗生素治疗,但急性发作或出现进展性肾功能损害时应予积极治疗。部分无症状性菌尿是衣原体或支原体所致,可用阿奇霉素或红霉素治疗。

【并发症】

1. **肾乳头坏死** 常发生于严重的肾盂肾炎伴有糖尿病或尿路梗阻等患者,肾乳头坏死可由乳头尖端波及至肾皮质和髓质交界处,坏死组织脱落可从尿中排出,或阻塞尿路。肾盂肾炎合并肾乳头坏死时,除肾盂肾炎症状加重外,还可能出现肾绞痛、血尿、高热和败血症。若双肾均发生急性肾乳头坏死,则可发生急性肾衰竭。本病的诊断主要依靠发病诱因和临床表现,尿中找到脱落的肾乳头坏死组织以及静脉肾盂造影发现环形征和(或)肾小盏边缘有虫蚀样改变,均有助于诊断。

2. **肾周围脓肿** 肾包膜与肾周围筋膜之间的脂肪组织发生感染性炎症称为肾周围炎,

如果发生脓肿则称为肾周围脓肿。肾周围脓肿常由严重肾盂肾炎直接发展而来,少部分是血源性感染,多见于合并糖尿病、尿路结石等患者。临床上除肾盂肾炎症状加重外,常出现单侧腰痛,向健侧弯腰时疼痛加剧,个别患者可在腹部触到肿块。炎症波及横膈时,呼吸时常有牵引痛,X线胸部透视可见局部横膈隆起。由肾内病变引起者,尿内可有脓细胞及致病菌,但若病变仅在肾周围,则尿中可以没有或只有很少量的白细胞。本病的诊断主要依靠临床表现,凡是严重的肾盂肾炎,治疗后病情仍加重者,应考虑有本病的可能,影像学检查有助确诊。一旦确诊,宜使用强有力的抗菌药治疗,必要时考虑切开引流。

3. **并发感染性结石** 变形杆菌等分解尿素细菌可引起磷酸铵镁结石,感染性结石生长快,常呈大鹿角形,多为双侧性,治疗困难,因为致病菌常藏在结石的小裂隙内,抗菌药物不易到达。感染性结石若不及时处理,会引起慢性肾盂肾炎,甚至导致肾衰竭。本病可根据病史、血和尿液的实验室检查以及影像学检查等作出诊断。患者常有变形杆菌尿路感染病史,尿 pH 经常>7,清洁中段尿细菌培养阳性。肾结石在 0.7~1 cm 以下者,可采用内科治疗,主要应用针对细菌的敏感抗生素和用氯化铵酸化尿液等。结石较大者,应尽早手术。

4. **革兰阴性杆菌败血症** 尿路感染是引起革兰阴性杆菌败血症的最常见原因之一,多发生于膀胱镜检查后、长期留置导尿或严重的复杂性尿路感染患者。临床上表现为寒战、高热、全身出冷汗、低血压,甚至休克,伴心、脑、肾缺血的有关表现,病死率高达 20%~40%。本病的确诊有赖于血细菌培养阳性。治疗同一般革兰阴性杆菌败血症。

【预防】 生活要有规律,注意增强体质,坚持锻炼以增加抵抗力。积极治疗糖尿病、高血压病和慢性肾脏疾病。应注意多饮水,使 24 h 尿量维持在 2 000~2 500 ml,避免憋尿。注意阴部清洁,毛巾及内裤最好用沸水蒸煮消毒。有严重痔疮者要及时治疗。尽量避免使用尿路器械和留置导尿管。膀胱输尿管反流患者,要养成"二次排尿"习惯,即每一次排尿后数分钟,再重复排尿一次。应避免盆浴。雌激素缺乏明显者,可采用口服雌激素替代疗法,也可局部应用,在部分患者中可减少尿路感染发作次数。

(司徒碧颖　叶志斌)

第五节　良性前列腺增生症

良性前列腺增生症(benign prostatic hyperplasia,BPH)是男性泌尿生殖系统最常见的疾病之一,多发生于 50 岁以后的老年男性。组织学上主要表现为前列腺间质和前列腺增大,临床上以下尿路症状为主,尿流动力学检查常提示膀胱出口梗阻。有资料表明,前列腺增生组织学的发生率随年龄增长而增高,60 岁时为 50%,80 岁时>80%。

【病因与发病机制】 良性前列腺增生的确切病因和发生机制尚不明确,目前公认老年和有功能的睾丸是发病的重要条件,两者缺一不可。

【病理】 前列腺分为外周区、中央区、移行区和尿道周围腺体区。外周区和中央区约占前列腺体积的 95%,移行区和尿道周围腺体区约占前列腺体积的 5%。所有前列腺增生结节均发生于移行区和尿道周围腺体区,而前列腺癌多起源于外周区。前列腺增生引起排尿梗阻有机械性、动力性和继发性膀胱功能障碍 3 种因素。

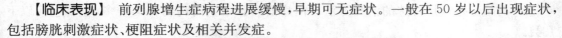

【临床表现】　前列腺增生症病程进展缓慢,早期可无症状。一般在 50 岁以后出现症状,包括膀胱刺激症状、梗阻症状及相关并发症。

1. 膀胱刺激症状　以尿频为主,常常首先表现为夜尿次数增加,继而白天也出现尿频,且每次尿量较少。有些患者有尿急或排尿不尽感,严重者可有急迫性尿失禁。

2. 梗阻症状　主要表现为进行性排尿困难,包括排尿等待,尿线变细、无力,射程缩短,排尿时间延长,尿流中断及尿后淋漓不尽。梗阻加重到一定程度,膀胱逼尿肌失代偿,收缩力减弱,排尿时不能排尽膀胱内尿液,出现残余尿。

3. 相关并发症　虽然前列腺增生病程发展缓慢,但是仍然具有临床进展性,如果不及时治疗或治疗不恰当,随着病情进展可出现急性尿潴留、反复血尿、复发性尿路感染、膀胱结石和膀胱憩室,甚至出现双侧输尿管及肾盂扩张、积水,最终导致肾功能不全。其中急性尿潴留发生率最高。另外,长期排尿困难导致腹内压增高,可引起或加重腹股沟疝、痔或脱肛等病变。

【诊断与鉴别诊断】

1. 诊断　>50 岁男性出现尿频、夜尿增多或进行性排尿困难时,首先应考虑前列腺增生的可能。排尿后直肠指诊是诊断前列腺增生简单且很有价值的方法,前列腺增生时一般可发现前列腺增大,表面光滑,质地中等,中央沟变浅或消失。基本检查如下。

(1) 超声检查:可以了解前列腺大小、形态、突入膀胱的程度、有无异常回声,以及测定膀胱内残余尿量。经直肠超声更加准确。

(2) 尿流率检查:对了解是否存在膀胱出口梗阻有一定意义,在尿流率检查中,最主要的观察指标是最大尿流率,最大尿流率<15 ml/s 提示排尿不畅;<10 ml/s,则梗阻严重。最大尿流率存在容量依赖性,因此尿量在 150～200 ml 时进行检查较为准确。必要时可重复检查。

(3) 血清前列腺特异抗原(PSA)检查:血清 PSA 可以预测前列腺增生症的临床进展,从而指导治疗方法的选择,也是鉴别前列腺增生和前列腺癌的主要指标之一。

(4) 其他:必要时还可以行尿流动力学检查、静脉尿路造影检查及尿道膀胱镜检查。

2. 鉴别诊断　前列腺增生应与其他一些引起下尿路梗阻的疾病相鉴别。

(1) 前列腺癌:直肠指诊可触及前列腺硬结,血清 PSA 升高,病理学检查可发现癌细胞。

(2) 膀胱颈纤维化:由长期慢性炎症引起,虽然症状和前列腺增生相似,但前列腺不大,且患者发病年龄较轻,多在 50 岁以前发病。通过膀胱镜检查可以明确诊断。

(3) 膀胱肿瘤:膀胱颈附近的肿瘤,在临床上可表现为膀胱出口梗阻,但常常有肉眼或镜下血尿,通过膀胱镜检查容易鉴别。

(4) 神经源性膀胱功能障碍或逼尿肌老化:临床表现与前列腺增生极其相似,有排尿困难甚至尿潴留,亦可继发泌尿系统感染、结石、肾积水和肾功能不全。但神经源性膀胱功能障碍常有神经系统损伤的病史和体征。直肠指诊前列腺不大,肛门括约肌松弛、收缩力减弱或消失。单纯尿流率检查无法与前列腺增生相鉴别,需行尿流动力学检查。

【治疗】　前列腺增生治疗的目的是改善症状、减轻梗阻、防止远期并发症的发生。

1. 观察等待　良性前列腺增生症的病症进展缓慢,发展过程较难预测,经过长期随访观察,只有少数患者出现各种并发症,因此,病变早期可以观察等待,不予治疗,但必须密切随访观察,如病情进展,应及时进行治疗。

2. **药物治疗** 是首选的治疗方法。治疗前列腺增生的药物种类较多,主要包括以下几类。

(1) α受体阻滞剂:前列腺间质和膀胱颈部的平滑肌表面分布有α肾上腺能受体,前列腺增生时α受体增多。阻断α受体可以松弛平滑肌,缓解膀胱出口动力性梗阻。根据尿路选择性可将α受体阻滞剂分为:非选择性α受体阻滞剂、选择性α$_1$受体阻滞剂及高选择性α$_1$受体阻滞剂。由于非选择性α受体阻滞剂心血管不良反应较大,临床上已较少应用。

(2) 5α-还原酶抑制剂:睾酮在前列腺内只有转化成双氢睾酮才引起前列腺增生,这一过程需要5α-还原酶的参与,因此,抑制5α-还原酶可以降低前列腺内双氢睾酮的含量,达到缩小前列腺体积,改善排尿困难的目的,一般用药6个月可获得最大疗效。

(3) 植物类药物(包括中草药):目前临床上应用的植物类药物品种很多,一般不良反应小,在部分患者中有一定的治疗效果,但这些药物的作用机制尚未阐明。

3. **手术治疗** 当患者经药物治疗疗效不佳,出现:①反复尿潴留;②反复血尿;③反复泌尿系统感染;④膀胱结石;⑤继发性上尿路积水等情况时,应考虑外科手术治疗。手术的目的是切除增生的前列腺组织,而非整个前列腺。常用的手术方法有开放术式和经尿道术式。目前经尿道前列腺电切术仍然是前列腺增生治疗的金标准。

4. **其他治疗** 包括经尿道针刺消融、微波、射频、电化学、前列腺支架、气囊扩张、高能聚焦超声等,可酌情用于不能耐受手术的高龄及高危患者。

(孙忠全)

第十四章

老年血液系统疾病

第一节　概　　述

　　随着科学技术的进步、卫生事业的发展和人民生活水平的提高,人类的平均寿命日趋延长,我国 2000 年人口普查显示,≥60 岁占总人口数的 11%,预测 2025 年升至 20%。人口老龄化和个体的衰老将成为社会中一个严峻的问题。目前,亚太地区把≥60 岁定为老年人,北美和多数欧洲国家以 65 岁为界,超过此限者定为老年人。当人进入老年期,机体各器官也逐渐出现老化征象,老年人的血液、骨髓造血功能、凝血功能及免疫器官也会发生种种变化,容易发生老年期常见的血液病。因此,研究衰老引起的血液系统变化是十分重要的。

一、老年人外周血液的变化

　　1. 红细胞和血红蛋白　健康老年人的红细胞数和血红蛋白量与非老年成人的正常值相比,略有下降,但仍在成年人的正常范围。有学者报道老年人的红细胞寿命略有缩短,一些抗氧化酶活性减低。随着年龄的增长,男女之间血红蛋白量的差别越来越小,老年男性可能由于睾丸的萎缩而致雄激素分泌减少而对造血的刺激作用减弱。

　　老年人的血清铁随年龄增长而有所下降。骨髓铁储备减少,血清运铁蛋白水平降低,血清总铁结合力降低,铁吸收随年龄增长而减少。增龄后的改变使骨髓铁储备降低,对需求增加的反应能力不足,容易引起贫血。老年人的牙齿脱落,饮食限制引起铁摄入不足;胃酸缺乏,胃肠道黏膜萎缩,胰腺功能紊乱,导致铁吸收障碍;加上有时患有消化道疾病,老年男性睾酮分泌减少影响红细胞增殖,造成老年人的红细胞、血红蛋白和血清铁有所下降。

　　2. 白细胞　多数学者认为老年人白细胞数和分类无明显变化。也有报道>65 岁老年人的白细胞数有降低趋势,中性粒细胞轻度右移及胞质出现轻度变化,如核分叶过多、核偏位、核固缩、体积大小不等以及胞质中出现中毒颗粒、空泡等。老年人白细胞减少的原因是 T 细胞减少。

　　老年人感染时白细胞增高不像青年人那样明显。国外学者用注射肾上腺素和注射脂多糖方法来估计白细胞的反应能力,注射后老年人外周血白细胞数上升的程度低于青年人,说明老年人白细胞的应激能力较青年人差。老年人的白细胞功能降低,对微生物的趋化性、吞噬性及杀伤作用减弱,加之 T 细胞数目减少,B 细胞产生抗体能力降低,可能与老年人易遭

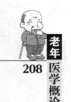

感染或一旦感染后迁延不愈有关。

3. 血小板　老年人的血小板数与青壮年相比无明显差别，但随机体衰老，也逐渐老化。这种老化的血小板在血循环中可能生存 10～12 天，但大的、重的血小板，即年轻的具有较强止血作用的血小板开始减少，而小的、轻的血小板，即衰老的血小板开始增多。

随着年龄的增长，血小板的功能也发生变化。老年人的血小板聚集和黏附性增高，释放功能也增强。老年人血小板对二磷酸腺苷（ADP）、胶原、去甲肾上腺素等聚集诱导剂非常敏感，血浆中 β 血小板球蛋白、血小板 IV 因子水平、血小板膜表面颗粒膜蛋白-140（GMP-140）分子数在老年人中明显升高，表明血小板活化速度随增龄而升高。老年人易患动脉粥样硬化，容易激活血小板，被激活的血小板也可触发动脉血栓形成。

4. 血液黏度的变化　老年人的血液黏度随年龄的增长逐渐增高。血浆黏度取决于血浆中蛋白质的浓度及其分子量和分子形态，链状结构越长，分子量越大，血浆浓度越高，其血浆黏度就越大。有报道，纤维蛋白原是大分子量蛋白质，呈哑铃状结构，随年龄增长，血浆纤维蛋白原含量逐渐升高，血浆黏度增大。老年人常有动脉粥样硬化、冠状动脉粥样硬化性心脏病、心肌梗死和脑梗死等，皆与血液黏度增高有关。此外，凡血中有异常球蛋白增多的疾病，如多发性骨髓瘤，可使血液黏度增高；反之，如老年贫血则使血液黏度降低。

二、老年人造血功能的变化

1. 骨髓　随着年龄的增长，老年人的骨髓造血功能有所减退。骨髓是人类出生后主要的造血组织，存在于人体的骨髓腔及骨松质的孔隙内，体积很大，成人的骨髓总量平均 2 600 g，分为红骨髓和黄骨髓，这两者是骨髓器官的不同功能阶段。骨髓的造血组织随年龄的增长而改变，出生时所有的骨髓均参加造血，髓腔内充满红骨髓，成人时造血的骨髓只在躯干骨和四肢骨的近端。国外有学者对 117 例无造血疾病突然死亡者的骨髓进行研究，发现造血组织随年龄的增长而减少，年龄 <10 岁平均占 78.8%，而 70～90 岁则下降为 28.9%，该处造血组织被脂肪组织及结缔组织所代替。骨髓中的多能造血干细胞具有向各种血细胞分化的功能，也随年龄的增长而减少，60 岁以后，造血细胞的数目减少一半，在胸骨的细胞数 <2.5×10^9/L（25 000 个/mm³），而成人为 10×10^9/L（100 000 个/mm³）。骨髓多能造血干细胞能自我复制、增生和分化，需要一定的环境，两者彼此联系，互相依赖，相辅相成。造血微环境包括骨髓的血管系统，构成血窦的网状细胞、网状纤维，神经系统和骨皮质所形成的骨髓腔。至老年期骨髓微环境也随老化发生退变，骨髓间隙内脂肪含量和纤维组织逐渐增多。在应激情况下，如血细胞大量消耗、对血细胞大量需求时，青壮年人黄骨髓可转变成具有造血功能的红骨髓，使机体尽快恢复造血能力，而老年人这种应激能力明显减低。

2. 淋巴组织　淋巴结及胸腺、脾脏、扁桃体的淋巴组织随着年龄的老化而萎缩，重量减轻，甚至只有原重量的一半。

老年人胸腺退化，胸腺分泌性上皮细胞随年龄的增长而减少。血中胸腺素浓度从 20 岁以后逐渐降低。由于胸腺退化，从中年开始血中 T 细胞数逐渐降低，至老年更呈进行性降低，细胞免疫功能随年龄的增加而减退。脾脏在 3～7 个月的胎儿期起着短暂的造血作用，在胎儿发育后期，脾脏中淋巴细胞占据多数，此后，人的一生中，除淋巴细胞外，脾脏已无制造其他血细胞的能力，但仍保持造血的潜能。在老年人的脾脏和淋巴结中，B 细胞数改变不显著，但对抗原的免疫应答反应减退，体液免疫反应降低；抗原刺激后，B 细胞增生和分化能力下降,影响抗体的产生。老年人易患自身免疫性疾病及恶性肿瘤发病率增加与免疫系统功能紊乱、免疫监督功能减弱有关。

3. 调节因子　定向造血干细胞(祖细胞)之所以能定向分化,除了所在的造血微环境对定向分化起决定性作用外,还与各自相关的调节因子有关,如多能造血干细胞可与红细胞生成素相互作用分化为红细胞系,与集落刺激因子相互作用可增生成为粒-单-巨噬细胞集落,与血小板生成素相互作用转化为巨核系。还有些内分泌激素,如肾上腺皮质激素、生长素、甲状腺素、性激素等可以促进红细胞生成,特别是雄激素中睾酮作用更明显。红细胞生成素是骨髓生成红细胞所必需的激素,可以促进红细胞系前驱细胞的增殖、分化及成熟,调节外周血中红细胞的数量,在肾脏产生,肝脏也能产生。红细胞生成素生成量的调节因子是动脉血氧分压,当组织缺氧时,体内红细胞生成素合成增加,高氧时则减少。雄激素也能促使其水平增加。男性老年人在 50 岁以后雄激素分泌下降,活动能力降低,氧消耗量也减少,使红细胞生成素的产生减少,影响红系祖细胞的分化与成熟,可致红细胞及血红蛋白量低下,容易引起贫血。

三、老年人止血、凝血功能的变化

人类机体存在着完善的止血、凝血、抗凝血和纤维蛋白溶解系统及其调控机制,在正常生理情况下,血液在血管中流动既不会出血,也不会凝固而形成血栓。一旦上述系统及其调控机制受到破坏,便可引起出血或血栓形成。

血小板是血细胞中最小的有形成分,其主要生理作用是参与正常的止血功能,防止损伤后的血液丢失。血小板的功能主要包括黏附、聚集、释放反应以及凝血功能,在血栓与止血中具有非常重要的作用。血小板黏附功能是指血小板黏着于血管内皮细胞下组分或其他异物表面的功能,是血管受损后参与正常止血反应的第 1 步。血小板聚集是指血小板之间黏附形成血小板团的功能,通过聚集体的形成而使流血停止。血小板释放反应是指在诱导剂作用下,储存在血小板内的颗粒释放到血小板外的过程。出血性或血栓性疾病的发生与血小板数量和功能的异常有密切的关系,当血小板数量减少或质量异常,如功能障碍或活力减低,可导致出血;反之,可引起血栓形成。如前所述,老年人的血小板聚集和黏附性增高,血中 β 血小板球蛋白、血小板Ⅳ因子水平和血小板 GMP－140 明显升高,表示血小板激活及释放反应亢进,多见于老年人的高凝状态和(或)血栓栓塞性疾病。

在正常情况下,人体具备很完善的止血功能,血浆中既有具备强有力凝血功能的凝血因子,又有相应的抗凝机制,两者彼此联系,互相制约,保持平衡。一旦发生凝血障碍或减弱,或出现纤维蛋白溶解亢进,就会发生出血;反之,如果凝血亢进,处于高凝状态,或纤维蛋白溶解减弱或缺乏,必然会导致血栓形成或栓塞,成为血栓性疾病。参与凝血过程的各种蛋白统称凝血因子,迄今已知至少 15 种凝血因子,包括经典因子 12 个和激肽系统的 2 个因子(激肽释放酶原和高分子量激肽原)及血管性血友病因子(vWF)。参与抗凝机制的蛋白称抗凝因子,主要包括抗凝血酶Ⅲ、蛋白 C、蛋白 S 等。血液学研究者一致认为老年人的血浆纤维蛋白原浓度(凝血因子Ⅰ)是升高的,有学者报道 203 例各年龄组正常人的血浆纤维蛋白原测定结果,≥60 岁组(老年组)的纤维蛋白原平均值(516.25±119.0)mg% 高于<60 岁组(青、中年组)的(466.79±103.25)mg%,因子Ⅴ、Ⅶ、Ⅷ、Ⅻ、ⅩⅢ,血管性血友病因子,也增高。

纤维蛋白溶解系统是指纤维溶解酶原(PLA)在纤维溶解酶原激活剂(PA)作用下转变为

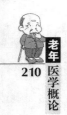

纤维溶解酶(PL),进而由 PL 降解纤维蛋白(原)及其他蛋白的系统,纤维溶解活性亢进易发生出血,减低则导致血栓形成。多数国内外研究者认为老年人的纤维蛋白溶解活性是减低的,PA 活性降低,PAI 活性升高。

老年人的血液黏度增高,凝血因子增加,抗凝因子减少,纤维溶解活性减低,容易促进高凝状态发生和发展,也可能是心、脑重要器官形成血栓的重要因素,要高度重视,及早防治。

四、老年人常见或有多发倾向的血液病

老年贫血很常见,多继发于其他疾病,故以慢性系统疾病的贫血最多见,其次常见的有缺铁性贫血、巨幼细胞性贫血。白细胞减少症在老年人也较常见。在出血、凝血性疾病中,有血小板减少性紫癜、血管性紫癜和血栓栓塞性疾病等常见病。真性红细胞增多症在中老年发病较多,50~60 岁是发病高峰。

在血液系统肿瘤中,有一些血液肿瘤在老年人中有多发倾向,如慢性淋巴细胞白血病是老年期的白血病,发病中位年龄为 55 岁,80％患者＞60 岁,并随年龄增长发病率呈直线上升。多发性骨髓瘤多数在 60 岁左右发病,＜40 岁少见。原发性巨球蛋白血症多见于老年人,欧美国家中位发病年龄为 63 岁,＜40 岁罕见。恶性淋巴瘤是＞60 岁老年人最常见的恶性肿瘤,它的第 2 个发病年龄高峰在 40 岁以后。骨髓增生异常综合征是一组与白血病密切相关的造血功能异常或造血功能紊乱综合征,发病也以老年人居多。这些血液系统疾病在老年人中多发的原因,可能与老年人免疫和监视功能低下及多种疾病易发生一些继发性血液系统缺陷有关。

五、老年血液系统疾病的临床特点

人类受体内外因素的影响而引起疾病,但不同年龄时期,疾病的种类和表现也不同。有一些常见的老年血液病可发生在各个年龄阶段,如缺铁性贫血。另一些则多在老年前期或老年期起病,如慢性淋巴细胞白血病、多发性骨髓瘤、真性红细胞增多症等。

常见老年血液病患者多具有老年人疾病的一般特点,如多病性、不典型性、肿瘤高发病率及易致多脏器衰竭等。多病性使疾病的表现复杂,老年人常有心、肺、肾等重要脏器疾病,因此不能满足于一种疾病的诊断,应尽力寻找可能并存的疾病;衰老使老年人对疾病的反应迟钝,加上有些老年人血液病症状不典型,或被其他疾病所掩盖,容易误诊;衰老变化与疾病相混杂,易将疾病的表现误为衰老的自然进程,影响疾病的诊治。老年血液病患者还表现在治疗反应不如青年人敏感,由于心、肝、肾等重要脏器功能衰退,对药物的耐受性差,易药物蓄积,而出现药物不良反应。治疗中容易合并感染及其他并发症。所以治疗上应多方面考虑,高度个体化。

(胡允平)

第二节 贫 血

贫血是临床上常见的症状,可以原发于造血器官的疾病,也可以是某些系统疾病的表

现。贫血的定义是指外周血中单位容积内血红蛋白(Hb)的浓度、红细胞(RBC)计数及血细胞比容(Ht)低于同年龄、同性别、同地区的正常标准。一般认为在平原地区,成年男性 Hb<120 g/L、RBC<$4.5×10^{12}$/L 及 Ht<0.42,成年女性 Hb<110 g/L、RBC<$4.0×10^{12}$/L 及 Ht<0.37 可以诊断为贫血。老年贫血是指老年人的 Hb、RBC 及 Ht 低于健康老年人的正常值。关于我国健康老年人 RBC 及 Hb 的正常值尚少统一标准,一般认为老年人 Hb<110 g/L、RBC<$3.5×10^{12}$/L、Ht<0.35 即可确定贫血诊断。

老年人贫血的发病率并不低,可达 17%～26%。对一组>65 岁 465 例健康老年人进行调查,结果发现老年贫血患者中,男性占 7.5%,女性占 20.0%。老年贫血有各种不同病因,如慢性病贫血及系统疾病性贫血、缺铁性贫血、巨幼细胞性贫血、再生障碍性贫血和溶血性贫血。老年贫血多数继发于其他疾病,对健康影响较大,特别要注意有无恶性肿瘤、慢性感染等隐匿性因素存在。

一、缺铁性贫血

缺铁性贫血(iron deficiency anemia)是体内可用来制造血红蛋白的储存铁已被用尽,不能满足正常红细胞生成时铁的需要而发生的贫血。其特点是骨髓、肝、脾等器官组织中缺乏可染铁,血清铁浓度、运铁蛋白饱和度和血清铁蛋白降低,典型的呈小细胞低色素型贫血。据世界卫生组织 1985 年报道,全球约 30%的人患贫血,其中至少半数为缺铁性贫血(5～6 亿)。缺铁性贫血是老年贫血中常见的一型,可占贫血的 20%～50%,仅次于慢性病贫血及系统疾病性贫血,男女发病率无明显差别。老年人的缺铁性贫血常伴有某些基础疾病,贫血也可加重这些基础疾病的表现,是世界各国普遍而重要的健康问题。

【病因与发病机制】 铁主要来自食物中的肉类、肝、鱼等,每日饮食中所供给的铁量为 15～20 mg,其中 5%～10%被吸收,吸收量约每日 1 mg。主要在十二指肠和空肠上段吸收。铁的吸收形式有两种。①血红素铁:来自血红蛋白、肌红蛋白及动物食物的其他血红蛋白,经胃酸和蛋白酶消化,游离出血红素,直接被肠黏膜摄取,在细胞内经血红素加氧酶分解为原卟啉和铁而被吸收。②非血红素铁:来自铁盐、铁蛋白、含铁血黄素及植物性食物中的高铁化合物等,食物中的铁必须成为可溶性二价铁才易被吸收。铁的吸收率因食物种类而异,动物性食物为 20%～25%,植物性食物<5%。铁被肠道黏膜细胞吸收后,与血浆中的运铁蛋白结合,被转运至骨髓及其他组织中。正常人每日铁的需要量为 1～2 mg,主要从膳食中摄取。每日从胃肠道、泌尿道及皮肤上皮细胞中丢失的铁约 1 mg,故铁的吸收和排泄维持着动态平衡。此外,红细胞老化后,其中的铁可再利用生成红细胞,铁在红细胞的生成与破坏中呈封闭式的循环,故人体一般不会缺铁。只有在需要量增加、铁摄入不足和慢性失血时才会发生铁缺乏。老年人常见的缺铁原因如下。

1. 慢性失血 老年人的缺铁性贫血大多是继发的。当老年人患缺铁性贫血时,首先要注意有无慢性失血,失血部位以消化道为最多见。老年人易患痔疮、肛裂、胃肠道癌肿、溃疡病、溃疡性结肠炎、憩室炎、息肉及食管裂孔疝等,造成慢性失血,这是老年人缺铁性贫血最常见的原因。此外,支气管扩张或肺癌引起的咯血、膀胱炎或泌尿系肿瘤引起的血尿也较常见。妇女应注意生殖器官恶性肿瘤引起的阴道出血。老年人经常服用阿司匹林也会引起胃肠道的小量失血。

2. 铁摄入不足 老年人由于牙齿脱落、咀嚼困难或者患有咽喉和食管疾病引起吞咽困难,进固体食物少,造成进食少,摄入铁不足。有的老年人偏食,长期素食摄取含铁量低的食物,容易发生缺铁性贫血。

3. 铁吸收不良 因患慢性胃炎、胃酸缺乏、胃切除术后、慢性腹泻等,或因老年性便秘长期使用缓泻剂导致铁吸收障碍。在胃切除和胃肠吻合术的老年患者,因手术所致的短路使食物在铁易吸收的十二指肠空肠部位滞留时间短,影响铁的吸收,手术后数年,当体内贮铁耗尽会出现缺铁性贫血。加上老年人胃黏膜趋向萎缩变化,导致盐酸、胃蛋白酶和促胃液素分泌减少,从而影响食物中高铁转变为可吸收的亚铁,容易发生缺铁性贫血。

【临床表现】 缺铁性贫血的临床表现是由贫血、缺铁的特殊表现及造成缺铁的基础疾病所组成。症状的轻重与贫血的程度、进展的速度有关。老年人缺铁性贫血进展缓慢,常以基础疾病更为突出。

由于老年人各器官衰退,常患有心、脑、肾、肺等其他器官疾病,因而对贫血的耐受力差,即使轻、中度贫血也会出现明显的症状。常见的症状有头昏、耳鸣、乏力、易倦、注意力不集中、皮肤和黏膜苍白等,甚至出现表情淡漠、性格改变、抑郁、激动、幻觉等神经系统表现。有的老年患者表现为气短、胸闷、心悸、踝部水肿,易被误认为心脏病。还有口角炎、舌炎、舌面光滑、舌乳头萎缩、皮肤干燥、角化、萎缩、毛发易折断、脱落、指甲不光整、扁平和呈现匙状(反甲)。舌黏膜萎缩及口角炎在老年人缺铁性贫血中发生率较高。严重贫血可引起心脏扩大、心力衰竭、心绞痛、心律失常、呼吸困难、肾功能不全。

【诊断与鉴别诊断】 首先明确贫血是否为缺铁所致。缺铁性贫血的实验室检查指标为:①小细胞低色素性贫血(平均红细胞体积<80 fl,平均红细胞血红蛋白含量<0.32);②血清铁蛋白<12 μg/L;③运铁蛋白饱和度<0.15。然后寻找缺铁性贫血的病因,结合临床表现,铁剂治疗有效,不难作出诊断。

老年人常有慢性疾病,有铁代谢紊乱,故需与慢性病贫血相鉴别。后者临床上常伴有慢性感染、炎症和肿瘤。实验室检查示血清铁蛋白增高,运铁蛋白饱和度正常或稍增高。

【治疗】

1. 病因治疗 缺铁性贫血的治疗原则是补充足够的铁直到恢复正常铁贮存量及去除引起缺铁的病因。老年人的缺铁性贫血大多是继发的。早期的胃肠道肿瘤伴出血常以缺铁性贫血为首发症状。盲肠癌肿在症状出现前常已有较长时间的隐匿性失血,如果忽略了胃肠道肿瘤的诊断和治疗,其后果不堪设想。所以,病因治疗在老年病人中是十分重要的。

2. 口服铁剂 与青、中年患者相同,是治疗缺铁性贫血的首选方法。补充铁剂以口服二价铁盐为佳。成人治疗剂量以每日180~200 mg元素铁为宜,预防剂量每日10~20 mg。目前常用疗效好、不良反应小的口服铁剂有:①琥珀酸亚铁(速力菲)每次0.1~0.2 g,每日3次。②多糖铁复合物(力蜚能)每次150 mg,每日2次。③硫酸亚铁控释片(福乃得)每次1粒,每日1次。口服铁剂有效者网织红细胞在治疗后3~4天开始上升,随后血红蛋白上升,一般需要治疗2个月左右,血红蛋白恢复正常。贫血纠正后至少需要继续治疗6个月以补充贮存铁,否则易复发。口服铁剂时禁饮茶,避免饮咖啡、牛奶,进食蛋类,这些食物不利于铁的吸收。口服铁剂的不良反应有恶心、上腹痛、便秘和腹泻。

3. 注射铁剂 常用的药为右旋糖酐铁,系氢氧化高铁与右旋糖酐的高分子复合物。每毫升含铁50 mg,深部肌内注射。首次给药25 mg,观察1 h无过敏反应可给足量治疗,每日50~100 mg。肌内注射后约65%于72 h内被吸收。用药前需计算治疗总量,方法是:所需补充铁(mg)量＝[150－患者血红蛋白(g/L)]×体重(kg)×0.33。局部注射处皮肤可有铁污染而发黑,5％患者有全身反应包括头痛、面部潮红、关节肌肉疼痛、发热等过敏反应症状。因此注射铁剂应严格掌握指征,仅限于不能耐受口服铁剂、有消化道疾病口服铁剂要加重症状、铁吸收障碍及失血量超过肠道所能吸收铁量的慢性出血者。

4. 其他 ①对急性出血的老年患者可用输血治疗。对老年患者应注意避免心脏负荷过重,输血时勿过量,输注速度要慢。②老年人在缺铁的同时常有维生素 B_{12} 及叶酸的缺乏,应联合治疗。③多进食含铁量较多的食物,如海带、紫菜、木耳、香菇、动物肝、豆类、肉类等。

5. 预防 平日注意饮食营养,不偏食,不挑食。积极治疗慢性疾病,如龋齿、痔、溃疡病等,尤其要注意有无慢性出血。定期体格检查,及时发现消化道、呼吸道及生殖器官的恶性肿瘤。有胃大部切除术史的老年人应预防性口服铁剂。

二、巨幼细胞性贫血

巨幼细胞性贫血(megaloblastic anemia)是老年人常见的贫血。它是由于叶酸或维生素 B_{12} 缺乏导致脱氧核糖核酸(DNA)合成障碍所引起的一组贫血。外周血中呈现正色素大细胞性贫血,骨髓中出现巨型改变的幼红细胞,血清叶酸或维生素 B_{12} 降低。在我国老年巨幼细胞性贫血中恶性贫血较罕见,但有些地区营养性巨幼细胞性贫血并不少见,继发于其他因素引起的也偶可见到,如药物影响、酒精性肝硬化、维生素 C 缺乏等。营养性巨幼细胞性贫血在我国山西和陕西等西北地区较多见,患病率可达 5.3％。近年来老年人巨幼细胞性贫血有增高趋势,50 岁以后发病率增加。

一般认为,老年人患巨幼细胞性贫血是因维生素 B_{12} 或叶酸缺乏引起的。维生素 B_{12} 和叶酸是细胞合成 DNA 过程中的重要辅酶。在叶酸转变为亚叶酸或四氢叶酸时,维生素 B_{12} 和维生素 C 起催化作用。DNA 在细胞核内,核糖核酸(RNA)在细胞质及核小体内。叶酸和维生素 B_{12} 缺乏时 DNA 合成速度减慢,细胞处于 DNA 合成期的时期延长。但胞质内 RNA 的合成不受影响。因此,RNA 与 DNA 的比例失调,形成细胞体积大而核发育较幼稚的状态,引起巨幼细胞改变,形成巨幼细胞性贫血。这种细胞大部分在骨髓内未成熟即被破坏。类似情况也发生于粒系细胞和巨核细胞。

【病因与发病机制】 人体所需要的叶酸和维生素 B_{12} 都来自食物,动物性食品如肉类、肝、鱼、蛋、肾含有丰富的维生素 B_{12},新鲜蔬菜、水果、酵母、肝、肾和蘑菇中含有较多的叶酸。正常情况下人体每日需要 $50\sim200\ \mu g$ 叶酸,体内存贮量很少,仅为 $5\sim10$ mg,吸收部位在近端空肠。食物中缺乏叶酸时,体内的叶酸仅可供 $3\sim6$ 个月之用,因此巨幼细胞性贫血中以叶酸缺乏为多见。成人体内维生素 B_{12} 贮存量为 $2\sim5$ mg,人体每日需要量为 $2\sim10\ \mu g$,吸收部位在远端回肠。食物中缺乏维生素 B_{12} 时,体内贮存的维生素 B_{12} 可供 $2\sim5$ 年红细胞生成的需要。维生素 B_{12} 缺乏所致贫血发展缓慢。

巨幼细胞性贫血的发病原因主要是由于叶酸或(及)维生素 B_{12} 缺乏。老年人常见的病因如下。

1. 叶酸缺乏的病因 ①摄入不足:如食物中缺乏,偏食,因患冠心病、糖尿病盲目控制饮食,烹调过度,腌制及贮存过久,酗酒。②肠道吸收不良:如小肠吸收不良综合征、空肠疾患、脂肪性腹泻及某些药物作用(抗癫痫药及服避孕药等)。③利用障碍:维生素 C 缺乏时,DNA 形成障碍;叶酸拮抗药如甲氨蝶呤、氟尿嘧啶等是二氢叶酸还原酶的抑制剂,使叶酸利用障碍,导致巨幼细胞性贫血。④需要量增加:慢性溶血、恶性肿瘤、甲状腺功能亢进等可使叶酸需要量增加。⑤丢失过多:如从血液透析过程中丢失。

2. 维生素 B_{12} 缺乏的病因　①摄入不足:患萎缩性胃炎胃酸缺乏者,长期严格素食者和因病盲目控制饮食者。②吸收利用障碍:见于小肠吸收不良症群,全胃、回肠手术后,内因子缺乏,小肠淋巴瘤,慢性胰腺炎,寄生虫竞争及药物影响如对氨水杨酸钠、新霉素、苯妥英等,影响小肠内维生素 B_{12} 的吸收。老年人常有胃酸减少和胃蛋白酶减少,容易使维生素 B_{12} 吸收减低。③需要量增加:如感染、肿瘤、甲状腺功能亢进及溶血性贫血等对维生素 B_{12} 的需要量增多。

【临床表现】

1. 贫血　患巨幼细胞性贫血的老年人,贫血多较重,常见为中度及重度贫血,一般起病缓慢,除贫血的症状,如乏力、头晕、活动后心悸气短外,常伴有轻度黄疸及全血细胞减少。

2. 消化道症状　表现为食欲减退、腹胀、腹泻、便秘及舌炎等,以舌炎最为突出,舌质红、舌乳头萎缩、表面光滑,伴疼痛,俗称"牛肉舌"。

3. 神经系统症状　维生素 B_{12} 缺乏时,由于脊髓后、侧索和周围神经受损,常伴有神经系统表现,如乏力、手足麻木、感觉障碍、步伐不稳、走路困难。老年人常出现精神症状,如无欲、淡漠、抑郁、嗜睡或精神错乱。

【诊断与鉴别诊断】　根据病史及临床表现,血象呈大细胞性贫血($MCV > 100$ fl),中性粒细胞分叶过多(5 叶者占 5% 以上或有 6 叶者存在)就考虑巨幼细胞性贫血的可能,骨髓穿刺涂片示骨髓细胞具有典型的巨型改变,巨幼红细胞 $>10\%$ 就可肯定巨幼细胞性贫血的诊断。还要进一步确定是叶酸缺乏还是维生素 B_{12} 缺乏。以下是生化检查的诊断依据。

(1) 叶酸缺乏:①血清叶酸测定(放射免疫法)<6.91 nmol/L(<3 ng/ml)。②红细胞叶酸测定(放射免疫法)<227 nmol/L(<100 ng/ml)。

(2) 维生素 B_{12} 缺乏:①血清维生素 B_{12} 测定(放射免疫法)$<74\sim103$ pmol/L($<100\sim140$ pg/ml)。②红细胞叶酸测定(放射免疫法)<227 nmol/L(<100 ng/ml)。

主要与血液学表现为大细胞或巨型变的疾病,如骨髓增生异常综合征、红白血病相鉴别,后者可出现原粒细胞。

【治疗】

1. 补充治疗　原则上缺什么补什么。

(1) 叶酸缺乏:口服叶酸 $5\sim10$ mg,每日 3 次。胃肠道不能吸收者可肌内注射四氢叶酸钙 $5\sim10$ mg,每日 1 次,直到血象恢复,一般不需维持治疗。

(2) 维生素 B_{12} 缺乏:肌内注射维生素 B_{12} 100 μg,每日 1 次,直至血象恢复正常。恶性贫血或胃全部切除者需终身维持治疗,每月肌内注射维生素 B_{12} 100 μg 1 次。

对单纯维生素 B_{12} 缺乏的患者,不宜单用叶酸治疗,否则会加重维生素 B_{12} 的缺乏,特别是会有神经系统症状出现或加重。在老年患者,由于胃酸缺乏影响维生素 B_{12} 吸收者较常见。而长期维生素 B_{12} 缺乏也会影响叶酸的吸收和利用,故也有主张对老年人巨幼细胞性贫血采用叶酸与维生素 B_{12} 同时治疗。

补充治疗开始后一周网织红细胞升高达到高峰,2 周内白细胞和血小板数恢复正常,1~2 个月贫血被纠正。如果血象不能完全被纠正,应考虑是否同时合并缺铁或有其他基础疾病。对老年患者要特别注意在补充叶酸或维生素 B_{12} 后由于新生红细胞生成,细胞外钾迅速转移到细胞内,出现血钾下降。食欲差或进食困难的老年人尤应注意,应及时补充钾盐,以免发生心律失常出现心血管意外。随着 DNA 合成的恢复,血尿酸会增高,有痛风倾向者需注意。

2. 治疗基础疾病

3. 预防　加强营养知识教育,纠正偏食习惯及不正确的烹调习惯。积极治疗基础疾病。对慢性溶血性疾病或长期服用抗癫痫药者应给予叶酸预防性治疗。全胃切除者应每月预防性肌内注射维生素 B$_{12}$ 1 次。

三、慢性病贫血

慢性病贫血(anemia of chronic disorders)指继发于慢性感染、炎症和恶性肿瘤的一组贫血,常见于老年人。其特征为红细胞寿命缩短、铁代谢障碍、炎症性细胞因子增多导致红细胞生成素减少及骨髓对贫血的代偿性增生反应抑制。

【病因与发病机制】

1. 病因

(1) 慢性感染:肺脓肿、肺结核、骨髓炎、胆囊炎、泌尿道感染、盆腔炎、脑膜炎、真菌感染、艾滋病。

(2) 慢性非感染性疾病:结缔组织病、类风湿关节炎、亚急性心内膜炎、风湿热、血管炎、严重外伤或烧伤。

(3) 恶性肿瘤:癌症、淋巴瘤、白血病、骨髓瘤。

2. 发病机制

(1) 铁从巨噬细胞动员到血浆障碍:实验证明,患者骨髓内贮存铁(含铁血黄素和铁蛋白)主要在巨噬细胞内增多,而含铁颗粒的前体细胞(铁粒幼细胞)是减少的。用放射性核素 ^{59}Fe 研究显示,红细胞内铁再利用于新的血红蛋白合成是有缺陷的。这种不正常的铁代谢可能是由于体液因素及细胞因子,包括白细胞介素-1、白细胞介素-6、肿瘤坏死因子-α 和 α 及 γ 干扰素的干扰。

(2) 红细胞寿命缩短:慢性病贫血患者的红细胞寿命约为 80 天,明显低于正常人。

(3) 骨髓对贫血及红细胞生成素的反应不足:慢性病贫血患者的红细胞生成素水平低于贫血程度所应有的水平,且骨髓对红细胞生成素的反应也较正常人迟钝。

【临床表现】　慢性病患者有上述慢性感染、炎症或肿瘤病史,持续时间多在 1~2 个月以上。贫血为轻度至中度,常为基础病所掩盖,在有些患者,贫血也可能是潜在疾病的首发症状。

【诊断与鉴别诊断】

1. 诊断

(1) 有贫血伴慢性感染、炎症或肿瘤疾病。

(2) 血象常为正细胞正色素性贫血,约 30% 患者为小细胞低色素性贫血,但平均红细胞体积很少<72 fl。

(3) 骨髓象中可染铁增多且多存在于单核细胞内,铁粒幼细胞数降低。

(4) 生化检查:血清铁降低,总铁结合力降低,铁蛋白增高,多数>50 μg/L,血清可溶性运铁蛋白受体并不增高。红细胞游离原卟啉及锌原卟啉轻度增高。红细胞生成素降低。

2. 鉴别诊断　主要与缺铁性贫血相鉴别。慢性病贫血的血清铁及总铁结合力降低,铁蛋白增高,可溶性运铁蛋白受体并不增高;而缺铁性贫血的血清铁及铁蛋白降低,总铁结合力增高,可溶性运铁蛋白受体也增高。

【治疗】　主要是彻底治疗基础疾病。基因重组的红细胞生成素对某些患者有一定的疗效,剂量为每次 3 000 u,皮下注射,每周 2～3 次,至贫血纠正。

加强营养知识,增强体质。对慢性感染、炎症及恶性肿瘤等疾病,要早期发现,彻底治疗。

四、系统疾病性贫血

系统疾病性贫血也称为继发性贫血,是除造血系统外全身系统性疾病导致的贫血,常见于老年人。老年人常见的是由于慢性肾衰竭、肝病及甲状腺功能减退引起的贫血。

(一) 慢性肾衰竭性贫血

慢性肾衰竭常有贫血,并随肾病变发展而加重,当血清肌酐超过 309.4 μmol/L(3.5 mg/dl)时,绝大多数患者出现贫血,称为肾性贫血,在老年人贫血中占 4%～7%,程度较严重。

【病因与发病机制】

1. 病因　慢性肾小球肾炎、慢性肾盂肾炎、肾小球硬化症及先天性多囊肾都可导致慢性肾衰竭引起贫血。

2. 发病机制　慢性肾性贫血是由多种因素造成,肾病晚期肾脏组织破坏,红细胞生成素分泌减少,抑制红细胞生成素物质增多,使骨髓制造红细胞发生障碍。毒性物质干扰红细胞膜上的 Na^+-K^+-ATP 酶的正常功能,抑制细胞内磷酸戊糖旁路的代谢,使还原型谷胱甘肽生成减少以及脂质代谢紊乱、肾血管狭窄,导致红细胞膜脆性增加,使红细胞破坏增多,引起红细胞寿命缩短。营养不良,铁、叶酸及蛋白质摄入减少。尿蛋白丢失。慢性肾功能不全患者常由于钙磷代谢紊乱造成甲状旁腺功能亢进,伴有骨纤维组织增生及骨髓纤维化,使造血功能减退。常有血小板功能障碍导致皮肤、黏膜及内脏出血,更加重了贫血。

【临床表现】　主要是慢性肾功能不全的症状和体征。贫血的程度和进度表现不一。不少患者是以贫血为主诉而就医。少数患者可伴有消化道及皮肤黏膜出血。血红蛋白大多保持在 50～100 g/L,呈现正细胞正色素性贫血。如发生低色素性贫血,应考虑有慢性失血。红细胞寿命缩短而幼红细胞生成能力低下。临床上贫血可分为两种类型:①再生低下性贫血;②溶血性贫血,伴溶血时网织红细胞有轻度增高。白细胞及血小板数量正常。血小板功能异常,如血小板黏附、聚集及第 3 因子释放减少,血块收缩不良。血中凝血因子Ⅱ、Ⅶ、Ⅸ、Ⅹ等可有改变,纤维蛋白原和凝血因子Ⅷ增高。

【诊断与鉴别诊断】

1. 诊断

(1) 有各类肾脏病史,如慢性肾小球肾炎、慢性肾盂肾炎、肾小球硬化症及多囊肾。

(2) 有肾功能不全的症状,如头痛、恶心、呕吐、大便稀薄、淡漠嗜睡、疲乏无力、血压增高和酸碱、水盐平衡紊乱表现,小便常规见蛋白质,血尿素氮、肌酐增高,内生肌酐清除率下降,有些患者有出血表现。

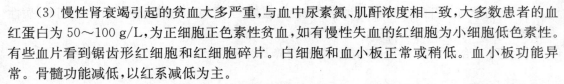

（3）慢性肾衰竭引起的贫血大多严重，与血中尿素氮、肌酐浓度相一致，大多数患者的血红蛋白为 50～100 g/L，为正细胞正色素性贫血，如有慢性失血的红细胞为小细胞低色素性。有些血片看到锯齿形红细胞和红细胞碎片。白细胞和血小板正常或稍低。血小板功能异常。骨髓功能减低，以红系减低为主。

2. 鉴别诊断　在贫血患者中，未找到病因时，要注意测定肾功能，以明确有无肾功能减退引起的贫血。肾性贫血在老年人中较常见。

【治疗】　针对肾脏病和尿毒症。随肾功能恢复，贫血可以纠正。①血液透析：使血液化学成分改善，可能去除了对红细胞生成素的抑制物质或其他溶血因素，部分促进骨髓造血功能，改善肾功能。②红细胞生成素：能明显提高红细胞，纠正慢性肾功能不全的贫血。采用基因重组的红细胞生成素 2 000 u 皮下注射，隔日 1 次，可维持血红蛋白在正常范围内。需长期持续应用。③雄激素：可促进体内非肾脏红细胞生成素的产生。④肾脏移植：对年轻患者及有供肾者可采用。肾移植成功后，血红蛋白多恢复正常。

（二）肝病性贫血

许多造血要素如蛋白质等由肝合成，维生素 B_{12} 和铁贮藏在肝内，凝血酶原等凝血因子也均在肝内合成。肝炎、肝硬化、肝癌或肝坏死时，由于贮藏功能障碍或血容量相对增加，可发生贫血。

【病因与发病机制】

1. 病因　肝炎、肝硬化、肝癌及肝坏死均可发生肝病性贫血。

2. 发病机制　除肝病本身外，失血、营养不良、脾功能亢进及溶血等都可引起贫血。①失血性：肝硬化时食管静脉曲张出血。肝功能损伤常伴有凝血功能障碍引起皮肤黏膜出血而致贫血。②营养不良：食欲减退、营养物质摄入减少。饮酒酒精可抑制叶酸的吸收、利用，导致叶酸缺乏。③红细胞破坏增多：肝硬化伴脾功能亢进，红细胞容易在脾脏内破坏，寿命呈轻度至中度缩短。④肝炎病毒可以直接或通过自身免疫损害骨髓干细胞，引起再生不良性贫血。肝功能不全患者红细胞生成素分泌减少，影响红细胞的生成。

【临床表现】　除肝病的表现外，贫血多为轻至中度的大细胞性贫血，小细胞性贫血多由失血引起。酒精中毒性肝硬化患者可见血片中棘形红细胞及口形红细胞增多。网织红细胞稍有增高。脾功能亢进者常伴有白细胞及血小板数减少。骨髓细胞常呈增生象，主要为大-正幼红细胞性增生。失血者血清铁及运铁蛋白饱和度减低，但铁蛋白正常或增高。叶酸缺乏者血清叶酸及红细胞叶酸低于正常。

【诊断与鉴别诊断】

1. 诊断

（1）患者有慢性肝病史和相关体征，并有肝功能异常，如慢性肝炎、肝硬化、肝衰竭、药物性和中毒性肝病、胆汁淤积、脾功能亢进等。

（2）肝病引起的贫血是轻、中度贫血；有急性失血或溶血时，可在较短的时间内引起重度贫血。

（3）根据细胞形态，以大红细胞性贫血多见，与肝细胞受损及合并有叶酸、维生素 B_{12} 缺乏有关。骨髓象呈红系增生明显活跃，部分可找到巨幼红细胞。其次为正细胞性贫血，与失血、脾功能亢进、血容量增加、溶血有关。小细胞低色素性贫血少见，与缺铁或铁失利用有关。

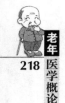

2. 鉴别诊断　肝病性贫血以大红细胞性贫血多见,需与巨幼细胞性贫血相鉴别,肝病性贫血患者有肝病与肝功能异常,而后者没有。

【治疗】　治疗肝病,改善肝功能。补充营养及对症治疗。

(三)甲状腺功能减退性贫血

1/3～1/2甲状腺功能减退的患者会有贫血。贫血不一定与甲状腺功能减退的程度相平行。老年人的甲状腺功能减退多为黏液水肿型。

【病因与发病机制】

1. 病因　由于甲状腺激素缺乏,合并铁、维生素 B_{12} 或叶酸不足所致。

2. 发病机制　由于甲状腺功能减退时,机体的基础代谢率减低,对氧的需求降低,导致红细胞生成素的分泌减少,骨髓的红系造血减少。

【临床表现】　起病缓慢,患者逐渐出现甲状腺功能减退的表现,如衰弱无力、迟钝、畏寒、纳差及便秘等。体格检查为面色苍白、表情淡漠、鼻唇增厚、舌胖、发音不清、皮肤粗糙、下肢非凹陷性水肿。血象呈现轻度或中度贫血,多为正常细胞正常色素型,伴细胞轻度大小不一。白细胞和血小板往往正常。骨髓象可呈轻度增生低下的现象。部分患者可合并有缺铁或叶酸缺乏。

【诊断与鉴别诊断】

1. 诊断

(1)继发性甲状腺功能减退患者常常有甲状腺肿、甲状腺炎、甲状腺手术切除、放射性核素治疗或服用抗甲状腺功能亢进药物史。

(2)有甲状腺功能减退的临床表现,血清甲状腺素 T_3、T_4、FT_4 降低,促甲状腺素增高。基础代谢率降低。

(3)根据周围红细胞形态,以正细胞正色素性贫血最常见,见于单纯甲状腺功能减退无并发症患者。贫血多为轻至中度,一般血红蛋白≥80～90 g/L,20％患者可有棘形红细胞。白细胞和血小板正常或轻度减少,骨髓增生轻度减低。其次为大细胞性贫血及小细胞低色素性贫血,与叶酸、维生素 B_{12} 减少及合并缺铁有关。

2. 鉴别诊断　甲状腺功能减退性贫血的大细胞及小细胞低色素性贫血应与巨幼细胞性贫血及缺铁性贫血相鉴别,前者有甲状腺功能减退的临床表现及实验室检查,而后者无。

【治疗】　主要口服甲状腺素片。甲状腺功能恢复正常后,贫血可得到纠正。部分患者合并缺铁、缺叶酸或维生素 B_{12} 者,应予以相应的补充。

(胡允平)

第三节　淋　巴　瘤

恶性淋巴瘤,简称淋巴瘤。是淋巴结及(或)淋巴结外组织的恶性肿瘤。其发生大多数与免疫应答过程中淋巴细胞增殖分化产生的某种免疫细胞恶变有关。

我国恶性淋巴瘤的发病率比欧美国家和日本低,但近年来有逐渐上升的趋势。全世界有该类患者 450 万以上。我国每年至少发病 25 000 例以上。城市发病率高于农村。近年来淋巴瘤的发病率随着年龄的增长而逐渐增高。淋巴瘤患者中约有 50%＞65 岁，＞65 岁人群的发病率明显高于≤65 岁人群。

按组织病理学改变，淋巴瘤可分为霍奇金淋巴瘤(Hodgkin lymphoma，HL)和非霍奇金淋巴瘤(non-Hodgkin lymphoma，NHL)两大类。在国内，HL 仅占所有淋巴瘤的 8%～11%，而老年患者中更以 NHL 为主。

【病因和发病机制】 肿瘤的病因学研究是其防治的基础。淋巴瘤的病因和发病机制目前尚不完全清楚，但病毒学说颇受重视。

1. EB 病毒(EBV) 1964 年 Epstein 等首先从非洲儿童 Burkitt 淋巴瘤组织传代培养中分离出 Epstein-Barr(EB)病毒。这类患者 80% 以上血清中 EBV 抗体滴定度明显增高。目前更认为引起淋巴系统恶性肿瘤的最主要病原体是 EBV，它与 NHL 的许多亚型有关，包括 Burkitt 淋巴瘤、淋巴瘤样肉芽肿病、NK/T 细胞淋巴瘤、某些血管免疫母细胞淋巴瘤及肠道 T 细胞淋巴瘤等。我国较大系列组研究报道，NHL 的 EBV 阳性率为 14%。

2. 人类嗜 T 细胞病毒 I 型(HTLV-I)和 HTLV-II HTLV-I 是 1980 年美国和日本学者分离到的一种病毒，与成人 T 细胞性淋巴瘤/白血病密切相关。它具有明显的家族集中趋势，且呈地区性流行，主要流行于日本的北海道和美洲的加勒比海地区。另一种反转录病毒 HTLV-II 近年来认为与皮肤 T 细胞淋巴瘤(蕈样肉芽肿)的发病有关。

3. 肝炎病毒 C(HCV) 研究发现，HCV 感染可增加 B 细胞 NHL 的发病风险。同时，HCV 亦是引起 B 细胞淋巴增生性疾病(LPD)的病原体。来自日本的研究也提示，B 细胞 NHL 患者的 HCV 感染率明显高于非 B 细胞 NHL。亦有报道，在慢性 HCV 感染过程中可发生脾淋巴瘤。

4. 人类免疫缺陷性病毒(HIV) NHL 为获得性免疫缺陷综合征(AIDS)相关性肿瘤之一。西欧报道的 AIDS 中，NHL 的发生率从 1988 年的 3.8% 增加至 1998 年的 5.3%。在 HIV/AIDS 成人中，低度恶性 NHL 的相对发病风险(RR)为 14，高度恶性 NHL 的 RR＞300。在 HIV 感染患者中，HL 的发生率约增高 7 倍。

此外，免疫功能低下、化学药物和毒物的接触以及血制品的应用等，都可以增加淋巴瘤的发病风险。

【病理】

1. HL HL 有其独特的细胞组成。与多数其他肿瘤不同，以少量肿瘤细胞(RS 细胞和其变异型)及其炎症背景为特点。RS 细胞大小不一，20～60 μm。多数较大，形态极不规则，胞质嗜双色性。核外形不规则，可呈"镜影"状，也可多叶或多核，偶有单核。核染色质粗细不等，核仁大而明显，可达核的 1/3。可伴多种细胞成分和毛细血管增生，以及不同程度的纤维化。结节硬化型 HL 中 RS 细胞由于变形、浆浓缩，两细胞核间似有空隙，称为腔隙型 RS 细胞。RS 细胞的起源目前尚不清楚。

HL 的分型以前较为普遍采用的是 1965 年 Rye 会议的分型方法。多年之后，这一分类表现出它的局限性和欠完善性。近年来，HL 的分型已经采用世界卫生组织分型方法替代了过去的 Rye 分型，具体对照分型见表 14-1。

目前 HL 主要有两种不同类型。其一是结节性淋巴细胞为主型 HL(nodular lymphocytic predominance Hodgkin's lymphoma，NLPHL)；其二是经典型 HL(classical

Hodgkin's lymphoma，CHL）。后者包括：①结节硬化型 HL；②混合细胞型 HL；③淋巴细胞消减型 HL；④富于淋巴细胞经典型 HL。

表 14-1　HL 的 WHO 分型法和 Rye 分型法比较

WHO 分型法	Rye 分型法
淋巴细胞为主型	淋巴细胞为主型
结节性	结节性（大多数病例）
经典型	淋巴细胞为主型
富于淋巴细胞经典型	弥散性（某些病例）
结节硬化型	淋巴细胞为主型
混合细胞型	结节性（某些病例）
淋巴细胞消减型	结节硬化型
不可分型的经典型 HL	混合细胞型（大多数病例）
	淋巴细胞消减型
	混合细胞型（某些病例）

免疫表型的表达对于 HL 的分型亦相当重要。NLPHL 以 CD20、CD45 和 EMA 表达为主，背景淋巴细胞 B 细胞富含多于 T 细胞；CHL 以 CD15、CD30 表达为主，CD20 部分表达，背景淋巴细胞 T 细胞富含多于 B 细胞。

2. NHL　　不同类型淋巴瘤的临床表现、治疗及预后各不相同，而同一类型淋巴瘤则有较为一致的生物学行为。因此，淋巴瘤的诊断和正确分类对判断病情、拟定治疗方案和了解预后具有重要意义。

目前世界上唯一合理的分类是世界卫生组织新分类（2008）（表 14-2）。但它也有某些不足，如少数亚型意义不甚明确，少数亚型重复性较差等。因此，更新的分类还在研究和探讨中。

表 14-2　成熟 B 细胞、T 细胞及 NK 细胞肿瘤的 WHO 分类（2008）

成熟 T 细胞和 NK 细胞肿瘤	
T 细胞前淋巴细胞白血病	Sézary 综合征
T 大颗粒淋巴细胞白血病	原发性皮肤 CD30 阳性 T 细胞淋巴增殖性疾病
慢性 NK 细胞淋巴增殖性疾病*	淋巴瘤样丘疹病
	原发性皮肤间变性大细胞淋巴瘤
侵袭性 NK 细胞白血病	原发性皮肤 γδT 细胞淋巴瘤
儿童系统性 EBV 阳性 T 细胞增殖性疾病（与慢性活动性 EBV 感染相关）	原发性皮肤侵袭性表皮 CD8 阳性细胞毒性 T 淋巴瘤*
种痘水疱病样淋巴瘤	原发性皮肤小/中 CD4 阳性 T 细胞淋巴瘤*
成人 T 细胞白血病/淋巴瘤	外周 T 细胞淋巴瘤，非特殊类型
结外 NK/T 细胞淋巴瘤，鼻型	血管免疫母细胞性 T 细胞淋巴瘤
肝脾 T 细胞淋巴瘤	间变性大细胞淋巴瘤，ALK 阳性
皮下脂膜类样 T 细胞淋巴瘤	间变性大细胞淋巴瘤，ALK 阴性*
蕈样真菌病	

成熟 B 细胞

B 慢性淋巴细胞白血病/小淋巴细胞淋巴瘤	弥漫性大 B 细胞淋巴瘤(DLBCL),非特殊类型
B 细胞前淋巴细胞白血病	T 细胞/组织细胞丰富的大 B 细胞淋巴瘤
	原发中枢神经弥漫大 B 细胞淋巴瘤
	老年人 EBV 阳性的弥漫大 B 细胞淋巴瘤*
	原发性皮肤弥漫大 B 细胞淋巴瘤,腿型
脾边缘区淋巴瘤	慢性炎症相关性 DLBCL
毛细胞白血病	淋巴瘤样肉芽肿
脾淋巴瘤/白血病,不能分类*	原发性纵隔(胸腺)大 B 细胞淋巴瘤
脾弥漫红髓小 B 细胞淋巴瘤*	血管内大 B 细胞淋巴瘤
毛细胞白血病-变异型*	ALK 阳性弥漫大 B 细胞淋巴瘤
淋巴母细胞淋巴瘤	浆母细胞性淋巴瘤
华氏巨球蛋白血症(Waldenstrom's 巨球蛋白血症)	起源于 HHV8 阳性的多中心 Castleman 病的大 B 细胞淋巴瘤
重链病	原发性渗漏性淋巴瘤
α 重链病	伯基特淋巴瘤
γ 重链病	介于弥漫大 B 细胞淋巴瘤和伯基特淋巴瘤之间的不能分类的 B 细胞淋巴瘤
Mu 重链病	
浆细胞骨髓瘤	介于弥漫大 B 细胞淋巴瘤和经典霍奇金淋巴瘤之间的不能分类的 B 细胞淋巴瘤
孤立性骨浆细胞瘤	
骨外浆细胞瘤	
结外黏膜相关淋巴组织边缘区淋巴瘤(MALT 淋巴瘤)	
结内边缘区 B 细胞淋巴瘤	
儿童结内边缘带 B 细胞淋巴瘤*	
滤泡性淋巴瘤	
儿童滤泡性淋巴瘤*	
原发皮肤滤泡中心淋巴瘤	
套细胞淋巴瘤	

*:暂定类型,WHO 工作组认为目前尚无足够证据表明其为独立疾病。

【临床表现】 淋巴瘤细胞生长和倍增引起淋巴结肿大及相应浸润症状,侵犯组织器官而引起各系统症状是淋巴瘤的共同表现。但 HL 和 NHL 的不同组织病理学变化亦形成了各自的临床特点。

1. HL 多出现于青年人,儿童少见。首发症状往往是无痛性进行性的颈部或锁骨上淋巴结肿大(占 60%~80%),其次为腋下淋巴结肿大。此淋巴结肿大的特点:质地为硬橡皮样,边缘清晰,表面光滑,可活动,体积大小不等。可有数个淋巴结相互融合,形成较大肿块,固定与皮肤粘连,皮肤表面发红,偶有破溃。HL 的颈部症状有咽痛、扁桃体增大和鼻塞等;胸部症状有胸闷、胸痛、咳嗽、气促和胸部肿物;全身症状有发热、盗汗、体重减轻,其次是皮肤瘙痒和乏力。

1/3 的 HL 患者原因不明的持续发热为起病症状,这类患者一般年龄稍大,男性较多,常

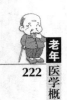

伴腹膜后淋巴结累及。周期性发热(Pel-Ebstein热)见于约1/6患者,可有局部及全身性皮肤瘙痒,多为年轻女性患者。

2. NHL　淋巴结肿大是本病最常见的表现。约1/3 NHL 原发于淋巴结外器官的淋巴组织。如原发于胃肠道、呼吸道、咽淋巴环、中枢神经系统、骨骼及皮肤等。初诊时 10%～20%的患者表现为发热、盗汗、消瘦等全身症状。

相对于 HL,NHL 有以下临床特点:①随年龄增长而发病增多,男性较女性为多;②NHL 有远处扩散和结外侵犯倾向,对各器官的侵犯较 HL 多见;③常以发热或各系统症状为主起病,无痛性颈和锁骨上淋巴结进行性肿大为首发症状者较 HL 为少;④除惰性NHL 外,一般起病较快。

【实验室和其他检查】

1. 病理活检　是确诊淋巴瘤及其病理类型,指导治疗的主要依据。最常用的是淋巴结活检,应选择肿大、丰满、质韧的浅表淋巴结,要完整切除,以便观察到淋巴结整体结构。尽量选择炎症干扰较小部位的淋巴结活检,如滑车上淋巴结、腋下淋巴结、锁骨上淋巴结、颏下淋巴结等。累及其他组织,如皮肤等亦可做活检和印片,肝、脾穿刺涂片及病理检查如有适应证,亦可考虑。结外侵犯应尽可能取活检证实,尤其是无浅表淋巴结肿大者,如纵隔淋巴结,在全面检查后,行 CT 定位下穿刺活检。

以淋巴细胞表面分化抗原单克隆抗体测定淋巴瘤细胞的免疫表型表达,对确诊淋巴瘤分型和区分 B 或 T 细胞淋巴瘤至关重要。

2. 细胞遗传学和分子生物学检测　染色体易位检查亦有助于 NHL 的分型诊断。如:t(14;18)是某些滤泡细胞淋巴瘤的标记;t(8;14)是 Burkitt 淋巴瘤的标记;t(11;14)是套细胞淋巴瘤的标记;t(2;5)是 ALK 阳性的间变大细胞淋巴瘤的标记;3q27 异常是弥漫性大细胞淋巴瘤的标记等。

确诊有困难者,可应用聚合酶链反应(PCR)方法做基因重排检测,T 细胞做 T 细胞受体(TCR)基因重排,B 细胞做 B 细胞免疫球蛋白重链(IgH)基因重排。目前荧光原位杂交(FISH)方法较 PCR 方法更为快捷、准确、灵敏。

3. 血象和骨髓象　病情早期患者血象多正常,当淋巴瘤累及骨髓可出现贫血、血小板减少和出血等情况。9%～16%患者可向白血病转化,当并发急性淋巴瘤细胞白血病时,可呈现白血病样血象和骨髓象。

4. 生化检查　可伴有血细胞沉降率、血清乳酸脱氢酶、β2-微球蛋白及碱性磷酸酶等指标升高,单克隆或多克隆性的免疫球蛋白升高,以上改变常可作为肿瘤负荷、病情变化及判断预后的检测指标。

5. 影像学检查

(1)浅表淋巴结检查:B 超检查和放射性核素淋巴结扫描可发现体格检查未触及的淋巴结及其治疗中、治疗后的变化,并且进一步随访。

(2)全身 CT 检查:头部、颈部、肺部和纵隔、上腹部(肝、胆、胰、脾、肾)、腹腔、后腹膜和盆腔的 CT 扫描和注射造影剂的增强扫描,都可以得到淋巴瘤阳性占位的影像学结果,以后作为其判断疗效和随访指标。

(3)正电子发射计算机断层显像(PET):可以显示淋巴瘤及其较小的占位病灶,通过生化影像学方法进行肿瘤指数分析。目前在国际上 PET 应用于淋巴瘤临床中的经验已达到共识,其显像意义已经超过了以往影像学的检查意义。

【诊断和鉴别诊断】 本病的确诊有赖于组织学活检(包括免疫组化检查及分子细胞遗传学检查)。这些检查不仅可确诊 NHL,还可作出分型诊断,对了解该疾病的恶性程度、判断预后及选择正确的治疗方案都至关重要。

关于 HL 和 NHL 的分期,通常沿用 HL 的 Ann Arbor 分期体系,即分为 Ⅰ、Ⅱ、Ⅲ、Ⅳ期,并根据有无全身症状区分为"A"、"B"(表 14-3)。

表 14-3 Ann Arbor 分期

分期	病变范围
Ⅰ期	侵及 1 个淋巴结区(Ⅰ),或侵及 1 个单独的淋巴结以外器官或部位(ⅠE)
Ⅱ期	膈同侧的 2 个或多个淋巴结区受累(Ⅱ),或外加局限侵犯 1 个淋巴结外器官或部位(ⅡE)
Ⅲ期	膈两侧淋巴结区受累(Ⅲ),或外加局限侵犯 1 个淋巴结外器官或部位(ⅢE),或脾(Ⅲs)或二者(ⅢE+S)
Ⅳ期	1 个或多个淋巴结外器官的弥漫性(多病灶)受累,伴或不伴相关淋巴结受累

注:Ⅰ~Ⅳ期均可分为"A"、"B","A"表示无全身症状,"B"表示有全身症状。

健康人亦可在颈部或腹股沟部位触及某些淋巴结,其肿大亦可见于细菌、结核或原虫的感染及某些病毒感染,还需与淋巴结转移肿瘤相鉴别,主要鉴别如下。

1. 淋巴结炎 一般慢性淋巴结炎多有感染灶,在急性感染期(如足癣感染)可引起同侧腹股沟淋巴结肿大,伴红、肿、热、痛等急性期表现,或仅有淋巴结肿大伴疼痛。急性期过后,淋巴结缩小,疼痛消失。一般慢性淋巴结肿大较小,0.5~1.0 cm,质地较软、扁,活动度好。

2. 淋巴结结核 为结核分枝杆菌感染的慢性淋巴结炎,肿大的淋巴结以颈部多见,多伴有肺结核的全身中毒症状,如低热、盗汗、消瘦、乏力等,与淋巴瘤较难鉴别。但结核性淋巴结肿大质较硬,表面不光滑,质地欠均匀,或因干酪样坏死而呈囊性,或与皮肤粘连,活动度差,结核菌素试验(PPD)呈阳性。须尽可能取得病理或细胞学证据,以免误诊。

3. 传染性单核细胞增多症 多数可有淋巴结肿大,但较小、散在,50%伴脾大。本病一般有中等发热,常伴极度乏力。白细胞计数正常或增高,单核细胞数增多(占 50%~90%),并伴有异常淋巴细胞,若>10%,对诊断有较大意义。嗜异体凝集试验在早期呈阳性>1∶56,属 IgM 型。第 1 周阳性率为 40%,第 2 周为 60%,第 3 周达 80%以上,可持续 2~5个月。

【治疗】 淋巴瘤的治疗近年来进展较快,以化疗为主的化放疗结合的综合治疗是淋巴瘤的基本诊疗策略。

1. HL 近年来,对于早期 HL 强调综合治疗,其优点是降低了放疗剂量和缩小照射靶区,减少了受照射面积,还减少了化疗周期数,降低化疗的毒副作用,同时显著提高了患者的无病生存率或无进展生存率。

目前早期 HL 的治疗原则主要取决于患者的预后因素。根据影响预后的因素主要分为以下两类:预后良好早期 HL 和预后不良早期 HL。目前主要采用欧洲 EORTC 和德国

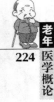

GHSG 两种标准,见表 14-4。

表 14-4　EORTC/GELA、GHSG 及 NCCN 关于早期 HL 预后因素和治疗分组

治疗组	EORTC/GELA 危险因素(RS)	GHSG 危险因素(RS)
	A 大纵隔	A 大纵隔
	B 年龄≥50 岁	B 结外受侵
	C 无 B 症状	C 无 B 症状但红细胞沉降率>50 mm/h 或红细胞沉降率>30 mm/h 伴 B 症状
	D≥4 个部位受侵	D≥3 个部位受侵
预后良好早期 HL	CS Ⅰ～Ⅱ期,无不良预后因素	CS Ⅰ～Ⅱ期,无不良预后因素
预后不良早期 HL	CS Ⅰ～Ⅱ期,有任何不良预后因素	CS Ⅰ～ⅡA 期伴任何 RS CS ⅡB 伴 RC;C/D 但不伴 A/B
晚期 HL	CS Ⅲ～Ⅳ期	CS ⅡB 伴 A/B;CS Ⅲ～Ⅳ期

(1) 放疗:放疗区域除累及的淋巴结和组织以外,还应包括可能侵及的淋巴结和组织,实施护野照射。病变在膈上采用斗篷式,照射部位包括两侧从乳突端至锁骨上下、腋下、肺门、纵隔至横膈的淋巴结。膈下倒"Y"形高照射,包括以膈下淋巴结至腹主动脉旁、盆腔及腹股沟淋巴结,同时照射脾区。剂量为 30～40 Gy,3～4 周为 1 个疗程。

(2) 化疗:MOPP 方案是第 1 个获公认的成功治疗进展期 HL 的联合化疗方案。然而近年来提出的 ABVD 方案,已被广泛证明其疗效优于 MOPP 方案,且治疗相关远期毒性小。进展期 HL 仍有 40%～50%的患者治疗失败,是否 ABVD 和 COPP 交替以及寻求新方案,正是我们探讨的方向。HL 的主要化疗方案见表 14-5。

表 14-5　HL 的主要化疗方案

方案	药物	用法	备注
MOPP	(M)盐酸氮芥	6 mg/m² 静脉注射,第 1 天及第 8 天	如氮芥改为环磷酰胺 60 mg/m² 静脉注射,即为 COPP 方案
	(O)长春新碱	1.4 mg/m² 静脉注射,第 1 天及第 8 天	
	(P)丙卡巴肼	每日 70 mg/m² 口服,第 1～14 天	疗程间休息 2 周
	(P)泼尼松	40 mg/d 口服,第 1～14 天	
ABVD	(A)多柔比星	25 mg/m² 静脉注射,第 1 天及第 15 天	疗程间休息 2 周
	(B)博来霉素	10 mg/m² 静脉注射,第 1 天及第 15 天	
	(V)长春碱	6 mg/m² 静脉注射,第 1 天及第 15 天	
	(D)达卡巴嗪	375 mg/m² 静脉注射,第 1 天及第 15 天	

(3) 免疫治疗及其他:应用高敏感 PCR 识别 HL 患者外周血和淋巴结中的 RS 细胞,可检测出微小残余灶及自身骨髓移植时的典型病源细胞和其他细胞。RS 细胞表达大量的表面抗原,如 CD25、CD30 等,其 CD30 在 HL 的免疫治疗中较有应用前景,免疫毒性制剂(由 CD30 单抗组成)具有特异性和强大的抗 HL 肿瘤,并已获体内和体外试验证明。

出现失败,可考虑采用大剂量化疗继以造血干细胞移植。

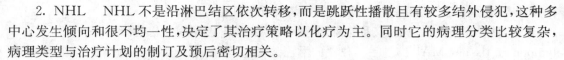

2. NHL　NHL 不是沿淋巴结区依次转移,而是跳跃性播散且有较多结外侵犯,这种多中心发生倾向和很不均一性,决定了其治疗策略以化疗为主。同时它的病理分类比较复杂,病理类型与治疗计划的制订及预后密切相关。

(1) 惰性淋巴瘤:常见惰性淋巴瘤主要包括:①B 细胞 CLL/SLL;②淋巴浆细胞淋巴瘤;③脾边缘区 B 细胞淋巴瘤;④滤泡型淋巴瘤;⑤套细胞淋巴瘤。其中套细胞淋巴瘤是本组中最具侵袭性的。

惰性淋巴瘤发展缓慢,化放疗有效,但不易缓解。其中 I 期和 II 期放化疗后存活时间可长达 10 年,部分患者有自发性肿瘤消退现象;III 期和 IV 期患者化疗后常会多次复发,但存活时间亦可达 10 年。故主张姑息性治疗原则,尽可能推迟化疗。但病情进展,可单用苯丁酸氮芥 4～12 mg 口服,需要时;或环磷酰胺 100 mg 口服,需要时。联合化疗宜以 COP 方案为主(表 14 - 6)。

表 14 - 6　NHL 的常用联合化疗方案

方 案	药 物	剂量及途径	时间及程序
COP	环磷酰胺	750 mg/m², iv	Day1 q14～21d
	长春新碱	1.4 mg/m², iv	Day1 q14～21d
	泼尼松	100 mg/d, po	Days1～5 q14～21d
CHOP	环磷酰胺	750 mg/m², iv	Day1　q21d
	多柔比星	50 mg/m², iv	Day1　q21d
	长春新碱	1.4 mg/m², iv	Day1　q21d
	泼尼松	100 mg/d, po	Days1～5　q21d
ESHAP	足叶乙甙	60 mg/(m²·d), iv	Days1～4　q21d
	甲泼尼松	500 mg/d, iv	Days1～4　q21d
	顺铂	25 mg/(m²·d), iv	Days1～4　q21d
	阿糖胞苷	2 g/m², iv	Day5　q21d
DICE	地塞米松	10 mg, iv	Q6h Days1～4　q21～28d
	异环磷酰胺	每日 1 g/m², iv	Days1～4　q21～28d
	顺铂	每日 25 mg/m², iv	Days1～4　q21～28d
	足叶乙甙	每日 100 mg/m², iv	Days1～4　q21～28d

惰性淋巴瘤在老年淋巴瘤患者中占有比例较高,而目前治疗并没有显著延长老年患者的远期生存时间,绝大部分惰性淋巴瘤仍属不可治愈性疾病。这就决定了对老年患者治疗的主要目的是控制肿瘤发展,改善生活质量,延长肿瘤进展时间。

氟达拉滨(fludarabine)作为一种新型的核苷类似物,具有抑制 RNA 还原酶、DNA 聚合酶、DNA 引物酶、DNA 连接酶的作用,进而抑制 DNA 的合成而发挥抗肿瘤作用。目前主要应用于包括滤泡淋巴瘤在内的多种惰性 B 细胞肿瘤的治疗。

人鼠嵌合型抗 CD20 阳性淋巴细胞的单克隆抗体——美罗华,在惰性淋巴瘤中的疗效显著。研究显示,当美罗华与化疗联合应用时,在不增加化疗毒副作用的同时,可以显著提高治疗的有效率和完全缓解率,亦显著延长患者的无事件生存期。

(2)黏膜相关性淋巴瘤:又称结外边缘区黏膜相关淋巴组织淋巴瘤(mucosa - associated lymphoma tissue,MALT)是一类独立的淋巴瘤类型,生物学行为表现为惰性,通常病情进展缓慢,病灶多局限于原发部位。MALT 淋巴瘤可发生于各种器官和组织,常见侵犯部位为胃肠道,约占 50%;非胃肠道 MALT 可发生于多种部位,包括眼附属器、唾液腺、甲状腺、肺、乳腺、皮肤、肾、肝、前列腺、颅内脑膜等。分子生物学研究发现,至少有 3 种染色体易位和 MALT 的发生有关,其中 t(11;18)、(q21;q21)的易位最常见,见于超过 1/3 的 MALT 患者。这些基因改变均影响了同一通路,即 NF - κB 通路。

Wothenspon 等首先报道了用抗生素治疗清除幽门螺杆菌(Hp)可使胃 MALT 淋巴瘤取得缓解。目前,清除 Hp 可使 75% 胃 MALT 淋巴瘤获得组织学缓解。这一治疗患者接受三联抗 Hp 治疗 1 周:奥美拉唑＋甲硝唑＋克拉霉素,或奥美拉唑＋阿莫西林＋克拉霉素。虽然清除 Hp 可使大多数 Hp 阳性的胃 MALT 淋巴瘤缓解,但仍有部分患者治疗失败。

目前,微小残留病灶的定义为:Hp 已清除,胃镜检查正常,抗 Hp 治疗后 12 个月仍有微小组织学残留。目前对于有微小残留病灶者,采用不治疗,单纯观察,常规随访胃镜并取多位点活检。另外,利妥昔单抗(CD20 单抗)对 MALT 淋巴瘤也有一定疗效。

总之,早期胃 MALT 淋巴瘤的局部治疗疗效肯定。随着非手术治疗(抗 Hp 治疗、放疗和化疗)手段的进展,手术治疗已被非手术治疗所替代。

其他部位的 MALT 淋巴瘤的治疗与胃 MALT 淋巴瘤的治疗有所不同。明确诊断后,在治疗前常对淋巴瘤进行全身性的评估,包括胃镜检查以排除胃的病变。治疗方法包括手术(尚有争议)、局部放疗、全身化疗、口服苯丁酸氮芥或氟达拉滨。对向高度恶性转化、病变浸润较深的患者,必须使用 CHOP 方案。

(3)侵袭性淋巴瘤:B 细胞侵袭性淋巴瘤包括弥漫大 B 细胞淋巴瘤,Burkitt 淋巴瘤/白血病以及套细胞淋巴瘤等;T 细胞侵袭性淋巴瘤包括血管免疫母细胞性 T 细胞淋巴瘤、间变性大细胞淋巴瘤和周围 T 细胞淋巴瘤等。弥漫大 B 细胞淋巴瘤是侵袭性淋巴瘤的代表类型。

是否存在预后不利因素,对于疾病的判断、治疗方案的决定和预后的定位都有直接相关因素。主要的预后不利因素包括:①乳酸脱氢酶高于正常值;②疾病分期Ⅱ期以上;③年龄＞60岁;④肿块直径≥10 cm;⑤行为状态评分≥2 分。

一线化疗方案 CHOP(见表 14 - 6)方案的疗效与其他治疗 NHL 的化疗方案类似,而毒性较低。因此,该方案为侵袭性 NHL 的标准治疗方案。对于弥漫大 B 细胞淋巴瘤,目前广泛接受的标准治疗为 6～8 个疗程的 CHOP 联合美罗华(R - CHOP 方案)。

目前,侵袭性淋巴瘤不管分期均应以化疗为主,对化疗残留肿块、局部巨大肿块或中枢神经系统累及可行局部放疗护野照射(30～36 Gy)作为化疗的补充。

二线化疗方案包括:ESHAP 方案、DICE 方案等(见表 14 - 6)。此外,二线化疗方案还包括:GOP(吉西他滨、地塞米松、顺铂),GemOx(吉西他滨、奥沙利铂),mini BEAM(卡莫司汀、足叶乙甙、阿糖胞苷、美法仑)和 MINE(美斯纳、异环磷酰胺、米托蒽醌、足叶乙甙)方案等。以上方案都可以加用美罗华,以增加疗效。其中中等剂量甲氨蝶呤的应用可防治中枢神经系统淋巴瘤。更强烈的方案 COP - BLAM 等可使长期无病生存率增加,但因毒性过大而不适于老年及体弱者。

淋巴瘤若有全身播散或有白血病发展倾向或已转化为白血病者,可试用治疗淋巴细胞白血病的化疗方案,如 VDLP 方案(长春新碱、柔红霉素、门冬酰胺酶、泼尼松)。

(4) 老年淋巴瘤:如前所述,年龄是预后分析中的一个重要指标。也正是基于此,国际上多种大型临床研究都将老年患者作为一个独立的群体进行研究,使该类型的老年淋巴瘤患者的资料和结果更丰富,也更有说服力。

国外对 61～75 岁的初治弥漫大 B 淋巴瘤患者,随机给予 CHOP 3 周、CHOP 2 周、CHOEP 3 周和 CHOEP 2 周方案化疗。对接受 2 周方案的患者在化疗第 4 天给予粒细胞集落刺激因子(G - CSF)支持。结果显示,CHOP 2 周方案和 CHOEP 2 周方案都较标准的 CHOP 3 周方案提高完全缓解率和总生存率。但国内这方面资料尚缺乏。美罗华在 B 细胞淋巴瘤治疗中所表现出来的疗效和安全性,其与常规化疗的联合应用也在老年淋巴瘤患者中进行了充分的研究。上述研究中住院随访至 2 年时,R - CHOP 治疗组的近期有效率、无事件生存率、无病生存率和总生存率都显著优于 CHOP 治疗组,而且没有明显增加治疗的毒副作用。因此,R - CHOP 方案已经成为老年患者的标准治疗方案。

套细胞淋巴瘤虽然属于惰性淋巴瘤,但更具有侵袭性淋巴瘤的特点,治疗上多选用更强烈的治疗方案。M. D. Anderson 肿瘤治疗中心在 2005 年发表了他们设计的 HyperCVAD 的 A/B 方案交替治疗 6～8 个周期,部分患者联合使用美罗华的结果,其中位年龄高达 61 岁。结果显示,它的总有效率达 97%,其中完全缓解(CR)和不确定完全缓解者达 87%,中位随访至 40 个月时,3 年的无治疗失败生存率和总生存率达到 64% 和 82%。为了降低其毒性和增加其安全性,目前正在调整方案并加强支持对症治疗。

万珂是一种新型的蛋白酶体抑制剂,通过与 26 s 蛋白酶体催化中心结合,抑制 26 s 蛋白酶体对蛋白的水解作用而发挥抗肿瘤作用。一般认为套细胞淋巴瘤的发生与此途径有关,因此该药在国际上已批准用于套细胞淋巴瘤的治疗。

对于老年患者,很多化疗方案中的药物在实际应用时还存在不少顾虑。激素就是治疗淋巴细胞恶性疾病的一个重要而常用的药物,但老年患者很多合并高血压、糖尿病等,有的在用药中对糖的调节能力下降。原发于胃肠道的淋巴瘤患者,在用药中会增加消化道出血的风险。在实际临床工作中,若给予患者积极的支持对症治疗,如控制血压、监测血糖、预防性给予胃黏膜保护类药物等,并不会增加患者的治疗风险。另外,多柔比星是淋巴瘤治疗方案中的主要药物,但潜在的心脏毒性限制了其在部分患者尤其是老年患者中的应用,以往中老年患者可以选用表柔比星来替代。近年来,脂质体多柔比星已进入临床用药,它通过脂质载体持续缓慢地释放药物,较普通多柔比星的心脏毒性明显减少。

3. 骨髓移植 大剂量化疗后应用自体干细胞移植(ASCT)是巩固化疗疗效的最佳方案,可以改善侵袭性淋巴瘤患者的长期无进展生存率,延长生存期。对化疗敏感的复发患者,应用大剂量放化疗加 ASCT 已经成为标准的治疗方法。

血管免疫母细胞性 T 细胞淋巴瘤、套细胞淋巴瘤和 Burkitt 淋巴瘤如不为化放疗所缓解,则应行异基因造血干细胞移植(allo - SCT)。它可以诱导移植物抗淋巴瘤,此种过继免疫的形成有利于清除微量残留病灶,治愈的机会有所增加。

【预后】 近十几年来,HL 和 NHL 的治疗已取得了很大的进步,淋巴瘤已成为一个潜在可治愈的肿瘤类型。HL 和 NHL 的某些亚型已有可能用化放疗治愈。HL 是化疗可治愈的肿瘤之一,其预后与组织类型及临床分期密切相关,其中淋巴细胞为主型预后最好。

NHL 一般参照 5 个治疗前参数,判断具有独立的预后意义:①乳酸脱氢酶水平(正常或升高);②年龄(≤60 岁或>60 岁);③早期(Ⅰ或Ⅱ期)或晚期(Ⅲ和Ⅳ期);④结外累及数(≤1 处或>1 处);⑤行为状态(0,1 或≥2 分),见表 14-7。

表 14-7 以 IPI 为基础的风险因素组别

风险组	风险因素数量	完全缓解率(%)	5 年生存率(%)
低度	0,1	87	73
低至中度	2	67	50
高至中度	3	55	43
高度	4,5	44	26

一般认为,老年人淋巴瘤的预后要比青年人差,这从目前应用的预后分析指数,年龄作为不良预后因素之一得到佐证。老年患者对化疗的耐受性较差,足量化疗在保证有效率的同时也会带来毒副作用的增加,而这同样增加治疗相关死亡而影响老年患者的远期生存率。因此,对老年淋巴瘤患者,在治疗中在不影响疗效的情况下合理用药就成为治疗成功、长期生存的关键。

(曾晓颖　唐　曦)

第四节　白　血　病

白血病是一组血液系统的恶性克隆性疾病,主要表现为白血病细胞在骨髓或其他造血组织中异常增生,抑制正常造血细胞生成,并浸润机体各组织器官,产生相应的临床表现。

随着我国人口老龄化的发展,人均寿命逐年延长,血液系统的肿瘤包括白血病的发病率有明显上升趋势,由于老年人的生理变化特点及老年白血病的生物学特征,使得老年白血病的治疗更为棘手,缓解率低,预后差。在老年白血病的发病中以急性髓系细胞白血病(AML)和慢性淋巴细胞白血病为多见。

一、急性白血病

急性白血病分 AML 和淋巴细胞白血病(ALL)两大类,老年急性白血病以 AML 多见,约 50%的 AML 患者发病年龄>60 岁,在生物学特征上与一般成人有很大不同,成为一个独立的临床类型。

【病因与发病机制】

白血病病因复杂,现已知放射线、烷化剂、苯及某些病毒感染与白血病发病有关。此外,某些家族白血病发病率、双生子白血病发病率、某些遗传病(如 Down 综合征、Fanconi 贫血)患者白血病发病率均显著高于正常人群。综上,白血病的发病是一个多因素、多环节的复杂过程。

1. 生理特点

(1) ≥60 岁的老年人造血功能约减退一半,随着年龄的增长更明显,各种抗白血病药物都有较强的骨髓抑制作用,治疗后老年人出现骨髓造血功能抑制更严重,并且骨髓正常功能恢复又较一般成人慢,因此为白血病的常规化疗带来很大困难。

(2) 老年人常合并多脏器功能减退。随着年龄增大,机体修复能力逐渐减退,细胞衰老、器官功能下降,老年人基础情况差,常伴有多系统或器官的疾病,这些常见的并发症使其对化疗耐受性降低,并且老年人的血管病变与凝血功能异常容易引起出血及血栓形成,给老年白血病治疗药物和剂量的选择带来影响,造成疗效不佳、预后差。

(3) 老年白血病的生物学特点:老年急性白血病尤其是 AML 约 30% 继发于骨髓增生异常征(MDS)。继发性 AML(SAML),不仅复合染色体异常检出率高,而且预后不良的染色体核型频率高,原发多药耐药发病率亦高,这也是不良的预后因素。

2. 老年 AML 的常见类型　老年急性白血病的诊断分型与一般成人一样,某些急性白血病的预后与白血病的形态学类型、免疫学表现、染色体核型及分子生物学改变密切相关,因此世界卫生组织提出诊断要同时结合细胞形态学、细胞组织化学、细胞免疫学、细胞遗传学及分子生物学检测进行分型分类(MIMC 分型),有助于提高白血病分类分型诊断的准确性,确定治疗方案,并有利于估计预后。

(1) 急性粒单细胞白血病(M4):M4 占老年 AML 的 15%～25%,中位发病年龄 50 岁,是老年 AML 中多发的类型。

(2) 急性单核细胞白血病(M5):M5 中以 M5b 多见于老年人,占 AML 的 3%～6%,亦是老年 AML 中多发的类型。

(3) 伴有多系病态造血的 AML:主要见于老年人,常伴有严重的全血细胞减少,患者可为无先期 MDS 或 MDS 骨髓增殖性疾病(MPD)的初发者,或继发于 MDS 或 MDS/MPD 的演进。

本型主要特征如下。①细胞形态学:治疗前外周血或骨髓中原始细胞≥20%,且髓系细胞中至少两系细胞有 50% 的细胞有病态造血。粒细胞病态造血表现为中性粒细胞胞质颗粒减少,核分叶减少或异常分叶,该特征有时外周血片比骨髓片更明显。红系细胞病态造血表现为巨幼样变、核碎裂、核分叶或多核,环状铁粒幼细胞,胞质空泡,PAS 阳性;巨核细胞病态造血表现为小巨核、单叶核或多核巨核细胞。②免疫表型:反映形态学异质性,常表达 CD13$^+$、CD33$^+$、CD34$^+$、CD56$^+$ 和(或)CD7$^+$,原始细胞多表达多药耐药糖蛋白(MDR1)。③遗传学:细胞遗传学异常类似于 MDS 所见,老年 AML 患者中具有预后良好染色体核型的患者比例较低,而具有预后不良染色体核型患者的比例较高,复杂核型及 5、7、17 号染色体异常占较高比例。

(4) 低增生性 AML:低增生性 AML 是一种骨髓有核细胞增生减低的急性白血病,约占 AML 的 10%,常见于老年患者,临床上应与再生障碍性贫血和 MDS 相鉴别,低增生性 AML 诊断特别强调 1 个以上部位骨髓细胞增生低下,排除由于骨髓中白血病细胞过多或合并骨髓纤维化导致的抽取困难。幼稚细胞比例对鉴别低增生性 AML、MDS 至关重要。诊断低增生性 AML 幼稚细胞比例≥30%(所有有核细胞,不含淋巴细胞)。低增生性 AML 患者可有持续的全血细胞减少和某种程度病态造血。尚需与 MDS 相鉴别:①低增生性 AML 患者外周血、骨髓造血细胞减少和淋巴细胞增多较 MDS 更多见,更显著。②体外集落培养分析:低增生性 AML 的集族/集落比例低于 MDS。③一般无 MDS 常见的非随机染色体异常（－7/7q－或 5q－等）。④免疫表型提示髓系来源（一般无淋巴细胞标记）。

【临床表现】 各种类型的急性白血病无论起病急骤或缓慢，除常有的虚弱、乏力、体重减轻、活动后气促、苍白、食欲不振等共同临床表现外，还包括其他两个方面。

（1）白血病细胞抑制正常造血细胞，导致贫血、出血、继发感染发热

1）急性白血病的贫血症状出现得早而严重，常为首起表现，呈进行性加重。急性白血病有半数以上患者确诊时已有严重贫血，发生贫血的原因多为综合性的，但主要原因是红细胞被白血病细胞抑制，生成减少，因此白血病缓解后，贫血常可缓解。

2）急性白血病的出血倾向也是一个早期的主要表现，出血广泛而严重，以皮肤黏膜出血为最常见，严重者可出现内脏出血，甚至发生颅内出血，危及生命。出血主要原因是血小板生成减少，功能异常，凝血因子异常，在并发弥散性血管内凝血（DIC）时，血浆纤维蛋白原含量呈进行性减低，并因白血病细胞浸润等血管内皮受到损伤，亦常导致广泛的局部出血。

3）发热也是急性白血病最常见的症状之一，发热常提示伴感染，以口腔炎最常见，甚至溃疡、坏死，肺部感染、泌尿系统感染、肛周炎或肛周脓肿也甚常见，有时可找不到明确的感染灶，严重感染常导致败血症和菌血症。较常见的致病菌为肺炎克雷白菌、铜绿假单胞菌、肠杆菌属、金黄色葡萄球菌以及肠球菌等，真菌感染亦常见，急性白血病患者在治疗过程中感染可反复发生。

（2）白血病细胞广泛浸润各组织脏器，除骨髓、外周血被白血病细胞浸润外，常导致肝、脾、淋巴结肿大及其他器官功能障碍。

1）淋巴结、肝、脾肿大：淋巴结肿大在 AML 少见，以 ALL 发生率最高，急性白血病常见有轻至中度肝脾大，以急性单核细胞白血病最多见，脾大也较常见。

2）骨和关节疼痛：骨痛常发生在有造血功能的骨骼，尤以胸骨多见，与白血病细胞浸润有关，故常在化疗后骨痛消失。

3）牙龈、口腔黏膜、皮肤、眼部及中枢神经等浸润：多见 M4、M5 型患者因白血病细胞浸润出现牙龈、口腔黏膜肿胀，其他类型 AML 较少见。各型 AML 均可见白血病细胞皮肤浸润，以 M4、M5 型多见，常为多发或普及全身的皮肤结节。AML 白血病细胞可见于眼的任何部位。一般发生于原始细胞极高的患者，以视网膜浸润为主，眼底出血也较多见。中枢神经系统白血病浸润临床表现为颅内压升高，可出现头痛、呕吐、颈项强直、视盘水肿，第Ⅵ对脑神经麻痹，主要见于 AML 外周血白细胞明显升高者及 M4、M5 型。白血病细胞还可浸润肺、胸膜、心脏、心包及胃肠道生殖系统等脏器。

【实验室检查】

1. **血常规检查** 显示贫血、血小板数减少、白细胞质和量异常，分类中可见一定数量的原、幼型细胞。

2. **骨髓细胞形态学、组织化学、免疫学、细胞遗传和分子生物学检查** 对白血病诊断、分型、预后的评估有重要价值。

【诊断与鉴别诊断】

1. **诊断** 急性白血病除临床有发热、贫血、出血、浸润症状外，结合血常规检查，按世界卫生组织提出的 MICM 分型法，即可作出正确的诊断。

2. **鉴别诊断** 低增生白血病或起病不典型的病例需与再生障碍性贫血、血小板减少性

紫癜、粒细胞缺乏症相鉴别,高白细胞白血病需与类白血病反应相鉴别。

【治疗】 老年白血病以 AML 发病率高。老年患者常存在预后不良的高危因素,对化疗药物不易耐受,化疗后易有并发症,因此如何提高老年 AML 治疗的缓解率及远期生存率,如何降低治疗中的并发症,必须权衡利弊,尽可能达到治疗效果最大化。

老年 AML 的治疗中柔红霉素或去甲氧柔红霉素是最常用的蒽环类药物,单独应用时 CR 率为 30%～50%,与阿糖胞苷联合应用时 CR 率为 55%～75%,而老年人常因心脏病等并发症限制了蒽环类药物的使用。去甲氧柔红霉素对难治性 AML 患者有较好疗效,但对骨髓抑制较明显。因此,对老年 AML 患者采用何种药物、何等剂量、何种方案因采取个体化治疗。

1. 诱导治疗

(1) 对一般功能状态好,没有并发症的老年 AML 患者(除 M3 外),可选用常规 DA(3＋7)方案作为诱导化疗首选方案。近期研究表明,由于支持治疗和化疗的提高,在选择病例中 CR 率 50%～70%,早期死亡率 10%～25%;而在非选择性病例中 CR 率仅 33%,年龄<60 岁的 AML 患者 CR 率可达 65%。

(2) 对一般功能状态差,有高危并发症的或低增生型 AML 老年患者一般采用小剂量化疗:临床常采用小剂量阿糖胞苷皮下注射,部分患者能达到 CR,而大部分患者取得血象和骨髓改善,不易达到 CR 和长期生存。也有采用小剂量蒽环类药物诱导治疗。预激方案的应用:对全身情况不能耐受常规剂量化疗的老年 AML 患者可选用预激方案,常用的方案有 CAG 方案(阿糖胞苷 15 mg 皮下 q12 h×14 天,阿克拉霉素 20 mg/d 静脉注射×4 天,G－CSF),此方案中 G－CSF 可刺激白血病细胞进入细胞周期,与化疗药物合用时 G－CSF 可使白血病细胞诱导分化,同时又刺激正常粒系增殖分化。除 CAG 预激方案外,临床已陆续出现 HAG(三尖杉、阿糖胞苷、G－CSF)及 MAG(米托蒽醌、阿糖胞苷、G－CSF)作为初治者诱导缓解治疗方案。CAG 方案对老年 AML 患者疗效是肯定的,耐受性亦较好。

2. 缓解后治疗 经诱导治疗后的老年 AML 患者,部分因不能耐受化疗的毒副作用而中途停止治疗,只有不足一半患者进入缓解后治疗。不能耐受常规化疗的患者可应用小剂量阿糖胞苷皮下注射或口服 6-巯鸟嘌呤作为维持治疗,或许可延迟复发,延长生存期。

3. 支持治疗 因老年 AML 患者对化疗耐受性低,化疗后贫血、出血、感染等并发症常见,支持治疗无疑对老年 AML 患者更为需要。

(1) 贫血的纠正:随着白血病治疗病情得到缓解,正常造血功能趋于恢复,贫血渐可纠正,但在白血病治疗前或治疗中病情尚未取得缓解时,纠正贫血可改善组织缺氧,提高组织对化疗的耐受能力,临床上常予输注单采红细胞悬液,可减少输血反应,老年患者一次输血量不宜超过 200 ml,输血间隔亦不宜太近,以免造成心脏负荷增大而发生心功能不全,除输注红细胞悬液外还可选用促红细胞生成素(除红白血病以外)。

(2) 出血的处理:急性白血病患者常因血小板数量减少或功能障碍而导致出血,临床上以输注单采血小板或同时予以重组人白细胞介素-11 来处理出血。如合并 DIC 应同时选择小剂量低分子肝素纠正 DIC。

(3) 抗感染的处理:急性白血病时患者因免疫功能低下或化疗粒细胞减少常出现感染、发热,在未取得细菌学结果前或感染灶不明显时及早开始经验性治疗,需选择广谱、足量抗生素,在细菌学结果出来后可根据临床情况和药敏结果予以适当调整。在应用广谱抗生素较长时间后高热仍不退,因白血病患者免疫功能降低易合并深部真菌感染,故常需合并应用抗真菌治疗。老年白血病患者在应用抗生素和抗真菌治疗时需特别警惕肝肾功能损害。定期监测肝肾功能,必要时及时调整治疗药物。在抗感染同时可应用静脉丙种球蛋白提高机体抵抗力,每日剂量 400 mg/kg,3～5 天。化疗后粒细胞缺乏伴感染时可在化疗结束后24～48 h 应用 G-CSF,可加速正常骨髓造血的恢复,剂量每日 300 μg,7～10 天,或根据白细胞恢复情况而定。

(4) 其他并发症处理:在诱导缓解阶段时白血病细胞负荷高的患者,在化疗前及化疗中预防性给予别嘌呤醇治疗(300 mg/d,口服)增加进液量,保持一定尿量,对预防尿酸性肾病有一定好处,发生尿酸增高时可给 5% 碳酸氢钠碱化尿液。患者在接受化疗后出现恶心、呕吐、食欲减退、电解质紊乱等可给予适当止吐(甲氧氯普胺或 5-羟色胺受体拮抗剂),加强纠正电解质紊乱,适当补充液体及维生素、能量等支持治疗,有利于治疗继续及机体状态的恢复。

(5) 免疫治疗:①单克隆抗体。2000 年美国食品药品管理局(FDA)批准吉妥单抗(GO)用于>60 岁不适合化疗的、复发、难治性 AML 患者。在初治或缓解后老年 AML 患者治疗方案中联合 GO 的疗效目前正有多个大的研究中心进行观察中。②FLT3 酪氨酸激酶抑制剂在老年 AML 治疗中显示出较好疗效。

(6) 白血病的护理:注意病情观察及良好的护理可提高白血病患者的缓解率,提高生存质量,延长患者生存期,患者如能在无菌室中接受治疗护理,进行保护性隔离。如做好皮肤、口腔、鼻腔、阴道、肛门、泌尿道护理,留置静脉导管者需注意局部严格消毒、护理,以免引起留置导管感染,可安全度过感染关,甚至减少感染发生。

二、慢性白血病

老年慢性白血病以慢性淋巴细胞白血病(CLL)为多见,是血液系统常见的恶性肿瘤,随着年龄的增长,发病率呈直线上升,平均发病年龄 60～70 岁。CLL 以男性多见,男女之比(2～3):1,欧美等西方国家发病率明显高于亚洲国家如中国、日本。

【病因与发病机制】 约 95% 系由单克隆早期 B 细胞异常增殖发展而来,仅少数来源自 T 细胞或 NK 细胞。引起早期 B 细胞克隆性恶变的原因尚未阐明。没有证据表明射线、药物、化学物质或病毒感染与本病发病有关。根据本病在欧美的发病率显著高于亚洲、长期移居欧美国家的亚洲人发病率显著低于欧美的白种人、某些家族的发病率显著高于一般人群等事实,推测本病可能与遗传因素有关。

【临床特征】 CLL 特征为外周血如骨髓、淋巴结、脾脏淋巴细胞异常集聚,主要是外周血形态正常的淋巴细胞逐渐增多,且 90% 的细胞为单克隆 B 细胞。常伴有免疫异常,95% 为B-CLL,临床表现呈异质性,T-CLL 占 5% 左右。

【临床表现】

(1) 可有或无疲乏、体力下降、低热、贫血或出血表现,50% 患者确诊时无症状,多数患者在常规体格检查中发现淋巴细胞增多。

(2) 伴或不伴肝脾大,淋巴结肿大常累及颈部、锁骨上、腋窝及腹股沟。

(3) 部分病例因免疫异常,可反复发生感染,并且是死亡的常见原因。B-LL 确诊时伴发的血液系统自身免疫性疾病的发生率明显增高,其中自身免疫性溶血性贫血发生率最高,其次为免疫性血小板性紫癜、纯红细胞再生障碍性贫血、粒细胞减少。

【实验室及其他检查】

1. 外周血　白细胞计数 $>10\times10^9/L$，淋巴细胞比例 $\geq5\times10^9/L$，持续 4 周以上，形态以成熟小淋巴细胞为主，可见幼稚淋巴细胞及不典型淋巴细胞，可有血红蛋白和血小板减少，部分患者 Coombs 试验阳性。患者可有不同程度免疫指标异常，如低 γ 球蛋白血症或高 γ 球蛋白血症伴单克隆免疫球蛋白增高（如 IgM，也可 IgG 或 IgA）。

2. 骨髓象　增生活跃，成熟淋巴细胞 $\geq40\%$，骨髓活检淋巴细胞浸润可呈结节型、弥漫型、间质型。

3. 免疫分型　B-CLL:CD5、CD19、CD23、CD38、ZAP-70 阳性，CD20、CD11C 弱阳性，CD10、细胞周期蛋白 D1 阴性，IgVH 基因突变。T-CLL:CD2、CD3、CD7 阳性，膜 CD3 弱阳性，TdT 和 CD1α 阴性，60% $CD4^+/CD8^-$，25% $CD4^+/CD8^+$，15% $CD4^-/CD8^+$。

4. 遗传学　$>80\%$ B-CLL 患者有染色体改变:13q14-3，11q22-23，6q21，17p13。3，12 三体，p53 基因表达见于 5% CLL，多为晚期或临床进展的患者。T-CLL 大多有 14q11-32 间断裂倒位，t(11；14)，(q11；32)，t(8；8)(p11-12；q12)，8 三体等。

【诊断与鉴别诊断】

1. 诊断

(1) 根据国内诊断标准，外周血、骨髓象、实验室改变符合 CLL 诊断标准，临床上或伴有疲乏、贫血症状。

(2) 患者除具有外周血、骨髓象改变外，或具备免疫学改变，即可确诊为 CLL，遗传学改变作为重要参考条件。其次，在治疗前后行胸腹部及盆腔 CT 扫描，进行治疗前后临床评估。B 超、MRI 及 PET 检查并不能提供制订治疗策略的有用信息。

(3) 形态学分型:B-CLL 可分为 3 种亚型。

典型 CLL:90% 以上为成熟小淋巴细胞。

不典型 CLL:有不同比例的不典型淋巴细胞，但幼稚淋巴细胞比例 $<10\%$。

混合型 CLL(CLL/PL):CLL 伴幼淋巴细胞增多，幼稚淋巴细胞 $>10\%$ 但 $<54\%$。

(4) 临床 Rai 分期标准

0 期:仅表现淋巴细胞增多，

Ⅰ期:淋巴细胞增多，伴有淋巴结肿大。

Ⅱ期:淋巴细胞增多，伴有肝或脾大。

Ⅲ期:淋巴细胞增多，伴贫血(血红蛋白 <110 g/L)。

Ⅳ期:淋巴细胞增多，伴血小板减少($<100\times10^9/L$)。

2. 鉴别诊断

(1) 反应性淋巴细胞增多:B 细胞反应性增多罕见。常为 T 细胞反应性增多，淋巴细胞增多随原发病消失而恢复正常，常见原发病如病毒感染、结核、伤寒等，细胞免疫表型分析常可鉴别。

(2) 单克隆 B 细胞增多症(MBL):随着年龄的增长，35% 老年人有单克隆 B 细胞增生证据，但外周血 B 细胞 $<5\times10^9/L$，无临床症状，亦无淋巴结、肝、脾大和贫血或血小板减少，免疫表型为 $CD19^+$、$CD20^+$、$CD5^-$、$CD23^-$，被认为是良性增生，每年 $1\%\sim2\%$ 的 MBL 发展为典型 CLL。

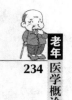
（3）慢性淋巴细胞增多：外周血淋巴细胞增多，需与慢性淋巴细胞增殖性疾病相鉴别，如幼稚淋巴细胞白血病、毛细胞白血病、巨球蛋白血症等。

（4）CLL 与小淋巴细胞淋巴瘤（SLL）：SLL 的诊断要求存在淋巴结肿大及无克隆性所致的血细胞减少，SLL 病程中可出现外周血淋巴细胞增多（$<5\times10^9$/L）或有骨髓浸润，在肿瘤细胞组织形态学和免疫学与 CLL 极相似，而 CLL 晚期出现淋巴结肿大，淋巴结病理表现与 SLL 相似，有时两者难以鉴别。

【预后】 CLL 的临床病程与预后差异很大，生存期从数月到数年不等。

（1）CLL 的预后与分期密切关系：Rai 分期标准是简单有效的预后评估方法，0 期属低危，Ⅰ、Ⅱ期属中危，Ⅲ、Ⅳ期属重危。但 CLL 合并免疫血细胞减少者并不属于预后不良。

（2）外周血淋巴细胞数量、形态和倍增时间：淋巴细胞$>50\times10^9$/L，淋巴细胞倍增时间<12个月，淋巴细胞形态不典型均提示预后差。

（3）骨髓浸润组织学类型：结构型、间质型为低危因素，弥漫型为高危因素，预后不良。

（4）细胞遗传学异常：多种或复杂核型致预后不良。

（5）IgVH 基因状况：无 IgVH 基因突变者 CLL 细胞形态不典型，疾病进展，预后不良。

（6）淋巴细胞表面 Ig 呈单一 IgM 型 CD38$^+$ZAP$^-$70$^+$者预后差，患者 β_2-微球蛋白、乳酸脱氢酶、可溶性 CD23、CD27、血清胸腺嘧啶脱氧核苷激酶升高者预后差，β_2-微球蛋白、乳酸脱氢酶可反映肿瘤负荷。

【治疗】 CLL 多发于老年人，临床表现及确诊时疾病分期等各种预后因素不完全相同，而且老年人本身合并疾病多，免疫功能低下，对化疗耐受差，强烈化疗反而影响患者生活质量，缩短患者生存期，而且几乎所有 CLL 都会复发，尚无常规化疗方法可治愈本病，治疗前必须进行包括对患者疾病情况全面评估，选择合适的治疗时机和方案，以提高患者的生存质量为主要目的。

1. 治疗时机选择 早期 CLL 患者（0 期）平均寿命与正常人群接近，采用常规化疗不能延长患者生存期。新诊断的患者应监测而无需治疗，即采用观察随访的措施，当疾病进展时才考虑予以治疗。Ⅱ期患者受益于治疗的实施，其中某些患者可监测而无需治疗，直至疾病进展或出现症状。①临床出现进行性消瘦（6 个月内无原因体重下降≥10%）、发热（无感染证据体温≥38℃持续 2 周）、盗汗（夜间盗汗＞1 个月）或严重疲乏不能进行正常活动等疾病进展相关症状之一；②患者进行性贫血和血小板减少等骨髓功能抑制表现时；③因低 γ 球蛋白血症导致反复感染时；④出现免疫性血细胞减少；⑤出现肝脾大伴脾亢时（脾＞6 cm）；⑥出现淋巴结进行性增多，肿大，或巨块型淋巴结肿大（最大直径＞10 cm）；⑦出现淋巴细胞计数进行性增多，2 个月内增多＞50%；⑧存在不良预后因素患者。

2. 治疗方案选择

（1）苯丁酸氮芥（瘤可然，CB-1348）：是治疗 CLL 的首选药物之一。CB-1348 的一般用法有两种：①小剂量连续用药每日 0.1 mg/kg，根据淋巴细胞计数调整计量，维持 6～12 个月。②间断用药 0.4 mg/kg，4 周为 1 个疗程，间断用药骨髓抑制减轻，疗效相同。

（2）嘌呤类似物：氟达拉滨每日 25 mg/m^2×3 天，每 4 周为 1 个疗程，氟达拉滨毒副作用大，并发细菌、病毒等感染危险性明显增加，常作为烷化剂耐药时二线用药。

（3）免疫治疗：CD20$^+$（利妥昔单抗，美罗华）对 CLL 疗效仅 13%，故初治愈患者不单独使用。CD52$^+$（阿伦单抗）治 B-CLL 优于 CD20$^+$，有效 33%～89%。α 干扰素对早期患者作为治疗后巩固治疗,可明显延长患者的缓解时间。

（4）沙利度胺（反应停）及衍生物:沙利度胺及类似物是有效免疫调节剂,对细胞因子和细胞免疫有多重调节作用,抑制肿瘤细胞生长。沙利度胺每日 200 mg 与氟达拉滨联合应用对复发或难治 CLL 有效。雷那度胺（lenalidomide）每日 25 mg×21 天,4 周为 1 个疗程,治疗难治或复发 CLL 显示持久抗肿瘤活性。毒副作用:沙利度胺和雷那度胺的不良反应相似,常见乏力、便秘、神经病变、皮疹和静脉血栓。

（5）放射治疗适用于有症状巨脾和巨大淋巴结肿块、脾切除,适用于巨脾合并脾亢者。

（6）感染治疗:老年 CLL 患者免疫功能缺陷可能与疾病本身有关,或是治疗的结果,感染风险增高。反复感染是一个很重要问题,除采用合理抗生素积极控制感染外,临床上可应用静脉丙种球蛋白以减少细菌感染机会,剂量常为每日 10 g,连用 3～5 天,或 400 mg/kg,3～4 周 1 次。

（7）免疫血细胞减少:CLL 引起的免疫失调和治疗 CLL 的药物（如烷化剂、嘌呤类似物）是激发免疫性血细胞减少的重要原因,糖皮质激素、大剂量丙种球蛋白是治疗 CLL 发生免疫性血细胞减少的传统治疗药物。利妥昔单抗（美罗华）、阿仑单抗等单克隆抗体治疗也能获得良好疗效,美罗华 375 mg/m^2,每周 1 次,共 4 周,治疗后血细胞减少及病情可显著好转。

（潘祖玉　张洪娣）

第五节　出血性疾病和血栓性疾病

临床上老年人出血性疾病比较多见,表现为皮肤出血点、紫癜、瘀斑以及内脏出血、血肿等。老年人由于慢性疾病发病增加,药物治疗增多,某些药物会引起血小板减少或凝血功能障碍;同时老年人血液高凝、易栓症及血栓性疾病更是多见,如糖尿病、高脂血症、肿瘤、慢性感染、肾功能不全等。

一、血管性紫癜

1. 老年性紫癜　老年人小血管缺乏胶原物质的支持,以及皮下脂肪和弹力纤维减少,使血管容易受伤而发生出血。紫癜或瘀斑多见于上肢伸侧和手背部,瘀斑消退会较长时间遗留青紫色。治疗无特殊,可以口服维生素 C 和复方路丁改善血管通透性。

2. 高球蛋白血症　下肢可反复出现紫癜,血细胞沉降率增快,IgG 增高。有些患者有鼻、齿龈出血和内脏出血。可能与高球蛋白血症血流迟缓,影响毛细血管通透性有关。治疗以降低球蛋白水平为主。

3. 药物性血管性紫癜　许多药物可引起药物性血管性紫癜,停药紫癜很快会消失。可能药物与机体发生了免疫反应使血管通透性发生了改变。

二、血小板减少性紫癜

1. 感染性血小板减少性紫癜　在感染的过程中,病原体、毒素或免疫反应损伤血管壁,如败血症、病毒血症时可出现黏膜广泛的出血。毛细血管脆性试验阳性。治疗以积极抗感染为主,辅以维生素 C 改善血管通透性。

2. 特发性血小板减少性紫癜　特发性(或免疫性)血小板减少性紫癜(ITP)是临床最常见的一种血小板减少性疾病。主要是由于自身抗体与血小板结合,引起血小板生存期缩短。ITP 的人群发病率估计约为 1/10 000,男女比例 1:(2~3)。临床上分为急性型和慢性型。慢性型多见于成人。

关于成人 ITP 最近研究不少,几个研究报道 ITP 患者诊断年龄趋于老年。一个丹麦研究组报道了一组 1973~1995 年年龄>15 岁的 ITP 患者,成年 ITP 年发病率为 3.2/10 万(<60 岁者为 1.9/10 万,而≥60 岁者为 4.62/10 万)。2003 年 Neylo 等报到道了英国北部健康保健中心 245 例成人 ITP 的一项前瞻性研究,发现中位发病年龄 56 岁,>60 岁组发病率明显升高。老年患者还有更高的致命性出血风险。

【发病机制】

1. 血小板抗体　ITP 的发病机制与血小板特异性自体抗体有关。在 ITP 患者,约 75% 可检测出血小板相关性自体抗体,自体抗体的免疫球蛋白类型多为 IgG 或 IgA 型抗体,少数患者为 IgM 型抗体。这类抗体通过其 Fab 片段与血小板膜糖蛋白结合。与血小板自体抗体结合的血小板膜糖蛋白抗原类型包括血小板 GPⅡb/Ⅲa、GPⅠb/Ⅸ,少数情况下也可与 GPⅣ和Ⅰa/Ⅱb 结合。结合了自体抗体的血小板通过与单核-巨噬细胞表面的 Fc 受体结合,而易被吞噬破坏。在一些难治性 ITP,抗血小板抗体对巨核细胞分化抑制可影响血小板的生成。

2. 血小板生存期缩短　用 ^{51}铬或 ^{111}铟标记 ITP 患者血小板,测定血小板体内生存期。发现在 ITP 患者,血小板生存期明显缩短至 2~3 天甚至数分钟;并且静脉血血小板计数与其生存期密切相关。血小板生存期缩短的主要原因是脾脏对包裹抗体的血小板"扣押"。脾脏在 ITP 的发病机制中有两个方面的作用:①脾脏产生抗血小板抗体;②巨噬细胞介导的血小板破坏。由于绝大部分接受脾切除的 ITP 患者,血小板计数在切脾后快速上升,因此认为血小板在髓外破坏增加是 ITP 血小板数量减少的主要原因。

【临床表现】

1. 起病情况　急性型 ITP 多见于儿童,起病突然,大多在出血症状发作前 1~3 周有感染病史。包括病毒性上呼吸道感染、风疹、水痘、麻疹病毒或 EB 病毒感染等。常常起病急,可有畏寒、发热等前驱症状。成年人以慢性 ITP 为主,起病隐袭。

2. 出血症状　ITP 的出血常常是紫癜性,表现为皮肤黏膜瘀点、瘀斑。紫癜通常分布不均。出血多位于血管淤滞部位或负重区域的皮肤,如手臂压脉带以下的皮肤,机体负重部位如踝关节周围皮肤,以及易于受压部位包括腰带及裤子受压部位的皮肤。皮肤出血压之不褪色。黏膜出血包括鼻出血、牙龈出血、口腔黏膜出血以及血尿;女性患者可以月经增多为唯一表现。严重的血小板减少可导致颅内出血,但发生率<1%。急性型 ITP 病情多为自限性,一般 4~6 周,95% 的病例可自行缓解。慢性型 ITP 呈反复发作过程,自发性缓解少见,即使缓解也不完全,每次发作可持续数周或数月,甚至迁延数年。

3. 其他表现　除非有明显的大量出血,一般不伴有贫血;ITP 患者无脾大。脾大常常提示另一类疾病或继发性免疫性血小板减少症。

【实验室和特殊检查】

1. 血象　外周血血小板数目明显减少,急性型发作期血小板计数常<$20×10^9$/L,甚

至<10×10^9/L;慢性型常为($30\sim80$)×10^9/L。血小板体积常增大(直径 $3\sim4$ μm)。用自动血细胞计数仪测定,平均血小板体积增大。血小板分布宽度增加反映血小板生成加速和血小板大小不均的异常程度。红细胞计数一般正常。如有贫血,通常为正细胞性,并与血液丢失程度平行。白细胞计数与分类通常正常。

2. **止血和血液凝固试验** 出血时间延长,血块退缩不良,束臂试验阳性见于 ITP;而凝血机制及纤维溶解机制检查正常。

3. **骨髓** 骨髓巨核细胞数目增多或正常;形态上表现为体积增大,可呈单核,胞质量少,缺乏颗粒等成熟障碍改变。红系和粒系通常正常。

4. **抗血小板抗体** 在大部分 ITP 患者的血小板或血浆,可检测出抗血小板糖蛋白复合物的抗体[IgG 和(或)IgM 型],包括抗 GPⅡb/Ⅲa、Ⅰb/Ⅸ、Ⅰa/Ⅱa、Ⅴ、Ⅳ抗体。有 20%的典型 ITP 仍无法检出抗血小板抗体。而且继发于其他免疫性疾病引起的血小板减少,如系统性红斑狼疮抗血小板抗体也可阳性。由于血小板抗体分析存在假阴性和假阳性结果,加之抗体分析技术复杂、繁琐,临床应用不广泛,故 ITP 的诊断仍应以临床排除诊断为主。

【诊断和鉴别诊断】 根据多次化验证实血小板数量减少(技术上排除了假性血小板减少症);脾脏不增大;骨髓巨核细胞数增多或正常,伴有成熟障碍,可考虑 ITP 的诊断。但 ITP 的诊断作出之前,需仔细排除是否存在使血小板减少的其他疾病或因素,如脾功能亢进、系统性红斑狼疮、药物性血小板减少症、HIV 感染、淋巴细胞增生性疾病(淋巴瘤、慢性淋巴细胞白血病)等。在妊娠期妇女,需排除妊娠期血小板减少症及妊娠高血压综合征合并血小板减少;在老年病例,需慎重排除骨髓增生异常综合征。总之,ITP 的诊断除了结合该病的自身特点外,仍以排除诊断法为主。

【治疗】 治疗上应结合患者年龄、血小板减少程度、出血程度及预期的自然病情予以综合考虑。对于出血严重,血小板计数<10×10^9/L 甚至<5×10^9/L 者,应入院接受治疗。对于危及生命的严重出血,如颅内出血,应迅速予以糖皮质激素,静脉内输入免疫球蛋白,输入血小板作为一线治疗。甚至紧急脾切除也可作为一线治疗措施。同时,避免使用任何引起或加重出血的药物,禁用血小板功能拮抗剂,有效地控制高血压以及避免创伤等。

1. **糖皮质激素** 为成人 ITP 治疗的一线药物。可用泼尼松,每日 $1\sim2$ mg/kg 口服;对治疗有反应的患者血小板计数在用药 1 周后可见上升,$2\sim4$ 周达到峰值水平。待血小板数量恢复正常或接近正常,可逐渐减量,小剂量($5\sim10$ mg/d)维持 $3\sim6$ 个月。对成人 ITP,也可一开始即用小剂量泼尼松(0.25 mg/kg)口服,其缓解率与常规剂量相似,而激素的不良反应减轻。当足量的泼尼松应用长达 4 周,仍未完全缓解,需考虑其他方法治疗。出血严重者,可短时期内使用地塞米松或甲泼尼龙静脉滴注。激素治疗 ITP 的反应率 60%~90%,取决于治疗强度、期限和所界定的反应标准。糖皮质激素治疗 ITP 的作用机制包括:①减少抗体包被的血小板在脾脏和骨髓中的消耗;②抑制脾脏抗血小板抗体的生成;③可能通过抑制骨髓巨噬细胞对血小板的吞噬作用,促进血小板生成;④降低毛细血管通透性,改善出血症状。

2. **脾切除** ITP 患者脾切除的适应证:①糖皮质激素治疗 $3\sim6$ 个月无效;②糖皮质激素治疗有效,但减量或停药复发,或需较大剂量(>15 mg/d)维持者;③使用糖皮质激素有禁忌者。由于有些患者对激素的治疗效果呈延迟反应,故判断对糖皮质激素治疗反应应该个体化,以确定脾切除的最佳时间。50%～80%的 ITP 患者切脾后血小板持续升高至正常水平。通常在切脾后 24～48 h,血小板计数快速增加;手术后 10 天左右,血小板计数可达峰值,甚至达到 1 000×10⁹/L。10%～15% 的患者脾切除后不久或数年后复发,可能与存在副脾有关。故在脾切除术前,应用⁹⁹ᵐ锝扫描技术,或 CT 扫描技术确定有无副脾;术中仔细探查副脾存在与否并予切除非常重要。脾切除后的感染发生率极低,尤其在术前应用多价肺炎球菌疫苗者。脾切除的禁忌证:①年龄＜2 岁;②妊娠期;③因其他疾病不能耐受手术者。

3. 免疫抑制治疗　免疫抑制剂治疗 ITP 的总体效果仍有待评价,该疗法仅仅适用于对糖皮质激素及脾切除疗效不佳或无反应者。常用药物:①环磷酰胺,每日 1.5～3 mg/kg,口服,疗程需要 3～6 周,为保持持续缓解,需持续给药,出现疗效后渐减量,维持 4～6 周;或每日 400～600 mg,静脉注射,每 3～4 周 1 次。治疗反应率 16%～55%。不良反应包括白细胞减少、脱发、出血性膀胱炎等。②长春新碱,每次 1～2 mg,静脉滴注,每周 1 次,给药后 1 周内可有血小板升高,持续时间较短,4～6 周为 1 个疗程。③硫唑嘌呤,100～200 mg/d,口服,3～6 周为 1 个疗程,随后以 25～50 mg/d 维持 8～12 周。④环孢素,主要用于难治性 ITP 的治疗,250～500 mg/d,口服,3～6 周为 1 个疗程,维持量 50～100 mg/d,可持续半年以上。由于这类药物均有较严重的不良反应,使用时应慎重。

4. 高剂量免疫球蛋白　静脉内注射多价高剂量球蛋白适用于以下情况。①危重型 ITP:广泛的黏膜出血、脑出血或其他致命性出血可能;②难治性 ITP:泼尼松和切脾治疗无效者;③不宜用糖皮质激素治疗的 ITP,如孕妇、糖尿病、溃疡病、高血压、结核病等;④需迅速提升血小板的 ITP 患者,如急诊手术、分娩等。其标准方案为每日 0.4 g/kg,连用 5 天。起效时间 5～10 天,总有效率 60%～80%。治疗 ITP 机制:①封闭单核巨噬细胞 Fc 受体;②抑制抗体产生;③中和抗血小板抗体和调节机体免疫反应。

5. 抗 D 血清输入　对于儿童型 ITP 或难治性慢性 ITP,可静脉输入抗 D 血清(抗 Rh 免疫球蛋白)给 Rh(D)抗原阳性的 ITP 患者。机制是通过抑制巨噬细胞 Fc 受体功能,减轻其对抗体包被的血小板的清除而使血小板数量上升。抗 D 血清可引起轻度溶血性贫血,对 Rh(D)阴性患者无效;血小板增加反应较慢,不适宜于脾切除术后的患者。

6. 达那唑　是一种弱化的雄激素,剂量为每日 10～15 mg/kg,分次口服,疗程需 2 个月左右,对部分 ITP 有效。作用机制可能是达那唑抑制巨噬细胞 Fc 受体的表达。该药有肝毒性,用药期间应注意观察肝功能变化。

7. CD20 单抗(利妥昔单抗)　CD20 单抗可用于慢性难治性 ITP 的治疗,已有很多研究报道总结了 CD20 单抗治疗难治性 ITP 的成功经验。标准 6～12 个月血小板计数仍在(20～30)×10⁹/L 的患者,用 CD20 单抗剂量 375 mg/m²,每周 1 次共 4 次,大约 50% 的患者部分和完全反应,33% 左右的患者持续缓解。CD20 单抗治疗 ITP 的机制可能与清除产生自身抗体的 B 细胞有关。

三、血栓性血小板减少性紫癜

血栓性血小板减少性紫癜(TTP)是一种弥散性血栓性微血管病。最初由 Moschcowitz 在 1924 年描述,临床上以典型的“五联征”为特征:即血小板减少、微血管病性溶血性贫血、多变的神经系统症状和体征、肾损害和发热。80 年后人们发现大多数 TTP 患者具有获得性 ADAMTS13 金属蛋白酶的自身抗体抑制物。目前已经明确伴高滴度抑制物浓度的

ADAMTS13 缺乏与 TTP 的早期死亡和复发的危险性增高相关。

【病因和发病机制】 TTP 病因不明,不能揭示有任何潜在性疾病的基础,但有报道存在遗传易感性倾向(同胞间易患)。下述情况如感染、药物、癌症、胶原-血管病变、妊娠等状态,可出现类似于 TTP 的临床过程。发病机制:①感染诱导的血管内皮细胞损伤;②抗内皮细胞抗体或循环免疫复合物引起免疫性血管病。TTP 的发病机制主要包括如下。

1. **血管内皮细胞损伤** 由于氧化应激,或免疫介导性刺激,或感染、药物等因素使血管内皮细胞受损,血管内膜前列环素(PGI₂)生成降低;血管内膜的纤溶活性减弱;抗内皮细胞自体抗体中和血管内膜及血小板膜上的 GP $\mathbb{N}$(CD36)等因素,促进了血小板激活和血栓形成。

2. **血小板聚集物质** 在 TTP 患者的血清或血浆中,可发现一组血小板聚集诱导物质。①血小板聚集因子 P37(PAF P37):该物质分子量 37 000,可诱导血小板自动聚集,致聚效应不依赖于纤维蛋白原、Ca^{2+}、vWF、ADP 释放。②钙依赖性半胱氨酸蛋白酶(calpain):见于86% 的急性未处理的 TTP 患者。该蛋白可以水解血管性血友病因子(vWF)和极大地增强 vWF 与自身的结合,增强 ADP 活化的血小板聚集。

3. **vWF 加工机制障碍** vWF 在血浆中以分子量为 50 万~2 000 万的多聚体形式存在。生理情况下,vWF 受到不同程度的蛋白水解。在 TTP 患者,存在 vWF-裂解蛋白酶缺陷,导致超常的大分子量 vWF 多聚体(ULvWF)生成。该物质具有高度的黏附能力,从而促使血小板在微循环内聚集结块,这是目前有关 TTP 发病的最新机制。

【临床表现】 典型 TTP 的临床表现包括"五联征"即微血管病性溶血性贫血、血小板减少、神经系统症状及体征、肾损害、发热。来自 Ridolfi 和 Bell 的一组 258 例 TTP 病例分析表明:仅仅 40% 的患者具有"五联征"特点,74% 的患者具有贫血、血小板减少和神经系统症状("三联征")。除上述症状外,患者可具有非特异性症状如不适、虚弱。神经症状和出血症状为最常见的主诉。神经系统症状包括头痛、脑神经麻痹、位置觉丧失、失语、轻瘫、意识模糊、木僵、昏迷和抽搐。皮肤紫癜和视网膜出血是最常见的出血部位,也可表现为胃肠道、生殖泌尿道出血。50% 患者有发热。肾脏表现有蛋白尿、血尿、轻度肾损害。其他表现如心传导异常、心肌梗死、胰腺炎性腹痛等;肠壁梗死也可出现,但发生率低。

【实验室及其他检查】

1. **血象** 红细胞异常表现有微血管病性红细胞破坏,血涂片检查显示红细胞嗜多色性、点彩样红细胞、有核红细胞及红细胞碎片。网织红细胞计数增高并与贫血程度平行,绝大部分患者血红蛋白<100 g/L,血小板多<$50×10^9$/L,可有中度白细胞减少或周围血出现不成熟粒细胞。

2. **溶血** 以血管内溶血为特征,结合珠蛋白浓度降低,非结合胆红素浓度增加,血乳酸脱氢酶浓度增高(400~1 000 IU/L)。骨髓检查示增生性骨髓象,巨核细胞数目增加。凝血筛选试验正常,纤维蛋白降解产物可有轻度增加。血浆 vWF 测定(琼脂糖凝胶电泳或交叉免疫电泳)显示异常分子 vWF 存在。常有蛋白尿、镜下血尿、轻度氮质血症、肝功能试验异常等。

【诊断和鉴别诊断】

1. **诊断** TTP 诊断主要依据临床特征性的"五联征"表现。目前认为诊断 TTP 的最低标准为:无明显临床病因的血小板减少和微血管病性溶血性贫血,患者有精神神经系统症状和体征,以及不同程度的肾损害。外周血涂片显示破碎红细胞对诊断很重要,但并非必需,因血涂片上红细胞破碎并非 TTP 恒定的特征。血清乳酸脱氢酶水平升高是反映溶血的有效指标。

2. 鉴别诊断　①溶血性尿道综合征（HUS）：HUS 是一种局限性的，主要累及肾脏的微血管病，儿童发病率高，常于发病前有感染史，尤其是大肠埃希菌 O157：H7 菌株感染。该病主要累及肾脏，如少尿、高血压，严重肾损害，神经系统症状少见。②妊娠高血压综合征：在妊娠高血压综合征先兆子痫或子痫，患者可出现许多类似于 TTP 的症状，但该病预后相对较好，发病可能与轻度的血管内凝血有关。③活动性系统性红斑狼疮伴免疫性血小板减少和血管炎。④严重的特发性血小板减少紫癜伴自身免疫性溶血性贫血。⑤阵发性睡眠性血红蛋白尿症。

【治疗】　20 世纪 70 年代前，未采用血浆交换及血浆输入疗法，TTP 的死亡率约 90%，大多在发病后 3 个月内死亡，10% 的患者存活 <1 年。目前随着血浆交换技术的应用，>80% 的患者可以存活。因此，一旦 TTP 确诊，首选治疗是血浆交换，每日血浆交换量为至少 1 个血浆体积，直到血小板计数恢复正常。此时血清乳酸脱氢酶水平可能正常，也可能未恢复到正常水平，欲达到这一目标，通常需要 10 天或更长时间。血浆交换治疗 TTP 的机制可能包括：①去除了异常的 vWF 多聚体、血小板聚集因子及循环免疫复合物；②补充了大分子量 vWF 的"加工"因子或 PGI$_2$。在血浆交换进行以前，或无条件进行血浆交换者，可输入新鲜冻存血浆，或血浆沉淀物的上清液部分。

其他治疗方法包括糖皮质激素、抗血小板药物、长春新碱、静脉内注射免疫球蛋白，这类疗法的疗效不肯定。在 TTP 的治疗中，应避免输入血小板。因为输入血小板后，可加重 TTP 患者的神经系统症状和肾功能损害。

由于 TTP 是一种自身免疫性疾病，支持免疫抑制药物的应用。一些个案报道和小规模的研究提示利妥昔单抗（CD20 单抗）使大多数难治性 TTP 患者（血浆置换、糖皮质激素、长春新碱、脾脏切除治疗无效）获得完全反应。

【预后】　在未引入血浆交换疗法以前，TTP 患者死亡率达 90%。即使实行血浆交换治疗，报道的死亡率仍有 15%～30%。老年 TTP 患者死亡率相对要高。TTP 经治疗后达到临床缓解的患者，10 年内仍有复发的可能性，有报道 TTP 10 年内复发率约 36%，但复发性 TTP 的死亡率明显低于初发病例。

四、凝血功能障碍

（一）维生素 K 缺乏症

维生素 K 是一种脂溶性维生素，饮食是其主要来源。绿叶蔬菜富含维生素 K$_1$，通过肠道细菌合成的维生素 K$_2$ 也是人体维生素 K 的来源之一。人体从饮食中需要的维生素 K 每日 100～200 μg。维生素 K 的主要吸收部位为回肠，胆汁酸盐有助于维生素 K 吸收。体内贮存的维生素 K 在缺乏食物补充情况下，1 周内可被耗竭。

【发病机制】　维生素 K 在凝血因子（Ⅱ、Ⅶ、Ⅸ、Ⅹ）和血浆调节蛋白（蛋白 C、蛋白 S）翻译后的修饰中具有重要作用。上述维生素 K 依赖凝血因子氨基末端谷氨酸残基转化成 γ-羧基谷氨酸残基的酶促反应过程需要维生素 K 作为辅基，γ-羧基谷氨酸残基对于维生素 K 依赖凝血因子的金属结合特性是必需的。由于维生素 K 缺乏或拮抗剂的应用，维生素 K 依赖因子处于"去羧基化"的异常形式，不能与 Ca^{2+} 结合，影响或干扰了金属离子介导的该类凝血因子与磷脂颗粒或细胞膜的结合,从而减弱或损害了血液凝固过程,临床上出现出血症状。

【病因】 引起维生素 K 缺乏的因素:①饮食中摄入不足,而且同时使用肠道抗生素;②吸收不良综合征如胆管疾病、梗阻性黄疸、胆汁引流或胆瘘等干扰了维生素 K 吸收;③维生素 K 拮抗剂的使用,如香豆素类药物的使用、误服灭鼠剂等。

【临床表现】 维生素 K 缺乏的临床表现为皮肤瘀点、瘀斑、黏膜出血;外伤、手术后渗血不止;也可有血尿、胃肠道出血。误服灭鼠剂或香豆素类药物过量者,出血症状常较重,范围更为广泛。

【实验室检查】 实验室特点主要为凝血酶原时间(PT)、活化部分凝血活酶时间(APTT)延长,凝血酶时间(TT)正常,凝血因子(Ⅱ、Ⅶ、Ⅸ、Ⅹ)活性明显降低。

【治疗】 维生素 K 缺乏症的治疗取决于临床出血表现及程度。如果出血不严重,通常给予维生素 K_1 即可。如果有严重的内出血或 PT 时间显著延长,可静脉给予维生素 K_1 10~15 mg,12 h 内 PT 应该回复到正常范围。静脉给药偶有过敏反应,应注意。对于维生素 K 缺乏引起颅内出血者,除补充维生素 K 外,应该迅速输入新鲜冷冻血浆(含所有维生素 K 依赖凝血因子)。对有引起维生素 K 缺乏的病因,而无出血表现者,可口服维生素 K 治疗。

(二) 获得性血友病

获得性血友病(acquired hemophilia,AH)是指非血友病患者产生对凝血因子Ⅷ的抑制物(凝血因子Ⅷ自身抗体,FⅧAb),使得该凝血因子活性减低,患者出现类似血友病临床表现的凝血障碍性疾病。如果没有特别说明,AH 通常指代获得性血友病 A,1940 年由 Lozner 等首次报道。

不同年龄均可发病。Delgado 等总结 234 例患者,年龄 8~93 岁。两个发病高峰段分别为 50~80 岁、20~40 岁(妊娠和产后女性多见)。

【病因和发病机制】 AH 病因复杂。与妊娠、自身免疫性疾病、恶性肿瘤和药物等有关,也有一些患者原因不明,可发生在健康人或老年人。近年确认手术可能是 AH 的促发因素,Theodossiades 等认为,AH 的发病可能与各种病理性(外伤性、手术性)组织损伤诱发有关。组织损伤可能激活机体凝血途径,活化的凝血因子结构改变,抗原性增强,机体产生凝血因子抑制物(自身抗体),发生 AH。

【诊断】

1. AH 的诊断标准 ①无血友病病史和血友病家族遗传史;②本次发病类似血友病的临床表现,如皮肤大片融合瘀斑、深部软组织血肿、手术后出血不止等;③实验室检查结果支持。

2. 实验室检查 ①凝血时间(试管法)延长;②APTT 延长,并且不能被正常血浆及正常新鲜吸附血浆完全纠正;③ PT、TT、出血时间、血块收缩时间、纤维蛋白原、血小板计数均正常;④凝血因子促凝活性,如凝血因子Ⅷ:C 或凝血因子Ⅸ:C 减低;⑤血管性血友病因子抗原(vWF:Ag)正常;⑥确定存在自身抗体。

【治疗】 AH 治疗如下。

(1) 治疗原发病。

(2) 清除或减少凝血因子Ⅷ抗体:首选免疫抑制剂,有效率达 50%;糖皮质激素单用或与细胞毒药物联用尤其适合抗体滴度高的患者。于开始治疗后,每周监测凝血因子Ⅷ:C 以及抑制物滴度,直至抑制物消失,凝血因子Ⅷ:C恢复到正常水平。但多种免疫抑制剂的使用,势必增加感染等并发症的发生率。静脉丙种球蛋白能抑制FⅧAb活性,也能抑制抗体的合成。高剂量静脉两种球蛋白(每日0.4 g/kg×5天)治疗AH的有效率为25%~37.5%,与其他免疫抑制剂合用有效率达50%。血浆置换尤其适用于抗体滴度高且对糖皮质激素治疗无效或危及生命的出血。Stasi等用抗利妥昔单抗(CD20单抗)治疗10例(每周375 mg/m²,共4周),其中8例(平均FⅧAb滴度4~96 BU)CR;2例(平均FⅧAb滴度>100 BU)部分缓解,之后再用利妥昔单抗联合静脉环磷酰胺获得CR。平均随访28.5月,3例复发,仍利妥昔单抗治疗再次获得持续缓解。利妥昔单抗对较低滴度抗体AH有明显疗效,能很好耐受;对明显高滴度抗体者需联合免疫抑制剂方能获得CR。

(3)迅速有效地止血:大剂量输入凝血因子Ⅷ浓缩物(50~100 u/kg,q12 h)。自身抗体对猪凝血因子Ⅷ的交叉反应性比对人凝血因子Ⅷ的反应性低,故可使用猪凝血因子Ⅷ,且可长期反复使用,不良反应甚少。凝血因子Ⅷ旁路制剂即不依赖凝血因子Ⅷ止血的制剂,包括凝血酶原复合物(PCC)、激活的凝血酶原复合物(APCC)。其原理是绕开内源性凝血途径,通过补充外源性或共同凝血途径中所需的凝血因子,达到凝血终点。PCC适用于抗体效价高者,剂量为每日75~125 u/kg,有报道每日40~50 u/kg也可达到较好的止血效果。

预后因素:因为诊断延误,AH患者有很高的出血相关死亡率,为7.9%~22%,但其中有些死亡因素可能与自身抗体无关。Delgado等Meta分析234例AH患者(年龄8~93岁,45%为男性)。结果发现3个因素:是否伴发相关疾病(恶性肿瘤或产后或其他疾病);是否取得完全缓解;诊断时年龄(<65岁或≥65岁)对患者的总生存率有独立的影响。抗体滴度对患者预后有很大影响。单因素分析表明,中高滴度(≥10 BU)较低滴度(<10 BU)患者有更好的总生存率和疾病特异性生存率。用免疫治疗的患者较未用者有较高的CR和较低的死亡率,两者间差异显著。单个药物分析提示:环磷酰胺较泼尼松能更快地清除抗体,但接受环磷酰胺治疗患者有部分死于药物相关并发症(主要为白细胞减少相关感染)。

(三)获得性纤维蛋白原缺乏症

纤维蛋白原在肝脏中产生,因此肝病可引起纤维蛋白原缺乏,并与肝实质损害的程度成正比。各种严重的肝病如重症肝炎、肝硬化、急性或亚急性肝坏死,血浆中纤维蛋白原可极度减少。各种梗阻性黄疸如合并肝实质改变时也可有不同程度的纤维蛋白原缺乏。暴发性紫癜、TTP及巨大海绵血管瘤等病例的局部血栓,可引起血浆纤维蛋白原的消耗。严重的纤维蛋白原缺乏,主要见于DIC,由于纤维蛋白原大量消耗及继发性纤维蛋白原溶解共同作用所致。部分心、肺、前列腺、子宫及胰腺等器官的晚期癌肿或广泛手术,这些组织内含有较多的活化素,可以激活纤维蛋白溶酶原,使纤维蛋白原溶解。

【临床表现】 除原发疾病征象外,可有严重的出血症状。患者原先可无出血,而于分娩或手术中大量出血或渗血不止,血液可以完全不凝固,或仅凝成很细小疏松的血块。更严重者可有皮肤、黏膜的大片瘀斑或体腔出血。

【实验室检查】

1. 纤维蛋白原缺乏症

(1)凝血时间延长,凝血块细小疏松,悬浮于血清中。如纤维蛋白原完全缺乏则血液不凝固。APTT、PT显著延长。TT延长或完全不凝固,但须除外有抗凝物质存在。正常血浆或纤维蛋白原均可纠正这些异常。

（2）纤维蛋白原定量测定，其含量减少。

2. 纤维蛋白溶解症

（1）血块溶解法包括血浆凝块溶解法：正常人 48 h 也不溶解。纤维蛋白溶解症中血块溶解和缩小。

（2）全血或血浆间接溶解法：若患者血液不凝固，可将患者及正常人血液凝固后逐渐溶解，说明有纤维蛋白溶解症。

（3）优球蛋白溶解试验：优球蛋白溶解时间明显缩短。纤维蛋白原极度减少时，本试验可呈假阴性。

（4）纤维蛋白溶酶原定量测定：正常值为 7～12 u/ml。纤维蛋白溶酶原降低是纤维蛋白溶解症的一项重要指标。

（5）纤维蛋白（原）降解产物（FDP）测定：血及尿中 FDP 增高。

【治疗】 积极治疗原发病的基础上，采用下述治疗方法。

1. 纤维蛋白原缺乏症的治疗 可输入全血或血浆。每输入全血 200 ml 或血浆 100 ml，可提高血浆纤维蛋白原约 10 mg/dl。严重纤维蛋白原缺乏者以输入纤维蛋白原精制品为宜，因血液中含有纤维蛋白溶解酶原，输入后可加剧纤维蛋白溶解。

2. 纤维蛋白原消耗过多的治疗 详见 DIC 章节。

3. 纤维蛋白质溶解症的治疗 采用抗纤溶药物。①6-氨基己酸：首次静脉注射 4～6 g，以后每 1～2 h 静脉滴注 1 g；②氨甲环酸：每日 250～500 mg 静脉注射或滴注；③对羧基卡胺：每日 400～800 mg 静脉注射或滴注，止血效果比 6-氨基己酸强 5～10 倍。

（四）DIC

DIC 是一种临床综合征，以血液中过量凝血酶生成，可溶性纤维蛋白形成和纤维蛋白溶解为特征。临床主要表现为严重出血、血栓栓塞、低血压休克，以及微血管病性溶血性贫血。DIC 的发生率占同期住院患者的 1/1 000 左右。

【临床表现】 DIC 的临床表现包括原发病的临床表现与 DIC 本身两部分。DIC 原发病表现视其性质、强度、持续时限及病因而定。DIC 本身的临床特点如下。①出血：急性 DIC 时，出血往往严重而广泛，表现为皮肤瘀点、瘀斑，注射部位的瘀斑；一部分患者可出现特征性的肢端皮肤"地图形状"的青紫；牙龈出血、鼻出血、消化道出血、肺出血、血尿、阴道出血等均可发生，颅内出血是 DIC 致死的主要因素之一。②微循环障碍：DIC 时常出现与失血量不成比例的组织、器官低灌注；轻者表现为一过性血压下降，重者出现休克。③血栓栓塞：DIC 可出现全身性或局限性微血栓形成。常见部位有肾、肺、肾上腺、皮肤、胃肠道、肝、脑、胰、心等，依据血栓栓塞的不同部位而出现相应的症状，如肺血栓栓塞引起的呼吸窘迫；肾血栓形成导致的肾衰竭，以及指、趾末端坏疽等。④血管内溶血：DIC 出现血管内溶血的症状发生率 10%～20%，主要表现为黄疸、贫血、血红蛋白尿、少尿甚至无尿等，因此血涂片可发现红细胞碎片或畸形红细胞。

【实验室和特殊检查】

1. 血液学检查 血常规检查可以提供急性出血、红细胞破坏加速、潜在的疾病（如白血病）的部分依据。血涂片检查可发现畸形红细胞或红细胞碎片；血乳酸脱氢酶增高，结合珠蛋白降低常提示血管内溶血。血小板计数减低通常是急性 DIC 早期且恒定的特点。在感染所致 DIC,血小板计数降低程度较为明显。革兰阳性菌感染所致 DIC 或其他原因的 DIC,常出现血小板计数和纤维蛋白原浓度的平行降低。

2. 凝血和纤维蛋白溶解机制检查 是反映 DIC 凝血和纤维蛋白溶解机制异常的基本实验,包括血浆纤维蛋白原浓度降低,PT、APTT、TT 延长,FDP 和 D-二聚体浓度增高,血小板计数减低,血浆鱼精蛋白副凝试验(3P)阳性。在诊断 DIC 时,首先应该完成这些简单的初筛实验。初筛试验结果异常,DIC 的诊断可基本确定。对于疑难病例或合并存在影响上述实验结果的原发病时针对性地选用抗凝血酶Ⅲ(ATⅢ)、纤溶酶原、$α_2$-抗纤溶酶($α_2$-AP)等指标,有助于诊断。对实验结果的分析应该小心,并注意动态观察。一些参数如凝血因子Ⅷ、纤维蛋白原、血小板计数在某些 DIC 相关状态可以增加如妊娠状态,应引起注意。

【诊断和鉴别诊断】

1. 诊断 根据存在引起 DIC 的基础疾病,临床出现多发性出血倾向,微血栓栓塞以及微循环障碍或休克的症状体征,结合 FDP 浓度增高,纤维蛋白原浓度降低,血小板计数降低,PT、APTT 延长等实验室改变,DIC 的诊断不难作出。若患者 FDP 正常,不能诊断 DIC。

2. 鉴别诊断 ①严重肝病:由于存在血小板减少(脾脏扣押),多种凝血因子浓度降低,以及肝脏对 FDP 及蛋白酶抑制物的清除降低,所以在实验室检查方面与 DIC 相互重叠,鉴别诊断常常困难。但严重肝病者多有肝病病史,黄疸、肝功能损害症状较为突出,血小板减少程度较轻或易变,可溶性纤维蛋白检出率低等可作为鉴别诊断参考。但需注意严重肝病合并 DIC 的情况。②TTP:以血小板减少和微血管病性溶血为突出表现,但缺乏凝血因子消耗性降低及纤维蛋白溶解亢进证据,可资鉴别。

【治疗】

1. 去除病因,积极治疗原发病 处理任何种类的 DIC 患者,原发病的治疗非常重要,如感染引起的 DIC,应该给予合适足量的抗生素,尽快明确感染的部位及判断细菌种类;动态监测患者的血气分析指标、氧分压及血流动力学参数等,并根据参数变化给予相应处理。

2. 肝素的应用 DIC 的治疗目的在于最大限度地减少或预防由于过度血液凝固和纤维蛋白溶解亢进导致的血栓形成和出血。当临床上出现血栓形成的表现时,可用肝素处理。肝素用于急性 DIC 的效果仍难肯定,尤其对感染引起的 DIC。对于急性早幼粒细胞白血病相关性 DIC,小剂量肝素可能有效。国外报道的剂量为 50 u/kg,静脉滴注,6 h 1 次;或每小时 5~10 u/kg 持续静脉滴注;也有用 5 000~10 000 u,皮下注射,12~24 h 1 次,疗程视病情而定。国内所用的小剂量肝素剂量更为偏低。肝素治疗的实验室监测结果往往由于患者本身存在的 APTT 延长而使得分析困难,小剂量肝素可不要求实验室监测。

3. 补充凝血因子 如果凝血因子及抑制物过度消耗,PT 时间延长超过正常对照的 1.3~1.5 倍,应输入新鲜血浆、新鲜冷冻血浆或冷沉淀物。当纤维蛋白原浓度<100 mg/dl,应输入冷沉淀物以补充足量纤维蛋白原。血浆替代疗法应使 PT 值控制在正常对照组的 2~3 s 内,纤维蛋白原浓度应>100 mg/dl。当患者血小板计数<(10~20)×10⁹/L,或血小板计数<50×10⁹/L 且有明显出血症状者,可输入血小板浓缩剂。

4. 抗纤维蛋白溶解药物 6-氨基己酸或氨甲环酸通过阻断纤维蛋白溶解酶与纤维蛋白原及纤维蛋白结合而发挥抗纤维蛋白溶解作用。在 DIC 状态,一般而言,使用抗纤溶解药物属于禁忌,因其具有促使血栓形成的倾向。

（五）血栓性疾病

高凝状态（hypercoagulable state）和易栓症（thrombophilia）实质上为同义语，指由于体内存在天然抗凝机制缺陷或持续性血栓形成刺激因素，导致体内凝血因子含量增高和活性增强，从而引起血液高凝，使得血栓形成风险增大的一种状态。临床上，当患者具有以下1种或几种临床特点：①青年血栓形成；②特发性血栓形成；③有血栓形成家族史；④复发性血栓形成；⑤少见部位血栓形成，应该考虑存在高凝状态，极易发生血栓性疾病。

1. 遗传性因素有关的高凝状态

（1）遗传性 AT Ⅲ 缺陷：遗传性 AT Ⅲ 缺陷症 1965 年由 Egeberg 首次报道，迄今已发现100 多个 AT Ⅲ 缺陷的家系。该病在西方国家的人群发病率为 0.2%～0.4%；在深部静脉血栓形成或肺栓塞患者，由遗传性 AT Ⅲ 所致者占 2%～8.5%；台湾和香港报道的发生率占静脉血栓形成的 2.3%～9.6%；我国大陆 AT Ⅲ 缺陷症仅有零星报道。

遗传性 AT Ⅲ 缺陷系常染色体显性遗传，多由于 AT Ⅲ 基因突变所致。基因突变方式包括错义、无义突变、剪接部位突变，小部分属于移码突变、大片段基因缺失或插入等。

AT Ⅲ 是一种主要的血浆抗凝血酶蛋白，由肝脏和血管内皮细胞合成，有灭活凝血酶的作用。许多有丝氨酸活性中心的凝血因子如 Ⅸa、Ⅴa、Ⅺa、Ⅻa，也是 AT Ⅲ 作用的靶。因此，AT Ⅲ 属于丝氨酸蛋白酶抑制物家族成员。AT Ⅲ 灭活凝血酶的作用在有肝素的条件下，其灭活凝血酶的速率可增加 1 000 倍以上，故 AT Ⅲ 也称为肝素辅因子。

临床上，遗传性 AT Ⅲ 缺陷主要表现为易发生静脉血栓形成和肺栓塞。诱发因素包括外科手术、分娩、妊娠、严重外伤、口服避孕药等。根据基因缺陷的类型及 AT Ⅲ 抗原量及活性减低的程度，可将遗传性 AT Ⅲ 缺陷分为两型：Ⅰ型 AT Ⅲ 缺陷表现为抗原/活性均减低；Ⅱ型 AT Ⅲ 缺陷表现为抗原量正常，活性减低。

（2）遗传性蛋白 C 缺陷：该病由 Griffin 1981 年首次报道。人群中发生率为 1∶16 000。在有静脉血栓形成史的患者，遗传性蛋白 C 缺陷发生率高达 2%～5%。

蛋白 C 是一种分子量 62 000 的糖蛋白，由肝脏合成。合成过程需要维生素 K 作为辅基，因此蛋白 C 也称为维生素 K 依赖性抗凝蛋白。活化的蛋白 C 具有灭活活化因子 Ⅴ 和活化因子 Ⅷ 的能力。在活化的蛋白 C 灭活 Ⅴa 和 Ⅷa 的过程中，蛋白 S 可作为活化的蛋白 C 功能的辅因子。遗传性蛋白 C 缺陷症呈常染色体显性遗传方式，病变的分子基础为基因点突变或DNA 片段的插入或缺失。实验室分型主要依据蛋白 C 抗原及活性的测定结果，可分为 Ⅰ 型和 Ⅱ 型蛋白 C 缺陷。

2. 继发性因素有关的高凝状态　抗磷脂抗体综合征（antiphospholipid antibody syndrome）抗磷脂抗体综合征的发病机制与一组异质性的、能够与阴离子磷脂-蛋白质复合物结合的自体抗体有关。在磷脂-蛋白质复合物中，重要的蛋白辅因子是 α_2-糖蛋白 Ⅰ。患有这种综合征的患者，血浆可存在多种抗磷脂抗体，包括抗心磷脂抗体、狼疮抗凝物和（或）生物学假阳性的梅毒血清试验。动物实验已初步提示，抗磷脂抗体与高凝状态有关。推测其作用机制主要是自体抗体对血管壁的直接损伤。

抗磷脂抗体综合征的主要临床表现：①动脉和静脉血栓形成；②复发性自发性流产；③血小板减少；④神经、精神症状。2/3 的患者血栓形成见于静脉，如深静脉血栓形成或肺栓塞；1/3 患者发生动脉血栓形成。脑血管事件是最常见的动脉血栓并发症。可表现为脑卒中、一过性脑缺血发作、脑梗死性痴呆或视网膜动脉阻塞。约 1/3 的动脉血栓形成患者心脏超声可发现心瓣膜非细菌性赘生物。该综合征最突出的产科并发症是习惯性自然流产和胎儿生长停滞,后者系胎盘血管血栓形成所致。

抗磷脂抗体综合征并发血栓形成的处理原则同其他血栓形成性疾病。由于存在狼疮抗凝物使得基础 APTT 值延长,因此使用普通肝素的监测变得困难,目前推荐用低分子量肝素。华法林对预防复发性血栓形成有效,但疗程长,所需剂量偏大,要求使 PT 的国际标准化比率(INR)值达到 2.6,故出血风险加大。目前尚无有效的方法预防抗磷脂抗体综合征妇女的习惯性流产。

3. 与动脉血栓形成相关的止血危险因素   在一些动脉血栓形成患者,并没有经典的血栓形成危险因素存在(如高血压、吸烟、肥胖、糖尿病等),这类患者往往存在着与止血机制有关的危险因素,包括纤维溶解功能减低、炎性因子介导的血管损伤及高半胱氨酸血症等。

流行病学资料显示,复发性心肌梗死年轻患者血浆纤溶酶原激活物抑制剂(PAI-1)活性增高。组织纤维蛋白溶解酶原激活物(t-PA)抗原基础水平增高者,发生心肌梗死的风险增大。有关的基础研究显示,在动脉粥样硬化发生、发展过程中,炎症和免疫激活起着一定的作用。在判定日后是否发生动脉粥样硬化的预测中,几种炎症标记如纤维蛋白原、C反应蛋白、血清淀粉样蛋白 A 有重要预测价值。血中高半胱氨酸浓度增高既是静脉血栓形成,也是动脉血栓形成的危险因素。体外研究提示,高浓度的高半胱氨酸可对血管内皮细胞产生氧化性损伤,抑制凝血酶调节蛋白表达,增加组织因子活性,抑制蛋白 C 的活化,从而促使血栓形成。

【诊断和鉴别诊断】   与静脉血栓形成有关的高凝状态的诊断思路如下。诊断静脉血栓形成相关性高凝状态,可从两个方面考虑。①原发性高凝状态:这类患者常存在血浆抗凝蛋白基因突变;②获得性高凝状态:这是一组异质性疾病,与正常人群相比,由于原发病因素的存在,它更易发生血栓形成并发症。上述的分类不是绝对的,一些高凝状态同时存在遗传性缺陷和获得性因素,如高半胱氨酸血症,既可以由参与高半胱氨酸代谢的关键性调节酶基因突变引起,也可受后天性的环境因素包括饮食习惯、叶酸、维生素 B_6、维生素 B_{12} 的摄取和吸收等的影响。因此,此类高凝状态的形成,可认为是遗传因素与环境相互作用的结果。

【实验室检查】   欲判定患者是否存在高凝状态,可通过检测凝血/抗凝蛋白活化或代谢过程中释出的特征性产物,即所谓的分子标记予以判断。但静脉血栓和动脉血栓形成状态的分子标记分布谱是不一样的,列表 14-8、14-9 叙述。

表 14-8　静脉血栓形成前状态主要实验室筛选试验

1. 活化蛋白 C 抵抗检测
   (1) APC 存在下的 APTT 试验
   (2) 因子 V Arg506Gln 突变的分子生物学检测
2. 凝血酶原基因突变(G20210A)的分子生物学检测
3. AT Ⅲ 活性测定(发光底物法)
4. 蛋白 C 活性测定
5. 蛋白 S 活性测定,总蛋白 S 和游离蛋白 S 的免疫学分析
6. 血浆总高半胱氨酸浓度测定
7. 异常纤维蛋白原筛选试验(纤维蛋白原的免疫定量及活性测定;凝血酶时间测定)
8. 狼疮样抗凝物(凝固法);抗磷脂抗体(血清试验)测定

　　上述反映高凝状态的实验室检查及分子标记,并不适合所有动、静脉血栓形成前的高凝状态预测。在动脉血栓形成前状态,其敏感的标记如纤维蛋白原,C反应蛋白与t-PA抗原,并不适用于静脉血栓形成前状态。而ATⅢ、蛋白C、蛋白S缺陷均与静脉血栓栓塞密切相关。因此,在选择这类检查时,应根据实际情况合理选用。值得强调的是:①即使上述分子标记为阳性,从高凝状态到血栓栓塞形成之间并不存在确切的时间限度和必然的血栓形成后果的联系;②流行病学的资料并不普遍适用于各类人群或个体化到某个具体病例;③上述分析结果尚不能作为临床药物干预的硬指标。故应结合临床情况,患者的家族史、既往史,参考分子标记结果,进行综合性衡量和判断。

表 14-9　动脉血栓形成相关性止血标记检测

1. 浓度标记 　　纤维蛋白原 　　组织纤溶酶原激活物(t-PA) 　　纤溶酶原激活物抑制剂(PAI-1) 　　凝血因子Ⅴ、Ⅶ、Ⅷ 　　脂蛋白 a 　　高半胱氨酸 　　vWF抗原 2. 进展标记 　　t-PA/PAI-1复合物 　　纤维蛋白溶解酶/α₂-抗纤维溶解酶(PAP)复合物 　　凝血酶原片段1+2 　　凝血酶/抗凝血酶Ⅲ(TAT)复合物 　　纤维蛋白肽A 　　纤维蛋白降解产物(FDP) 　　D-二聚体 　　因子Ⅶa	3. 功能性标记 　　活化蛋白C抵抗(APC-R) 　　因子Ⅷ:C 4. 综合标记 　　凝块溶解时间 5. 炎症标记 　　C反应蛋白 　　白细胞介素 　　血管黏附分子 6. 血小板标记 　　血小板大小与体积 　　血小板聚集、活性与功能

【防治原则】

　　1. 预防原则　　高凝状态的重点在于预防。对患者及家族成员进行有关高凝状态医学知识教育,包括常见诱发因素、临床特征、实验诊断和防治措施等。避免和消除血栓栓塞的诱发因素,包括增加活动、注意饮食、避免外伤等。若具有下列情况之一者,应进行阶段性或长期的抗凝药物干预:①高凝状态伴妊娠、分娩、创伤、手术和口服避孕药者;②女性患者既往有血栓栓塞发作史者;③有两次血栓形成史者;④有以上两种情况并存者。

　　2. 预防药物　　主要包括肝素、低分子量肝素、华法林等。有动脉血栓栓塞形成者,可加用阿司匹林或噻氯匹定。药物选用的种类、剂量、用药方式等与血栓形成相关因子,既往血栓栓塞大小、部位、发生频率以及就诊单位的血液学监测条件密切相关,应予以重视。

(仇霞芬)

第十五章

老年中枢神经系统疾病

第一节 概 述

随着年龄的增长,中枢神经系统的结构和功能会发生一系列生理和病理变化。中枢神经系统结构的老化主要表现为脑组织重量减轻和脑细胞总数减少。进入老年后,脑组织逐渐出现萎缩,致重量减轻,脑体积缩小,脑血流量减少。据报道,人脑的重量由成熟期高峰至老年高龄减少 6%～11%;脑细胞总数减少 10%～17%,大脑皮质区的脑细胞数减少甚至可达 45%;每 100 g 脑组织每分钟的血流量由 79 ml 下降至 46 ml,耗氧率由 3.7 ml 减至 2.7 ml。中枢神经系统功能的变化主要表现为认知功能和运动功能的改变。其中认知功能衰退分为生理性和病理性衰退,主要表现为增龄性的记忆功能衰退或痴呆。而运动功能衰退主要表现为以帕金森病(Parkinson disease, PD)为典型代表的变性疾病及脑血管疾病两大类。

年龄相关的认知功能减退是中枢神经系统衰老的主要表现。许多老年人在此阶段表现出年龄相关的轻度认知功能减退,相当一部分则发展为痴呆。年龄相关的认知功能衰变(包括学习速度和执行能力)一般进展缓慢,且大多出现较晚。主要临床表现为贮存新信息的能力下降、视空间的能力受损、言语的流畅性下降等。阿尔茨海默病(Alzheimer's disease, AD)是最常见的痴呆类型,也是最常见的中枢神经系统变性疾病,最早由德国神经病学专家 Alois Alzheimer 在 1907 年发现。随着年龄增长,AD 发病率上升,其标志性病理变化为神经元和突触的丧失,细胞外神经斑(老年斑)形成,以及神经纤维缠结出现。目前主流的治疗措施可以在一定程度上改善痴呆患者的临床症状。随着神经免疫机制、神经分子生物学机制的研究进展,有望开发出能够预防或逆转 AD 病程的药物。

位列 AD 之后,PD 是第 2 常见中枢神经系统变性病,主要表现为运动迟缓、肌强直、静止性震颤、姿位反射减退等,造成明显的运动功能障碍,患者生活质量受到随着年龄增长的限制。其病理机制主要表现为黑质多巴胺神经元变性,导致中枢神经系统多巴胺递质缺乏。目前治疗 PD 的药物研发进展较大,可以有效地改善临床症状,但仍然难以终止或逆转 PD 的病程进展。近年来脑深部电刺激技术的运用,给 PD 治疗提供了有益的帮助,但受限于病例选择、价格昂贵、有创性操作、仍需服药等原因,临床应用仍受到限制。

尽管神经变性病是老年神经系统常见病、多发病,但脑血管病仍然是成人神经系统病变中发病率最高的疾病。脑血管病涉及血管壁本身病变、血流动力学改变、血液本身病变等诸多原因。随着年龄的增加,动脉粥样硬化、栓子形成、动脉瘤等致病因素逐步增加,这与增龄相关的脑血管病危险因素,如高血压、高脂血症、糖尿病、房颤等密切相关。近年来,随着流行病学、临床神经病学、神经影像学、公共卫生学诸多学科的研究进展,目前已经在脑卒中的预防、治疗等方面取得了较大进展,在欧美等发达国家脑卒中的发病率已经呈下降趋势。

本章重点讲述中枢神经系统常见病痴呆、PD 和脑卒中的临床表现,鉴别诊断,以及治疗、预防措施。

第二节 痴 呆

痴呆为一获得性、持续性的临床综合征,多个智能功能域障碍,临床表现为记忆、语言、视空间能力、应用、辨认、执行功能及计算力等认知功能损害,而且在智能衰退过程中可伴发情感或行为学症状。导致痴呆的原因很多,包括变性、血管性、肿瘤性、脱髓鞘性、感染性、炎症性、中毒性、代谢性及精神性等原因。少部分痴呆患者起病可以突发(如外伤或脑卒中等),但多为缓慢起病。大部分痴呆性疾病都呈进行性发展,只有少数情况下可以通过有效干预手段获得临床改善。痴呆性疾病造成巨大的经济、社会、心理负担,对患者及其照料者而言都是异常沉重的,已成为全球性日益加剧的问题。

一、痴呆性疾病构成

痴呆性疾病中,AD 最多见,占 39%～70%;血管性痴呆次之,占 13%～37%;抑郁占 1%～18%,其他原因占 26%～48%。病程能够逆转或获得临床症状显著改善的痴呆性疾病(包括维生素 B_{12} 或叶酸缺乏、甲状腺功能低下和抑郁等)占 3%～29%。能够对痴呆病程进行相对有效干预的(如血管性痴呆等),占 20%～46%。

二、阿尔茨海默病(AD)

AD 是老年人中最常见的痴呆类型。起病隐匿,通常在 55 岁后发病,随年龄增加而发病率增加。65 岁人群发生 AD 的危险性约 5%,此后每 5 年增加 1 倍。其临床表现为智能逐步衰退,日常生活活动能力减退,并出现人格和行为改变。诊断 AD 要求符合如下条件:患者起病年龄 40～90 岁,表现出进行性记忆丧失,此外包括至少 1 项神经心理学功能障碍,并且要除外其他可能导致痴呆的系统性或脑源性疾病。

【病因与发病机制】 AD 的发病机制尚未完全明确。目前已经确定的危险因素包括年龄、女性、脑外伤、AD 家族史、Down 综合征、受教育程度低、19 号染色体 apoE4 等位基因等。此外还包括高半胱氨酸血症、高血压、高脂血症等。AD 的遗传学机制方面,已在早发性家族性 AD 患者中发现 3 个独立的致病基因:早老素基因-1、早老素基因-2 和淀粉样前体蛋白基因。与之相关的家族性 AD 患者发病较早,一般都在 60 岁以前发生。遗传形式表现为常染色体显性遗传,且外显率充分。apoE4 等位基因则更多见于散发性或较晚起病的家族性 AD 患者。其他基因危险因子包括细胞色素 P450(CYP)46 - TT 多态性、α 共核蛋白、胰岛素降解酶、泛醌-1 基因等。

【病理】 AD 的典型临床表现反映该病脑损害具有一定的解剖学选择性,尸检资料同时证实 AD 患者的顶叶、内颞叶、额叶凸面、基底前脑容易发生病变。神经病理学改变包括神经元丧失、淀粉样斑块、神经纤维缠结和颗粒空泡变性等。神经生化改变包括胆碱缺失、突触间谷氨酸浓度增高等,去甲肾上腺素能和 5-羟色胺能系统也受到一定程度累及。

【临床表现】 AD 的临床特征包括记忆损害、执行功能障碍、语言功能障碍(失语)、视空间缺陷、计算和抽象能力损害等。其他皮质功能障碍包括失认、失用、偏瘫、理解障碍等。记忆损害主要为学习新信息能力缺陷,不能准确回忆以前学会的东西,患者表现出遗忘、行为重复、容易错放物品等。执行功能障碍表现为组织、计划和制订策略困难。语言障碍表现为经皮质性感觉性失语:言语流畅但命名障碍、听觉性理解力损害、反复重复等,患者虽然能够大声朗读,但对所阅读的东西理解有限,交流时患者往往很难找到合适词汇,有时词不达意。视空间损害表现为环境定向力障碍,不能绘画或复制图案,严重时容易迷路。

AD 患者可以很早就出现行为举止改变,且并不与痴呆的严重程度呈线性关系。患者日渐被动、退缩,情感不再细腻,自主性减退。某些症状很像抑郁,但与抑郁不同之处在于患者并不能自我认识到情感压抑,也缺乏无价值感、无助感或罪恶感等体验。40%~50% AD 患者病程中可出现抑郁情感,但只有 10%~20%符合抑郁症诊断标准。50% AD 患者出现不忠、偷窃、伤害或被抛弃妄想。幻觉也可以发生,但相对少见。其他行为症状包括动作散漫、激越、焦虑、易激惹、攻击性行为、失眠等。

AD 患者虽然出现神经心理学和行为障碍,但基本的运动、躯体感觉和视觉功能在病程中保留较好。典型 AD 患者一般不出现锥体外系功能障碍,直到晚期才会出现强直、肌阵挛、共济失调、癫痫发作、构音障碍等症状。

【实验室及其他检查】

1. 脑电图及神经影像学检查　AD 中期脑电图可表现出 θ 节律慢波。神经影像学表现为正常或轻度脑萎缩。AD 晚期脑电图可表现为 δ 节律慢波。CT 或 MRI 发现中度到重度皮质性和中央性萎缩表现,如脑沟扩大、脑室扩张等。SPECT 研究发现双侧顶-枕颞结合处后部血流量降低,该脑区葡萄糖代谢率也降低。SPECT 可发现额叶低灌注,PET 可发现额叶低代谢。

2. 血液检查　进行血常规、肝肾功能、血钙、血糖、维生素 B_{12}、叶酸检查以排除可能的致病原因,必要时进行梅毒、获得性免疫缺陷综合征(AIDS)筛选检查。

3. 简易智能量表(MMSE)　是一个筛查痴呆的便捷的神经心理学测试量表,临床上应用广泛,但对于早期诊断痴呆敏感性上有局限性。传统的画钟试验、言语流畅性试验对于提高 MMSE 筛选痴呆敏感性有帮助。

【诊断与鉴别诊断】

1. 额颞叶痴呆(frontotemporal dementia,FTD)　额颞叶萎缩引起的痴呆常见为 Pick 病,Pick 病和其他额颞叶痴呆为一组异源性疾病,临床特征上与 AD 有多项相似之处,如进行性认知功能衰退、举止和行为改变等。许多 FTD 患者也表现出失语,但运动功能保存相对完好。FTD 最显著的临床特征为患者的行为举止过度不当,如自我控制不能、冲动、不恰当的愉悦感、攻击性等。某些患者出现特别明显的非典型的抑郁症状(如口欲亢进、食欲改变、性欲亢进、失认、语言苍白贫乏等)。该组疾病语言功能障碍最早表现为命名困难,言语表达较 AD 患者更为刻板和重复。FTD 早期,记忆、计算和视空间功能相对保存完好,这也是与 AD 的不同之处。脑电图可表现为弥散性或额颞区慢波，CT 或 MRI 常可发现局灶性额颞叶萎缩，SPECT 可发现颞叶前部和额叶脑血流相对降低，PET 发现在同样的解剖区域葡萄糖代谢降低。FTD 的典型神经病理学表现为神经元变性，Pick 病还包括 Pick 小体，伴或不伴气球样细胞。

功能性神经影像学有助于鉴别 FTD 和 AD。SPECT 和 PET 发现 FTD 患者中选择性损害大脑半球前部，而在 AD 患者中大脑半球后部受损多见。

2. 皮质下变性疾病　AD 和 FTD 的典型临床特征（失语、遗忘、失用、失认）反映该类疾病以皮质功能损害为主。还有一组导致痴呆的变性疾病主要累及皮质下结构（基底节、丘脑、小脑和吻侧脑干），主要包括 PD、肝豆状核变性、进行性核上性麻痹（PSP）、Huntington 病、Fahr 病（特发性基底节钙化）、多系统萎缩（MSA）以及丘脑性痴呆等。PD 患者中，高达 70% 出现轻度神经心理学缺陷，约 40% 出现明显痴呆。皮质下神经心理学缺陷表现为注意力和集中力障碍、动力不足、信息处理速度降低、记忆损害等。记忆功能测试发现信息提取困难，给予提示线索后可改善。同时往往伴有执行功能障碍，解决问题有困难。与 AD 和 FTD 不同，皮质下痴呆综合征患者运动障碍非常显著，可表现为运动过少，如少动、强直等；运动过多如舞蹈样动作、肌张力障碍或共济失调等。

3. 路易小体痴呆（dementia with Lewy body，DLB）　临床表现为认知水平波动性衰退、视幻觉和听幻觉、意识模糊、轻度锥体外系症状。某些患者可在首次服用一般剂量镇静剂后就出现严重的锥体外系症状。与谵妄不同，DLB 症状持续且日益加剧。病理学上，脑干和皮质发生路易小体病理性聚集，神经斑增多，神经纤维缠结较少。

4. 血管性痴呆（vascular dementia，VaD）　VaD 是仅次于 AD 的第 2 大常见痴呆类型，占痴呆的 12%～20%。VaD 患者神经心理学缺陷与皮质和皮质下结构受累有关。临床特征和严重程度取决于梗死的数量、位置和体积。认知功能衰退常与脑卒中的发生有时间相关性。病史特征包括突发神经功能缺陷、阶梯样进展、症状严重程度有波动。还表现为人格相对保存、情感不稳定、抑郁、夜间意识模糊等。VaD 患者中也常可发生抑郁症和精神病症。患者一般都有动脉粥样硬化证据（心脏电生理改变、心肌梗死或心绞痛史、视网膜病等）、高血压病史、局灶性神经症状和体征。步态性共济失调、帕金森综合征及尿失禁并不少见。如果患者有明确的脑卒中或短暂性脑缺血发作（TIA）史则更加支持诊断。缺血性评分很有帮助，当≥7 分时可认为痴呆是血管性的。CT、MRI 一般都有阳性发现。血管性痴呆与长期高血压所致的纤维素样坏死最相关。其他危险因素包括糖尿病、高胆固醇血症、心源性栓塞和血管炎等。

5. 代谢性和中毒性痴呆　一般情况下，代谢性或中毒性中枢障碍造成的认知损害持续时间相对比较短暂（如谵妄），但持续时间过长时就可诊断为痴呆。常见原因为严重贫血、甲状腺功能紊乱、心肺功能不全、肾脏和肝脏疾病、维生素缺乏等。

老年人中毒性痴呆最常见于药物服用不当。老年人药物代谢、分布、结合和排泄功能改变，此外老年人大脑对药物敏感性相对增高，导致药物中毒危险性相应增加。常见导致慢性意识模糊的药物包括镇静剂、安眠药、中枢性降压药等。长期酗酒、暴露于工业溶剂和重金属也可导致痴呆，该种情况下往往伴有周围神经病变。

代谢性或中毒性痴呆的典型临床特征包括警觉力波动、注意不能、记忆和定向损害。语言和高级皮质功能损害不常见。经常伴有运动症状，如肌阵挛、震颤和共济失调等。脑电图可发现弥漫性慢波改变。致病因素一旦得到控制,神经心理学症状就会得到改善。

6. **髓鞘疾病性痴呆** 老年人中,影响白质的疾病较少见。继发性白质损害包括 Binswanger 病、病毒性疾病(如 AIDS)、进行性多灶性白质脑病等。多发性硬化在 40 岁后起病较少见。其他少见白质痴呆性疾病包括异染性白质脑病、肾上腺营养不良、脂质沉积病等,但该类疾病多在青少年或成人早期就可发病,多表现为皮质下认知功能障碍,还可出现情感障碍和精神病症。

7. **正常压力性脑积水**(normal pressure hydrocephalus dementia,NPH) NPH 临床"三联征"为痴呆、共济失调和尿失禁。痴呆的典型特征为精神运动速度降低、智力迟钝、注意力不能集中、记忆损害、淡漠和思维僵化等。症状可在数月或数年内出现。NPH 系因蛛网膜颗粒吸收脑脊液进入静脉循环障碍所致,可见于外伤、蛛网膜下隙出血、脑炎或脑膜炎等疾病后发生。CT 或 MRI 可见脑室显著扩大。若腰穿有助于步态改善,则支持 NPH 诊断。

8. **肿瘤性痴呆** 颅脑原发性肿瘤或转移瘤都可通过直接压迫、脑积水、侵犯脑组织或颅内高压引起痴呆。起病一般较隐匿,病程呈进行性发展,数周或数月之后,患者出现嗜睡、头痛、抑郁、注意力下降和记忆损害,可出现局灶性神经症状和体征。

脑膜癌病也可导致痴呆。脑膜癌病最常见的原发肿瘤为乳腺癌、肺癌、胃肠道肿瘤和恶性黑素瘤。患者表现为颅内高压、脑神经损害和意识模糊。

少数情况下,燕麦细胞肺癌、卵巢癌或乳腺癌可通过远隔效应导致痴呆。但该临床情况下往往还伴有小脑功能障碍或萎缩,也可出现癫痫、脊髓神经根病和肌病等。

9. **外伤性痴呆** 颅脑外伤经常可导致人格和智能缺陷。闭合性颅脑外伤最容易损害额叶底部和内颞叶。老年人还容易引起硬膜下血肿,患者可出现慢性意识模糊、注意力波动、短暂的局灶性神经体征。

10. **感染相关性痴呆** 中枢神经系统感染可导致痴呆。细菌性感染一般引起急性脑病(如谵妄)而非慢性意识模糊或痴呆。麻痹性痴呆(神经梅毒)为慢性螺旋体感染所致,除痴呆症状外还往往伴有较明显的额叶症状。神经伯柔体病(中枢性莱姆病)也可导致痴呆,病程中有较典型的皮肤环形红斑、心脏损害、周围神经损害等表现。Whipple 病表现为脑膜刺激征、痴呆、核上性眼肌麻痹和系统性症状(不适感、腹泻、发热、关节痛),确诊依靠空肠活检发现巨噬细胞浸润,脑脊液分析也有助于诊断。

慢性脑膜炎可源于真菌、原虫和蠕虫感染。临床上出现慢性意识模糊、颅内压增高和脑神经损害,借助感染性征象和病原学检查可以诊断。

急性病毒感染可因为中枢神经系统受累严重导致脑炎后痴呆,也可因为脑炎慢性进展而发生痴呆。慢性病毒性痴呆包括 AIDS 痴呆、进行性多灶性白质脑病痴呆。一般表现为淡漠、抑郁、精神运动速度减慢、遗忘、认知衰退等症状。

Creutzfeld-Jakob 病(CJD)多在 50~70 岁起病,与朊蛋白有关。疾病进展迅速,一般数月内死亡。表现为进展性痴呆、肌阵挛、缄默、锥体系和锥体外系损害。脑电图表现为限制性周期性棘波发放,背景为慢节律。

11. **炎症性痴呆** 系统性自身免疫性疾病,如系统性红斑狼疮、结节性硬化和颞动脉炎等,可通过阻塞血管、直接炎症和免疫反应作用于中枢神经导致痴呆。可根据自身免疫疾病其他典型临床特征、血细胞沉降率增快和相关免疫指标异常获得诊断。

12. **精神疾病合并痴呆** 老年抑郁症患者发生痴呆与皮质下血管性病变密切相关。许多患者可进展成 VaD 或 AD。临床表现为遗忘、精神运动迟滞、动力不足、执行功能障碍及认知缓慢。进行抑郁治疗之后,神经心理学方面会有所改善。躁狂和精神分裂症也偶可发生痴呆。

【治疗】 对痴呆患者的治疗于医生和照料者而言都是一个巨大的挑战,治疗措施包括药物治疗和非药物治疗。对于痴呆的治疗原则要求靶目标明确、治疗方案简单明了、服药方便、药物相互作用小。总体原则要求:①明确病因;②指导治疗;③鉴别共发的可逆性或可治疗性疾病;④明确预后;⑤可提供遗传学参考价值;⑥易于对家属进行教育和磋商;⑦关注照料者心理应激,减轻负担。

1. 恢复和稳定智能

(1) 药物治疗:迄今为止,没有药物能够逆转或终止 AD 和 VaD 患者的智能衰退。胆碱酯酶抑制剂 (ChEI),如他克林、多奈哌齐、重酒石酸卡巴拉丁、加兰他敏具有一定的改善认知、行为和功能作用,同时可以延缓功能衰退和延迟进入护理机构的时间。这些药物对于 DLB 和 PD 也具有一定作用。

美金刚,非竞争性 NMDA 受体拮抗剂,目前可单独应用于治疗中度到重度 AD,也可以同时合并应用 ChEI。

一项大规模安慰剂对照实验证实维生素 E 可以延迟护理照顾和功能障碍发生,但对于能否改善或保护老年人尚未定论。

表 15-1 治疗阿尔茨海默病药物

药 物	作用机制	开始剂量(mg)	目标剂量(mg)
多奈哌齐	ChEI	5,qd	5~10,qd
重酒石酸卡巴拉丁	ChEI	1.5,bid	3~6,bid
加兰他敏	ChEI;调节毒蕈碱受体	4,bid	8~12,bid (16~24 qd)
美金刚	非竞争性 NMDA 受体拮抗剂	5,qd	10,bid

VaD 患者中,通过服用阿司匹林、控制高血压和高脂血症、戒烟等措施可以预防脑卒中复发,从而对其病程进行较为有效的干预。已证实 ChEI 对单纯性 VaD 和混合性 VaD 均有一定的改善临床症状作用。

对于非变性痴呆疾病而言,经过治疗认知功能往往可得到大部分恢复,但要完全恢复则非常困难。如维生素 B$_{12}$ 替代治疗,NPH 患者脑室引流,或纠正甲状腺功能低下都可以改善症状,却很难完全恢复。但重要的是,这些措施可以终止疾病进展。

(2) 非药物性策略:非药物性策略有助于医生和照料者帮助痴呆患者维持日常生活功能,这些措施包括:①进行眼神交流,以简洁、直接、平静的方式同患者对话。②一次只问 1 个问题,留下充裕时间等待回答。③给患者制订规律性日常活动,鼓励参与。④必要时给患者以反复提示。⑤把任务分解成简单的几步来做。⑥要明确患者能做什么、不能做什么。

2. 控制神经精神症状

(1) 非药物性干预:对于焦虑和精神病症患者,可以进行柔和安抚和转移注意力,不要试图说服其感受是错误的。如果安抚和转移注意力不能奏效,则只能选择药物治疗。

（2）药物干预：由于引发意识障碍和锥体外系不良反应较少，目前经常应用非典型抗精神病药取代传统抗精神病药治疗激越和精神病症。常用的药物是利培酮、奥氮平、喹硫平等。但非典型抗精神病药物也存在死亡率增高、锥体外系反应、肥胖、高泌乳素血症、糖耐量异常等风险。临床使用仍需谨慎，一般剂量较小，且疗程较短。

对痴呆患者的抑郁和其他情感障碍的治疗与非痴呆老年患者相似。一般选用抗胆碱作用较小的抗抑郁剂，如西酞普兰、舍曲林、米氮平等。

3. 睡眠障碍治疗　痴呆患者经常有睡眠障碍，夜间或坐立不安，或无目的漫游。治疗策略考虑如下：①避免在下午或晚上进食含咖啡因的饮料或药物。②不要在床上进食或看电视。③不鼓励夜晚摄入过多水分以避免夜尿。④询问其他可致失眠的原因，如疼痛、心肺疾病或不安腿综合征。⑤不鼓励白间小憩。当以上措施效果不佳时，考虑药物治疗。可在上床前 1 h 给以短效安眠药如奥卡西泮（10～30 mg，口服）、劳拉西泮（0.5～2 mg，口服），及唑吡坦（5～10 mg，口服）。这些药物应用时间较长时可产生早醒。最好避免长效安眠药，因其代谢产物蓄积可导致白天嗜睡或意识障碍。镇静性非典型抗精神病药如喹硫平、奥氮平等，可能对夜间激越有效。

第三节　帕金森病

近 80% 的运动迟缓-强直综合征为 PD，20% 为其他疾病，后者常指不典型帕金森综合征，对多巴胺能治疗常无明显反应。对确定患者是否为 PD 或少见的运动减少运动障碍，卡比多巴-左旋多巴治疗是极有帮助的试验性诊断方法之一。

美国 > 65 岁老年患者中，PD 是去神经科医生处就诊的门诊患者最常见的原因。美国有75 万～150 万人患有该病。

【病因与发病机制】　只有不到 15% 患者为遗传性，多数患者散发起病。流行病学研究已确认导致该病的多项危险因素，包括生活在农村、依赖于井水生活并接触农药等，然而尚未确定独立的致病危险因素。

【病理】　中脑黑质（致密部）多巴胺能神经元变性，纹状体多巴胺含量显著减少。中枢神经系统中其他含色素的神经元亦受累，包括蓝斑（去甲肾上腺素）和脑干中缝核（5-羟色胺），这些神经递质系统的变化可能与 PD 患者中自主神经系统异常和抑郁发生有关。当出现提示 PD 的临床症状时（如单侧静止性震颤），对侧黑质多巴胺能神经元近 80% 已变性。在症状加重同时，残存的 20% 细胞进一步丧失。

【临床表现】　PD 最早被称为震颤麻痹，1817 年 James Parkinson 首次在专著中描述了其临床特征。PD 的核心临床特征包括运动迟缓、肌强直、静止性震颤和姿位反射减退，其中姿位性反射减退是疾病进展的特征性表现。除了这些核心临床特征之外，PD 患者尚有多种次要症状，在不同的患者中程度不一。

1. 主要特征　震颤、运动迟缓、强直、姿位障碍。

2. 次要特征　自主神经障碍（比 Shy - Drager 综合征患者程度轻），如尿急、多尿、便秘、直立性低血压、皮肤干燥、流涎、男性勃起障碍、表情减少（面具脸）、发音过低（音量减弱）、小写症（写字变小）。

随着病程进展,PD可单独或复合出现多种并发症,具体见表15-2。

表15-2 帕金森病并发症

并发症类型	表 现
运动	开-关波动、疗效减退、运动障碍
行为	抑郁、药物产生的精神障碍(视幻觉)、错觉
认知	智力迟钝(思维反应减慢)、执行功能障碍(计划和排序困难)、痴呆

【实验室及其他检查】 PD目前尚缺乏特异性辅助检查设施,PET、SPECT、MRI和fMRI的发展对诊断有一定辅助作用。

【诊断与鉴别诊断】 PD的诊断主要依靠临床表现,而不是依赖实验室检查。患者必须存在四大主证中的两个,而且至少有静止性震颤或运动徐缓;无眼外肌麻痹、共济失调、锥体系损害、体位性低血压、肌萎缩等其他系统病证;无引起帕金森综合征的各种原因,如脑部感染、脑血管疾病、颅脑外伤、脑肿瘤、其他神经系统疾病、中毒及有关药物服用史;多巴胺能药物治疗有效。符合以上4项者就可能是PD,诊断正确率达70%左右。其他不典型帕金森综合征鉴别如下。

1. DLB 既表现出帕金森病样运动特征,同时又伴有明显记忆减退或痴呆,此种情况下提示DLB可能。路易小体在镜下显示为神经元包涵体,当局限于黑质时是PD的典型病理特征,但在DLB中这些异常包涵体还播散至皮质联合区。DLB患者常出现1天之内不同时刻注意力水平的明显波动,且容易发生视幻觉。治疗时应当注意避免应用多巴受体阻滞剂,因为DLB患者对其不良反应十分敏感,可导致帕金森样运动症状的恶化,甚至出现神经安定剂性恶性综合征。

2. 医源性帕金森综合征 除众所周知的多巴受体阻滞剂如吩噻嗪等可产生药源性帕金森综合征外,还有诸多处方药均可能引起帕金森症状(表15-3)。老年患者中,选择药物时必须全面权衡其利弊。药物引起的帕金森样症状通常是可逆的、剂量依赖性的,撤药后症状和体征一般可得到有效缓解。但部分运动障碍很难改善,如迟发性运动障碍,往往在撤药数月乃至数年后症状方可得以缓解。

表15-3 医源性帕金森综合征常见致病药物

类 型	药 物
典型抗精神病药物	氯丙嗪、氟奋乃静、氟哌利多、奋乃静、硫利达嗪、替沃噻吨、三氟拉嗪
非典型抗精神病药物	氯氮平、利培酮、奥氮平、阿立哌唑、喹硫平、齐拉西酮
止吐药	丙氯拉嗪、异丙嗪、甲氧氯普胺
化疗药物	5-氟尿嘧啶(5-FU)、长春新碱、多柔比星
钙离子通道阻滞剂	桂利嗪、氟桂利嗪
其他	胺碘酮、氯贝胆碱、芬太尼、达哌啶醇、锂、哌替啶、溴吡斯的明、利舍平、丙戊酸钠

3. NPH 1965 年 Adams 和 Hakim 首次描述了这一"三联征"：步态障碍、小便失禁、痴呆，同时脑室扩大，颅内压正常。NPH 的步态障碍常被描述为拖步、一定程度的宽基步态和足外旋，这与 PD 患者的窄基步态有所区别。尽管 NPH 患者表现出宽基步态，与小脑病变患者临床表现有一定相似之处，但临床检查不会发现典型的原发性小脑性共济失调表现。NPH 可以是特发性或继发性（如蛛网膜下隙出血、脑外伤等），平均发病年龄为 70～80 岁。目前尚缺乏诊断性的辅助检查手段，且没有确切标准以决定患者是否应该接受分流术。神经影像学检查 MRI 或 CT 提示脑室扩大，与皮质萎缩程度不成比例。放射性核素脑池造影术可作为诊断手段之一，MRI、CT 或 PET 对 NPH 诊断亦有一定帮助作用。

如果通过腰穿释放 30～50 ml 脑脊液后步态能够改善，可能预示脑脊液分流术有意义，但假阴性率相当高。目前一致认为，继发性 NPH 以及症状不超过 1 年的患者更宜行分流术。药物治疗如多巴胺能药物和（或）乙酰唑胺等，可以进行临床尝试。

4. PSP 20 世纪 60 年代早期，发现部分患者除具有不典型帕金森样症状外，还有特征性的眼球随意活动障碍，临床上将这一进行性神经变性疾病与 PD 区分开，诊断为 PSP。PSP 的病理表现为黑质纹状体通路神经元丧失，神经胶质增生以及广泛的胆碱能损害。皮质出现 Tau 蛋白异常磷酸化的神经纤维缠结。PSP 患者发病年龄通常为 60～70 岁，与典型 PD 患者相比其病情进展明显较快。可以出现震颤，但较 PD 少见，而强直和运动徐缓同时影响双侧肢体。在 PD 患者中，一侧肢体总是较另一侧症状显著。

在症状出现的第 1 年里，平衡障碍较常见，特别易向后跌倒。由于眼球不能向下凝视，患者诉下楼很困难。疾病早期出现眼球垂直向凝视麻痹，晚期出现水平向凝视障碍。头眼反射保留说明第 Ⅲ、Ⅳ、Ⅵ 对脑神经及其核团完整，提示病变部位在这些脑干核团水平以上，是核上性的。尸体解剖证实，PSP 患者中，并非所有患者在世时均出现凝视异常，但存在凝视异常则高度怀疑该病。吞咽困难和构音障碍突出，同时面部表情减少以及眨眼频率显著降低是诊断 PSP 的重要线索。患者常因假性延髓性麻痹影响而出现情感失常、强哭强笑。额叶释放体征包括下颌反射活跃、掌颏反射阳性、咽反射活跃等。在疾病晚期出现智能减退。

部分患者对多巴胺能药物治疗有一定反应性，但无法达到特发性 PD 患者治疗效果。治疗以对症支持为主，强调物理治疗，帮助行走活动，采取保护性措施以及言语和吞咽康复治疗。

5. 皮质基底节变性（cortical basal ganglion degeneration，CBGD） 通常在 60 岁以后发病，表现为多巴胺能药物疗效不佳的帕金森综合征以及皮质性感觉丧失和失用症，症状进行性加重。运动症状通常不对称，早期认知功能相对保留。震颤不规则，且频率比特发性 PD 患者稍快些，期间可叠加肌阵挛样动作。疾病晚期出现"异己手"，受影响肢体似乎不随患者的意志支配而自行其道，表现为漫游和（或）摸索样动作。随着疾病进展，出现额叶和顶叶不对称萎缩，侧脑室扩大。与 PSP 和 AD 一样，CBGD 亦存在 Tau 蛋白过度磷酸化的细胞病理学变化。该病散发，病程上比特发性 PD 进展迅速，症状出现 5～10 年内往往死于并发症。

6. MSA 该病散发，通常 60～80 岁发病，进行性发展，起病 4～10 年后死亡。病理特点为多个部位脑组织细胞丧失和胶质增生，包括纹状体、黑质、脑桥、下橄榄和小脑蒲肯野细胞等。特征性改变为神经胶质细胞内有包涵体 α 共核蛋白。MSA 以自主神经功能异常为主要特征，表现为明显的体位性低血压、尿失禁和便秘，随后出现吞咽困难和呼吸喘鸣。其临床叠加症状主要分为两种。①以小脑表现为主：共济失调、辨距不良、讲话断续、伴有眼震，此种类型称为橄榄脑桥小脑萎缩；②以锥体外系表现为主：强直、运动徐缓、姿位障碍、轻微震颤、合并体位性低血压,此种类型称为 Shy - Drager 综合征。眼球垂直凝视相对保留,在疾病晚期认知功能仍然得以保留。

治疗以对症支持为主,注意泌尿系统支持(必要时需要留置导尿管)。自主神经功能异常治疗包括增加液体摄入、抬高头位、弹力袜和药物治疗(氟氢可的松)。

【治疗】 PD 平均病程约 20 年。在初始诊断后通常有一段蜜月期,在此期间患者不需要接受特异的对症治疗药物来维持功能。患者出现运动不能的临床特征时方才选择多巴胺能治疗(无论是多巴胺前体左旋多巴或多巴胺能受体激动剂)。研究显示,左旋多巴的补充治疗儿茶酚氧化甲基转移酶(COMT)抑制剂恩他卡朋可以减轻疾病晚期的运动症状波动。

早期使用辅酶 Q10 治疗可能有益。早期使用单胺氧化酶 B(MAO - B)抑制剂司来吉兰存在争议,但部分神经科医师认为其可能有一定的神经保护作用,应该早期应用,同类药物雷萨吉兰似乎更具前景。基因治疗目前仅限于实验室阶段,可能是 PD 的未来治疗手段之一。

表 15 - 4　帕金森病药物治疗

种　类	药　物	剂量,注释
抗胆碱能药物(闭角型青光眼、前列腺增生、老年人慎用)	苯海索(安坦)	从 1～2 mg qd 开始,逐渐加量至 2 mg bid～tid
	苯托品	从 0.5 mg qd 开始,缓慢加量
	普罗吩胺	从 25 mg qd 开始,逐渐加量至 50 mg bid～tid,在部分患者中可能比上述两药有效或更易耐受
左旋多巴(不良反应:恶心、呕吐、头晕,大剂量时有幻觉)	卡比多巴/左旋多巴标准片 10～100 mg,25～100 mg,25～250 mg	从标准片半片 25～100 mg 开始,每 4 天增加半片,直至初始靶剂量 1 片 tid
	卡比多巴/左旋多巴控释片 25～100 mg,50～200 mg	睡前服用缓释片有助于夜间活动,对一部分有显著疗效减退的患者有利,但运动障碍和幻觉更多见
	卡比多巴	在左旋多巴产生严重恶心或其他外周不良反应的患者中,补充卡比多巴可抑制左旋多巴在外周多巴脱羧酶作用下转化为多巴胺,减少不良反应
MAO - B 抑制剂(不良反应:失眠,与 5 - HT 再摄取抑制剂类相互作用产生高血压,是否有神经保护作用仍有争议)	司来吉兰	部分代谢为氨非他命,从 5 mg qd(早)开始,若能耐受,可逐渐增加至 5 mg bid(早、中),避免晚上用药
	雷萨吉兰	无安非他命代谢产物,1 mg qd
COMT 抑制剂(和卡比多巴/左旋多巴合用有间接的多巴胺能不良反应,托卡朋有肝毒性,单一治疗无效,仅和左旋多巴合用方起效)	恩他卡朋	从 100 mg 开始,与每一片卡比多巴/左旋多巴合用
	托卡朋	应避免作为一线 COMT 抑制剂,因其少见但暴发性的肝脏毒性可致死亡,需要征得患者同意并密切监测肝功能
其他药物	金刚烷胺	联合应用,不良反应为青斑等

随着疾病进展,患者开始出现运动并发症以及多巴胺能药物治疗的并发症,包括药物疗效减退、开-关运动波动和运动障碍(不自主的异常运动影响躯干和四肢),控制这些并发症需要不断进行药物调整。许多患者可能出现精神症状,包括抑郁和药物产生的精神障碍(视幻觉)。精神障碍的出现提示多巴胺能药物需要减量,并应用小剂量非典型抗精神病药物。值得强调的是,多数抗精神病药物具有锥体外系不良反应,可能会加重 PD 症状。

PD 晚期通常出现皮质下痴呆特征:执行功能障碍、思维迟钝、主动性缺乏。ChEI 重酒石酸卡巴拉丁具有一定效果。值得注意的是,在老年人群中 AD 比 PD 多见,许多患者可能同时存在上述两种疾病,表现为进行性痴呆和 PD 样运动特征。

第四节　脑血管疾病

脑血管疾病又称脑卒中,可导致急性局灶性神经功能缺失,致死率、致残率极高,此外还容易发生抑郁和痴呆,部分患者还可以发生继发性癫痫。本章节主要阐述脑血管病的流行病学、病理生理学、临床评估和治疗。

一、流行病学

1. **动脉血栓形成**　脑卒中是一个临床综合征,而不是一个单一疾病。局灶性脑梗死占 86%~88%,脑出血占 12%~14%。老年脑梗死患者中,1/3 由颈动脉或椎动脉的动脉粥样硬化引起,其他 2/3 由心脏栓子脱落或小血管病引起。在短暂性脑缺血发作或脑卒中患者中,同侧颈动脉狭窄 50%~99% 时,再发脑卒中的风险与颈动脉的狭窄程度密切相关,在发生短暂性脑缺血发作或脑卒中的第一二年内,如果没有进行相应外科治疗,25% 的患者会再发脑卒中。动脉粥样硬化性血栓形成的最显著危险因素是抽烟、高血压和高胆固醇血症。

2. **栓子性梗死**　老年人中大约 1/3 脑卒中由心脏脱落的栓子引起。心房纤维颤动(AF)是一种常见的心脏节律不齐,在 >75 岁人群中超过 10%。AF 患者每年有 3%~5% 发生脑栓塞(45% 的脑栓塞患者由 AF 引起)。除了年龄因素外,AF 患者出现脑栓塞的危险因素:已经有血栓栓子存在、收缩压 >21.28 kPa(160 mmHg)、左室功能受损和糖尿病。除 AF 外,能够引起栓塞性梗死的心脏疾病有左心室血栓、急性心肌梗死、扩张性心肌病、风湿性心脏病、心脏瓣膜置换术后和亚急性细菌性心内膜炎。

3. **深部小梗死**　腔隙性脑梗死是由脑深部结构的小血管穿透闭塞引起的。脑深部结构包括内囊、丘脑、脑干。病变可以造成局部的综合征,如轻偏瘫、偏侧感觉缺失、构音障碍等。这些深部的小梗死随着时间推移会变成一个囊,并充满液体,称为腔隙性脑梗死。部分腔隙性梗死并不产生临床症状。糖尿病和高血压共同存在是无症状性脑梗死加重的决定性因素。有多个腔隙性梗死灶的患者往往合并有糖尿病、弥漫性脑白质病变和红细胞增多症等。

4. **短暂性缺血发作**　短暂性缺血发作(transient ischemic attack,TIA)系指由于缺血性脑血管病导致短暂的局部脑功能丧失,引起暂时的局灶性综合征,如轻偏瘫、偏侧感觉缺失、言语困难等。当 TIA 发生在后循环时,往往出现短暂的眩晕、构音障碍或共济失调。TIA 的主要症状多在发病 24 min 内消失,但一些神经病学的征兆可能会持续 24 h,目前倾向于把 TIA 持续时间定义于 1 h 之内。对所有 TIA 患者均应进行紧急的脑卒中可能性评估,进行及时的早期干预,以免错过时间窗。10% 脑卒中患者是在 TIA 发作后 1 个月内发生的。

5. 椎基底动脉供血不足　短暂的眩晕是椎基底动脉供血不足(vertebrobasilar ischemia,VBI)最常见表现,其出现率随着年龄的增长而增多。其他常见症状有单眼或双眼视力模糊、构音障碍、步态摇摆、头痛、耳鸣和听力丧失等。一些 VBI 患者可发生猝倒或晕厥。VBI 患者和前循环缺血患者的治疗及抗血小板方法相同,因为动脉粥样硬化也是 VBI 的最常见病因。

6. 出血　蛛网膜下隙出血和脑内出血占所有脑卒中的 12%～14%。出血的临床症状有头痛、意识障碍、癫痫、呕吐、颈项强直等。蛛网膜下隙出血患者女性多于男性,黑种人多于白种人。在 >65 岁的患者中,白种人脑内出血的人数要多于黑种人。大脑淀粉样血管病是这个年龄段的最大危险因素。过去 20 年中,因为医生和公众对控制血压的重要性有了更深入的认识,美国脑内出血发病率已经下降了 50%,但蛛网膜下隙出血发病率一直没有改变。

7. 头痛　突发剧烈的头痛要怀疑蛛网膜下隙出血,逐渐加重的头痛伴有逐渐加重的嗜睡则提示脑内出血。老年人头痛的其他原因还有颞动脉炎、药物诱导的头痛、颈椎病、椎基底动脉供血不足和睡眠呼吸暂停等。相对于中青年人,继发性头痛在老年人中更加常见。

8. 脑卒中诱发的抑郁　在脑卒中发生后的前 3 个月中,10%～20% 的患者会出现抑郁症。脑卒中相关的抑郁与病后的生活质量、梗死后 1 年中的死亡率有关。女性、<65 岁、独居、脑卒中复发和集体生活都是脑卒中后抑郁的重要预示因子。

9. 脑卒中后痴呆　大约 20% 的患者会在脑卒中后 3 个月内发生痴呆。增龄、受教育水准低、脑萎缩、严重的脑卒中和双侧对称的脑损害是脑卒中患者发生痴呆的重要危险因素。Framingham 研究显示:多数的脑卒中后痴呆是单纯血管性痴呆(57%)或血管性痴呆与 AD 痴呆的混合型(37%)。

10. 脑卒中诱发的癫痫发作　癫痫可以发生于蛛网膜下隙出血、脑内出血和心源性脑栓塞形成的初期,但很少出现在脑血栓形成或腔隙性脑梗死的初期。大约 15% 脑卒中患者癫痫会复发。脑血管病是老年患者出现癫痫的主要原因之一。与脑卒中相关的晚发性癫痫可以在脑缺血或脑出血发病数月到数年后发生。

二、病理生理学

1. 血管内血栓形成引起的脑梗死　粥样硬化斑块好发于大动脉的分叉处,如颈内动脉刚过颈动脉分叉的地方。粥样斑块形成第 1 步主要是血管内膜增厚。随后巨噬细胞积聚、脂肪纹出现,这些脂肪纹充满了脂质小滴。血小板性栓子(白色血栓)聚集成粥样斑块,然后栓子从粥样斑块脱落,最后阻塞远端的脑血管,导致 TIA 或脑卒中症状。若梗死区域此前已发生过 TIA 则强烈支持脑卒中由动脉粥样硬化所致。

2. 动脉栓子引起的脑梗死(脑栓塞)　心源性栓子通常是红细胞血栓(红色血栓)。它通常要比白色血栓大,倾向于阻塞脑部中等大小的血管,如大脑中动脉。临床上与脑血栓形成的主要鉴别点为:起病突然,且在一开始就比较严重;由于栓子骤然脱落而可能出现多个血管分布区受到影响;脑栓塞多在白天活动时发病,而脑血栓形成多是在夜间休息时发病。

3. 深部小梗死 患有慢性高血压的患者,动脉中层增厚,穿动脉的管腔变小,蛋白沉积在狭窄的血管内,造成血管完全阻塞,导致供血血管远端梗死。血小板-纤维素血栓也可沉积在小血管引起 TIA 或腔隙性脑梗死。心源性栓子很少引起脑深部梗死。腔隙性梗死最常见的临床症状是单纯的轻偏瘫(主要涉及内囊)或单纯的感觉性脑卒中(主要涉及丘脑)。

4. TIA 大多数 TIA 由白色血栓引起,即由颈动脉、主动脉或椎动脉血管壁斑块破裂产生的血小板-纤维素样物质短暂阻塞远端血管所致。此外,抗血小板聚集药物可以降低 TIA 的发病率,这同样支持血小板-纤维素栓子与 TIA 临床症状之间存在因果关系。

5. VBI 目前认为,VBI 引起的眩晕是由于椎动脉的某个分支供血区缺血所致,最常见是小脑前下动脉受累。后循环血管的闭塞通常影响椎动脉供血的远端组织,如前庭神经核、小脑绒球小结叶或迷路等。引起 VBI 的原因很多,包括动脉粥样硬化、小血管病、后循环血管过度迂曲、先天异常、血栓形成和比较少见的动脉夹层等,其中动脉粥样硬化是最常见的原因。

6. 蛛网膜下隙出血 蛛网膜下隙出血多由 Willis 环分叉处的囊性动脉瘤破裂所致。其他导致老年人蛛网膜下隙出血的原因还有外伤、动静脉畸形、淀粉样血管病等。动脉瘤破裂后血液直接进入脑脊液循环,颅内压迅速升高。典型神经系统症状包括突发剧烈头痛、恶心、呕吐等。蛛网膜下隙出血往往发生在情绪激烈波动、强体力劳动或性生活之后,而血栓形成引起的脑梗死更多出现在休息时。动脉瘤破裂的危险因素主要是动脉瘤的大小,直径<3 mm 的动脉瘤出血危险性最低,直径>10 mm 动脉瘤破裂的风险很大。在蛛网膜下隙出血发病后的几天内,患者中等直径的脑血管发生持续性痉挛,会导致脑缺血。

7. 头痛 偏头痛的发生主要是因为脑干神经元自动去极化。视觉先兆一般出现在偏头痛发作之前,表现为中心旁暗点,可有锯齿状光环包绕,这个暗点继续扩大并在视野中以 2～3 mm/min 速度移动。研究发现,神经元的激活和脑组织过度充血也以此速度发生。过度充血期之后往往发生枕叶血流灌注不足,这可以解释偏头痛患者脑梗死为何多发生在大脑后动脉供血区。

三、临床评估

要从 ABC 复苏开始评估急性脑卒中患者:评估患者气管、呼吸和循环状况。通过病史与体格检查可以快速评定脑卒中类型(表 15-5),诊断性试验亦有帮助。要立即行头部 CT 检查以鉴别是缺血性脑卒中和还是出血性脑卒中。如果临床怀疑蛛网膜下隙出血,但头颅 CT 没有发现出血,则非常有必要进行腰椎穿刺。15%～20%的早期蛛网膜下隙出血患者 CT 扫描可未见出血。当主动脉壁夹层引起急性、局限神经系统症状时,进行胸片检查可以发现纵隔增宽,主动脉夹层患者除轻偏瘫外还常伴有胸痛症状。

急性脑卒中或 TIA 患者需要做的检查:①头颅 CT;②胸部 X 线摄影;③心电图;④心肌酶、葡萄糖、肌酐、凝血试验;⑤全血细胞计数。

急性脑卒中患者须进行心电图检查,以排除陈旧性或新发急性心肌梗死、心房颤动、左室肥大等。每个脑卒中患者都必须接受全血细胞计数检查。血小板减少是使用组织型纤维

表 15 - 5　不同类型脑卒中的病史和体格检查

类　型	风险因素	症状和发病时机
脑血栓形成	吸烟、高血压、高胆固醇血症	起病相对较慢,偏瘫、偏盲和(或)吞咽困难,常睡醒后发现症状
脑栓塞	房颤、心室血栓、扩张性心肌病、风湿性心肌病	突然出现轻偏瘫(脸和上臂),偏盲和(或)言语障碍,多在活动状态下发病
深部小梗死	高血压、糖尿病、红细胞增多症	上下肢和脸轻偏瘫、麻木
蛛网膜下隙出血	吸烟	突然剧烈的头痛、恶心、呕吐、癫痫发作、颈项强直
脑内出血	高血压、淀粉样变性、抗凝剂、组织纤维蛋白溶酶原激活剂	逐渐加重的头痛、恶心、呕吐、意识改变、癫痫发作

蛋白溶解酶原激活剂(t-PA)的禁忌证。重度贫血、红细胞增多症、血小板增多症或白血病可导致局灶性神经系统症状、体征,但要在治疗基础疾病基础上再进行相应治疗,不能对其进行溶栓治疗,同时应当进行凝血功能检查。糖尿病患者血糖过高或过低都会导致局灶性神经症状、体征,纠正血糖水平后症状一般会得到改善,但血糖过低状态造成的神经功能缺陷恢复较为困难。

急性脑卒中发生后 1 周内住院患者需要做的诊断性检查:①超声心动图(任何缺血性发作类型);②颈动脉超声波检查(任何缺血性发作类型);③经颅多普勒(TCD)(蛛网膜下隙出血,椎基动脉供血不足或深部小梗死);④脑电图(脑出血、蛛网膜下隙出血、脑栓塞);⑤MRI(怀疑肿瘤或脑干梗死)。

心脏超声可以发现心脏内隐匿的栓子,如附壁血栓、二尖瓣狭窄、左心房扩大或左心室扩大等。经胸心脏超声图(TTE)比经食管心脏超声图(TEE)更容易发现心室内血栓。TEE观察心房血栓更有优势,还可以测量主动脉弓上粥样硬化斑块的厚度。在未能明确病源的脑卒中患者中(无颈动脉斑块、颅内动脉狭窄以及心源性栓子),斑块>4 mm 往往是形成血小板-纤维素栓子的来源。

颈动脉超声检查安全、无创,可以发现邻近颈内动脉部分是否有狭窄。应用 TCD 可以检查血流速度。TCD 技术对区别小血管病引起的头晕和椎基动脉供血不足引起的头晕有很大帮助,还可以明确蛛网膜下隙出血患者是否发生脑血管痉挛,这可以确定尼莫地平治疗的时间窗(血管痉挛在蛛网膜下隙出血发病头 3 天最重,可以持续 1 周或更长时间)。

MRI 对鉴别是脑血栓形成引起的脑梗死还是脑肿瘤有重要意义,颅脑肿瘤有时可引起急性的语言障碍、偏盲或轻偏瘫。此外,在显示中脑、脑桥和小脑的脑梗死时,MRI 比 CT 更有优势。

四、治疗

1. 药物治疗

(1)t-PA:缺血性脑卒中如果在发病后 1~2 h 到达急诊室,若 NIHSS 评分为 7~24 分,可以纳入溶栓治疗筛选范围。缺血性脑卒中的溶栓时间窗为发病 3~4.5 h,静脉注射 t-PA 的剂量为 0.9 mg/kg(最多 90 mg)。t-PA 治疗最大风险是继发脑出血。因此,在选择 t-

PA治疗时要征得患者或家属的书面同意。接受t-PA治疗的患者死亡率为3%,脑出血发生率为6.8%。发病6h后使用t-PA治疗,效果减弱且出血风险性增加。t-PA治疗引发脑出血的危险因素包括年龄、体重、高脂血症、脑卒中的严重程度、血糖水平及MRI发现腔隙性梗死灶等。

10%的t-PA静脉注射剂量要一次给药,其余的要在60 min静脉滴入。在前2 h内,每15 min检测1次动脉血压;6 h内,30 min 1次;然后1 h 1次,一直监测24 h。如果收缩压为23.94~30.59 kPa(180~230 mmHg),或者舒张压为13.97~15.96 kPa(105~120 mmHg),要更加密切观测血压,并静脉注射拉贝洛尔10 mg,每10~20 min给药1次,总剂量150 mg。如果收缩压>30.59 kPa(230 mmHg)或舒张压>15.96 kPa(120 mmHg),给予静脉注射拉贝洛尔,每次10 mg,每1~2 min1次,然后10 min重复1次,总量150 mg。

溶栓治疗的排除标准:①在溶栓治疗开始前发病超过4.5 h;②3个月内发生过脑卒中或颅脑创伤;③最近2周内外科大手术或心肌梗死;④近3周有胃肠道或泌尿系统出血;⑤颅内出血史;⑥脑卒中发病时有癫痫或蛛网膜下隙出血的症状;⑦收缩压>24.61 kPa(185 mmHg);⑧舒张压>14.63 kPa(110 mmHg);⑨脑卒中症状发展较快;⑩凝血酶原时间超过16 s,INR≥1.8,或正在使用抗凝药物;⑪部分凝血活酶时间延长,或正在使用肝素;⑫血小板计数<10×10^9/L;⑬血糖水平<2.8 mmol/L或>22 mmol/L;⑭有出血、水肿,或头颅CT显示为大面积脑梗死。

(2) 抗血小板聚集制剂:脑卒中开始48 h内给予阿司匹林(50~325 mg/d),可以降低患者的死亡率和致残率。氯吡格雷(75 mg/d)预防缺血性脑卒中、心肌梗死、心脏病发作比阿司匹林较为有效,有效率提高8.7%。联合应用阿司匹林和双嘧达莫可以减少脑卒中、心肌梗死和心源性猝死的发生率,与单用阿司匹林比较,风险性降低16%。阿司匹林联合应用氯吡格雷,预防效果未见提高,相反出血风险增加。

(3) 抗凝剂:华法林能预防心源性栓子患者再发脑卒中,如心房颤动、附壁血栓、扩张型心肌病等。长期卧床的脑卒中患者中使用小剂量肝素(5 000 IU,每日2次)能预防深部静脉血栓形成。使用抗凝剂时应密切监测出凝血功能。

2. 神经外科治疗 小脑出血或大面积小脑梗死的患者应接受神经外科评估,可采取脑脊液引流和骨瓣减压等治疗措施。蛛网膜下隙出血患者也应该及时接受神经外科评估,以便及早手术或神经介入治疗。

3. 康复治疗 多数脑卒中患者应该在早期就接受康复治疗,包括言语疗法、物理疗法等,可以改善机体功能,减少脑卒中带来的长期经济负担。

4. 颈动脉血管再通术 对于同侧颈动脉狭窄>70%的脑卒中或TIA患者,颈动脉内膜剥离术是一有效的预防性治疗措施,老年男性比老年女性效果更好。某些情况下可以选择颈动脉支架扩张术替代颈动脉内膜剥脱术。

5. 控制危险因素 控制高血压、高血脂和心房纤颤对于预防第1次脑卒中有重要意义。已经发生过脑卒中的患者,控制高血压、高血脂和心房纤颤和戒烟同样有益。在英国社区,校正年龄和性别后,首次脑卒中的发病率在过去的20年中下降29%。在同期,脑内出血的发病率下降>50%。这归功于有效地执行了公共卫生策略:降低吸烟率、控制血压、治疗高胆固醇血症和提高抗血小板聚集药物的应用。表15-6列出对脑卒中患者进行健康教育的要点,这在院前处理中尤为重要。

表 15 - 6 脑卒中患者的健康教育

项　目	控制方法目标
高血压病	预防脑卒中舒张压最好控制在 9.31~11.31 kPa(70~85 mmHg)
吸烟	对预防脑血栓形成和蛛网膜下隙出血非常必要
心房纤颤	华法林对降低脑栓塞的再发有重要作用
糖尿病	锻炼、减肥和控制饮食是降低脑卒中风险的重要方法
高脂血症	降低血清胆固醇水平对预防脑血栓有益

（魏文石）

第十六章

老年精神障碍性疾病

第一节 概 述

随着我国社会经济的发展和医学的进步,人均寿命不断延长,老年人在人口中所占的比例日益增高。老龄问题已经成为我国突出的社会、经济和卫生问题。进入老年期后,躯体和心理都会发生变化。老年人离退休以后,伴随着社会经济地位、人际关系等一系列改变,将经历一个心理再适应过程。有许多人进入老年期后,仍可保持健康的心身而作出非凡的贡献,也有少数人进入老年期后,由于种种原因而发生心理健康问题。要提高老年人的生活质量,不但要重视躯体健康,还要重视心理健康。为此,必须了解老年人的心理变化,及时发现和治疗老年人的心理障碍或疾病。在老年人患躯体疾病时,有时精神或心理方面的改变要比体温和脉率等变化更为突出。老人患躯体病时常伴有精神症状,因此重视心理变化也有助于早期发现躯体病。进入老年期后,人体会出现许多组织的结构与功能改变。老年人的脑重量和血流量均较青年人明显下降,心、肝、肾、呼吸等脏器功能也有明显下降。虽然有些老人的精神活动功能保持相当良好,但大部分老年人的精神活动趋于缓慢,灵活性与机敏性下降。在躯体衰老多病以及社会心理等诸多因素的作用下,老年人发生器质性或功能性精神障碍的越来越多。有研究报道,在综合性医院的老年患者中,心理疾病的患病率可达30%。因此,重视老年期心理卫生,预防老年精神疾病的发生,已成为现代医学的重要课题。

第二节 神 经 症

神经症不是一个疾病单元,而是包括病因、发病机制、临床表现和预后有颇多相似之处的一组精神疾病。神经症这一术语起源于18世纪,当时Cullen认为这是一组由外周神经病变,包括癔症、抑郁,以及癫痫等疾病。此后,神经症的概念历经了很多的波折,它的定义不仅涉及神经科学与精神科学很多领域的概念,还与心理学科的发展密切相关;不仅对其内在的分类存在各种争论,对其概念的内涵也有不同理解。从19世纪对催眠和精神衰弱的研究到精神分析、行为主义学派、人本主义学派和认知学派的建立与发展,以及20世纪后期生物学、生物化学、遗传学等学科的长足进步都对神经症的定义产生了一定的影响。一般认为,神经症有以下特点,可以作为临床诊断参考:①神经症的起病常与心理社会因素有关;②神经症患者病前具有某种性格特征,不同的个性特征决定罹患神经症及亚型的易患性;③临床症状没有相应的器质性病变作基础;④社会生活功能相对完好;⑤有自知力和治疗要求。老年人常见的神经症有焦虑症和疑病症。

一、老年焦虑症

焦虑症是老年人常见的心理障碍。焦虑是对应激的一种正常反应,适当的焦虑能够让人鼓起勇气去应对即将发生的危机。根据世界卫生组织(WHO)主持的由 15 个国家和地区共同参加的合作研究,老年焦虑症的患病率约为 2%。每个人在一生都会有过焦虑的情绪,有焦虑的情绪并不等于患上了焦虑症,过分或过度的焦虑情绪才是焦虑症。

【病因与发病机制】 老年焦虑症发生的原因很多,包括基因、环境、躯体等方面。老年期首次焦虑症更多地与现实环境或躯体疾病有关。个性与认知方面,临床观察发现有部分患者病前个性为急躁、担忧、易兴奋型,患者的焦虑表现似乎是其性格的夸张表现。还有部分患者为依赖个性或内向性格,多见于女性患者。年老体弱者再遭遇各种生活事件,会使患者处在惶恐无助中,这时往往感受对环境不能或无力控制。另外,对事情的认知或看法与情绪是相互影响的。随着儿女的逐渐独立,如求学、工作,有些老年人的家庭日渐空荡,若伴侣住院或先行离世,老年人原来习惯的热闹的家庭气氛渐被孤寂取代,这就是目前受到关注的"空巢家庭"现象。再加上退休后社会关系的改变,耳闻目睹亲友住院或离世,老年人心理失落感与无助感会与日俱增。老年人的躯体疾病日渐增多,健康在老年人心中也渐渐成了最大的问题,健康常为最关心的、最重要的事情。老年焦虑症可以由于某种躯体病症引起,就像扣动了"扳机"而诱发焦虑。

对焦虑的神经生物学研究已有较为悠久的历史。Cannon(1929)从猫的研究中发现,视丘的中枢性释放可能是恐惧和焦虑的先兆。以后的研究又表明焦虑与中脑的蓝斑有关,其中包含去甲肾上腺能神经元,恐惧和惊恐与此类神经元的激活相关。一般认为蓝斑释放去甲肾上腺素与惊恐发作有关。应用乳酸钠静脉滴注可使 70% 的惊恐患者惊恐发作。乳酸盐滴注会引起惊恐发作,可能存在以下几种机制:①引起酸碱平衡紊乱,氧代谢异常,β肾上腺素活动亢进,外周儿茶酚胺过度释放,中枢化学感受器敏感性增加等。②乳酸盐体内代谢产物 CO_2 透过血-脑屏障触发 CO_2 受体使患者过度换气,对于 CO_2 过度敏感的化学感受器会促使蓝斑发放冲动增加。③外周压力感受器的信号作用于孤束核对髓质的旁巨细胞核产生影响。也有报道称滴注乳酸盐后,右侧海马旁回局部血流和氧代谢率升高。去甲肾上腺素在蓝斑的作用和 5-羟色胺在中缝核的活动,以及中脑皮质的多巴胺系统和 γ-氨基丁酸在亚细胞水平加以整合从而产生惊恐发作的表现。应激生活事件可以成为焦虑障碍的心理学因素,根据行为主义的观点,焦虑是某些环境刺激形成的条件发射,惊恐发作可能是通过学习获得的对可怕情境的条件反应;而精神分析理论则认为神经症性焦虑是对未认识到的危险的一种反应。

【临床表现】 焦虑症主要表现为两种临床类型,即广泛性焦虑和惊恐发作或急性焦虑发作。在临床上可以表现为精神性、躯体性的焦虑,伴有睡眠障碍和过分警觉,以及运动性不安。焦虑的临床表现可以简单分为两个方面:一是心理症状,表现为紧张、惶惶不安、提心吊胆、心烦意乱、静不下心。二是躯体症状,表现为坐立不安、手脚发抖、皮肤苍白或潮红、多汗、尿频,严重时觉得胸闷、心慌、气急、入睡困难、易惊醒等。广泛性焦虑患者对未来可能发生的、难以预料的某种危险或不幸事件过分担心,与现实境况很不相称。焦虑症患者自己也知道没有什么值得紧张的事情,说不清楚自己在担心什么,但还是每日陷入惶恐紧张中。或者患者现实生活中存在某些问题,但其担心或烦恼明显过度,周围人感觉患者在"小题大做"。焦虑情绪明显妨碍了正常的生活,每日深陷紧张情绪,苦恼不能自拔。急性焦虑症或惊恐障碍患者表现为突然出现极度强烈的恐惧、担心和濒死感,常有心悸、胸闷、胸痛、胸部压迫、呼吸困难、窒息感。这种极度紧张焦虑的感觉历时不长,5~20 min 后多能自行平复下来,很少超过 1 h。患者担心再次发作,害怕发病时得不到帮助,不敢独自出门,或要人陪同。

【诊断与鉴别诊断】 诊断广泛性焦虑症的要点:①符合神经症的临床特点;②经常或持续无明确对象和固定内容的恐惧或忧虑担心;③伴有自主神经症状或运动性不安;④患者的社会功能受损,因难以忍受又无法解脱而感到痛苦;⑤上述症状至少持续 6 个月。惊恐发作的诊断要点:①发作无明显诱因、无相关的特定情境,发作不可预测;②在发作间歇期,除害怕再发作外,无明显症状;③发作时表现强烈的恐惧及明显的自主神经症状,并常有人格解体、现实解体、濒死恐惧,或失控感等痛苦体验;④发作突然开始,迅速达到高峰,发作时意识清晰,事后能回忆。患者难以忍受又无法解脱,而感到痛苦。在 1 个月内至少有 3 次发作,或在首次发作后害怕再发作持续 1 个月。

焦虑症状往往继发于其他精神障碍或躯体疾病。抑郁症患者常具有焦虑症状,焦虑障碍患者也会有情绪低落的表现,在鉴别时要注意焦虑症状与抑郁症状何者为先,是否继发性症状;患者无明显昼重夜轻的情绪变化,焦虑障碍患者常难于入睡和睡眠不稳而早醒少见,没有抑郁症的其他症状特点。老年焦虑患者要与二尖瓣脱垂、甲状腺功能亢进、甲状旁腺功能亢进、心律失常、心绞痛、低血糖症、真性眩晕、药物不良反应等相鉴别。详细询问病史、药物治疗史,了解患者的运动性不安与自主神经症状的起病时间、持续时间、有无波动,以及如何缓解等对鉴别有重要帮助。另外,可以针对性地做一些辅助检查以排除躯体疾病。

【治疗】

1. 药物治疗

(1)苯二氮䓬类药物:一般可分为长效制剂(半衰期 20 h 左右)如地西泮、氯硝西泮、氟西泮等;中效制剂(半衰期 12 h 左右)如阿普唑仑、氧西泮、劳拉西泮等;短效制剂(半衰期 3 h 左右)如三唑仑、咪达唑仑等。半衰期较短的药物多用于入睡困难,半衰期较长的药物适合焦虑、激惹和睡眠的维持治疗。苯二氮䓬类药的常见不良反应有嗜睡、头晕、共济失调、记忆障碍、呼吸抑制、耐药、成瘾、撤药综合征等。苯二氮䓬类药能增强酒精和抗精神病药的镇静作用,突然停药可致抽搐,使用时应加以注意。半衰期短的药物记忆障碍、撤药综合征较多;半衰期长的药物嗜睡、运动损害较重。常用的药物有地西泮(5~20 mg/d)、阿普唑仑(0.4~1.2 mg/d)、罗拉(0.5~2 mg/d)。老年人应尽可能用小剂量,要注意药物依赖和撤药综合征,服用这类药物过多会造成过度镇静反应,容易发生嗜睡、乏力、跌倒等情况。

(2)新型抗抑郁药:选择性 5-羟色胺再摄取抑制剂(SSRI)具有抗焦虑作用,如帕罗西汀(20 mg/d)、舍曲林(50 mg/d)、西酞普兰(20 mg/d)。SSRI 的不良反应比三环和四环类抗抑郁药要少得多,而且服用方便,每日只需服药 1 次,药物过量也比较安全,比较适合老年患者使用。这类药的不良反应主要为 5-HT 亢进症状,如恶心、呕吐、腹泻、激越、失眠、静坐不能、震颤、性功能障碍和体重减轻等。各种 SSRI 引起上述不良反应的严重程度和频率可有不同。抗抑郁药万拉法新和米氮平是5-HT和去甲肾上腺素回收抑制剂(SNRI),抗胆碱及心血管系统的不良反应小,耐受性也比较好,且起效比SSRI快,可酌情选用。

2. 心理治疗

(1)认知行为疗法:包括焦虑处置技术和认知重建两种方式。医生可以通过让患者回忆、想象焦虑时的情绪、思维及行为诱导出焦虑,然后进行放松训练以减轻紧张和焦虑时的躯体症状;也可以通过帮助患者了解认知模式,寻找负性自动性的思维和纠正不良信念,进行认知重建。

(2)生物反馈疗法:利用现代电子仪器,将生物体内的生理功能予以描记,并转换为声、光等反馈信号,使患者根据反馈信号学习调节自己体内不随意的内脏功能及其他躯体功能,达到防治疾病的目的。在生物反馈中,进行全身肌肉松弛训练可以缓解焦虑的躯体症状。

【预后】 惊恐发作的病期超过6个月,会进入慢性波动病程,约半数患者合并重度抑郁发作。广泛性焦虑多为缓慢起病,病程比惊恐障碍长,很少自行缓解。一般来说,女性、病程短、症状轻、病前社会适应功能良好、病前性格良好的患者预后较好。经适当的治疗后,症状多能缓解,如不能维持巩固治疗,容易复发。

二、老年疑病症

顾名思义,疑病就是怀疑或断定自己患了某种严重躯体疾病(如癌症、心脏病等),从而忧心忡忡、苦恼忧虑。这时老年人往往主动求医,尽管临床检查无患病的客观证据,但仍不能消除患者的疑虑,甚至不相信医师,表现绝望。青壮年与老年人均可出现疑病症状,但多在45岁以后多见。国外的调查显示,内科病例中,有3%~5%为疑病症。

【病因与发病机制】 疑病症的起病原因与性格、个人经历、现实环境等多种因素有关。性格是重要的发病基础,患疑病症的老年人就性格来看多为敏感、谨慎、多疑、主观、固执,凡事要求十全十美。部分男性患者病前有强迫性格,有的女性患者会有些歇斯底里性格特点,如易受暗示、自恋、对躯体过分关注等。具有上述性格特点的老年人往往多思善虑,经常把自己身上的不适与道听途说或医学科普文章上的某种疾病"对号入座",进而表现出过分敏感、关切、紧张和恐惧。个人经历与疑病的发生也有一定的关系。疑病症的发生有时与早年经历有关,如在童年时缺乏关爱、亲人意外死亡等,这些不幸经历可对患者造成心理创伤,到老年时也有可能引发疑病。而随着年龄的增大,老人目睹亲朋好友生病或者死于某种严重疾病这样的事件逐渐增多,常在探望病友或赴丧后也觉得身体不适,渐渐发展到疑病。还有一部分患者是医源性的,如医生不恰当的语言、态度或行为引起患者的疑虑。

【临床表现】 老人疑病症表现的躯体症状多样。通常对某躯体部位的敏感性增加,对一般人所觉察不到的内脏活动,如心跳或躯体微不足道的疼痛、酸胀都很敏感,如对鼻腔分泌物、粪便带黏液、淋巴结肿大都特别关切,认为是病症的根源。患者诉说的躯体症状有分散而模糊、明确而细致相结合的特征。如诉述胃部膨胀、隐痛、胃蠕动缓慢及梗阻、食物难以通过,因此患者自己得出结论患了"胃癌"。大部分患者有疼痛症状,常见部位是头、胸、腹、腰和四肢。尽管客观检查并没有相应的阳性结果,但老年人对自己患臆想中的疾病坚信不疑;尽管老年人的各种躯体不适感很难用躯体病来解释,但却是客观存在的,这种不适感给老年人带来的痛苦是真实的。医生的耐心解释很难消除其疑病的信念,多认为检查可能有失误。老年人为此长期担忧,惶恐不安,成为困扰心理的阴影。

【诊断与鉴别诊断】 疑病症的诊断要点：①患者持久地认为自己患有一种或多种躯体病。主诉的部位可以局限也可以广泛，患者的描述较为详细，涉及疾病发展的整个过程。辅助检查结果难以成为解释症状的证据。②阴性检查结果无法说服患者，即使患者暂时接受，也会故态复萌。③患者的主诉时间较长，常多方求医，严重影响生活功能。疑病症的表现主要为各种躯体症状，需要仔细排除有关的躯体疾病，以免误诊或漏诊。

【治疗】 心理调节是最重要的。过度关注自己的身体是疑病者的共同特征，所以首先要设法转移自己的注意，如多和别人沟通，做一些力所能及的工作和家务活，增加一些有益的社会活动等。最好是自己感兴趣的活动，如养花、钓鱼、下棋、绘画等。其次，乐观、开朗、自信的心态有利于老年人克服疑病症。疑病症患者往往遇事过多地考虑悲观或不幸的一面，缺乏自信。为此，疑病症患者要做到在正确自我评价的基础上，主动调节自我的心理不适，充分肯定自己的优势，树立自信心。并且多回忆过往的愉快往事，多设想今后美好的生活。第三，正确看待生与死，善于自我解脱。生老病死不是个人的主观意志能决定的，它是一种自然规律。人要善于解脱自己，持超然的态度，只有这样，才会消除疑病的紧张心理。第四，学习积极的自我暗示方法。可对自己进行暗示说："检查证明我没有躯体疾病，我只是无病呻吟、庸人自扰而已"。长期坚持下去，就会在心理上消除疑病的顾虑。

作为疑病老人的亲属或照料者，要尽量说服老人停止不必要的检查，以免强化其病态行为，同时能减少医疗开支，减轻家庭负担。要充分理解患者的痛苦感受，但不能让患者过多地依赖他人。严重的疑病症患者需要看精神科医生，进行适当的心理和药物治疗。

【预后】 常为慢性波动病程。心理因素明显，及时治疗的病例疗效较好。积极治疗可有效控制症状，不过病情容易反复。

第三节 情感障碍

老年人情感障碍主要包括躁狂症和抑郁症。发病于老年期的躁狂症较少见，本节仅介绍老年抑郁症。广义的老年期抑郁症指见于老年期（通常≥60岁）这一特定人群的抑郁症，既包括老年期首次发作的抑郁症，也包括老年期前发病持续到老年期或老年期复发的抑郁症，还包括见于老年期的各种继发性抑郁障碍；狭义的老年期抑郁症特指老年期（≥60岁）首次发病的原发性抑郁症。抑郁症是老年人的常见病和多发病，大部分流行病学研究表明患病率为3%～6%。

【病因与发病机制】 迄今为止，情感障碍的病因尚不明确，涉及生物、社会、心理等多个方面，可能与遗传、生化、病前人格、社会环境及生活事件等多种因素相关。

1. **遗传因素** 国内外研究均提示，遗传因素在老年期抑郁症中的作用较弱。老年期首次起病的抑郁症患者的遗传负荷明显低于青壮年起病者。国内沈渔村等的调查发现，晚发患者有家族史者占14.7%，而早发患者为45.5%。

2. **社会心理因素** 对老年人来说，一方面对躯体疾病及精神挫折的耐受能力日趋下降，另一方面遭受各种心理应激的机会越来越多，因此社会心理因素在老年抑郁症发病过程中的作用就显得更为突出。配偶亡故、子女分居、社会地位改变、经济困顿、疾病缠身等诸多因素都会造成或加重老年人的孤独、寂寞、无用、无助感，成为心情沮丧、抑郁的诱因。老年人在生理老化的同时,心理功能也随之老化,心理防御和心理适应的能力减退,一旦遭遇生活事件便不易重建内环境的稳定,如果缺乏社会支持,心理活动的平衡更难维持,从而促发包括抑郁症在内的各种精神疾病。

3. 病前人格特征　正常老化过程常伴有人格特征的改变,如内向、孤僻、被动、依赖、固执、情绪不稳、神经过敏、刚愎自用等。老年抑郁症患者有明显的人格缺陷,与正常老年人相比有突出的回避和依赖人格特征。老年人躯体疾病的存在可使这些特征更加突出。

4. 生化代谢异常　抑郁症的生化基础涉及多个神经递质系统,其中较为肯定的是去甲肾上腺素(NE)系统和5-HT系统。

(1) NE系统:情绪抑郁与脑内NE的绝对或相对缺乏有关,且NE系统的活动性随着年龄的增长而降低。广泛分布于中枢神经系统的NE能神经纤维主要来自蓝斑核,而随着年龄的增长,蓝斑核的神经细胞数目减少,因而老年人脑组织内NE含量下降。在蓝斑核神经细胞数量减少的同时,细胞合成NE所必需的酪氨酸羟化酶、多巴胺脱羧酶的活性降低,而降解NE的单胺氧化酶(MAO)的活性反而随着年龄的增长而升高,特别是女性,绝经期后雌激素减少使MAO脱抑制,进而造成脑组织内NE浓度降低。

(2) 5-TH系统:鉴于5-HT系统在抑郁症发病过程的重要作用,许多学者致力于探讨脑内5-HT含量随年龄增长的变化,但迄今为止尚未取得一致性的研究成果。有PET研究表明,随着年龄的增长,脑内苍白球、壳核、前额叶的5-HT$_2$受体结合率下降,提示5-HT神经细胞减少或5-HT$_2$受体中5-HT过剩。

(3) 多巴胺(DA)系统:大脑组织中DA含量降低与机体老化有关。既往的研究发现,随着正常老化过程的进展,一些特定的脑区,特别是黑质纹状体区域,DA含量明显下降,可能是酪氨酸羟化酶和多巴胺脱羧酶不足所致。近期的研究提示DA功能减弱是老年人易患抑郁症的原因之一。

【临床表现】　广义的老年抑郁症包括3种临床类型:①老年期前发病持续到老年期或老年期复发的抑郁症。从本质上说是一般意义上的抑郁症,只是随着患者年龄的增大,临床症状可能变得不够典型。②老年期继发于其他疾病包括各种躯体疾病和外来物质所致的抑郁症(继发性抑郁)。老年继发性抑郁症往往只是原发疾病临床症状的一部分,病程与原发性疾病关系密切,往往随着原发疾病的变化而变化。③老年期首发抑郁症。这是一组老年期发病,而病因不甚明确的抑郁障碍。从抑郁症的严重程度和持续时间考虑,老年抑郁症也可分为重症抑郁(单次抑郁发作、反复抑郁发作和双相情感障碍的重症抑郁发作)、神经症性抑郁(心境恶劣)和环性心境障碍的抑郁相。

老年抑郁症患者与青壮年患者的临床表现是否有质的差别,尚无统一意见。至少本病受老化过程中心理和生理变化的影响,仍具有一些特点。抑郁发作临床上以心境低落、思维迟缓、意志活动减退和躯体症状为主。主要表现为显著而持久的情绪低落、悲观,即患者忧心忡忡、郁郁寡欢、愁眉苦脸、长吁短叹、无愉快感、缺乏兴趣,任何事都提不起精神,感到"心里有压抑感"、"高兴不起来";重者可痛不欲生,悲观绝望,有度日如年、生不如死之感等;部分患者可伴有焦虑、激越症状。典型病例有晨重夜轻节律改变的特点,即情绪低落在早晨较为严重,而傍晚时可有所缓解。在心境低落的影响下,患者自我评价低,自感一切都不如人,并将所有的过错归咎于自己,常产生无用感、无望感、无助感和无价值感。患者思维联想速度缓慢,反应迟钝,主动言语减少,语速明显减慢,声音低沉。患者意志活动呈显著持久的抑制。临床表现为生活被动、疏懒，不想做事，不愿和周围人接触交往，不愿外出，不愿参加平常喜欢的活动。严重抑郁发作的患者常伴有消极自杀的观念或行为。

在抑郁发作时，有关躯体不适的主诉很常见，可涉及各个脏器。自主神经功能失调的症状也较常见，病前的躯体不适主诉通常加重。常见的不适主诉有睡眠障碍、乏力、食欲减退、体重下降、便秘、身体多处不适或疼痛、性欲减退、阳痿、闭经等。睡眠障碍主要表现为早醒。

老年抑郁症的症状特点：①有阳性家族史者较少，神经科病变及躯体疾病所占比重大，躯体主诉或不适多，疑病观念较多；②体重变化、早醒、性欲减退、精力缺乏等因年龄因素变得不突出；③部分老年抑郁症患者会以易激惹、攻击、敌意为主要表现；④失眠、食欲减退明显，情感脆弱，情绪波动性大；⑤往往不能很好地表达忧伤的情绪；⑥自杀观念的表露常不清楚。概括说来，老年期抑郁症的临床表现往往不太典型。

【诊断与鉴别诊断】

1. 诊断　①症状以心境低落为主，可以从闷闷不乐到悲痛欲绝。②至少存在下列4项：兴趣丧失、无愉快感；精力减退或疲乏感；精神运动性迟滞或激越；自我评价过低、自责或有内疚感；联想困难或自觉思考能力下降；反复出现想死的念头或有自杀、自伤行为；睡眠障碍，如失眠、早醒或睡眠过多；食欲降低或体重明显减轻；性欲减退。③社会功能受损，给本人造成痛苦或不良后果。④至少已持续2周。

2. 鉴别诊断　老年抑郁症的临床表现常类似于痴呆，表现为记忆与智力水平下降，故称为假性痴呆。鉴别要点如下：①抑郁症发病相对较快，家属可以描述出大致的发病时间。症状进展快，发病后多有治疗要求。大多数老年期痴呆发病缓慢，较长时期的早期症状不被患者及家属重视，与抑郁症相比，从发病到诊治的时间间隔较长。②各种老年期痴呆患者可伴有抑郁症状，但基本症状为认知损害，而抑郁症的主要症状是抑郁，患者自觉记忆力差、变傻了、笨了、什么都不会干了等，详细询问可查出有无用、无助及无望感等，对事物无兴趣，有轻生或自杀企图及行为。③在进行相应认知功能检查时，抑郁症患者强调不会做，不肯配合检查，检查结果往往带有明显的不平衡特点，即容易的问题不会做，困难的问题反而回答正确。痴呆患者在进行检查时一般较合作，检查结果与患者的痴呆严重程度一致性较高，同一难度程度的题目，正确或错误的频率较稳定。④各种辅助检查，如脑电图、脑地形图、CT及MRI等，可明显提示各种老年期痴呆的特异性改变。

【治疗】　对老年期抑郁症，及时而积极的治疗是缓解症状、改善预后的先决条件。针对老年抑郁症的临床特点，药物治疗依然是首选。治疗的一般原则是，充分的急性期治疗，足够的维持治疗和积极的心理治疗。药物治疗与心理治疗的联合应用不仅更有效而且有助于预防复发。

1. 药物治疗　抗抑郁药是抑郁的急性期治疗和维持治疗的主要药物。如果治疗剂量和治疗时间足够，各种抗抑郁药的疗效差异不大，有效率多为70%～80%。但是，抗抑郁药的不良反应差别很大。抗抑郁药的疗效反应因人而异，有些人起效快，有些人则起效慢。老年人疗效的出现平均滞后1～2周，全部发挥疗效可能需要4～8周。对有些症状如失眠、焦虑可在较短的时间内起效。首次发作症状解除后通常要用抗抑郁药维持治疗6～12个月，对具有2次或更多次发作的抑郁患者治疗时间要更长。

老年患者的药物治疗是一个较为复杂的问题，许多药代学、药效学及老年人本身的躯体因素都将影响到药物的选择和使用。老年抑郁症患者药物治疗时，往往首先考虑的是不良反应问题,即治疗的安全性问题,其次才是疗效问题。衰老可影响人体对具有中枢活性药物的反应,影响所有药物包括精神药品的吸收、代谢和排泄。老年人一般需要的药物剂量较小,不良反应比较多见。选择适当的药物和调节剂量是减少这类问题的关键。老年人对药物的吸收、代谢和排泄相对缓慢,可导致单次剂量后药物的作用延迟,多次剂量后药物在体内的蓄积增加。抗胆碱作用强的三环类抗抑郁药可损害认知功能,引起幻觉和谵妄。老年人心脏病的患病率高,因此要谨慎使用可影响心功能的三环抗抑郁药。抗抑郁药的选择依据主要是患者的症状和以前的用药历史。

(1) SSRI:SSRI 是 20 世纪 90 年代初才用于抑郁症的治疗的。目前已在临床上应用的有氟西汀、帕罗西汀、氟伏沙明、舍曲林和西酞普兰。与传统抗抑郁药比较,这类药的不良反应比较少,更易耐受,药物过量更安全,比较适合老年患者使用。其中,舍曲林和西酞普兰与其他药物的相互作用较少,似乎更安全些。这类药的不良反应主要为 5 - HT 亢进症状,如恶心、呕吐、腹泻、头痛、头晕、失眠等,不同的 SSRI 品种,上述不良反应的发生频率有所不同。SSRI 的抗胆碱能不良反应比三环和四环类抗抑郁药小得多,患者耐受性较好,每日用药 1 次,服用方便。SSRI 不能与单胺氧化酶抑制剂(MAOI)合用。常用 SSRI 的有效疗剂量分别为:氟西汀 20 mg/d,帕罗西汀 20 mg/d,舍曲林 50 mg/d,氟伏沙明 25~75 mg/d,西酞普兰 20 mg/d。疗效欠佳者剂量可增加。

(2) 其他新型抗抑郁药物:万拉法新为苯乙胺衍生物,主要通过抑制 5 - HT 和 NE 再吸收而发挥抗抑郁作用。与三环类抗抑郁药比较,抗胆碱能及心血管的不良反应小,耐受性好。常见的不良反应为恶心、盗汗、嗜睡、失眠及头昏等。个别患者可出现肝脏转氨酶及血清胆固醇升高,日剂量>200 mg 时,可使血压轻度升高。不能与 MAOI 合用。一般对其他治疗无效的病例往往可以奏效。米氮平是一种去 NE 能和特异性 5 - HT 能抗抑郁药,拮抗中枢 α_2 自身受体,增加 NE 和 5 - HT 的释放。常用治疗剂量 15~45 mg/d,分 1~2 次服用。常见的不良反应有嗜睡、口干、食欲及体重增加,较少见的有心悸、低血压、皮疹,偶见粒细胞减少及血小板减少。

(3) 三环类抗抑郁药物:丙咪嗪(米帕明)、氯米帕明(氯丙米嗪)、阿米替林及多塞平(多虑平)是临床上常用的三环类抗抑郁药物,总有效率约为 70%。因不良反应较多,老年人很难耐受,一般不推荐用于老年人。

2. 心理治疗 心理治疗在老年抑郁症治疗中的地位十分重要,抗抑郁药物合并心理治疗的疗效高于单用抗抑郁药物或心理治疗,心理治疗可改善预后,有助于预防复发。起病前有明显心理社会因素的患者,尤其应进行心理治疗。老年患者常选用支持性心理治疗、认知行为治疗、家庭治疗等心理治疗方法。

【预后】 老年抑郁症的发作也有单次发作和反复发作两种形式。起病多较缓慢,与年轻患者相比,老年抑郁症病程较长,平均发作持续时间超过 1 年,常常转变为慢性病程。总的来说,老年抑郁症的预后相对较差,易于复发,老年期首发的抑郁易变成慢性,即使得到有效的抗抑郁治疗,好转率仍较低,复发率和死亡率均较高。住院治疗的重症老年抑郁患者约半数会恢复正常,在此后的 1 年内 1/3~1/2 的患者会复发。老年抑郁症的死亡率也较正常老年人高,常见的死亡原因为心脑血管疾病、肺部感染、恶性肿瘤与自杀。

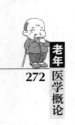
第四节　谵　妄

谵妄(delirium)是多种器质性原因引起的暂时性脑功能全面紊乱,是临床上常见的一种器质性精神障碍综合征。古希腊医学家 Hipprocrates 曾多次提及精神错乱(phrenitis)。公元 1 世纪,Celsus 首次使用了谵妄一词。由于不同文化的语言表述习惯不同,文献中有关谵妄曾使用过多种术语,如意识混浊、意识模糊、精神错乱、急性脑综合征、急性器质性精神病综合征等。老人和儿童容易发生谵妄。>65 岁老年人以躯体病住院时,约 10% 表现有谵妄,另有 10%~15% 在住院期间发生谵妄。

【病因和发病机理】　引起谵妄的原因很多,几乎所有的躯体疾病、病理生理状态和许多药物及成瘾物质都可引起谵妄。常见的有感染发热性疾病,颅内感染(脑炎、脑膜炎、脑脓肿),脑外伤(脑震荡),脑血管病(蛛网膜下隙出血、脑梗死、硬膜下血肿、颅内血管炎症),颅内肿瘤,癫痫,各类精神药物及其他药物过量或中毒,成瘾物质的戒断(戒酒、戒毒、镇静催眠药的戒断),内分泌及营养代谢障碍(垂体、甲状腺和肾上腺功能亢进或低下,水电解质和酸碱平衡失调,维生素缺乏和营养不良、高血糖和低血糖),内脏疾病(肝性脑病、肺性脑病、肾性脑病、心力衰竭、心律失常),过敏性疾病,物理因素(电击、日射病)。上述是谵妄发生的基本原因,也是谵妄发生的必要条件和前提。另有一些社会心理因素对谵妄的发生起诱发作用,如紧张、恐惧、疲劳、失眠、环境陌生等。临床上谵妄的各种原因常交织在一起,同一患者可有多种因素起作用,如肺性脑病患者常有感染发热、缺血缺氧、心律失常、水电解质酸碱平衡紊乱等多种病理生理异常,但常可发现一种起主导作用的病因。就老年人而言,最常见原因是各种感染性疾病。

谵妄的发病机制尚不太明确,其基本机制是缺血、缺氧、有毒物质的作用,或水、电解质和酸碱平衡异常,导致维持脑细胞正常活动的内稳态异常,最终使脑细胞不能正常工作。多年来已知抗胆碱药易引起谵妄,有报道血浆抗胆碱药浓度与谵妄密切相关,动物模型发现用阿托品处理的犬的脑电变化和行为改变酷似人类谵妄的症状和体征,据此一些学者提出了胆碱能假说。神经递质研究曾发现脑脊液中有内啡肽、乙酰胆碱等多种递质异常。谵妄的病理变化程度轻重不一,轻的只有神经突触间的传递功能异常,较重者可有神经形态学改变,但除原发病灶在颅内外,其他原因引起的谵妄一般只造成脑组织的非特异性改变如充血、水肿,因而是可逆的。

【临床表现】　谵妄的特点是短期时间内出现意识紊乱和认知功能改变。一般都是急性起病,少数患者有前驱期,表现为怠倦、焦虑、恐惧、对声光过敏、失眠、多梦等。谵妄充分发展时,基本特征是意识障碍,意识的清晰水平降低或觉醒水平降低,神态恍惚,注意涣散,心不在焉,注意的集中、维持和转换能力受损,环境意识的清晰度下降。由于注意转换困难,患者可能反复回答上一个问题,同时,容易被无关刺激分心,很难或不能进行有效交谈。感知障碍是谵妄患者常见的表现,包括感觉过敏、错觉和幻觉。对声光的刺激特别敏感,觉得灯光特别刺眼,关门声如枪击声。虽然其他感觉器官也可产生错、幻觉,但常见的是视觉器官。错、幻觉具有恐怖色彩,如将灰尘视为小虫、水珠,将折叠的被褥看成活动的怪物。幻、错觉的内容可以是要素性的,也可以是复杂的情景性的,常具有恐怖色彩,患者可因错、幻觉而产生继发性的片断性妄想，并出现相应的情感和行为反应。谵妄时定向、记忆和语言障碍也很突出。记忆损害以即刻记忆和近事记忆最突出，患者对新信息难以铭记和保存。定向障碍通常表现为时间和地点定向障碍，轻者只有时间、地点定向障碍，严重时可有人物和自我定向障碍。语言障碍最明显的是命名性失语、失写，思维结构松散，有些患者言语零乱，极不连贯。谵妄时的妄想多半是继发性的、片断性的和被害性质的。谵妄时多伴有精神运动性障碍，患者坐立不安或活动增多，可有摸索、拉扯、挣脱约束、职业性习惯动作、不协调性的精神运动性兴奋。少数患者活动减少，精神委靡，疲乏无力。精神活动在一天中可能由一个极端转为另一个极端。谵妄时还可出现不自主运动，如震颤、扑翼样动作，以慢性酒精中毒的震颤性谵妄和肝性脑病时最为典型。谵妄患者可有焦虑、恐惧、抑郁、激惹、愤怒、欣快和淡漠等情感障碍。情感的变化快，常难以预料。恐惧多是继发于恐怖性的知觉障碍或妄想，严重时可导致患者攻击假想的敌人，当企图逃避恐怖情景时，可造成自伤或伤人。紊乱的情感体验可从患者的叫骂、自语、哀叹等言语声中反映出来。谵妄还可以伴有自主神经系统功能紊乱。谵妄症状倾向于昼夜节律变化，白天轻晚上重，早晨患者交谈对答切题，言语连贯，显得合作，晚上则吵闹，拒绝治疗；或白天嗜睡，晚上失眠、激惹。谵妄症状通常持续数小时或数天，也可持续数周。好转后患者对病中的表现全部或大部分遗忘。

【诊断与鉴别诊断】 短时间内出现意识障碍和认知功能改变是谵妄的临床特征，意识清晰度下降或觉醒程度降低是诊断的关键。谵妄分为精神运动过多型和精神运动减少型，少数患者兼有这两类症状，称为混合型。活动过少型表现为淡漠迟钝、安静、嗜睡，很容易被误诊或漏诊。根据急性起病，意识障碍及伴随的全面认知功能障碍、症状的节律变化等典型的临床症状，一般可以作出诊断。但在有些意识障碍程度较轻的病例，意识障碍不是最明显和最突出的症状，则可能要通过病情缓解后患者对病情的回忆来确诊。脑电图检查对谵妄的诊断有参考价值，谵妄时随着意识清晰度或觉醒程度的下降，通常会出现脑电基本节律的变化，α 节律减少，θ 波、δ 波等慢波节律增加。

谵妄的诊断确立后，重要的是要查找病因，因为这决定着患者的治疗方案，从某种意义上说也与患者的预后有关。主要通过病史、体格检查及实验室检查来获得诊断依据。病史方面，要特别注意躯体病史、用药史、有无酒瘾或药瘾等；体格检查主要是寻找躯体疾病的体征；实验室检查项目取决于患者的具体需要，按需检查。有时可能会发现 1 种以上可能的病因，应分清主次，也可能是多种因素相互作用的结果。

谵妄应与短暂性精神病性障碍、精神分裂样障碍、精神分裂症及其他精神病性障碍鉴别，特别是当谵妄的幻觉、妄想症状明显时易与这类精神障碍混淆。谵妄时，幻觉、妄想等精神病性症状的波动性大，幻觉、妄想的内容多片断性和无系统性。谵妄时以视错觉和视幻觉为主，而精神分裂症等常以听幻觉为主。最重要的是精神分裂症等通常无意识障碍，不会有记忆、定向等认知功能损害，而谵妄一般有潜在的器质性的致病原因，通常有脑电图异常。经常碰到的鉴别诊断问题是谵妄与痴呆的鉴别（表 16-1）。谵妄时应明确到底是谵妄还是痴呆，或是谵妄和痴呆并存。谵妄和痴呆都有记忆障碍和定向障碍，但痴呆患者觉醒状态正常，前者起病急，后者通常起病缓慢或亚急性起病。从病史、患者既往的医疗记录及家属提供的患者的既往认知功能情况及治疗反应有助于确定谵妄和痴呆是否并存或重叠。

表 16 - 1　谵妄和痴呆的鉴别诊断

表现	谵妄	痴呆
发病	急性	缓慢
病程	波动性,白天有时清醒,夜间则加重	一日之内无变化
病期	几小时到数周	几个月或数年
觉醒度	降低	清楚
机警度	异常降低或增高	一般正常
注意力	缺乏选择性,注意分散	相对不受影响
定向力	一般时间定向受损,对熟悉的地方和人物呈生疏倾向	常有障碍
记忆力	即刻记忆力受损	远近记忆受损
思维	零乱	贫乏
知觉	错觉和幻觉常见(视觉)	较少见
言语	不连贯	使用词句表达困难
睡眠-清醒周期	常被打乱	时睡时醒
躯体疾病或药物中毒	可单独或同时存在	常少见

【治疗】　谵妄的治疗首先应考虑的是对因治疗,针对不同的病因制订相应的治疗措施,如抗感染、降体温、降血压等。只有消除或控制了病因,谵妄症状才能得以缓解和控制。护理是治疗的重要一环,应将患者置于安全的环境,病房安静,光线适中,陈设简单,去除危险物品。医护人员应反复向患者说明时间、地点,介绍人物,帮助患者保持定向能力。最好有家属陪护,这样可增加亲切感和安全感。对兴奋躁动、幻觉妄想严重的患者,应适当地给予保护约束。为保持身体内环境的稳定,促进脑功能的恢复,支持治疗必不可少。应给予充足的营养、维生素,保持水、电解质和酸碱平衡。可选用抗精神病药口服或注射剂治疗精神病性症状,一般选用抗胆碱能不良反应小的抗精神病药(抗胆碱能作用强的药物可加重谵妄),可选用氟哌啶醇、利培酮、奎硫平、奥氮平等。对严重兴奋躁动患者,可应急肌内注射氟哌啶醇每次 2.5～5 mg 或奋乃静每次 2.5～5 mg。新型非典型抗精神病药因不良反应相对较少,故越来越多被选用。抗精神病药的起始剂量宜小,根据患者的耐受情况逐渐增加剂量,剂量增加的时间间隔应较长;病因解除,精神症状缓解后,应及时减量并停药。对苯二氮䓬类药的使用仍有争议,这类药物可加重谵妄,特别是半衰期长的药物,影响患者白天的觉醒程度。必要时可选用小剂量半衰期较短者临时使用。

【预后】　通过积极的对因和对症治疗,大部分患者的意识障碍可恢复正常。最终预后与原发疾病密切相关。

(肖世富)

第十七章

老年骨关节系统疾病

第一节 概　述

骨关节系统疾病包括骨、关节、软骨、肌肉、肌腱、筋膜、韧带、滑囊以及相关的神经、血管、皮肤与皮下组织的一些疾病。随着老年人年龄的增长，运动系统逐渐退变，慢性损伤积累，形成多种退行性疾病。老年人行动迟缓，反应慢，应变能力以及肢体协调保护能力差，容易跌倒；此外骨骼有机成分比例下降，脆性增加，容易产生骨折。

老年人常见的运动系统疾病包括骨关节炎、颈椎病、椎管狭窄症、骨质疏松性骨折等。

第二节 骨 关 节 炎

骨关节炎是老年人丧失劳动能力和行动能力的重要原因，全身诸关节中以膝、髋关节骨关节炎影响最大。55~64岁美国人中因膝关节骨关节炎引起的疼痛和运动受限占同龄人群的13%以上。目前随着老龄人口的逐年增加，人类应对老年骨关节炎的负担越来越高。目前比较公认的骨关节炎的定义如下：骨关节炎是生物性和机械性因素相互作用使关节软骨细胞、细胞外基质和软骨下骨合成与降解的正常过程失去平衡的结果。骨关节炎的最终表现是：由于细胞软骨与基质形态学、生物化学、分子生物学和生物力学的改变，从而导致关节软骨的软化、纤维化、溃疡、软骨下骨硬化、骨赘形成和软骨下骨骨囊肿，当症状明显时会出现疼痛、关节周围压痛、捻发音和运动受限，甚至伴发关节积液和无全身症状的关节炎症。

骨关节炎分为原发性和继发性两种，致病因素主要与体重、年龄、性别、职业活动、骨矿密度、绝经后激素补充疗法、损伤、遗传学、先天性畸形等因素有关。由于人类骨关节炎自然史缺乏，目前尚无如何确定病情进展的一致意见。

【病因和发病机制】 骨关节炎的致病因素：①与关节生物组成、生物力学异常、化学损伤以及内分泌疾病相关的发病因素，如Ⅱ型胶原突变和儿童髋板发育异常。②关节负荷数量与分布异常，如关节创伤和冲击关节负荷异常、过度劳损导致关节软骨功能异常。此外，关节功能也会随年龄增长而发生退变。关节软骨退变在开始时是一种局灶性改变，进一步蔓延至整个关节软骨，关节软骨退变首先是关节面纤维化，出现与关节面平行的裂缝，然后裂缝穿透软骨全层延伸到软骨下骨,在此过程中间质金属蛋白酶在软骨巨分子的裂解中起到主要作用,胶原酶也发挥一定作用。骨关节炎过程中的骨改变主要在软骨下骨,如髋关节骨关节炎患者的股骨颈比正常人致密,但是软骨下骨改变会随着患者不同和关节炎类型不同而变化。骨的放射性核素扫描显示骨改变可以先于软骨改变出现或同时出现。这些骨改变是骨关节炎发生的先兆。

发生骨关节炎的关节普遍存在非侵蚀性局限性滑膜炎,以各关节软骨相邻位置滑膜反应最明显,滑膜炎可以加重病变发展,滑膜细胞分泌前炎性细胞因子,从而增强周围的炎症反应,改变关节软骨的代谢。如白细胞介素-1β(IL-1β)主要作用于关节软骨,肿瘤坏死因子-α(TNF-α)主要作用于滑膜,可以直接影响滑膜炎症的程度。

【病理】 正常关节组织的显微解剖学:典型的可动滑膜关节有1对透明软骨组成的关节面,关节软骨由4个不同的层带组成,即表层、中间层、深放射层和钙化软骨层。钙化软骨层的重建塑型是骨关节炎的早期特点。关节软骨的黏弹状态取决于基质蛋白聚糖的水结合性质,而基质蛋白聚糖又含于胶原网内。目前关于骨关节炎病理性损害的最新概念:骨关节炎是由于一系列作用而导致的关节异常性重建塑型产生的。早期骨关节炎的软骨纤维化使关节软骨产生细绒毛样改变,随着病情进展出现关节软骨裂缝,裂缝逐渐延伸到关节软骨的钙化软骨层,出现关节软骨的水平裂,这样肉眼见到关节软骨侵蚀和糜烂,甚至软骨下骨外露。关节软骨钙化层退变,使血管形成的软骨下骨化高峰提前,促进软骨变薄,导致关节炎发展,即软骨下骨硬化,关节边缘骨赘,关节内滑膜绒毛增生、肥大。

【临床表现】 骨关节炎是引起患者单个或多个关节疼痛的常见原因,起病缓慢,早期症状不明显,后期可以出现明显的疼痛、僵硬,关节活动受限。疼痛与滑膜炎、骨增生、关节内静脉压升高、关节囊牵引、关节周围韧带和腱组织受刺激、软骨下骨骨折有关,肌肉或邻近神经受到压迫也是疼痛的原因之一。

1. 症状

(1)疼痛:疼痛是一种主观感受,可以采用视觉量表来衡量。疼痛常是骨关节炎患者的最多主诉,症状早期休息后疼痛会缓解,合并有炎性因素静息时也会疼痛,但是患者有时很难指出疼痛的具体位置。

(2)僵硬:是指关节活动不灵活,僵硬的变化与关节活动受限和疼痛不一定相关。典型的发作是在早晨,持续时间往往≤30 min。

(3)乏力和失用:关节自主或应急功能的降低、丧失可能由以下因素引发:疼痛、僵硬、缓解表面异常、畸形、软组织挛缩、肌肉痉挛、肌肉功能不良。乏力可能与骨关节炎的程度相关。

2. 体征 体格检查可以提供诊断骨关节炎的有用线索,甚至对于无明显症状的患者也是这样,准确合理的检查可以给医生提供意想不到的帮助,体格检查一定要全面,压痛点和肿胀的触诊尤为重要。

(1)压痛:大多数有症状的骨关节炎患者的压痛点在关节线,关节周围结构的压痛有时也会提供有用的线索,注意询问患者压痛与主诉疼痛是否一致,但患者在关节炎早期可以出现髌股关节挤压痛。

(2)关节膨大:多数与骨质增生、滑膜增生和滑液渗出有关,皮肤发热或红肿少见,但骨关节炎急性发作可以出现类似情况,注意与感染性关节炎相鉴别。

(3)关节摩擦感:在主动和被动活动中可以感到关节内有摩擦,明显的摩擦感有诊断意义,如果出现伴有疼痛的关节弹响要考虑存在软骨碎片、游离体或半月板破裂。

(4)活动受限:注意记录患者的主动和被动活动范围,同时注意观察患者的其他日常功能,如从椅子上站起、行走和写字以及床上翻身情况。

(5)畸形:畸形可以由屈曲挛缩、对线不良、半脱位和关节膨大引起。

3. 临床特点 慢性单个关节发病是骨关节炎的主要特点,多数情况下疾病逐渐侵犯其他关节,慢性多关节非对称性骨关节炎是长期发展的结果。原发性骨关节炎通常影响远节指间关节、近节指间关节和第一掌腕关节,而肘关节、踝关节和腕关节较少受累。手指远节指间关节受累后膨大,被称为 Heberden 结节,随着疾病的进展近节指间关节也会出现类似膨大,称为 Bouchard 结节。小关节骨关节炎在女性多见,有时会有关节周围小的腱鞘囊肿样病变。美国风湿病协会制定的手部骨关节炎的诊断标准:10 个指定的关节中有硬膨大的多于 2 个,掌指关节肿胀少于 3 个,至少 2 个远节指间关节有硬组织肿大,第一掌腕关节是手部骨关节炎的第 2 好发部位。盂肱关节原发骨关节炎少见,一旦发生往往伴有肩袖组织撕裂,另外肩锁关节骨关节炎较常见。

【实验室和其他检查】

影像学诊断:关节退行性改变的发生可由以下两种情况导致,作用于具有正常软骨的力学分布异常,或者正常的力量作用于异常的关节,通常两种情况同时存在。退行性改变不仅发生在关节负重区,也发生在非负重区。

X 线片表现:尤其是在下肢负重位摄片中主要表现为髋关节进行性、局灶性,关节间隙狭窄,股骨头向外侧移位,软骨下骨硬化、囊性变,周围骨赘增生。膝关节常规负重 X 线片可以看到关节间隙狭窄,软骨下骨硬化囊性变,关节周围骨赘增生,关节内有时会有游离体。手和腕关节摄片表现为明显的关节间隙狭窄,骨赘形成,骨端增大。

MRI 检查:主要表现为关节间隙狭窄,关节软骨局灶性或者广泛性破坏,软骨下骨水肿,关节内积液,出现高信号等。通过 MRI 检查还可以监测关节软骨的变化。

【诊断和鉴别诊断】

1. 诊断 髋膝关节的原发性骨关节炎尽管影像学有明确表现,但症状隐匿发展,早期行走时疼痛而休息后缓解,后期会出现休息时疼痛。主、被动活动时关节疼痛是关节受累的显著特征。患者可能会合并腘窝囊肿,可以看到骨端膨大和股四头肌萎缩,甚至膝关节内、外翻畸形。髋关节骨关节炎引起的疼痛多位于关节前面、外侧面和大腿内侧,也可以表现为臀部或坐骨神经支配区域疼痛,或因为闭孔神经牵涉大腿前部至膝关节,中重度膝、髋关节骨关节炎可以引起步态异常和行动困难。足踝部骨关节炎以第一跖趾关节多见,可以出现典型的踇囊炎。踝关节骨关节炎多继发于严重的创伤。

2. 鉴别诊断 当出现不典型症状或合并风湿性疾病时,诊断比较困难。当一个中老年人主诉少数几个关节疼痛、肿胀和骨端膨大时,骨关节炎的可能性比较大。出现手部畸形时,类风湿关节炎多影响掌指关节,而骨关节炎多影响指间关节,此外骨关节炎还要与牛皮癣性关节炎、Reiter 综合征、炎性肠病关节炎相鉴别。而一些单关节受累的风湿性疾病也要引起重视。

【治疗】 目前的情况是绝大多数骨关节炎患者没有得到足够的重视和治疗,治疗主要取决于受累的关节以及关节炎是原发还是继发。目前对软骨细胞生物学深入研究发现,骨关节炎的软骨损害是通过代谢性的重建过程发生的,因此药理学研究战略正在致力于开发促进软骨细胞修复或者延缓软骨损害的药物。目前还没有一种药物或者外科手术能够改变骨关节炎的进程，采用的治疗措施也只是能够改善患者的症状，保存或者改善患者的功能。在治疗过程中要综合考虑疾病的发病时间、受累关节的数目、既往的治疗史、患者对疾病的认知程度是否合并内科疾病及患者的主观要求。

骨关节炎的治疗目的：充分控制疼痛、最大限度地保存关节功能和降低致残率。

1. 药物治疗　对于早期和中期的骨关节炎患者可以采用对乙酰氨基酚或者非甾体类抗炎镇痛药(NSAID)，后者可能更加有效。对乙酰氨基酚是一种良好的解热镇痛药，然而不具备抗炎活性，急性期过量使用甚至会引起不可逆的肝脏损伤；对有长期饮酒历史的患者用量需要减少到原来的一半；此外长期应用对乙酰氨基酚可能导致间质性肾损伤，如果超过 15 个月可能增加心血管疾病的风险。NSAID 药物是一种抗炎镇痛解热药，被广泛应用于减轻疼痛、减少僵硬和改善骨关节炎和类风湿关节炎患者的功能，它主要通过抑制环氧化酶(COX)活性以达到效果，目前主要有非选择性 COX 抑制剂和选择性 COX_2 抑制剂。塞来昔布是后者的代表，有显著的镇痛功效，同时显著降低了胃肠道风险和血小板反应。对使用 NSAID 药物无效的患者可以考虑使用曲马朵，曲马朵不能与单胺氧化酶抑制剂(MAOI)同时给药；此外，曲马朵应该从减半剂量开始使用，这样可以减少药物的不良反应。

骨关节炎改善药物：目前尚没有一种药物能够再生性地改变这种疾病的自然病程，有报道指出羟氯喹可以改变与炎症相关的细胞改变；此外，长期应用氨基葡萄糖治疗后具有潜在改变软骨结构的作用。

2. 关节内注射

(1) 关节内类固醇注射：关节内类固醇注射只是基本治疗措施的辅助手段。治疗的主要目的是缓解疼痛并保存或恢复关节活动度。

1) 关节内皮质激素注射的适应证：需要缓解疼痛和抑制滑膜炎，在全身治疗反应欠佳时提供 1～2 个关节的辅助治疗，促进理疗和康复计划的实施；在关节大量非感染性关节液渗出时；进行药物滑膜切除时；治疗伴有晶体沉积等疾病的急性渗出时；无法耐受全身药物治疗时。

2) 关节内皮质激素注射的禁忌证：感染，抗凝治疗阶段，血性渗出，没有控制的糖尿病，严重关节损坏和畸形，严重营养过度。

3) 关节内皮质激素注射的并发症：感染，治疗后潮红，晶体诱发的滑膜炎，注射部位皮肤萎缩，类固醇关节病。

(2) 关节内透明质酸注射：关节内透明质酸盐注射替代疗法是由 Balazs 提出，但其确切机制尚不清楚。注射 1 个疗程后通常是有效的，但是疗效有差别。针对膝关节的目前常用法：每周 1 次，连续 5 周，每次关节内注射 1 支。它的不良反应较少，大约 5% 患者主诉注射部位疼痛，有报道注射后出现肉芽肿性滑膜炎，但是医生应该注意注射后出现的感染性关节炎。

3. 手术治疗　手术治疗的基本原则：在决定手术治疗以前，医生一定要全面评估手术的利弊，因为任何手术都没有绝对的适应证和禁忌证，医生一定要具体考虑每一位患者，制订符合患者的最佳方案。疼痛和关节功能是决定治疗方式的主要因素，尤其是前者，此外还要考虑解剖因素和患者的需求。

目前的手术治疗方式主要分为四大类：截骨术、关节磨削术、关节融合术和关节成形术。

①截骨术的最大优点是在不牺牲关节完整性的情况下解决关节的生物学和力学问题,主要目的是缓解疼痛和阻止/延缓骨关节炎的发展,主要适用于活动时疼痛的、年轻的、保存部分关节软骨的轻中度关节畸形患者。②关节磨削术是应用外科手段磨削不光滑的关节表面、取出游离体和切除炎性滑膜,选择患者时应注意选择没有关节力线异常的患者,主要适合年轻的局灶性骨关节炎。③选择应用关节融合术的医生和患者越来越少,但它仍然适用于一些年轻、活动量大、体重大的患者或者其他手术失败后的选择。④关节成形术是治疗晚期骨关节炎的重要选择,它可以有效缓解疼痛,同时最大限度保存关节功能,尤其是膝关节和髋关节,关节成形术逐年增加,极大缓解了患者痛苦。以下简要介绍肩关节、髋关节和膝关节骨关节炎的手术治疗。

(1)肩关节骨关节炎的外科治疗:肩关节骨关节炎患者往往主诉肩关节持续钝性疼痛,发病隐匿,难以缓解。诊断时注意与颈椎病、肩锁关节炎和肩关节周围腱病相鉴别。切开清除病灶和软组织平衡术效果有限,早期的关节清理术有一定效果,关节切除成形术主要应用于顽固性感染和肩关节置换术失败后的因骨缺损无法翻修的患者。肩关节半关节成形术或全肩关节成形术是治疗大部分严重疼痛的盂肱关节炎的标准疗法。术后患者的疼痛可以缓解,但是功能很少完全恢复,关节功能的恢复程度主要依赖于手术技术、软组织情况和术后康复。如果骨关节炎主要局限在肱骨头,半关节成形术(人工肱骨头置换术)是一种不错的选择,盂肱关节炎伴有无法修复的肩袖撕裂时也是适应证之一。全肩关节置换术适用于全关节累及、肩盂骨量充足、肩袖完整的患者。

(2)髋关节骨关节炎的外科治疗:目前关于髋关节骨关节炎是原发还是继发仍存在争论,髋关节发育不良、股骨头骺滑脱、Perthes病以及外伤是引起髋关节骨关节炎的重要原因。有学者认为头臼的撞击是主要原因。总之,髋关节骨关节炎最终表现为髋关节软骨丢失和关节畸形。晚期临床表现为进行性加重的关节疼痛和活动范围的减少,甚至出现休息时疼痛,保守治疗无效时需要外科治疗介入(表17-1)。

表17-1 目前髋关节骨关节炎的诊断标准

序号	条件	序号	条件
1	近1个月反复髋关节疼痛	3	X线片显示骨赘增生,髋臼缘增生
2	红细胞沉降率≤20 mm/h	4	X线片显示髋关节间隙狭窄

注:符合1+2+3或1+3+4诊断髋关节骨关节炎。

外科治疗方案主要有5种:关节镜治疗,切开或镜下的头颈成形术,髋关节固定或融合术,截骨术,髋关节置换术。

1)关节镜术:髋关节镜技术发展较膝关节、肩关节镜技术缓慢,适应证主要有关节盂撕裂、关节囊松弛、软骨损伤、清除游离体等。

2)截骨术:髋关节周围截骨术被认为是一种可以替代关节置换的治疗方法,主要用来治疗年轻的患者,年轻患者由于髋关节发育不良、儿童时期Perthes病股骨头骨骺滑脱(SCFE)等原因继发的骨关节炎都可以考虑截骨术。20世纪60年代开始随着髋关节置换术的应用,明显减少了骨盆周围截骨术在髋关节骨关节炎治疗中的应用。然而长期实践表明,全髋关节置换术的疗效缺乏 15～20 年的长久性,尤其是对年轻的患者。截骨术病例如果选择得当,可以获得很好的疗效。截骨术的目标是通过改变负重和应力梯度的分配以减轻疼痛,但实际负荷改变很小。截骨术通过下列机制减轻疼痛:①改善关节的匹配性,增加关节接触面积,减少接触压力。②改善髋关节生物力学结构降低关节应力。③通过旋转使未受累关节软骨进入负重穹窿。④纠正关节半脱位,降低关节软骨的剪切应力。骨盆截骨术可以分为重建性和补救性两类。重建性骨盆截骨术主要有球形截骨术、三联截骨术和 Bernese 髋臼周围截骨术。目前应用较多的是 Ganz 在 20 世纪 80 年代提出的 Bernese 髋臼周围截骨术。该手术通过关节外的一个切口完成,有可重复性,手术中允许髋臼外移和向前旋转,同时可以内移髋臼中心而不造成骨盆倾斜,此外手术不破坏后柱完整。但是在手术中要注意避免过度旋转,否则易造成前方的髋臼撞击。补救性骨盆截骨术主要适用于重度髋臼发育不良,由于关节适配性差,无法接受重建截骨术,常用手术有 Chiari 截骨术和造盖术。总之,预示截骨术效果的最主要因素是术前骨关节炎的程度,此外年龄大的患者效果差于年龄小的患者。股骨近端截骨术往往和骨盆截骨术结合使用,因为髋关节发育不良总是同时存在髋臼和股骨近端畸形。

3) 髋关节成形术:全髋关节置换术目前是治疗晚期髋关节骨关节炎的标准方法,在近 40 年中髋关节假体的设计、材料和外科技术都有很大发展。主要指征是保守治疗不能控制的髋关节疼痛,严重影响患者的生活质量。比较流行的初次全髋关节置换做法是:髋臼一侧生物型固定,股骨近端一侧骨水泥固定或生物型固定。髋臼一侧骨水泥设计主要有两种:全聚乙烯臼杯和金属内衬臼杯。随着时间的推移,骨水泥固定的全聚乙烯臼杯失败逐渐增加,对金属内衬臼杯的 15 年随访的失败率为 45%。非骨水泥固定的目的是给髋臼侧和股骨侧假体提供稳定可靠的固定,使骨长入假体(骨整合),并达到生物学固定,目前多用的假体表面处理有钛纤维网、钴铬颗粒、钛颗粒、钛离子喷涂和羟基磷灰石涂层。骨整合是指骨整合的假体可以负载日常生活的生理负荷,在组织学上骨整合是指骨与假体之间直接接触没有间隔和纤维组织,因此假体的初始稳定性对骨整合起决定作用。股骨侧骨水泥固定通常使用第 3 代骨水泥技术:真空搅拌减少骨水泥中大气泡,髓腔加压脉冲冲洗去除脂肪和骨髓,通过骨水泥枪沿股骨髓腔加压灌注,使骨与骨水泥更好地相互交合。良好的骨水泥和金属假体间结合界面可以增加假体的寿命。非骨水泥股骨假体与非骨水泥股骨假体髋臼相似,主要经过假体近端和全层羟基磷灰石涂层处理,手术中初始稳定性非常重要,但最后的稳定还是依靠骨整合。

4) 关节融合术:是缓解过早成为晚期骨关节炎年轻患者疼痛的有效方法,但是随着近年金属在金属大头髋关节假体的应用,此类年轻患者又有了一个更好的选择。

5) 全髋关节置换术:并发症主要有脱位、松动、感染。松动是导致翻修手术的主要原因。

(3) 膝关节骨关节炎的外科治疗:膝关节骨关节炎是一种最常见的疾病,50 岁以后女性有很高的患病率和发病率,随着年龄增加性别差异更加明显,可以分为原发性和继发性。原发性在 50 岁以后线性增加,继发性主要和膝关节外伤后内外翻、关节内骨折或半月板和韧带功能不全有关,体重超重者易发骨关节炎。主要临床表现为膝关节疼痛和功能障碍,静息时疼痛意味着严重的关节炎,但非典型的重度疼痛提示其他疾病的可能性,如骨坏死、炎症性关节炎或关节内病变,一些鹅足、髌下或髌前疾病也可能误诊为膝关节骨关节炎(表 17-2)。

表 17-2 膝关节骨关节炎的诊断标准

序号	条件
1	近 1 个月反复膝关节疼痛
2	站立(负重位)X 线片示关节间隙狭窄、软骨下骨硬化和(或)囊性变、关节缘骨赘
3	关节液清亮、黏稠。白细胞计数≤2×10⁹/L
4	中老年患者(≥40 岁)
5	晨僵≤30 min
6	活动时有骨磨擦音(感)

注:符合 1+2 或 1+3+5+6 或 1+4+5+6 诊断膝关节骨关节炎。

手术治疗的指征包括关节镜和关节重建。关节重建包括截骨术、置换术和融合术,关节置换术包括单髁置换术和全膝关节置换术,局限于股骨髁和滑车的局限性软骨损伤可以有多种处理技术。

1)关节镜:治疗指征是经常出现急性和亚急性关节疼痛,此外不稳定的关节软骨撕裂、半月板撕裂和游离体引起的机械性症状也是关节镜检查的适应证。显著对线不良、韧带不稳和晚期关节炎行关节镜治疗效果较差。特殊的关节清理技术如微骨折术,用于局限性软骨损伤在保留关节功能方面有较好疗效。对关节镜治疗效果的影响因素:机械症状、疼痛<6 个月,力线正常,X 线片显示中度关节炎以前的患者效果肯定。另外需要告知患者的是本手术不可能逆转疾病进程,只会减缓病变发展。

2)截骨术:对于年轻、活动量大的膝内翻和内侧间室骨关节炎的患者可行胫骨高位外翻截骨术以减轻内侧间室负荷,缓解症状,改善功能。一般而言,截骨术越早越好,而且手术中最好适当矫枉过正。截骨术不能增加关节的活动度,所以屈曲<90°,伸直丢失 15°者,不宜行胫骨高位截骨术。对于年轻、活动量大的膝外侧和内侧间室骨关节炎的患者可行股骨髁上内翻截骨术以减轻内侧间室负荷,缓解症状,改善功能。胫骨高位截骨术后 10 年的疼痛减轻比例在 60%左右,外翻畸形截骨术后的优良率在 85%左右。

3)置换术:①单髁置换术。它是一种保留骨质和软骨的手术,适用于单纯外侧或内侧间室骨关节炎,内外翻畸形<15°,屈曲挛缩<5°,屈曲>90°,髌股关节疼痛、交叉韧带不稳是手术的禁忌证。②全膝关节置换术。是矫形外科领域最成功的手术之一,对晚期膝关节骨关节炎患者,全膝关节置换术可以显著减轻疼痛和改善关节功能,最近关于微创全膝关节置换术引起一些争论,但是术后 1 年疗效与传统手术相比没有显著差异,此外还有计算机辅助技术被引入全膝关节置换术。此手术的 10 年有效率>90%。主要并发症有假体松动、感染。

4)融合术:对于年轻、活动量大的膝关节炎患者,融合术仍是一种选择,此外也可以作为全膝关节置换术失败后的一种补救手术。

5)局灶性软骨损伤的处理:骨关节炎早期可能有局灶性软骨损伤,没有穿透软骨下骨的孤立的表浅的软骨损伤不能愈合,并且会扩展,可能导致明显的退行性骨关节炎。通过骨髓刺激技术可以使局部形成纤维软骨修复,通常<2 cm² 的软骨缺损效果较好,对于>2 cm² 的软骨缺损可以采用自体软骨移植或同种异体软骨移植。

6)髌股关节紊乱:髌股关节正常功能依赖于正常的下肢力线和静态、动态稳定装置,Q 角>20°时异常。主要症状是膝前疼痛,体格检查中出现 J 征是髌股关节对位不良的征象。

膝关节被动倾斜试验可以检查髌骨内外缘抬高的能力,通过髌骨滑移试验检查外侧支持带是否紧张,此外通过 Merchant 髌骨轴位髌骨摄片和屈膝位髌股关节 CT 提供影像学支持。髌股关节不稳主要指有外侧半脱位或脱位病史的患者,也包括髌骨外侧高压综合征患者,髌骨倾斜和不稳会造成关节软骨损伤,进而导致骨关节炎。经过 3 个月保守治疗无效后,应该采用外科治疗。手术选择包括关节镜术、清理术、外侧松解、内侧紧缩和胫骨结节前内移位术。髌股关节紊乱的保守治疗是指 3 个月的个性化无痛康复治疗,主要包括减少炎症和渗出,改善髌骨轨迹的股内侧肌控制,强调肌肉耐力训练,鼓励节律性运动,进行本体感觉训练。手术方法选择主要根据关节炎的程度和髌股关节对线不良的程度。外侧松解是缓解髌骨后外侧的束缚和倾斜,减少外侧关节面的压力,与其他手术一起改善匹配程度。如果合并膝外翻,还要进行近端力线重建,胫骨结节前内移截骨术可以降低髌股关节压力,减小 Q 角,对于严重的单纯髌股关节炎患者可行髌股关节成形术。

(林伟龙　张云海)

第三节　颈　椎　病

因颈椎间盘退变及其继发性改变,刺激或者压迫相邻的脊髓、神经、血管和食管等组织,并引起与之密切相关的症状或者体征,称为颈椎病(cervical spondylosis)。对颈椎病的认识,还只是近几十年的事情。1928 年,Stoakey 报道了 7 例脊髓压迫症,认为是硬脊膜外椎管内腹侧的软骨瘤引起,直到 1934 年 Peet、Echals 才辨认出所谓软骨瘤实际上是脱出的椎间盘组织。颈椎间盘病变可造成一系列的病理变化而出现各种症状。因此,1946 年有学者将其命名为颈部综合征,以后多个国家的学者同意使用该名称,或称为颈椎综合征。在我国统称为颈椎病。

【病因和发病机制】　颈椎病的根源大家公认是颈椎间盘退行性改变后,椎体间松动,椎体后缘骨赘形成,后纵韧带或者间盘纤维环破裂、髓核脱出造成神经根、脊髓或者椎动脉等组织的压迫所致。而椎间盘组织退行性变的病理变化一般认为与年龄增长密切相关,此外与劳损、外伤以及全身状况和内分泌等有一定关系。

1. 年龄增大引起的椎间盘退变和骨质增生是首要因素　正常椎间盘髓核组织含水80%,纤维环含水 65%。随着年龄增大,含水量逐渐下降,使椎间盘逐渐失去弹性和韧性。故老年人容易患椎间盘疾病。当纤维环破裂、髓核组织突出或者脱出椎间隙后,含水量更少,椎间盘软弱,失去支撑重力的作用,椎间隙狭窄,颈椎失稳。实验研究发现,在正常的椎间隙中注入生理盐水不产生症状,而向病变的椎间盘中注入生理盐水立刻诱发典型的颈肩痛症状,可见颈肩痛与椎间盘病变有密切关系。椎间盘破裂、髓核脱出向后方刺激并压迫脊髓或者神经根,更是颈椎病常见的原因之一。

此外,随着年龄的增长,椎体后缘的骨质增生也是引起椎管狭窄、脊髓或者神经根压迫而产生颈椎病临床症状的重要因素。所以说年龄增大是颈椎病发生的重要原因。

2. 外伤常是诱发颈椎病的因素　Robinson 报道的 56 例颈椎病患者中,38 例有头颈部外伤史,其中 10 例是直接打击头部或者颈部,25 例是由于间接暴力引起颈椎过伸或者过屈损伤,剩余 3 例则为医源性,因休克抢救或者外科手术时麻醉需要过度扭曲颈椎引起。Guideli 等认为颈椎间盘病好发于下颈椎,是因为胸椎相对固定,当颈椎活动时,交界处受应力较大,容易产生劳损或者外伤而致病。

【病理】 颈椎病及其临床表现是颈椎间盘退行性变的结果。颈椎病的病因尚不完全清楚。但从病理生理的角度来看,绝大多数的学者认为是由于蛋白多糖减少所致的椎间盘退行性脱水的过程,蛋白多糖减少和椎间盘水分含量之间存在线形关系。椎间盘水分丢失导致其力学性能改变,并使得椎间盘僵硬、纤维环或者终板易损伤。邻近椎体和终板的骨组织反应性修复使软骨下骨硬化并且形成骨赘。绝大多数学者认为此现象是异常暴力改变椎间盘力学功能引起其结构紊乱的结果。

反应性修复作用的结果导致骨刺或骨赘的形成,骨赘对于颈椎病的发生十分重要。随着椎间盘组织不断减少,椎间隙变窄,椎体间关节的力学性能发生改变,如钩椎关节或者关节突关节超负荷。钩椎关节并不是一个真正意义上的活动关节,更像是椎体后外侧的骨性突起,分隔椎间盘和椎体。当椎间盘退变时,此骨突遭受撞击并形成硬化的骨赘。由于此处骨赘突向椎间孔,可能压迫椎间孔内的脊神经。与腰髓不同,颈髓的脊神经离开椎管时呈短横行走向,神经路径较短,缺少移动范围,骨赘容易导致椎间孔处神经根卡压,中等程度的骨赘即可导致明显的临床症状。

除了椎间隙高度丢失和椎间孔骨赘形成,关节突关节也发生退变并形成骨关节炎。关节突退变导致其剪切力异常,并继发前后向位移,可进一步危及椎管和椎间孔处脊神经根。此外,骨赘可来自椎间孔的后方,关节突关节前下部分形成骨赘可使椎间孔前后径变小导致神经根进一步受压。

向外形成的骨赘可横向危及椎动脉。椎动脉通常行走于上 6 个颈椎的横突孔内,在骨性管道支撑下其相对活动度很小,向外形成的骨赘可能侵犯椎动脉,导致小脑后部和脑干循环的障碍。向前突出的骨赘较少产生临床症状。如果骨赘非常大,可能压迫前方的内脏器官。常见的报道是骨赘导致吞咽困难或仰卧时咽部牵拉感。

向后突出的骨赘主要影响椎管,由于椎管内颈髓的有一定的缓冲空间,所以并不是所有的骨赘都引起临床症状。由于这类患者往往同时存在椎间隙高度丢失,后方黄韧带增生或者皱褶等多种因素影响椎管,在一定程度上增加了临床症状产生的比率。

【临床表现】 颈椎病的类型不同,临床表现各异。根据压迫的位置不同,通常颈椎病分为神经根型、脊髓型、椎动脉型、混合型以及其他少见类型。

1. 神经根型 颈椎间盘突出偏向侧方,椎体后缘骨赘特别是钩椎关节增生可突向椎间孔,均可压迫神经根,造成神经根型颈椎病。主要表现为受累神经根支配区域疼痛麻木、肌力下降、皮肤感觉减退以及腱反射减退或者消失。

最常见的病变发生在 C5、C6 或者 C7 神经根。其中 C5 神经根受累表现为肩关节外侧面、上臂外侧;有时前臂近端前外侧感觉缺失,三角肌和肩外旋肌肌力减弱;有时出现肱二头肌肌力明显减退以及肱二头肌腱反射减弱。C6 神经根受累典型出现上臂外侧至拇指、示指、中指放射性疼痛,肱二头肌、肱三头肌肌力以及具有特征性的伸腕肌肌力减退,肱桡反射减弱。C7 神经根受累表现为前臂后或者后外侧痛,示、中、环指外侧,有时小指内侧面感觉减退,肱三头肌、前臂旋前肌肌力减退,肱三头肌肌腱反射减弱。C8 神经根受累可见明显的屈腕肌肌力和手部握力减退,典型的前臂尺侧向环指、小指放射性疼痛,无明显腱反射改变。

多数 C3/C4 椎间盘突出导致脊髓性颈椎病,但 C3/C4 椎间盘突出所致的 C4 神经根受累并不少见,常导致向肩部放射的疼痛,可能很强烈。但由于三角肌由多个腹侧根原发支所支配,很少出现肌肉萎缩或者肌力下降,导致诊断比较困难,常常与肩袖疾病或肩部其他问题混淆。

2. 脊髓型 是颈椎间盘脱出或骨赘向后方增生引起脊髓压迫的症状,无明显根性疼痛。常见侵犯椎体束。患者常诉手足无力,持物易坠落,下肢僵硬,步态不稳,脚踩棉花感,有时胸腰部束带感或者负重感等。严重者可出现行走困难,二便失禁或尿潴留,甚至四肢瘫痪。

3. 椎动脉型 椎动脉第二段通过横突孔,在椎体旁行走。当钩椎关节增生时,会压迫椎动脉引起脑缺血,产生头晕、头痛等症状。最常见症状为头晕、头痛、耳鸣、眼花、记忆力减退。头颈旋转时引起眩晕发作是本病的特点。

4. 混合型 两种以上的压迫同时存在时,如脊髓型、神经根型两者同时存在时,称为混合型。

5. 其他 除了上述几种类型以外,还存在其他几种少见类型。如颈椎骨赘明显向前方增生时,若突出过大会压迫食管,引起吞咽困难,有患者将其称为食管受压型颈椎病。颈椎后纵韧带骨化(OPLL),骨化的部分在椎管内占位,使椎管狭小或者直接压迫颈髓,引起脊髓压迫症状,临床表现类似脊髓型颈椎病。关于是将 OPLL 作为颈椎病的一种类型,还是将其作为一个单独的疾病,目前尚有争议。

【实验室检查】 在颈椎病的诊断方面,影像学检查和电生理学检查各有特点。

X 线片,包括动力位和斜位片,是早期首选的检查方法。斜位片上显示骨赘突向椎间孔或者侧位片上显示先天性椎管狭窄相当重要。

CT 和 MRI 检查可以获得更全面的信息。在显示患侧狭窄方面,CT 优于 MRI。MRI则对脊髓实质和椎间盘水分方面的显示明显优越。

除影像学检查外,有时还需要肌电图和诱发电位检查协助诊断。

【诊断和鉴别诊断】

1. 诊断 对于神经根型颈椎病,除病史和体征外,X 线检查可发现病变椎间隙狭窄或者增生,动力位片可见病变节段过度松动,斜位片上看到骨赘突向椎间孔。MRI 可以清楚显示脊髓和椎间盘,但是压迫神经根的突出物较小,不一定能够看到。

2. 鉴别诊断

(1) 胸廓出口综合征(TOS):会出现臂丛神经压迫症状,可以通过 Adason 试验鉴别。脊髓型颈椎病 X 线片上病变椎间隙狭小,椎体后缘常有明显增生,CT 检查常见后纵韧带骨化。MRI 检查对脊髓、椎间盘组织显示清楚,常对诊断有很大帮助。

(2) 脊髓型颈椎病:要注意与椎管内占位、脊髓空洞症相鉴别。

【治疗】 临床观察发现,非手术治疗对于急性颈椎间盘突出症具有重要并且明显的治疗作用。但由于颈椎病伴发椎间盘退变、骨赘形成、椎管和椎间孔狭窄将导致对神经组织的骨性压迫和动力性不稳,非手术治疗不能改变这些因素。因此,对于持续性疼痛患者,非手术治疗的作用很小。休息、固定、抗炎症药物、有氧运动、良好姿势和伸肌增强锻炼都是推荐的治疗方法。伴有明显脊髓症状的脊髓型颈椎病患者,非手术治疗效果欠佳。

伴有持续性临床症状的颈椎病适合手术治疗,手术适应证可归纳为 3 个基本点:不稳、畸形或神经组织受压。单独退变性不稳较少作为手术适应证。颈椎畸形经常伴有颈椎不稳和神经压迫。颈椎畸形源于椎间盘退变和相继出现的前柱变短,颈椎前突减小使小关节的关节面接触减少,进一步加剧颈椎不稳。最常见神经受压、椎体后缘骨赘压迫脊髓,或者钩椎关节以及小关节突骨赘突向椎间孔压迫神经根引起的神经症状都是手术指征。

常用的手术方法包括前路手术和后路手术。后路手术具有相对安全,暴露广泛,直接切除肥厚黄韧带以及使椎间孔获得广泛减压的优点。后路手术合适于 3 个或者 3 个以上节段减压者,或者颈部粗短或者其他原因无法进行前路手术的患者。对于单个节段病变、压迫来自脊髓前方的患者适合前路减压手术。

【并发症】 颈椎病的并发症常来自于手术治疗。手术后可能会遇到的问题:术中将气管食管向内牵拉时间过长导致吞咽困难;刺激喉返神经导致声音嘶哑;交感神经损伤可能出现 Horner 综合征。前路手术术后因为伤口渗血或者急性淋巴回流障碍导致气道阻塞。另外比较少见的是伤口周围组织的损伤如气管食管损伤、硬脊膜损伤导致脑脊液漏等。

【预后】 神经根型颈椎病前路手术的结果主要取决于诊断的精确性。根据文献报道,手术治疗效果优良率>90%。脊髓型颈椎病的手术治疗效果远不及此。大量研究表明,60%~70%的患者脊髓功能术后恢复满意,20%有一些改进,10%没有什么缓解。

(林伟龙 杨丰建)

第四节 类风湿关节炎

类风湿关节炎(rheumatoid arthritis,RA)是一种以关节滑膜炎为特征的慢性全身性自身免疫性疾病,临床表现为对称性、进行性及侵蚀性的多关节炎,主要累及手足小关节,导致关节疼痛、肿胀,病情迁延反复可导致关节软骨和骨的破坏、关节功能障碍,甚至残废。本病还可累及多个器官,常见的有心包炎、心肌炎、胸膜炎、间质性肺炎、肾淀粉样变以及眼部疾患(如巩膜炎、虹膜炎)等。RA 在各年龄中皆可发病,好发于中年女性,女性多发生于 45 岁前,而男性 45 岁以后发病率增加并维持在较为恒定的水平,75 岁以后发病则明显减少。患者遍布世界各地,但温带、亚热带和寒带地区多见。我国的 RA 的总患病率约为 0.3%。RA 可使男性寿命减少 7 年,女性减少 3 年,主要由于感染、肾损害、呼吸系统疾病及 RA 本身所致。

【病因与发病机制】 已知 RA 是一种自身免疫性疾病,但确切的发生机制尚不清楚。遗传因素在发病及其临床表现方面都起重要作用,最有力的证据是同卵双生子中本病的患病一致率达 30%~50%;若父母双方有一人患 RA,其异卵双生子发病率为 2%~5%;而一般人群的发病率不到 1%。有多个不同基因参与 RA 发病,但没有一个特定的基因是发病所必需或可单独致病。遗传因素不仅决定了疾病的易感性,还与疾病发展的严重程度和临床表现相关。感染是触发 RA 的主要因素,而随机因素,如体细胞遗传突变、性激素、环境因素和心理因素也参与本病的发病。在病毒、细菌、精神神经及内分泌因素的刺激下,B 细胞和浆细胞过度激活,产生大量免疫球蛋白和类风湿因子(RF),导致免疫复合物形成,沉积在滑膜组织和血管壁等处,激活补体,导致滑膜炎症及关节软骨损伤。

【病理】 滑膜组织增生、血管翳和肉芽组织形成使 RA 在关节方面具有特异性的病理改变。到 RA 晚期,由于纤维组织增生或钙化形成而导致关节强直和关节畸形,关节功能产生明显障碍。血管炎是 RA 的另一基本病理改变,主要表现为血管壁坏死,较易侵犯的部位为滑膜、皮肤、肌肉、心脏及神经。类风湿结节是 RA 的另一种特异性病变,突出表现为肉芽肿形成。

【临床表现】 近 1/3 的 RA 患者发病时年龄超过 60 岁,老年型 RA 中男女比例相近,而中、青年型 RA 中女性与男性之比约为 3∶1。老年型 RA 的临床表现与其他年龄组相似,但老年型 RA 急性发作者较多,大关节、向心性关节(尤其是肩关节)受类较多,类似风湿性多肌痛,而青年型 RA 隐袭型发病较多,RA 一般以四肢小关节受损为特点。RA 活动时,老年人的全身表现较青年人明显,如疲倦、体重减轻、血细胞沉降率加快较青年型 RA 明显。有报道老年型 RA 患者中 RF 检出的阳性率较低,对此尚有不同意见。老年型 RA 预后较差,可引起严重的关节损伤、明显的关节功能受限。RA 患者常有关节外表现,几乎全身各脏器组织均可受累,且关节外组织器官受累症状的出现有时先于关节病变,导致受累脏器的功能障碍。老年人关节外组织受累时,表现较为复杂,预后差。

【实验室检查】

1. 血液检查 常有轻度贫血、血细胞沉降率增快和血清 C 反应蛋白增高。类风湿因子阳性对诊断意义极大。

2. 影像学检查 MRI 是目前最有效的影像学方法,不同受累关节的表现也各不相同。

【诊断与鉴别诊断】 与其他年龄组 RA 相同,多采用美国风湿病协会于 1987 年修改的分类标准。老年人 RA 表现复杂,且常合并多种其他疾病,容易误诊,鉴别诊断十分重要。

1. 痛风 痛风好发于中老年男性,发病急,疼痛剧烈,多在夜间、寒冷季节发病,多数情况下仅累及单个关节,最常累及第一跖趾关节,痛风发作时受累关节红肿,疼痛常可自行缓解,痛风性关节炎无晨僵。RA 以慢性、对称性多个关节炎为主要表现,起病缓慢,多呈进行性加重,多累及双手掌指关节及指间关节,且一般为对称性,很少是单个关节受累。受累的关节疼痛、僵硬,指间关节可呈现梭形肿胀,但皮肤表面一般不发红。痛风患者一般没有关节外的表现,而 RA 的关节外表现相对较多。痛风和 RA 用 NSAID 或激素治疗都可使疼痛缓解,但 RA 需长期用药,停药后关节炎常复发,痛风性关节炎一般发作时间较短,在发作的间歇期无需应用这两类药物,也没有关节疼痛。在实验室检查方面,RA 常有高滴度的 RF 阳性、血补体 C3 降低、冷球蛋白升高等,但血尿酸和 24 h 尿尿酸排泄量多正常;痛风患者 RF 大多阴性,血尿酸浓度升高。关节 X 线片检查也对二者的鉴别有很大帮助。痛风性关节炎用秋水仙碱治疗往往有特效,如果治疗后关节疼痛迅速消退,可能为痛风;反之,则需考虑为类风湿关节炎。

2. 骨关节炎 多发生于＞50 岁中老年人,女性多见。关节痛一般较轻,以负重关节如膝、髋关节受累多见,手指则以远端指间关节出现骨性增殖和结节为特点。患者无典型的晨僵,症状早起较轻,活动后加重。血细胞沉降率增快较少。血清 RF 阴性。

3. 恶性肿瘤 乳癌、前列腺癌等癌症可以引起关节炎,在老年人中应特别注意鉴别,并进行相关检查。

4. 风湿性多肌痛 应仔细询问病史,区分是关节痛还是肢带痛。如果出现明显的滑膜炎症状,则不支持风湿性多肌痛的诊断。风湿性多肌痛发病年龄在多＞50 岁,颈、肩胛带、骨盆带 3 处易患部位中,至少有两处出现肌肉疼痛和晨僵,且病程持续一周或以上,有血细胞沉降率、C 反应蛋白增高等全身反应,受累肌肉无红、肿、热,亦无肌力减退或肌萎缩,对小剂量肾上腺皮质激素治疗反应良好。

【治疗】 本病至今无特效疗法,治疗主要是缓解疼痛,改善关节功能,减少复发,尽可能控制疾病的发展和预防畸形。改变病情的抗风湿药(disease - modifying anti - rheumatic drugs, DMARD)是治疗 RA 的一线药物,早期使用 DMARD 可防止和减轻关节破坏,保护关节的功能。比较常用的 DMARD 有甲氨蝶呤、羟氯喹、柳氮磺吡啶、来氟米特、依他普特,较少使用的有硫唑嘌呤、青霉胺(D-青霉胺)、金制剂、米诺环素和环孢素。若单个 DMARD 不能满意地控制临床症状或防止病情进展,则可联合应用 DMARD 类药物。DMARD 在老年人中较易引起不良反应,联合用药可减少不良反应的发生。RA 急性发作时,可给予 NSAID,此类制剂不能保护骨关节不受损害,且对肾脏、胃肠道和血液系统等有一定不良反应,因此在用药过程中应注意随访。NSAID 效果不理想者,可每日加用泼尼松 5~10 mg。老年 RA 患者因为长期关节疼痛使活动减少、药物治疗以及 RA 本身的影响,容易发生严重的骨质疏松症,故可每日口服活性维生素 D_3 0.25 μg,钙剂 500 mg。

(盛蔚文 叶志斌)

第五节 腰椎间盘退变性疾病

椎间盘退变性疾病(degenerative disc disease,DDD)指椎间盘组织在多种原因综合作用下发生细胞介导的异常生物化学变化,引起老化加速,椎间盘力学特性改变,使邻近骨关节、韧带发生相应变化,造成脊柱不稳,压迫脊髓、神经根、动脉,引起相应临床症状和体征的综合征。

流行病学:全部人口中 80% 一生中某个阶段受到腰痛困扰。美国一项统计表明,每年全部人口中 15% 受腰痛的困扰,1% 因腰痛而永久致残,美国每年因下腰痛所花医疗费用及经济补偿达 500 亿美元。而腰椎 DDD 是腰腿痛的最常见病因。

退变性腰椎管狭窄的现代概念:退变性腰椎管狭窄症的现代概念是腰椎椎管、神经根管、侧隐窝或椎间孔因退行性变,导致骨性或纤维结构形态和容积异常,单一平面或多平面的一处或多处管腔内径狭窄,引起神经根、马尾及血管受压出现临床症状。

其中不包括单纯椎间盘突出及占位性病变,如感染、肿瘤。另注意此症须与血管源性跛行及合并糖尿病性跛行相鉴别。与传统概念相比较,腰椎管狭窄症的现代概念强调以下几个方面:①神经根管(包括侧隐窝)狭窄的概念,其前壁是上位椎体下后壁、椎间盘及下位椎体上后壁,上壁是上位椎体椎弓根下缘,下壁是下位椎体椎弓根上缘,后壁由上下关节突结合而构成。下肢疼痛症状及感觉、运动障碍均由此段狭窄神经根受压而引起。②构成椎管的软组织在病程变化中的作用和神经以外的因素(血管)的作用。③由于退变因素导致椎管狭窄的同时合并下腰椎稳定性丧失。④狭窄可仅局限于 1 个单独的运动节段,也可影响 2 个或 2 个以上运动节段。

【病因】 ①年龄老化;②应力负荷;③吸烟;④肥胖;⑤代谢性疾病如糖尿病;⑥外伤。

【病理和分类】 引起 DDD 的病理改变是多方面的,主要有:①椎体后缘骨质增生,后纵韧带肥厚,骨化,椎间盘后突。这些因素位于中央时造成中央椎管前后径变小引起狭窄,位于一侧或者双侧时可从前方造成侧隐窝狭窄。②关节突肥厚增生,可从后方造成侧隐窝狭窄,压迫神经根。③椎弓根短缩或者内聚,造成椎管矢状径和横径狭窄。④黄韧带增厚,可从椎管后方、侧后方甚至侧方造成椎管狭窄。⑤椎板增厚,从后方或者侧后方压迫硬膜以及马尾神经。⑥椎体间隙变窄,神经根管变小;同时伴有椎间盘组织后突,中央椎管变小。⑦椎体滑脱,可因上下椎体相对前后移位造成椎管狭窄。⑧硬膜外病变,如硬膜外脂肪增生及纤维化,硬膜外血管增生曲张,硬膜外束带粘连等均可造成椎管狭窄。

腰椎 DDD John 分类:脊柱椎间运动节段分为前柱和后柱两部分,通过 MRI、椎间盘造影和普通 X 线正侧位片对退变整体评估,分为前柱分类和后柱分类。

1. 前柱分类　根据退变程度,前柱的椎间盘分为 A、B、C、D、E、F 类。其中无矢状位或冠状位畸形为 A、B、C、D 类,矢状位畸形为 E 类,冠状位畸形为 F 类。

A 类正常椎间盘:正常 T2 加权像信号强度,矢状位存在前凸,软骨终板呈穹隆状和正常密度,诱发椎间盘造影无椎间盘内破裂,无椎间盘突出或不稳,椎间隙高度正常。

B 类椎间盘:椎间盘 T2 加权像显示脱水征象,但不存在其他异常征象;矢状位前凸丢失;有或无轻度终板硬化;椎间盘内破裂(有或无疼痛),或椎间盘突出;轻度的异常椎间运动;无椎间高度下降。

C 类椎间盘:椎间盘 T2 加权像明显脱水征象,矢状位前凸消失;终板硬化和穹隆状丢失;终板形状不规则;椎间盘内破裂引起疼痛症状;有或无椎间盘突出;椎间异常运动增加和存在明显椎间隙高度下降。

D 类椎间盘:椎间盘 T2 严重脱水征象;矢状位曲度变直或后凸;终板硬化失去正常解剖结构;椎间盘内破裂引起疼痛症状;存在椎间盘突出;椎间隙消失,无椎体间运动;椎体前方骨赘。

E 类椎间盘:矢状位位移畸形;C、D 类椎间盘如存在Ⅰ~Ⅱ度退变滑脱也归 E 类;相邻椎体上下终板发生接触。

F 类椎间盘:终板不规则;骨赘形成;椎体侧方平移或旋转;F 类椎间盘均为 C 或 D 类椎间盘亚型。

2. 后柱分类　根据关节突退变严重程度分为 1~3 级。1 级:无关节突退变;2 级:关节突退变,无椎管狭窄;3 级:关节突退变合并椎管狭窄。

其中关节退变合并椎管狭窄分为 a、b、c 3 型。a 型:中央管狭窄;b 型:侧隐窝狭窄;c 型:椎间孔狭窄。

【病理生理】　腰椎管的大小可随脊柱姿势的改变而变化,当腰椎前屈时,生理前凸减小,椎管容积增大;反之,则椎管容积减小。正常状态下,脊髓只占硬膜囊的一定比例,其余部分为脑脊液占据。硬膜囊与椎管壁之间有硬膜外间隙,腰椎管发生狭窄时脊髓或者马尾可有一定的缓冲余地。狭窄程度较轻时对神经不造成压迫,也不会产生临床症状。当狭窄达到一定程度后,椎管内压力增加,使静脉回流不畅,静脉压增高,血流缓慢,造成神经根和脊髓的血氧水平下降。此时如果活动或者行走,神经需氧量增加,就会使原有的缺血、缺氧进一步加重而产生临床症状。如果弯腰或者休息,则椎管容量相对增加,椎管内压力降低,静脉回流增加,毛细血管压力降低,神经供氧、供血改善,同时停止活动后神经需氧量下降,临床症状得以缓解。上述改变是神经性间歇跛行的病理生理基础。在马尾段,脊神经根依靠脊髓部分远侧后根供血,并从脑脊液中吸收营养。当一个节段压迫马尾神经时,受压处可有两端供血并回流,一般不出现临床症状。而当有两个节段受压时,两受压区之间一段神经纤维发生缺血产生症状。

狭窄进一步发展,对马尾或者神经根造成持续性压迫,此时活动及伸腰可使症状加重,而弯腰或者休息也不能使压迫及症状完全解除,产生不同程度的神经功能障碍(图 17-1)。

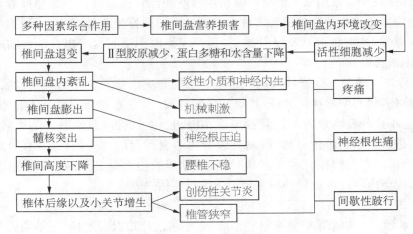

图 17-1 腰椎 DDD 病理生理示意图

【临床表现】 多见于>40 岁中老年患者,起病常较缓慢。中央型椎管狭窄与侧隐窝以及神经根管狭窄临床表现不尽相同。

中央型椎管狭窄继腰痛之后可逐渐出现双下肢酸胀、麻木、疼痛以及无力。脊柱后伸致腰椎前凸增加时,症状常加重,反之则减轻。故常在弯腰、下蹲坐位以及屈膝卧位时症状减轻。不少患者可骑自行车 10 km 以上无明显不适,但徒步行走却只能行走数十米至数百米。最典型的表现是神经性跛行,特点是步行数十米至数百米即出现下肢疼痛麻木、酸胀、无力等症状,终至步态不稳,无力行走;此时如坐下或蹲下休息片刻,症状即可明显减轻或者消失,又可继续行走,但行走不远症状又出现,如此反复发生。

侧隐窝狭窄所压迫的是已经从硬膜囊穿出的神经根,故其症状与一侧性腰椎间盘突出症相似。疼痛自腰臀部向下放射,常有麻木感。狭窄嵌压 L4 神经根时,放射性疼痛以及麻木位于小腿内侧;狭窄嵌压 L5 神经根时,放射性疼痛以及麻木位于小腿外侧以及足内侧。疼痛往往是持续性的,活动时加重,但是体位改变对疼痛的影响没有中央型椎管狭窄明显,间歇性跛行也没有中央型椎管狭窄那样典型。神经根管狭窄的症状与侧隐窝狭窄相似,临床常难以鉴别。

【实验室和其他检查】

1. X 线平片检查　X 线片可进行椎管横径和矢状径的测量,一般认为横径<18 mm,矢状径<13 mm 者,可考虑为椎管狭窄。

2. CT 扫描　CT 断层扫描对椎管狭窄的诊断价值很大。扫描可以直接看到椎管的骨性狭窄部位,如椎体后缘、关节突、椎弓根、椎板等部位的肥大增生,也可以看到椎间盘突出、黄韧带肥厚的情况。

3. MRI 检查 MRI 能够无创伤检查以及较好评价侧隐窝狭窄。由于 MRI 能够区分各种组织并评价椎间盘的状态,在许多患者中已经取代 CT 检查。

【诊断和鉴别诊断】

1. 诊断 慢性腰痛以及一侧或者双侧根性坐骨神经痛,直立行走时加重,腰后伸试验阳性,弯腰、蹲下、屈膝侧卧时可缓解。有典型的间歇性跛行而足背动脉、颈后动脉搏动良好。症状较重而体征较少。根据以上情况可以初步诊断腰椎管狭窄症。中央型椎管狭窄有上述典型症状;侧隐窝或神经根管狭窄者多数为单侧严重的根性坐骨神经痛,直腿抬高试验可为阳性,下肢有感觉迟钝、肌力以及反射改变,其表现类似于椎间盘突出。结合临床以及影像学检查可以明确诊断。

2. 鉴别诊断 应与其他脊柱疾病相鉴别。椎间盘突出症发生年龄较椎管狭窄略年轻,通常为单侧疼痛,伴有明显神经体征,其他如脊髓肿瘤、原发或者继发性椎体肿瘤、感染和骨折。血管功能不全的症状最常与椎管狭窄症相混淆。血管性间歇性跛行的患者,通常行走时疼痛加重,进一步出现卧位时疼痛,站立或者短距离行走后疼痛减轻,常有吸烟史或者糖尿病病史。当患者有类似椎管狭窄症状时,肢端脉搏的检查是必须的。如果患者出现脉搏弱或不清时,应请内科或者血管外科医师会诊进行评估。

【治疗】

1. 非手术治疗 如果椎管狭窄已经形成,非手术治疗难以奏效,但在早期狭窄尚未对神经组织造成持续性压迫的情况下可以保守治疗,减轻神经根以及硬膜外组织的炎性水肿,从而解除压迫并使症状缓解。

非手术治疗的方法有卧床休息、骨盆牵引、腹肌锻炼、理疗、按摩、腰托保护以及适当的抗炎药物等。

2. 手术治疗 严重的椎管狭窄伴有顽固性疼痛或经过正确系统非手术治疗后无效的患者,除外其他疾病,建议手术治疗。椎管狭窄症手术目的是切除硬膜囊和神经根的压迫物,进行椎管减压。

【并发症】 椎管减压术的并发症包括脊柱不稳、硬脊膜撕裂、蛛网膜炎、感染、神经损伤和硬膜外纤维化。

【预后】 根据文献报道进行分析的结果是,椎管狭窄行椎管减压术后,优良率为 64%。其中退行性脊柱滑脱手术治疗的优良率达 83%～85%。

(林伟龙 杨丰建)

第六节 骨 质 疏 松 症

骨质疏松症是骨强度受损,骨折风险性增高的一种代谢性骨病,是老年期常见的多发病。20 世纪 80 年代以后骨质疏松症的诊断和治疗技术发展迅速,无创伤性骨量测定技术的发展和大型临床试验筛选出许多有效治疗药物,使骨质疏松症的诊疗水平提高到一个崭新阶段。

骨质疏松症是以骨量低下,骨组织微结构破坏为特征导致骨脆性增加易致骨折的全身性骨病。2000 年美国国立卫生院(NIH)的专家讨论会定义骨质疏松症为,是以骨强度下降、骨折风险度增加的一种骨骼疾病;骨强度主要反映骨密度和骨质量的完整性。两种定义基本类同,无本质差异。

【分类】 通常分为原发性骨质疏松症,包括绝经后骨质疏松症(postmenopausal osteoporosis,又称Ⅰ型)和老年性骨质疏松症(senile osteoporosis 又称Ⅱ型);继发性骨质疏松症是指其他特殊的明确疾病引起的骨量丢失,如甲状腺功能亢进症、糖皮质激素过多症等。有些涉及性激素如生殖激素缺乏的病症,如运动相关的无月经、催乳素瘤既可属继发性骨质疏松症,也可看成是原发性骨质疏松症的变异类型(图 17 - 2)。

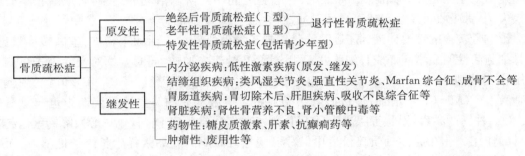

图 17 - 2 骨质疏松症的分类

不论原发和继发,根据骨代谢转换特点又分成高转换和低转换型两类。绝经期后的骨质疏松症大多属原发性Ⅰ型、高转换型。

【流行病学】 骨质疏松症的流行病学涉及骨质疏松症和骨质疏松性骨折的流行病学二大方面。

骨质疏松症的患病率与年龄有关,年龄越大,患病率越高。我国目前是世界人口大国,亦是老年人口数量最多的国家,按世界卫生组织(WHO)诊断标准评估,综合全国有关地区流行病学调查结果显示,骨质疏松症患病率在我国女性 40~49 岁仅为 0.2%,50~59 岁为 5.2%,而>80 岁组高达 53.3%;妇女 50~85 岁,患病率从 5% 增加至 50%,男性骨质疏松症患病率约为女性的 1/3,与欧美各国的报道大致接近。

骨质疏松性骨折是一种脆性骨折(fragility fracture),最常见的骨折部位为椎体、髋部和腕部。在人口老龄化地区,>60 岁的老人骨折总患病率城区高达 20.10%(男 15.58%,女 23.45%),农村地区为 8.83%(男 2.04%,女 9.81%)。骨折发生部位以前臂远端、髋部和椎体为主。在城区中老年期不论男性和女性以前臂远端骨折为主,至老年期女性以椎体和髋部骨折为主,男性髋部骨折略多见。在农村老年男性在中老年期和老年期骨折无专一好发部位,女性与城区情况类似。

骨质疏松症及其并发的脆性骨折严重影响老年期生活质量,并增加老年人全因死亡率。

【发病机制】 骨质疏松症的发病机制有多种因素参与。绝经后骨质疏松症主要因素是雌激素的低落,而老年性骨质疏松症有多种因素参与,其中骨转换细胞功能低落,骨髓干细胞(BMSC)增殖能力(hayflick model)降低分化成成骨细胞的能力减低、分化成脂肪细胞增多,骨髓腔内脂肪增多;成骨细胞寿限缩短,增殖能力低于青年人近半;培养 BMSC 用青年人血清向成骨细胞分化多,而用老年人的则分化脂肪细胞多。骨重建过程中,成骨功能下降、老年性肌肉容量减小、对骨骼负荷降低,最终引起骨形成功能下降,骨吸收功能增加,同时跌倒概率随增龄而增加都是老年性骨质疏松症的重要发病机制。

在骨生长发育期达到的峰值骨量是日后发展成骨质疏松症的重要条件之一。基因因素(其中性别、种族,是最重要的因素)、营养因素(钙、维生素 D、蛋白质等)、内分泌激素和机械力量因素(体力活动、体重)以及危险因素的暴露等都会影响峰值骨量的形成,也会影响成年期骨量维持和老年期骨量丢失。

骨质疏松症的病理生理基础是骨转换的失衡。骨组织代谢以重建形式,不断吸收旧骨,又形成新骨以替代旧骨,维持了骨骼机械力学上的完善性及血和骨矿之间的离子交换。骨的重建活动主要是成骨细胞、破骨细胞、骨细胞之间相互协调活动的结果,骨质疏松症时骨转换失调,骨吸收大于骨形成可导致骨质疏松症。

影响骨转换的重要体液因子:①雌激素缺乏导致骨转换激活频率增加,呈高转换状态,破骨细胞活性明显增高而成骨细胞并无相应增加,骨流失加速,同时发挥对炎性因子负调节作用,如白细胞介素-1(IL-1)、白细胞介素-6(IL-6)、肿瘤坏死因子(TNF)和巨噬细胞集落刺激因子(M-CSF)增加,促进破骨细胞成熟。雌激素在调节男性骨代谢中也起重要作用。②3 种钙调激素:甲状旁腺激素(PTH)、1,25-羟化维生素 D_3(骨化三醇)、降钙素也起着各自的作用。③在男性骨质疏松症中,睾酮、脱氢表雄酮和胰岛素样生长因子低下,从而导致成骨细胞活性下降和凋亡加速。④RANK/RANKL 系统:即核因子-κB 受体激活剂及其配体系统和其可溶性受体破骨细胞生成抑制因子(OCIF)又名护骨素(OPG),是破骨细胞性骨吸收重要调节因子。⑤成骨、破骨细胞耦联 ephirin 双向信号系统:成骨和破骨细胞分别表达 ephirin-4 和 ephirin-2,是不依赖雌激素的影响吸收和形成双向相关因子系统。⑥其他局部性体液因子和细胞因子亦直接或间接参与,如淋巴毒素(lymphotoxin)、粒细胞-巨噬细胞集落刺激因子(GM-CSF)及 M-CSF、干扰素-γ(interferon-γ, INF-γ)、转化生长因子-β(TGF-β)、白细胞介素-18(IL-18)、磷和钙、前列腺素,以及与骨形成有关的细胞因子、骨形成蛋白(BMP)等。

骨质疏松症的遗传因素:骨量峰值和骨丢失速度是骨质疏松症及其骨折的重要影响因素,受基因、环境因素和生活方式的影响,有腰椎和髋部骨折史的绝经后患者的女儿(绝经前)与此家族史女性相比,前者腰椎、股骨颈处的骨密度更低。骨质疏松症的家族史使骨质疏松性骨折的总体危险性增加 2 倍,腕部骨折的家族史使女性一级亲、家属的腕部骨折危险性增加 4 倍。而且,髋部骨折家族史对骨折的影响与骨密度无关。孪生子的研究也提示遗传对中轴骨和外周骨骨量及骨丢失速度有一定影响。

各种遗传基因与骨密度和骨质疏松症有一定关系。椎骨和髋部骨密度的遗传度为 70%~85%,腕部骨密度的 50%~60%受遗传影响。

【诊断】 骨质疏松症的诊断应包括临床诊断、骨量诊断、骨质量诊断、骨流失速率诊断、骨折风险因素诊断和病因诊断 6 个方面,其中骨密度检测是骨质疏松症诊断领域的一项基本检查,对早期诊断、预测骨折危险和评估干预措施的效果均有重要意义。

1. 临床诊断 凡临床上存在或出现脆性骨折,即可诊断为骨质疏松症。脆性骨折是指在无外伤或较微外伤情况下引起的骨折,即在人体高度内处理日常生活活动过程中发生的骨折。

2. 骨量诊断 目前常用的有以下几种。

（1）X线摄片测量骨量：X线片上可通过观察骨骼的一些结构变化，如皮质骨的厚薄和密度，骨小梁的数量、粗细和分布进行评估，如掌骨、股骨干、锁骨摄片测定皮质骨的厚度，股骨颈近端或跟骨摄片观察骨小梁的粗细、走向和吸收规律等。X线片是观察骨折的最佳手段，但作为骨质疏松症诊断，敏感性差，一般骨量丢失30%左右才会显示，但仍可作为骨质疏松症普查和筛查的检查手段。

（2）单光子骨矿物含量或骨密度测定仪（SPA）或单能X线骨矿物含量或骨密度测定仪（SXA）：前者应用放射性核素发生的γ射线作为光源（常用为^{135}I和^{241}Am），后者以X线为光源，能测定周围肢体部的骨量，如桡尺骨远端、跟骨。有两种计量单位：①骨矿物含量（bone mineral conternt，BMC）；②骨密度（bone mineral density，BMD）。骨矿含量即指羟磷灰石的含量，骨密度或骨矿密度是指羟磷灰石的密度，计量单位分别是g/cm（BMC）和g/cm^2（BMD），一般检测仪器都同时标出，目前普遍采用BMD数据来表示。近来研究显示，使用SXA对跟骨进行测量，预测骨质疏松性骨折有相当能力（与检测桡骨价值一样）。SPA和SXA在骨质疏松症的诊断中有一定价值，准确度较高，经济方便，照射时间短。缺点是不能检测中轴骨部位的骨密度。

（3）双能X线骨吸收仪（DXA）：用高能与低能两种X光源，在测定腰椎、股骨颈时就可去除软组织的影响，可测定人体各个部位的骨组织，还能测定人体的组分如脂肪和肌肉的重量，DXA方法被认为是目前诊断骨质疏松症的最佳方法。

（4）定量CT（QCT），周围定量CT（pQCT），定量超声波测定法（QUS）等。

骨质疏松症的诊断犹似糖尿病依赖血糖指标、高血压病诊断依赖血压测定原理一样，目前主要根据骨量测定，以骨密度为基础作为诊断根据。

骨质疏松症的诊断标准，目前按1994年WHO 864号技术文件公布的诊断标准，男性亦参照此标准。诊断标准的主要依据是在任何一个骨骼部位所测得的骨量与青年骨峰值相比较（称T-Score）：

正常：骨密度值与青年骨峰值相关<1SD；

低骨量：骨密度值低于青年峰值1～2.5SD之间；

骨质疏松症：骨密度值低于青年峰值2.5SD；

严重骨质疏松症：骨密度值低于青年峰值2.5SD并伴有1处以上的骨折。

3. **骨质量诊断** 骨质量是能影响骨骼对抗骨折能力的有关特征和特性的总和，包括骨材料的性能如基质矿化的程度，矿盐结晶的大小和致密度，骨基质胶原的质量、类型、交联的数量和排列的形式，骨转换的速率，骨结构的性能如骨的微结构完整性、骨的几何形式、骨微损伤的累积和骨细胞的活力状态。目前探索应用于临床诊断和疗效评估的主要是骨的微结构和几何形状的测定。但诊断标准还有待建立。诊断方法有：①三维微米定量CT（3-dimensional microcomputed tomography，μCT），采用骨活检标本，目前应用于临床前研究，动物实验和人体临床药物试验；②三维周围定量CT（3-D peripheral quantitative computed tomography，3-D PQCT）；③MRI骨质量检查法。

4. **骨流失速率诊断** 骨形成和骨基质的降解速率（吸收速率）可通过检测骨形成和骨吸收细胞释放入人体液循环的酶活性或骨基质降解后的各种成分来评估。骨质疏松症主要为成骨-破骨之间的失衡，可呈高转和低转换两种类型。

5. **骨折风险因素诊断** 除骨密度外，骨质疏松症主要的风险因素有年龄、绝经、脆性骨折史、父母骨折史、低体重、营养障碍、缺乏运动、酗酒、应用糖皮质激素骨质疏松的原发疾病等,即使骨密度值未达骨质疏松症的诊断标准,结合风险因素,仍应考虑骨质疏松症的治疗,目前 WHO 根据存在风险因素多寡,提出了 FRAX 骨折风险评估量表,以助临床治疗决策。

6. 病因诊断　诊断骨质疏松症时应与下列病因相鉴别。

(1) 原发性骨质疏松症的分型鉴别:绝经后骨质疏松症(Ⅰ型)是指妇女绝经后 15～20 年内,典型病例在 50～65 岁间,主要原因是雌激素缺乏,其特征是骨折主要发生于松质骨成分相对较多的部位,如椎体、前臂远端、踝部等,上下颌骨也含有一定量的松质骨,因此牙齿脱落增加也是Ⅰ型骨质疏松症的特征之一;女性与男性比为 6∶1;骨流失速度较快,甲状骨旁腺功能减低等。

老年性骨质疏松症(Ⅱ型)是指主要发生在 70 岁后男女两性的骨质疏松症,一种年龄相关骨丢失,女性与男性比为 2∶1,与多种因素有关,包括性激素的低落、骨转换细胞衰退、骨重建不平衡,主要是成骨功能降低,骨折主要发生于既含松质骨又含皮质骨的部位,最典型的是髋部骨折,也包括骨盆、肱骨近端、胫骨近端部位的骨折。

(2) 继发性骨质疏松症的病因鉴别:继发性骨质疏松症除有骨质疏松症的表现外,往往有原发病的临床表现和实验室检查异常。可发生于各年龄阶段,不一定只发生于绝经后妇女和老年患者继发性骨质疏松症,病情轻重往往与原发病的病情相关。继发性骨质疏松症有自身的一些特点,当原发病缓解或治愈后,骨质疏松症通常也会逐渐好转。①骨软化症:是一种由营养缺乏(尤其是维生素 D 和钙的缺乏)所致,也可由肾功能不全、肿瘤、药物等疾病和因素引起;②甲状旁腺功能亢进:甲状旁腺由于腺瘤、增生或腺癌而发生功能亢进(甲旁亢,PHPT)时,血中过多的 PTH 就会造成破骨细胞过于活化,骨吸收作用增强,骨钙大量释放入血;同时肠钙吸收及肾钙回吸收增加,而引起高钙血症,并发骨病变。③皮质类固醇激素过多性骨质疏松症:临床上可分为内源性(库欣综合征,Cushing syndrome)和外源性(长期皮质激素治疗)两种。库欣综合征合并骨质疏松症可达 40%～50%,绝经后妇女患库欣综合征更易发生严重骨质疏松症。④甲状腺功能亢进和甲状腺素替代治疗不当:甲状腺素增多,使成骨细胞和破骨细胞的活性都增加,破骨细胞更为明显,使骨吸收超过骨形成,骨转换率增加,致骨量丢失,因而甲状腺功能亢进患者会有骨量减少和骨质疏松症。⑤慢性疾病:一些慢性疾病如肝脏疾病、慢性肾病、RA 以及胃肠吸收障碍均可发生不同程度的骨质疏松症。⑥恶性肿瘤:恶性肿瘤的骨转移、骨髓瘤均可引起骨代谢活动增加,肿瘤细胞可以转移至骨骼,直接浸润破坏骨组织,还可以分泌 PTH 相关肽等激素,加快骨溶解和骨质破坏,应注意重点鉴别。

【防治原则】　骨质疏松症是绝经后妇女和老年人的常见病,目前已有众多的药物应用于临床。防治原则:①及早识别,及早治疗;②非药物干预适用于每个骨质疏松症患者,包括营养干预,运动干预,不良因素干预如吸烟、酗酒、大量咖啡和防止跌倒等;③钙和维生素的适量补给应视为骨质疏松症的基本干预措施,但不是也不能替代药物治疗;④选择有效药物,必要时联合用药治疗;⑤治疗时间要足够;⑥疗效和药剂作用定期监测。

【治疗】

1. 非药物治疗

(1) 钙剂:钙是骨质疏松症患者重要的营养素,是整个生命期骨重建过程中骨质形成期所必需的元素,体内钙总量的 99% 以羟磷灰石和磷酸盐磷灰石的形式贮存于骨骼内。钙属于"阈值"营养素,只有在骨基质矿化时才能贮存。因此,摄入的钙当达到最大满足骨基质形成的速率及其矿化的过程时,则为最大钙储留量。单纯应用钙剂治疗骨质疏松症效果小,应与治疗药物配合应用。

1) 钙的需要量:目前尚无直接测定钙摄入量的合适方法,因此钙摄入的需要量是推测的。常用的估计方法:①适宜摄入量(RI);②食参考摄入量(EAR);③推荐膳食供给量(EDR)等。目前我国推荐膳食供给量(RDA)成年男性和女性为 800~1 000 mg/d (20~25 mmol/d)。

2) 钙的来源:应由食物摄取充足的钙质为主,原则是提高饮食中的钙含量和促进钙的吸收。若饮食钙摄入量太低时,可应用钙剂补充。钙剂大致可分成两类:①合成钙,如碳酸钙、枸橼酸钙(或柠檬酸钙)、醋酸钙、乳酸钙、磷酸钙、葡萄糖酸钙、氧化钙、氢氧化钙、氨基酸钙和其他有机酸钙如 L-苏糖酸钙;②天然钙,有各种动物的骨粉或从动物贝壳(如牡蛎壳、鸡蛋壳、蚌壳等)提炼煅烧而成,这种煅烧制的大多是碳酸钙或氧化钙、氢氧化钙与其他一些微量元素的混合体。

3) 钙剂的含钙量:钙在体外不能以分子形式存在,一定要与酸结合形成钙盐,进入人体后分解成酸根和钙离子,钙离子才是人体吸收的唯一方式,不论何种钙剂都要分解,释放出钙离子才被吸收。各种钙制剂(包括市售的各种钙片)含有的钙量不同,如 1 g 葡萄糖酸钙是指葡萄糖酸与钙结合成钙盐的重量,而钙元素仅占 9%。各种钙剂提供的钙离子人体吸收率都为 30%~40%。选择钙剂三原则:①钙含量高;②不良反应小,对胃肠道无刺激作用,不易引起便秘;③价格适宜。因此补钙前先估算一下食源性摄钙可获多少然后再按需补的钙量选择钙剂。

4) 钙剂使用的安全性:注意尿结石病可能危险性,高摄入钙还可致异位钙化、肾损伤,胃酸分泌增多等。

(2) 维生素 D:维生素 D$_3$ 或胆骨化醇(cholecalciferol),是由皮肤内的 7-去羟胆固醇经紫外线照射产生。维生素 D$_2$ 或麦角骨化醇是由紫外线照射植物固醇即麦角甾醇所得,骨化醇(calciferol)作为这两种化学物的统称,通常以国际单位(IU)表示,胆骨化醇为 40 IU/μg,麦角骨化醇为 38 IU/μg。维生素 D 缺乏随着年龄增加常发生。在成人,严重的维生素 D 缺乏会导致骨软化(osteomalacia)。而轻度缺乏在老年人很常见,虽很少发生矿化障碍,但会导致继发性甲状旁腺亢进症和骨质疏松症。

维生素 D 的应用:理想的维生素 D 水平是骨骼健康和骨质疏松症防治的基本要求,列为骨质疏松症防治的基础药物和重要营养素。作为补充生理剂量的维生素 D 在 1 000 IU/d 以内一般很安全,目前推荐剂量为 400~800 IU/d。如使用推荐剂量出现高血钙应考虑已患有原发性甲状旁腺功能亢进,长期使用要注意可能出现的中毒性高钙血症。由于维生素 D 在体内的半减期较长,持续时间可达数日,因而要定期随访血钙、尿钙,长期使用不如使用短效的活性维生素 D 如骨化三醇、α-骨化醇。在治疗骨质疏松症时,不使用药理剂量。

2. 药物治疗

(1) 选择性雌激素受体调节剂:选择性雌激素受体调节剂(selective estrogen receptor moderator, SERM)是一类通过雌激素受体途径的组织特异性化合物,目前与雌激素受体结合的配体根据其发挥的生物活性作用,大致可分 3 类:①纯的雌激素激动剂,如 17β-雌二醇;②纯的抗雌激素作用,如 ICI 1182、F80 等;③具有某些雌激素激动剂作用,又有某些抗雌激素作用,如雷洛昔芬、他莫昔芬、托瑞米芬、氯米芬(clomiphene)、屈洛昔芬(droloxifene)、艾多昔芬(idoxifene)、ICI 182、F80 等。临床已应用有对乳腺癌治疗的他莫昔芬(tamoxifene)和托瑞米芬(toremifene)、降低高风险乳腺妇女危险性的他莫昔芬以及预防治疗绝经后骨质疏松症的雷诺昔芬(raloxifene)。

SEMR 通过经典的雌激素通道发挥雌激素的拮抗作用,通过非经典途径发挥雌激素活性作用。对骨骼具有明显的防止骨量丢失、增强骨强度的作用。对乳腺组织,雷洛昔芬表现为拮抗雌激素活性作用。它确实能抑制大鼠中建立的雌激素依赖的乳腺肿瘤的生长。对脂代谢和心血管系统,可以维持其降低胆固醇浓度的作用。

雷洛昔芬在骨质疏松症中的临床应用:雷洛昔芬是苯噻吩类化合物。目前临床应用的每片含 60 mg 盐酸雷洛昔芬(摩尔当量为 55.71 mg 游离碱)。口服后可以迅速被吸收,约 60% 被吸收,在肠道吸收后进入全身循环前大部分与葡萄糖醛酸结合,绝对生物利用度降至 2.0%,增加剂量后(范围为 30～150 mg),可使血浆药时间曲线下面积(AUC)略为增加,但增加的幅度小于剂量的增加。

雷洛昔芬有首过效应和肠肝循环。由于首过效应、肠肝循环以及雷洛昔芬与其葡萄糖醛酸代谢产物在体内可以互相转换,所以所观察到的血浆峰浓度(Cmax)和半减期(t₁/₂)变化很大。达到平均血浆峰浓度的时间以及药物的生物利用度也受这些因素的影响。单剂盐酸雷洛昔芬 30～150 mg 口服给药后,平均表观分布容积为 2 348 L/kg,提示雷洛昔芬在体内分布广泛。分布容积与剂量无关。本品主要经粪便排泄,以药物原形经尿液排泄的量< 0.2%。以葡萄糖醛酸复合物经尿液排泄的量小于雷洛昔芬给药剂量的 6%。

雷洛昔芬 60 mg 适用于治疗和预防绝经后妇女骨质疏松症。如果每日饮食摄入钙不足,应当予以补充。临床研究发现:①雷洛昔芬能增加骨量,改善骨代谢和矫正异常骨转换,短程治疗同样显示有增加骨密度和改善骨转换的疗效。长期治疗,雷洛昔芬明显降低骨折的危险性、降低骨折率。②对心血管疾病危险因素,盐酸雷洛昔芬能降低血清低密度脂蛋白胆固醇(LDL-C)和总胆固醇水平,不影响总高密度脂蛋白胆固醇(HDL-C)水平,但它能升高 HDL-C2 亚类。对心血管具有有益的作用。

雷洛昔芬应用的安全性:①对乳腺组织的作用。可降低侵袭性乳腺癌和雌激素受体阳性乳腺癌的危险性。②对生殖系统的作用。无子宫内膜增生或内膜癌的发生。③药物不良反应。应用雷洛昔芬预防和治疗绝经后骨质疏松症时,潮热和下肢痉挛是最常见的不良反应。静脉血栓栓塞是唯一与雷洛昔芬相关的严重不良事件。本品不能用于绝经前妊娠妇女或可能妊娠妇女、禁用于活动性静脉血栓栓塞性疾病或有深部静脉血栓、肺栓塞和视网膜血栓形成等既往史的女性。肝功能不全时慎用,不推荐本品与全身应用雌激素联合应用。

(2) 双膦酸盐

1) 化学结构特点:双膦酸盐(bisphosphonates)是一类与含钙结晶体有高度亲和力并主要浓集于骨骼,影响骨代谢的合成化合物,与双膦酸盐的区别是前者的化学结构为 P—C—P,后者为 P—O—P,是目前应用最广、最重要的抗骨质疏松症和代谢性骨病的治疗药物。

P—C—P 的结构,使碳原子的另外二键能连接各种基团,形成带有氮原子和不含氮原子基团的两类双膦酸盐,现应用于临床的非氮原子双膦酸盐主要有羟乙基膦酸盐(etidronate)、双氯膦酸盐(clodronate)、替洛膦酸盐(tiludronate)等;带有氮原子基团的双膦酸盐,主要有阿伦膦酸盐(alendronate)、帕米膦酸盐(pamidronate)、依班膦酸盐(ibandronate)、利塞膦酸盐(risedronate)和唑来膦酸(zoledronic acid)等。

由于双膦酸盐碳键 P—C—P 代替了酐键 P—O—P,不受温度和代谢影响,化学性质稳定、完全不被酶解。各种膦酸盐有独特的物理化学和生物活性,因而疗效和毒性也各不相同。

2) 作用特点:①物理化学作用。与磷酸钙牢固结合,抑制其形成结晶,延缓晶体的凝聚,成为抑制钙化和矿化的理化基础;同时对固相磷酸钙表面有强烈的亲和力,成为阻抑骨溶解的理化基础。②生物活性作用。抑制骨的吸收作用,双膦酸盐抑制破骨细胞活性,促进凋亡,发挥抑制骨的吸收作用,同时改善骨的机械强度,临床效果表现为提高骨密度,降低骨折率。各种双膦酸盐的抗骨吸收能力差异很大,可相差 1～2 万倍,临床应用时,则以剂量矫正为近乎同一抑制强度。一般含氮原子双膦酸盐的生物作用强于不含氮原子的。③作用机制。含氮原子双膦酸盐通过甲羟戊酸代谢途径,抑制破骨细胞发育所需的法尼基焦磷酸盐(farnesy/phophosphate)的合成,类异戊二烯脂质如 FPP 和双香叶基焦磷酸盐(gerany-pyrophosphate,GGPP)的合成减少,对细胞有重要功能的蛋白包括 GTP 连接蛋白 Ras、Rho、Rac 和 Rab 在转录后进行甲羟戊酸化,从而影响细胞骨架的组合、细胞内信号转导等,引起破骨细胞活性下降,细胞凋亡。不含氮原子的双膦酸盐结构与焦磷酸盐极其类似,如羟乙基膦酸盐、替洛膦酸盐和双氯膦酸盐,抑制破骨细胞的活性主要通过 ATP 结构的磷原子与 ATP 结合,形成不能水解的 P—C—P 结构的 ATP 结合物,细胞无法获得能量,细胞功能受阻,甚至凋亡和死亡。④抑制异位矿化(钙化和骨化)作用。许多双膦酸盐的物理化学性能与焦磷酸盐类似,既抑制磷酸钙晶体的形成、凝聚,又阻止磷酸钙结晶的溶解。各种双膦酸盐到达抑制骨吸收作用的剂量和引起正常矿化障碍的剂量不同,羟乙基膦酸盐抑制骨吸收的剂量与引起矿化障碍的量极为接近,比率为 1:1,而阿仑膦酸钠两者之比是 1:6 000,即其到达抑制骨吸收治疗剂量的 6 000 倍时才引起骨矿化障碍。

3) 药代动力学:双膦酸盐是人工合成药,在生物体内不能自然合成,由于 P—C—P,不能被酶分解,在体内不会被代谢而改变其结构,即不被生物降解。①肠道吸收:口服后生物利用率低,吸收不到摄入量的 1% 和 10%。吸收在胃部开始,大部在小肠吸收,主要通过被动弥散方式吸收,食物中尤其是含钙、铁的食品妨碍药物的吸收,橘子汁、咖啡也能降低吸收。②分布:吸收入血的双膦酸 2/3 或更多(羟乙基膦酸盐、双氯膦酸盐),或 1/2(帕米膦酸盐),或更少(阿伦膦酸盐),即血含量的 50%～80% 从肾脏超滤排出,吸收量的 20%～50% 被骨组织所吸收。双膦酸盐在血中的半减期很短,在体内的半减期很大程度取决于骨转换本身的速率,沉积在骨骼中与羟磷灰石结合的双膦酸盐只有骨转换发生时才会释放出来。③肾清除率:双膦酸盐吸收量的 50%～80%(即被骨吸收后的量)很快从肾脏排泄。某些双膦酸盐如帕米膦酸盐亦可沉积在肝、脾等其他器官,剂量越大,沉积越多,尤其在大剂量或快速静脉输注后,沉积更多,与金属离子形成复合物或自凝集,随后被网状系统巨噬细胞所吞噬,因此双膦酸盐不应快速大量输注,否则可因凝聚形成导致肾衰竭。

4) 双膦酸盐的应用方法:①治疗剂量。目前推荐防治骨质疏松症的双膦酸盐主要有阿伦膦酸盐、利塞膦酸盐、依班膦酸盐和唑来膦酸 4 种,少数国家也采用羟乙基膦酸盐。阿伦膦酸盐:口服每日 10 mg 或每周 1 次,每片 70 mg,疗效类同;利塞膦酸盐:口服每日 5 mg 或每周 1 次,每片 35 mg/片,疗效类同;依班膦酸盐:口服每月 150 mg 或每 3 个月静脉注射 1 次 3 mg,疗效类同;唑来膦酸:每年静脉注射 1 次 5 mg;羟乙基膦酸盐:每 3 个月口服 2 周,2 周中每日 400 mg。②疗程。双膦酸盐合适的疗程为 3～5 年,取决于治疗开始时骨质疏松症的严重性以后骨密度改善情况。众多临床研究和观察显示,提高骨密度和抗骨折效果开始出现在 6～12 个月,阿伦膦酸盐已有长达 7 年和 10 年的报道,椎体骨密度还在持续增加,一般双膦酸盐都需长期治疗。③不良反应。由于双膦酸盐与骨组织迅速结合,一般毒副作用很小。

急性相反应:初次应用含氮原子双膦酸盐尤其是采用静脉注射制剂在最初 3 天内,可致体温增高并伴感冒样症状(如周身关节痛和肌内痛等),短暂的淋巴细胞减少,及血清 C 反应蛋白增高,此与促进炎性细胞释 IL 有关,一般不需特殊治疗,继续治疗会自行消失或减轻。

非骨骼毒性反应:临床上仅持续、大剂量使用时发生,使肾脏细胞发生变化,也可出现在肝、睾丸、上皮、前列腺甚至肺组织。羟乙基膦酸盐和帕米膦酸盐可穿过胎盘,影响胎儿。大剂量羟乙基膦酸盐可引起骨软化。

胃肠道不良反应:可口服含氮原子的双膦酸盐,引起食管和胃黏膜的刺激,消化障碍,胃灼热、恶心或呕吐,延迟 NSAID 如吲哚美辛诱发胃腐蚀的愈合,与胃酸分泌、前列腺素合成无关,可能是药物的直接作用。改服每周 1 次或每月 1 次的制剂,胃肠道不良反应则少见。

所有双膦酸盐类药物肠道吸收极差,食物尤其是含钙食物与药物结合更进一步降低其吸收,因此应在空腹状态餐前 30～60 min 仅以清水送服。

局部刺激和栓塞性静脉炎:静脉滴注双膦酸盐时可出现。双膦酸盐大剂量快速静脉滴注,可与钙螯合形成钙-双膦酸盐复合物,对肾有毒性作用,因此滴注必须缓慢。

(3) PTH:持续性的内源性 PTH 增高如在原发或继发性甲状旁腺功能亢进症、持续输注外源性 PTH 时,可导致对骨骼尤其对皮质骨的损害。而间歇注射 PTH,如每日皮下注射则可增加成骨细胞的数量和活性,提高骨量,改善皮质骨和小梁骨的结构,PTH 是一种能促进骨形成、逆转骨质疏松性骨丢失的药物,明显降低椎体和非椎体骨折率,显著提高腰椎和髋部骨密度。

应用于临床的有两种制剂:整分子 PTH(氨基酸 1-84)和 PTH 的 N 端片段即特立帕特(teriparatide,氨基酸 1-34)。整分子 PTH 50 μg 相等于特立帕特 20 μg。①治疗剂量:整分子 PTH 100 μg 或特立帕特 20 μg/d,皮下注射。②疗程:18～24 个月,特立帕特对非椎体骨折的效果在停药后可持续至 30 个月。③不良反应:最常见有恶心、肢痛、头痛、头晕等,注后 4～6 h 内有短暂的血钙升高,尿钙排量增加,原有尿路结石患者宜小心,偶有直立性低血压发生。④禁忌证:高转换性代谢性骨病,癌性骨病。

(4) 雷奈酸锶(strontium ranelate):锶盐是一种新发展的防治骨质疏松症药物,以有机酸即雷奈酸及两个稳定的非放射性锶原子组成。临床前研究显示具有促进骨形成及抑制骨吸收的双重作用,改善骨机械强度,增加骨形成。临床研究显示具有提高骨密度,降低椎体和非椎体部位的骨折率,有类似双膦酸盐的抗骨质疏松症作用。①治疗剂量:每日口服 2 g,食物、奶类食品会影响吸收,至少应在餐后 2 h 后服用,可安排在睡前服用。②不良反应:轻微、短暂,最常见有恶心、腹泻,继续治疗会消失。严重肾功能不全患者(肌酐清除率≤30 ml/min)不推荐应用。有增加深静脉血栓的风险。在随机、双盲、安慰剂对照研究中,160 例年老的绝经后妇女,每日口服 125 mg。

(5) 其他抗骨质疏松症药物

1) 雌激素:妇女在 40 岁左右卵巢功能开始逐渐减退,至绝经期时,雌激素水平急剧下降。在绝经后妇女通常<20 pg/ml。

雌激素的治疗效果：①改善骨转换，逆转绝经后和切除卵巢后骨质疏松症的负钙平衡；②增加骨量；③降低椎体骨折发生率。

雌激素治疗骨质疏松症的安全性：雌激素促使子宫内膜增生，子宫内膜癌发生率增加，促进肌瘤生长。长期应用，乳腺癌发生率升高。增加血栓栓塞性疾病风险，绝经后妇女使用雌激素替代疗法（HRT）时，亦应慎重。长期应用的风险应予以重视，如果应用合理，可发挥其利而避其弊。如绝经后妇女有骨质疏松症高危因素，同时患有绝经症状。对无应用雌、孕激素禁忌证及乳腺癌高危因素者，HRT 是最好的选择；如患者有上述适应证、又有 HRT 禁忌证者，不应使用；有适应证、无禁忌证，但有乳腺癌风险者，应慎用；有骨质疏松症高危因素、但无绝经症状者，不必应用 HRT，可选用非激素类药物预防骨质疏松症，如双膦酸盐类、降钙素类、选择性雌激素受体调节剂（SERM）、锶盐等。

预防绝经后骨质疏松症雌激素的应用方法：①应用原则。第 1，绝经早期应用。绝经早期一般指绝经 5 年以内，此时多数妇女有绝经症状，骨代谢处于快速丢失期，HRT 既能控制症状，又能最有效地预防骨丢失，发生乳腺癌的风险也小，因此，此阶段应用将获益最大、风险最小。第 2，应用最小的有效剂量。第 3，应用前及应用中全面询问病史及体格检查，发现不适，及时停止使用。②常用剂型。口服雌激素有结合雌激素（商品名为倍美力）、戊酸雌二醇[estradiol valerate，E2V，商品名有补佳乐（德国产）及协昆（国产）]、炔雌醇（ethinyl estradiol，EE）、尼尔雌醇（nilestriol，CEE3，商品名为维尼安，属合成雌激素）、17β-雌二醇（17β-estradiol）、利维爱（livial，tibolone，Org14）。己烯雌酚目前已被停止使用。经皮应用的雌激素有雌激素膏或胶剂抹于皮肤或雌激素贴剂贴于皮肤，此时雌激素经皮肤进入血管而输送到全身发挥作用，如爱斯妥胶、雌激素贴剂。经阴道应用的雌激素剂型不宜用于骨质疏松症的防治，而适用于治疗萎缩性阴道炎及萎缩性泌尿系统的改变。

2）降钙素：降钙素的基本结构由 32 个氨基酸组成，分子量 3 500。第 1 和第 7 位的两个胱氨酸残基之间有二硫键连接，是降钙素具有生物活性的重要结构。不同动物分泌的降钙素氨基酸残基有一定差别，来自鱼类（如鲑鱼、鳗鱼）的降钙素比哺乳动物（包括人）分泌的降钙素生物活性强 50 余倍。降钙素水平随年龄增加而降低。1982 年 Chamber 等证实降钙素对骨细胞有直接抑制作用，还具有增加肾 α-羟化酶活性的作用。1984 年 Gruber 以鲑鱼降钙素皮下注射与单服钙剂组对照，采用中性活化观察骨矿化含量，结果证实降钙素具有良好的治疗效果，由此美国食品药品管理局（FDA）批准降钙素用以治疗骨质疏松症。1995 年美国 FDA 又批准鲑鱼降钙素（SCT）鼻吸剂型治疗骨质疏松症。

降钙素主要应用于骨吸收增加的疾病如骨质疏松症、变形性骨炎以及癌性高钙血症等。Meta 分析显示降钙素能提高绝经后妇女腰椎和前臂的骨密度，每周剂量需>250 IU，可降低椎体骨折危险，而对非椎体骨折仍不确定。降钙素能改善骨质量。降钙素可应用于非骨骼组织引起的疼痛，如神经痛、偏头痛、轻症的腰椎狭窄、局限性骨转移所致的疼痛等。鲑鱼降钙素鼻吸剂 200 IU/d 虽对骨密度提高较少，但具有预防骨质疏松性骨折的明显效用。

降钙素的应用方法：①下列患者可选降钙素的鼻吸剂。低骨量的老年妇女，已不再适合使用雌激素补充疗法，尤其是对双膦酸盐药物胃肠道耐受性差的患者；患多种疾病的患者，必须服用多种药物，而并用口服双膦酸盐又带来吸收不良问题；不适合使用雌激素补充治疗和双膦酸盐的糖皮质激素性骨质疏松症患者；患其他矿化障碍疾病者。②制剂类型。目前有人降钙素(HCT)、猪降钙素(PCT)、鲑鱼降钙素和鳗鱼降钙素(ECT)4种降钙素。各种降钙素具有不同的生物活性。在健康人体降血钙的效能:鲑鱼降钙素＞鳗鱼降钙素＞人降钙素。鲑鱼降钙素有注射剂(50 IU/支)和鼻吸剂(200 IU/滴)两种,鼻吸剂较注射剂更具优势,不良反应小,易被患者接受,但吸收率低于注射剂,生物利用度估计为注射剂的20%～40%。鳗鱼降钙素目前仅供应注射剂(10 IU/支、20 IU/支)。③给药途径。A:降钙素鼻吸剂。单次鼻吸降钙素50～400 IU可获得快速的生物效应,生物利用度为肌内、皮下注射的20%～40%,一次鼻剂200 IU大致能达到30～80 IU注射剂的效用,两者的强度比例大致是1:2.8～1:3.5。鼻吸剂每次200 IU,每日1次,也可间歇使用如隔日使用或使用3个月停3个月的方法,可连续使用数年。B:降钙素注射剂。鲑鱼降钙素50 IU/支,供肌内或皮下注射,每日或隔日注射,也可每周注射2次,可视治疗效果而定。④药物不良反应有30%～60%接受降钙素治疗的患者因药物引起不同性质的症状,在长期治疗过程中有5%～15%的患者因药物不良反应而中断治疗。注射剂最常见的不良反应为脸部充血、注射部位刺痛、多尿、头痛、恶心等;鼻吸剂不良反应明显少于注射剂,除脸部潮红外,少数患者可产生鼻腔刺激和鼻炎症状的不良反应。虽无过敏休克的报道,但降钙素属多肽物质,过敏体质者应慎用。注射前20～30 min服用抗过敏药可缓解降钙素所致的皮肤症状。为减轻胃肠道不良反应,可在餐后4～5 h或睡前注射降钙素。

3) 活性维生素 D:维生素 D 即胆骨化醇的代谢物,有25-羟化维生素 D(药品名为 calcifediol)、1,25-双羟维生素 D(药品名为 calcitriol)、1-羟化维生素 D 即 α-骨化醇(药品名为 alphacalcidol)。它们是人工合成的 1,25-(OH)$_2$D$_3$ 的前体药物。

维生素 D 活性型式 1,25-(OH)$_2$D$_3$ 是钙平衡的重要调节因子,也是一种具有多器官、多靶点和多种生理功能的类固醇激素,在骨组织吸收、形成代谢过程中起双向作用。还能调节软骨生长,抑制 PTH 分泌,由此抑制在各类骨质疏松症中已增强的骨质吸收。骨骼肌也是活性维生素 D 代谢的靶器官,可改善肌力。

1,25-(OH)$_2$D$_3$ 的应用:口服后在小肠内很快被吸收,生物利用度高达 70%。在体内无需肝肾羟化激活,能被机体直接利用,在服药后的 2～4 h 达血药浓度高峰。半减期 6～10 h,单一剂量的药理作用持续 3～5 天,如服药后发生高钙血症,在服药 3～6 天后逐渐消失。1,25-(OH)$_2$D$_3$ 的失活代谢在肾内进行,无活性的代谢物经肝肾双线排泄,主要从胆汁中排出。多数临床观察显示,1,25-(OH)$_2$D$_3$ 剂量在 0.4～0.5 μg/d 时,对绝经后骨质疏松症有良好治疗作用。

α-骨化醇的应用:属于 1,25-(OH)$_2$D$_3$ 的前体药物,进入人体后,必须经过肝脏的再羟化形成 1,25-(OH)$_2$D$_3$,其生物利用度略低于 1,25-(OH)$_2$D$_3$,约为 40%。α-骨化三醇生物活性作用或抗骨质疏松症作用是通过其在体内转化为 1,25-(OH)$_2$D$_3$ 来实现的,因此 α-骨化醇对骨质疏松症的作用、疗效和安全性与 1,25-(OH)$_2$D$_3$ 类似。多数临床观察表明,α-骨化醇有利于防治骨质疏松症,常用剂量为 0.5～2.0 μg/d,大多采用 0.5～1.0 μg/d。

要定期随访血钙、尿钙,在治疗骨质疏松症时,不使用药理剂量。

4) 维生素 K:自然界主要存在 2 种维生素 K,即维生素 K$_1$ 与维生素 K$_2$。另有人工合成的维生素 K$_3$ 和维生素 K$_4$。维生素 K 的经典作用是形成凝血酶原。随后发现维生素 K 具有调节骨骼新陈代谢作用,其中维生素 K$_2$ 作用更显著。1995 年日本首次将维生素 K$_2$ 作为治疗骨质疏松症药物应用。

维生素 K 主要作用机制是可以将骨钙中的谷氨酸残基羧化成 γ-羧化谷氨酸残基,促进骨的矿化,其中维生素 K₂ 还可以抑制骨吸收,从而调节骨代谢,起到预防骨折发生的作用。

临床初步观察,服用维生素 K₂ 可增加皮质骨和松质骨的骨密度;在小样本患者 1 年临床观察,有良好的骨折预防效果。

5)植物雌激素:因长期应用雌、孕激素预防绝经后骨质疏松症时,少数患者有乳腺癌发生风险,近几年来一些学者设定应用植物雌激素样化合物代替 HRT 预防骨质疏松症。

植物雌激素在化学结构上与哺乳动物的雌激素相似,并与雌激素受体结合——可能是雌激素受体 β(ERβ),提示此化合物有组织特异作用。

植物雌激素的其他生物作用,如抗氧化作用、抗增生及抗血管生成作用等,与雌激素受体无关。

已知食物中的植物雌激素是由肠道细菌代谢,在肝内结合,血浆内循环,经尿排出。

体外研究(17 个)及动物研究(24 个),包括绝经后骨质疏松症大鼠模型及一些培养骨细胞研究,支持大豆异吁啶黄 genistein(soy - isoflavone genistein)及 daidzein 有明显的保骨作用。人类流行病学研究(15 个)及食物干预研究(17 个)的结果不同,与样本量少、观察时间短、食入的大豆蛋白及异吁啶黄量不同、只做了骨代谢生化指标及骨密度测定等因素有关。因此,合适的摄入量仍有待确定,也无骨折的资料。

依普拉封(ipriflavone,异吁啶黄):20 世纪 60 年代在匈牙利合成,与植物中的提取物成分相似,属黄酮类,其作用机制与雌激素相似,即与雌激素受体结合,亦称植物雌激素。1970年后发现大鼠、鸡、羊口服后,增加钙在骨内储存,提示可用于防治骨质疏松症。80 年代后,匈牙利、日本、意大利及阿根廷用 600 mg~1 200 mg/d 治疗骨质疏松症有效,不良反应小而安全;但它不具有雌激素对生殖器官及促性腺激素的影响,作用于雌激素受体系统部位尚不清楚。对心血管系统、呼吸系统、肾、神经系统、肌肉或胃肠功能亦无影响。依普拉封可以预防各种原因引起的骨质疏松症,表现在骨密度升高,骨组织计量学上显示骨形成增加,骨矿成分不变,并能改善骨的生物力学性质。胎鼠的长骨显示,它也有抑制骨吸收的作用。应用方法及剂量:口服 20 mg,每日 3 次,长期应用。

6)氟制剂:氟制剂治疗绝经后骨质疏松症由于早期临床研究方法上的差异,其效果一直存在争议。近年的临床研究显示,只要剂量适当能提高骨密度和降低骨折率,如 Reginster在 200 例绝经后骨质疏松症随机对照研究中应用 NaF 或单氟膦酸盐(MFP),氟离子每日仅10~20 mg,4 年后骨密度仅中度增加 10%(2.5%/年),新发生椎骨骨折率在治疗组仅2.4%,对照组为 10%,因此缓缓增加骨密度较快速大幅增加(Riggs 等,36%/4 年)要好。在众多的临床报道中,有效的多于无效。至于降低髋部骨折的发生率目前尚无信服的证据。

（朱汉民）

第七节 骨 折

骨骼的完整性和连续性中断称为骨折。老年人骨骼有机成分减少,无机成分增加,脆性增加,弹性以及抗外力能力减弱,并且很大一部分老年人患有骨质疏松症,骨骼强度更加下降。同时由于老年人肌肉力量下降,身体协调能力下降,容易发生跌到,所以老年人很容易发生骨折。与青年人相比,老年人骨折有以下特点:①发病率较高。如前所述,因为老年人骨骼脆性增加,同时容易跌倒,很容易发生脆性骨折。②多为低能量损伤。由于老年人活动较少,发生骨折的原因多为跌倒所致。因此高能量复杂骨折少见。

最常见的骨折部位有股骨近段骨折(包括股骨颈骨折和股骨转子间骨折)、桡骨远端骨折、胸腰椎椎体压缩骨折等。

一、股骨颈骨折

【病因和发病机制】 造成老年人发生股骨颈骨折有两个基本因素,内因为骨强度下降,多由于骨质疏松,股骨颈生物力学结构减弱,使股骨颈脆弱。另外,老年人髋周肌群退变,反应迟钝,不能有效抵消髋部有害应力。因此,不需要多大暴力,如平地滑倒、由床上跌下,或下肢突然扭转,甚至在无明显外伤的情况下都可以发生骨折。

【骨折分型】 对股骨颈骨折分型的目的是为了估计预后,并指导正确选择治疗方法。

1. 按照骨折部位分型

(1) 股骨头下型骨折:骨折线位于股骨头与股骨颈交界处。此型骨折股骨头的血供大部分中断,因此此型骨折愈合困难,容易发生股骨头缺血坏死。

(2) 经股骨颈骨折:骨折线经过股骨颈中段。

(3) 股骨颈基底部骨折:骨折线位于股骨颈与大转子之间,由于骨折两端的血液循环受破坏较小,相对于头下型和经股骨颈骨折,股骨颈基底部骨折容易愈合,较少发生股骨头缺血坏死。

2. 按照骨折移位的程度分型(Garden 分型)

Garden Ⅰ型:骨折线没有通过整个股骨颈,股骨颈有部分骨质连续,骨折无移位,近折端保持一定血运,这种骨折相对容易愈合。

Garden Ⅱ型:完全骨折无移位。股骨颈虽然完全断裂,但是对位良好。

Garden Ⅲ型:部分移位骨折,股骨颈完全骨折,并有部分移位。多为远折端向上移位或远折端的下角插在近折端的断面内,形成股骨头向内旋转移位,颈干角变小。

Garden Ⅳ型:股骨颈骨折完全移位,两侧的骨折端完全分离。容易产生股骨头缺血坏死。

【临床表现】

1. 症状 老年人跌倒后诉髋部疼痛,不能站立或者走路,即有股骨颈骨折的可能。

2. 体征

(1) 畸形:患者多有屈髋屈膝以及外旋畸形,移位明显的还可有短缩畸形。

(2) 疼痛:髋部除有自发疼痛外,移动患肢时疼痛更加明显,腹股沟韧带中点下方常有压痛,患肢纵向叩击痛常为阳性。

(3) 功能障碍:移位骨折受伤后即刻不能坐起或站立。部分无移位的骨折或嵌插骨折病例,在伤后仍能够活动,但这类患者常在活动后造成骨折移位。

【实验室和其他检查】

1. X线检查 X线检查作为骨折诊断和分型的首选辅助检查。大多数股骨颈骨折可以通过髋关节正侧位片获得明确诊断。

2. CT 或者 MRI 检查　对于少部分 X 线显示不清楚但临床怀疑股骨颈骨折的患者，建议行 CT 检查。CT 可以清楚地显示骨折断端的情况。有极少数隐匿性股骨颈骨折甚至需要 MRI 检查才能确诊。

【治疗】

1. **无移位的股骨颈骨折**　无移位的股骨颈骨折包括嵌插型（Garden Ⅰ型）和完全性股骨颈骨折（Garden Ⅱ型），其预后相似，治疗相同。内固定术对于无移位的股骨颈骨折是最佳的治疗方案。早期让患者活动可降低死亡率。内固定后多数患者早期活动不会造成骨折移位。有研究统计发现，非移位的股骨颈骨折在保守治疗和内固定治疗后，股骨头缺血坏死率分别是 14% 和 18%，但是如果发生了骨折移位，那么缺血坏死率将成倍上升。有回顾性研究表明，>80 岁的无移位或嵌插的股骨颈骨折患者应用内固定术后的二次手术发生率较高，推荐使用人工关节置换。

2. **有移位的股骨颈骨折**　对于有移位的股骨颈骨折治疗目标在于保存关节功能。早期功能锻炼可以减少术后并发症，改善功能，也能缩短住院时间。但是，骨折固定失败、骨不连、缺血坏死等严重的并发症影响股骨颈骨折的治疗效果。目前，对于多数有足够骨量的移位股骨颈骨折，采取闭合或者切开复位加内固定治疗。老年患者骨质疏松症、粉碎性骨折时不应进行内固定，而应进行假体置换。

对老年股骨颈骨折患者应该行内固定术还是人工关节置换术的争论非常普遍。不同学者对于内固定术后并发症以及人工关节置换术后并发症的报道各不相同。总的原则是患者最好尽快治愈，没有坏死并发症，并且尽可能保留股骨头。对有基础病变的骨质疏松症患者，人工髋关节置换是首选治疗方式。

【并发症】

1. **缺血性坏死**　多数缺血性坏死患者最终表现为腹股沟、臀部以及大腿近段疼痛。这种疼痛可不影响功能。一般来说，对髋关节功能要求越高、疼痛症状越重。缺血性坏死的风险与股骨颈骨折原始影像的移位程度相关。CT 检查可早期清晰显示骨硬化区、骨小梁吸收、微骨折及软骨下坍陷，而 MRI 检查则可更早期显示骨缺血坏死征象。

创伤后股骨头缺血坏死的治疗很困难，目前除了人工关节置换尚没有确实有效的手段。所以全髋关节置换适用于高龄的股骨颈移位骨折，也适用于 <50 岁的患者。

2. **固定失败与骨不连**　内固定失败可能与患者选择有关，这些因素包括内植物周围骨质疏松、骨折粉碎或者术后负重时间早。手术技术也会对内固定失败的发生产生影响：复位不良、内植物太短、螺纹通过骨折线致使骨折断端不能加压、内植物不能提供稳定的固定等。内固定失败造成骨折移位，其处理应根据年龄、功能要求、身体状况以及骨质量来决定。通常情况下，老年股骨颈骨折内固定失败的补救首选人工关节置换术。

3. **深静脉血栓**　深静脉血栓形成是髋部骨折后常见的并发症。针对深静脉血栓形成和肺栓塞的风险，术前以及术后早期积极规范的抗凝治疗可以有效降低不良事件的发生率。

二、股骨转子间骨折

与股骨颈骨折相比，股骨转子间骨折更容易发生于高龄人群，且发病率呈上升趋势。统计发现，近九成的患者年龄 >65 岁，3/4 的患者为女性。>90 岁老人中 1/3 的女性和 1/6 的男性至少经受一次髋部骨折，其中一半的患者是转子间骨折。

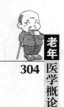

【病因和发病机制】 老年人容易发生髋部骨折的原因：①跌倒增加粗隆部或者粗隆附近的压应力。老年人姿势和步态紊乱，视力和听力下降，容易跌倒。②老年人保护反应，如抓取支持物或伸展上肢不适当。③髋部软组织不能恰当地吸收跌倒的损伤能量。④骨组织的强度不足以抵抗剩余的能量。

【临床表现与诊断】 多数患者主诉家中滑倒受伤后，髋部疼痛，站立行走不能。

受伤肢体通常有短缩和外旋畸形。根据受伤时间，可以观察到来源于骨折断端的出血瘀斑。患髋局部压痛明显，明显活动受限。

骨盆正位以及患髋的侧位片可以比较明确发现骨折并评估骨折类型。极少情况下，CT可用来了解普通平片难以了解的复杂髋部骨折。偶尔最初平片没有清楚显示骨折。如果患者病史和髋部查体支持髋部骨折而平片没有发现，则需要进一步检查，通常放射性核素骨扫描或者 MRI 检查可以检测隐性髋部骨折。

【治疗】 转子间骨折的治疗目的是让患者早期恢复活动，尽快恢复到受伤前的功能状态，以最大限度减少并发症以及医疗支出。对于移位骨折，不做外科手术这个目标很难达到。

1. 非手术治疗 部分转子间骨折可以进行保守治疗，包括那些因轻微骨折不能行走的患者、脓毒症患者、手术切口周围皮肤损伤不符合手术要求的患者。处于疾病晚期的患者、疾病条件不允许手术的患者、陈旧的无症状骨折患者，也适合非手术治疗。

保守治疗有两种方案：早期活动而不考虑正常解剖位置，或者利用牵引维持骨折位置，以期骨折能够在近似骨折位置愈合。如果患者将来没有行走的希望，可以采用第 1 种方法治疗。

2. 手术治疗 外科手术治疗的目的是获得转子间骨折的复位和稳定的内固定。外科手术允许早期活动，能够早期恢复功能，这对于占此类骨折多数的老年人来说是非常必要的。

研究发现，转子间骨折后 24～48 h 内进行外科手术是最佳时间。具体手术方法包括髓外固定和髓内固定两种方式。前者以动力髋螺钉（DHS）为代表，而后者以髓内钉（PFN）等髓内固定系统为代表。此外，对于严重粉性碎骨折、明显骨质疏松的转子间骨折，有学者建议可以考虑使用人工髋关节假体进行治疗。对 RA、严重的骨关节炎等患者发生的转子间骨折，可以考虑使用假体置换。由于老年患者并发症较多，实际手术时间多在骨折发生 3 天以后进行。

三、桡骨远端骨折

桡骨远端骨折非常多见。据统计，占所有急诊科骨折病例的 1/6 以上。由于低能性跌倒比高能性创伤更为多见，所以随着年龄的增长发生率增加。

按照骨折损伤的机制分类，桡骨远端骨折可分为 5 种类型。Ⅰ型骨折是关节外干骺端折弯骨折，如 Colles 骨折或 Smith 骨折，一般骨皮质在张力下断裂，对侧皮质粉碎并嵌插。Ⅱ型骨折是关节内骨折，由剪切应力所致，包括掌侧 Barton 骨折、背侧 Barton 骨折以及桡骨茎突骨折。Ⅲ型骨折是压缩性损伤引起的关节内骨折和干骺端骨质嵌插。Ⅳ型骨折是桡腕关节骨折-脱位时出现的韧带附着处撕脱骨折。Ⅴ型骨折源于高速度损伤，涉及多个外力和广泛损伤。

大多数Ⅰ型桡骨远端骨折能用非手术方法治疗成功。Ⅱ型桡骨远端剪切力骨折通常需要切开复位内固定，特别是 Barton 骨折。Ⅲ型压缩性损伤若有严重的关节内损伤或桡骨短缩，则需要手术治疗，仔细恢复关节面和桡骨的角度和长度极为重要。有研究发现，桡骨远端若短缩 10 mm,前臂旋前减少 50%,旋后减少 30%。Ⅳ型撕脱骨折常伴有桡侧关节骨折-脱位,因此不稳定,常伴有较广泛的韧带撕裂,基于韧带整复原理的外固定是不适合的。Ⅴ型高速度骨折肯定是不稳定的,经常是开放的,而且难以治疗。常需要联合应用经皮穿针固定和外固定。

四、胸腰椎椎体压缩骨折

按照 Denis 提出的脊柱损伤的三柱理论,脊柱从前向后分为前、中、后 3 个柱。前柱包括前纵韧带、椎体的前半部分和纤维环的前半部分;中柱包括后纵韧带、椎体的后半部分和纤维环的后部分;后柱包括椎弓根、黄韧带、椎板、关节突关节、棘间韧带、棘上韧带等后方结构。椎体压缩骨折是指由于前柱在前屈应力下塌陷所致。这种骨折极少伴有神经功能的损伤,除非多个相邻的椎体均有受累。许多此型骨折的患者骨质疏松,并且在极其轻微的创伤后出现骨折。有相当数量的患者生活质量受到影响,并有较高的病残率和死亡率。对于急性疼痛性的椎体压缩骨折,保守治疗的手段包括卧床休息、药物镇痛、支具固定和理疗。一般情况下,急性疼痛在 4 周到 8 个月内缓解,但最终可能出现脊柱后凸畸形。

随着脊柱微创手术技术的发展,急性疼痛性的椎体压缩骨折可采用一种称为椎体成形术或椎体后凸成形术的经皮微创手术治疗。椎体成形术在 X 线透视监控下将一或两根穿刺针经椎弓根穿入骨折的椎体,然后往骨折的椎体中注入骨水泥。随着骨水泥聚合固化,骨折碎片得到即刻稳定,疼痛得以缓解并防止压缩性骨折的椎体进一步塌陷。这种手术可以使患者骨折的椎体即刻恢复强度、减轻疼痛并避免长期卧床带来的并发症,但在恢复椎体高度和防止脊柱畸形方面效果略差。而椎体后凸成形术在骨水泥注入前,先将一个压力水囊置入椎体进行扩张撑开,使椎体压缩的高度得到一定程度的恢复。

这种治疗方法潜在的并发症包括骨水泥漏入椎管导致神经功能损伤、感染、血肿、肺栓塞、疼痛不能完全缓解和畸形不能完全纠正。

(林伟龙 杨丰建)

第十八章

老年妇科疾病

第一节 概 述

随着社会的不断发展,我国妇女的平均预期寿命正在不断提高,妇女绝经后的时期也越来越长,因此探索和研究围绝经期和绝经后期的女性生理和病理变化已成为日益增长的医疗和社会需要。

围绝经期是指妇女一生中从性成熟期进入老年期的过渡时期,此期由于卵巢功能逐渐消退,卵泡不能成熟和排卵,最终由于卵巢内卵泡耗竭,导致卵巢衰竭,从而产生永久性月经停止,称为绝经。此时卵巢合成和分泌的性激素,主要是雌激素和孕激素水平下降,促使生殖器官发生萎缩性变化,围绝经期后期卵巢功能消失,即意味着老年期的开始,此时除生殖器官萎缩外,全身各系统均可发生衰老性变化。

一、外阴

随着雌、孕激素水平的下降,外生殖器产生萎缩性变化,外阴失去胶原、脂肪和储存水分的能力,出现皮肤变薄,弹性下降,皮下脂肪减少,血液灌注减少,毛发减少、变白,外阴组织松弛。外阴和阴道的萎缩性变化,使尿道口受到牵拉,尿道黏膜外翻,容易产生尿道肉阜;尿道口周围的黏膜萎缩,对病菌的抵抗能力下降,易产生尿道感染;阴道萎缩使尿道和耻骨联合的角度从 90°变为 180°,同时尿道黏膜萎缩和括约肌松弛,因此老年妇女往往有不同程度的泌尿系统功能障碍,可表现为压力性尿失禁。外阴的萎缩性改变还可表现为外阴营养不良或外阴炎等。

二、阴道

绝经后由于阴道萎缩,阴道容积变小,尤其是阴道上 1/3 更明显,阴道穹窿消失。由于弹力纤维减少,阴道皱襞逐渐消失,最后阴道呈现漏斗状,造成性生活困难,部分老年妇女性交后可产生阴道撕裂。

绝经后阴道黏膜萎缩,糖原减少,乳酸杆菌减少,阴道 pH 上升,因此易受致病菌的侵袭,发生老年性阴道炎。

三、子宫

子宫颈在绝经后阴道部逐渐萎缩,宫颈变为扁平,与阴道连为一体,阴道穹窿消失。宫颈腺体萎缩,表现为宫颈黏液减少,宫颈黏液栓的抗病能力下降,老年妇女易产生上行性感染。另外,绝经后宫颈移行带向颈管内移动,如发生宫颈癌,往往宫颈表面为光滑鳞状上皮,而肿瘤位于宫颈颈管内,对宫颈癌的早期诊断造成一定的困难,因此对老年妇女行宫颈刮片检查时,除需取材宫颈表面的细胞外,还要对宫颈管内的细胞进行取材,以防漏诊。

绝经期后由于子宫肌层逐渐萎缩,结缔组织含量增高,子宫壁变薄变硬,子宫的体积和重量减少,宫体和宫颈的比例由生育年龄的 2∶1 变为 1∶2。由于腺体和肌层萎缩,子宫内膜异位症和子宫肌瘤病灶可缩小。

卵巢产生的雌、孕激素水平下降,子宫内膜在围绝经期可表现为黄体功能不足或无排卵性的增生性子宫内膜,转变为无周期性变化的萎缩型子宫内膜。因此,老年性子宫内膜可见以下几种形态。①单纯萎缩性内膜:这种内膜是老年妇女中最常见的一种,表现为子宫内膜变薄,甚至只有一层含小腺体而无螺旋血管的致密基质。②子宫内膜局部增生过长:小部分老年妇女由于老年妇女的肾上腺仍可产生雌激素,而出现子宫内膜部分增生,部分萎缩变化,可形成息肉样物质,临床上可出现不规则阴道流血。③子宫内膜增生过长:这类子宫内膜是围绝经期常见的内膜形态,由无排卵性卵泡产生的雌激素长期刺激引起,如伴有肥胖、高血压病、糖尿病和少育或未育等子宫内膜癌的高危因素时,应高度警惕子宫内膜癌的发生。

四、卵巢

1. 解剖学的变化 一般认为,卵巢功能的衰退是引起老年性改变的主要原因。在妇女的一生中,性成熟年龄妇女的卵巢体积约为 3 cm×2.5 cm×2 cm,重量为 6～12 g,自围绝经期开始卵巢逐渐萎缩,体积变小,质量变硬,绝经前期的卵巢体积约为 3 cm×2 cm×1.5 cm,绝经后 1～2 年卵巢体积约为 2 cm×1.5 cm×0.5 cm,绝经后 3～5 年卵巢体积约为 1.5 cm×0.75 cm×0.5 cm。卵巢功能的衰退首先表现为黄体功能衰退或无黄体形成,排卵周期从减少到无排卵。卵巢门和髓质血管硬化,继而出现玻璃样变化,称为硬化性卵巢。

2. 内分泌的变化

(1) 促性腺激素:由于卵巢功能衰退,卵巢产生的雌激素减少,雌激素对下丘脑和垂体的抑制作用减少,因此出现促性腺激素增高。

(2) 雌激素:绝经前期即使是在无排卵性周期中,雌激素的分泌可保持正常水平或稍降低,3 种主要雌激素的比例可无明显改变。绝经后期血循环中的雌激素主要是由肾上腺产生的雄烯二酮,雄烯二酮是从周围组织尤其是脂肪组织中转化为雌酮而来的。而卵巢几乎不分泌雌激素,血循环中少量的雌二醇主要是由雌酮转化而来。

(3) 孕激素:性成熟年龄妇女黄体酮的主要来源是黄体产生,绝经后卵巢无排卵,从而使黄体酮水平低下,一般认为是肾上腺皮质分泌或其他类固醇代谢所产生。

(4) 雄激素:绝经前雄烯二酮由卵巢和肾上腺分泌,约各占 50%,绝经后由于卵巢仍可分泌少量的雄烯二酮,80% 的雄烯二酮由肾上腺分泌。

(5) 其他激素:绝经后促甲状腺素(TSH)、促肾上腺皮质激素(ACTH)和生长激素的分泌增多。

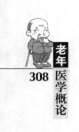

五、输卵管

绝经期输卵管组织发生退化,肌肉组织减少,代之以结缔组织,输卵管上皮的高柱状细胞变为低柱状,部分有时仍可见纤毛。

(高　燕)

第二节　阴　道　炎

老年性阴道炎是由于绝经后因阴道局部抵抗力下降,致病菌感染所引起的阴道炎。

【病因与发病机制】　绝经后随着卵巢功能衰退,雌激素水平不断下降,阴道壁变薄,阴道黏膜萎缩,阴道皱襞减少,上皮内糖原含量减少,阴道内乳酸杆菌数量减少,阴道 pH 上升,局部抵抗力下降,阴道内菌群失调,使致病菌容易侵犯阴道,导致阴道炎的发生。绝经年限较长的妇女由于阴道黏膜菲薄,血供较差,感染严重时可引起阴道狭窄,甚至阴道闭锁。

【病理】　老年性阴道炎可见阴道呈老年性改变,阴道黏膜变薄,皱襞减少,阴道弹性减退,黏膜面可见散在或成片的出血和糜烂,严重病例可见溃疡。镜下可见上皮仅有数层细胞,部分区域见浆细胞和淋巴细胞浸润。

【临床表现】　主要症状为阴道分泌物增加,外阴灼热感和瘙痒。阴道分泌物稀薄,淡黄色,部分严重病例可呈脓血性,无味或有腥臭味。妇科检查可见阴道呈老年性变化,阴道变薄,阴道黏膜萎缩,阴道皱襞减少,阴道黏膜充血,有小的出血点,部分见溃疡。感染严重病例可见阴道黏膜面粘连,阴道闭锁和阴道积脓。

【诊断与鉴别诊断】

1. 诊断　根据年龄、症状和体征,诊断一般不难。

2. 鉴别诊断

(1) 假丝酵母性阴道炎:此病是感染假丝酵母引起的阴道炎,老年妇女较少见,但糖尿病妇女易患此病。临床症状与老年性阴道炎较相似,但白带多呈豆腐渣样,阴道分泌物涂片可见芽孢和菌丝,真菌培养阳性。

(2) 滴虫性阴道炎:由阴道毛滴虫引起的阴道炎,多见于生育年龄妇女,阴道分泌物涂片可见滴虫。

(3) 子宫恶性肿瘤:如白带为血性的,需与子宫恶性肿瘤相鉴别,可行宫颈刮片检查,必要时行分段诊刮术。

(4) 阴道肿瘤:如出现阴道肉芽肿或溃疡,需做局部活检以与阴道恶性肿瘤相鉴别。

【治疗】　治疗原则为抗菌治疗和增强局部抵抗力。

1. 局部治疗　用 1‰乳酸冲洗,每日 1 次,以增强阴道的酸度,加强阴道的抵抗力,抑制细菌生长。

2. 抗菌药物　可用甲硝唑 200 mg 或诺氟沙星 100 mg 放置于阴道内,每日 1 次,7～10 天为 1 个疗程。

3. 雌激素治疗

(1) 全身治疗：雌激素类制剂如妊马雌酮、替勃龙等均可应用，口服雌激素不但对老年性阴道炎有治疗作用，也可减轻更年期综合征的症状。

(2) 局部应用：妊马雌酮软膏、雌三醇软膏或 0.5% 己烯雌酚软膏，外用，每日 2 次。对患激素依赖性疾病如乳房疾病、子宫内膜癌的患者禁用雌激素制剂。

（高　燕）

第三节　绝经综合征

绝经综合征是指妇女在围绝经期或其后因卵巢功能逐渐衰退或丧失，致使雌激素水平波动或下降所引起的一系列躯体及心理症状。绝经期综合征多发生于 45～55 岁，一般在绝经过渡期月经紊乱时这些症状已经开始出现，可持续至绝经后 2～3 年，仅少数人到绝经 5～10 年后症状才能减轻或消失。约 1/3 的妇女可以平稳过渡，没有明显不适，约 2/3 的妇女出现程度不同绝经期综合征。

绝经指女性月经的最后停止，可分自然绝经和人工绝经。绝经提示卵巢功能衰退、生殖能力终止。①自然绝经：由于卵巢卵泡活动丧失引起月经永久停止，无明显病理或其他生理原因。临床上，连续 12 个月无月经后才认为是绝经。实践中将 40 岁或以后自然绝经归为生理性，40 岁以前月经自动停止为过早绝经，并视为病理性。②人工绝经：手术切除双侧卵巢或医疗性终止双卵巢功能，如化疗或放疗；人工绝经者更易发生绝经综合征。

人们一直用更年期来形容妇女从有生殖能力到无生殖能力的这一过渡阶段。由于更年期定义含糊，所以 1994 年世界卫生组织（WHO）推荐采用"围绝经期"一词。围绝经期指从接近绝经时出现与绝经有关的内分泌、生物学和临床特征时至绝经 1 年内的期间。根据生理指标的测定，围绝经期在绝经前 10 年开始，即 40 岁左右；绝经后约 10 年时间，卵巢功能才完全消失，进入老年期。

绝经年龄的早晚与卵泡的储备数量、卵泡消耗量、地域、气候、种族、经济、营养、吸烟有关，而与教育程度、体形、初潮年龄、妊娠次数、末次妊娠年龄、长期服用避孕药等因素无关。我国城市妇女平均绝经年龄 49.5 岁，农村妇女比城市妇女平均提早 2 年。

【病因与发病机制】　一般认为，卵巢功能衰退是引起围绝经期代谢变化和临床症状的主要因素。卵巢有产生卵子和分泌雌激素两种功能，进入围绝经期后，卵巢发育卵泡数量减少，有的还不能发育到成熟阶段，卵巢分泌雌激素的功能也逐渐减弱，以至下丘脑-垂体-卵巢轴活动改变，促卵泡生长激素（FSH）、促黄体生成激素（LH）分泌量有代偿性增加。近年来发现，更年期妇女血浆中下丘脑分泌的促性腺激素释放激素（GnRH）水平升高，随之 LH、FSH 分泌亦增高，可能是卵巢雌激素分泌减少，对下丘脑-垂体的反馈抑制作用减低。更年期妇女的内分泌平衡状态发生变化，导致自主神经系统中枢功能失调，产生不同程度自主神经系统功能紊乱的临床症状。症状的出现与雌激素分泌减少的速度和程度有关，即雌激素减少越迅速，更年期症状就越严重。当雌激素减少到不能刺激子宫内膜时，月经即停止，第二性征逐渐退化，生殖器官慢慢萎缩，其他与雌激素代谢有关的组织同样出现萎缩现象。

【病理生理学】 随着卵巢卵泡数目不断减少和分泌功能下降,机体内雌激素和孕激素水平逐渐下降,从而使其对下丘脑-垂体的抑制作用减弱,进而导致下丘脑分泌 GnRH 功能增强和垂体对 GnRH 的反应性增高,使垂体分泌的 FSH 和 LH 水平增高。但 FSH 和 LH 增高的程度是不同的,在绝经前,即卵巢功能衰退早期,FSH 增高明显,而 LH 仍可维持在正常水平;在绝经以后,卵巢功能基本停止,但 FSH 和 LH 水平继续增高,在绝经后 3 年达高峰,FSH 可增高至生育年龄妇女的 15 倍,而 LH 可增高约 3 倍。绝经后卵巢分泌的雄激素升高。另外,垂体分泌的 TSH、生长激素和 ACTH 水平增高。

【临床表现】

1. 月经改变　月经改变是围绝经期出现最早的临床症状。大致分 3 种类型:月经周期延长,经量减少,最后绝经;月经周期不规则,经期延长,经量增多,甚至大出血或出血淋漓不断,然后逐步减少而停止;月经突然停止,较少见。

2. 血管舒缩功能不稳定导致的症状　表现为潮热及出汗,潮热是围绝经期及绝经后妇女的特征性症状,只有少数妇女(15%～25%)不发生,症状严重者占 10%～20%。症状发生的时间不定,约 41% 在 39 岁以后,月经不规则时出现,以绝经前 1～2 年最严重,约 10% 的患者每日发作或每日频繁发作。症状持续 1 年以上者约占 85%,持续 5 年者占 25%～50%,随着停经时间延长,症状可减轻或自然消失,10%～15% 的妇女持续 10～15 年或更长。

典型表现:突然发生上半身发热,由胸部冲向头部,或伴头胀、眩晕或无力,持续数秒至 30 min 不等;症状消失前常大量出汗或畏寒。潮热发作的体征是面、颈及胸部潮红,上肢温度升高,躯体温度正常或稍降低,血压不变。

3. 精神、心理症状　如抑郁、焦虑、多疑、自信心降低、注意力不集中、易激动、恐怖感,甚至癔症发作样症状。记忆力减退和注意力不集中也较常见。

4. 心血管系统症状　出现血压升高或血压波动,心悸或心律不齐。绝经后妇女冠心病发生率及心肌梗死的死亡率也随年龄增加而增加。

5. 泌尿生殖器道症状　一般在绝经后出现,随绝经年数增加而加重,外阴及阴道发干,或伴瘙痒。合并感染时阴道分泌物增多,或有臭味。性交痛、排尿困难、尿急、尿失禁、反复发作的尿路感染。

6. 骨质疏松症　绝经后雌激素不足使骨质吸收增加,骨质吸收快于骨质生成,促使骨量丢失导致骨质疏松,容易发生骨折,最常见的是髋部和椎体骨折。

【诊断与鉴别诊断】

1. 诊断

(1) 病史:仔细询问症状、治疗药物、激素;月经史、绝经年龄、婚育史、既往史、手术史、心血管病史、肿瘤史、家族史。

(2) 体格检查:包括全身和妇科检查。

(3) 辅助检查

1) 激素水平测定:血 FSH 和 LH 升高或正常,雌激素水平下降。上述激素水平的变化并不完全与临床症状一致。绝经过渡期 FSH＞10 U/L 提示卵巢储备功能下降,FSH＞40 U/L 提示卵巢衰竭。

2) B 超检查:排除子宫、卵巢肿瘤,了解子宫内膜厚度。

3) 肝肾功能、血脂水平、心电图等检查。

4）骨质疏松症检查：骨代谢检查，骨密度测定。

2. 鉴别诊断　更年期是许多器质性疾病的好发年龄阶段，一些更年期综合征的症状也常常是某些器质性疾病的先兆症状。因此，认真进行鉴别诊断是十分重要的。更年期综合征应与下列疾病相鉴别，冠心病、高血压、肿瘤，还有许多疾病如老年性精神病、神经官能症等，特别应该指出的是，更年期综合征往往与上述疾病同时存在，或开始是更年期综合征，以后又罹患。

【治疗】　首先应该让妇女认识到，围绝经期是妇女一生中必须经过的生理阶段，还是一个不短的阶段，是妇女进入老年期前所经过的生命阶段；医务人员和亲友都应对她们予以同情和理解，给予精神上安慰，解除顾虑，培养乐观情绪，注意生活规律，劳逸结合，保证足够睡眠，还应合理饮食、适当体育锻炼、防止过胖等。这些对于改善围绝经期综合征是必不可少的保健措施。

1. 一般治疗　围绝经妇女应了解围绝经期是自然的生理过程，应以积极的心态适应这一阶段。心理治疗是围绝经期治疗的重要组成部分，症状轻者经过解释后即可消除。必要时服用适量镇静药物，如溴剂、苯巴比妥、氯氮（利眠宁）及地西泮等。谷维素能调整间脑功能，有调节自主神经功能的作用，每次 10～20 mg，每日服 3 次。

2. 雌激素替代疗法（HRT）　妇女围绝经期综合征的根本原因主要是卵巢停止分泌雌激素，激素替代疗法是为解决这一问题而采取的临床医疗措施，在有适应证、无禁忌证的情况下，科学、合理、规范地用药并定期监测，其有益作用将超过潜在的害处。

绝经过渡期和绝经后激素治疗临床应用指南（修订草案 2006）。

（1）对绝经期应用 HRT 的共识：①应用 HRT 是针对于绝经相关健康问题的必要医疗措施。②绝经及相关症状（如血管舒缩症状、泌尿生殖系统萎缩症状、神经精神症状等），是应用 HRT 的首要适应证。③应用 HRT 是预防绝经后骨质疏松症的有效方法。④目前不推荐 HRT 用于心血管疾病的一级预防，且不应用于冠心病的二级预防。⑤对有完整子宫的妇女，在应用雌激素同时加用适量的孕激素以保护子宫内膜；对已经切除子宫的妇女，则不必加用孕激素。⑥应用 HRT 时，应在综合考虑治疗目的和危险性的前提下，采用最低有效剂量。⑦在出现与绝经相关症状时，即可开始应用 HRT，根据个体情况选择方案。⑧没有必要限制 HRT 的期限。应用 HRT 应至少每年进行 1 次个体化危险/受益评估，应根据评估情况决定疗程的长短，并决定是否长期应用。⑨出现绝经相关症状并存在其他疾病时，在排除禁忌证后，可于控制并发症的同时应用 HRT。⑩目前尚无足够证据表明植物雌激素可以作为雌激素治疗的替代物。⑪性激素疗法需要遵循循证医学的方法，不断完善、修订应用方案。

（2）适应证

1）绝经相关症状（A 级推荐），尤其是血管舒缩障碍；潮热、盗汗、睡眠障碍；改善下列主诉：疲倦、情绪不振、易激动、烦躁、轻度抑郁。

2）泌尿生殖道萎缩相关问题（A 级推荐），阴道干涩、疼痛、排尿困难、反复性阴道炎、性交后膀胱炎、夜尿、尿频、尿急。

3）有骨质疏松症的危险（含低骨量）及绝经后骨质疏松症（A 级推荐）。

（3）开始应用的时机：在卵巢功能开始减退并出现相关症状后即可应用。

（4）禁忌证：已知或怀疑妊娠；原因不明的阴道出血；已知或怀疑患有乳腺癌；已知或怀疑患有与性激素相关的恶性肿瘤；患有活动性静脉或最近 6 个月内有动脉血栓栓塞性疾病；

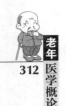

严重肝肾功能障碍;血卟啉症、耳硬化症、系统性红斑狼疮;脑膜瘤(禁用孕激素)。

(5) 慎用情况:子宫肌瘤、子宫内膜异位症、子宫内膜增生史、尚未控制的糖尿病及严重高血压、有血栓形成倾向、胆囊疾病、癫痫、偏头痛、哮喘、高催乳素血症、乳腺良性疾病、乳腺癌家族史。

(6) 应用流程

1) 应用 HRT 前的评估。

2) 权衡利弊。

3) 个体化用药方案。

4) 应用 HRT 过程中的监测及注意事项:①监测目的。判断应用目的是否达到,有无不良反应;个体危险/受益比是否发生改变;评价是否需要继续应用 HRT 或调整方案。②注意事项。为预防血栓形成,因疾病或手术需要长期卧床者酌情停用。

(7) 目前国内用于 HRT 药物、用药途径、剂量和方案

1) 性激素种类:主要是雌激素,可辅以孕激素。

2) 应用模式:①单用雌激素。适用于已切除子宫,不需要保护子宫内膜的妇女。②单用孕激素。周期使用,用于绝经过渡期,调整卵巢功能衰退过程中出现的月经问题。③联合应用雌、孕激素。适用于有完整子宫的妇女。合用孕激素的目的在于对抗雌激素促子宫内膜过度生长。此外,对增进骨健康可能有协同作用。联合应用又分序贯联合和联合并用两种。前者模拟整理周期,在用雌激素的基础上,每月加用孕激素 10~14 天。后者每日均联合应用雌、孕激素。两者又分别派生出周期性和连续性两种方案,周期性即每周期停用药 2~7 天,连续性即每日都用,不停顿。在序贯疗法及周期联合法方案中常有周期性出血,也称为预期计划性出血,该方案适用于年龄较轻,绝经早期或愿意有月经样定期出血的妇女;连续联合方案可避免周期性出血,适用于年龄较长或不愿意有月经样出血的绝经后妇女,但是在实施早期,可能有难以预料的非计划性出血,通常发生在用药的 6 个月以内。

3) 药物和用药途径

A. 雌激素

天然药物:结合雌激素(倍美力,每片 0.3 mg、0.625 mg),现有研究表明单用该药不增加乳腺癌危险;戊酸雌二醇片(补佳乐,每片 1 mg)。合成药物:尼尔雌醇片(国产品名维尼安,每片 1 mg、2 mg 和 5 mg)。推荐使用天然雌激素或非肠道途径,主要包括经皮用:松奇帖(每日释放 25 μg 17β-雌二醇,每周 1 帖);经阴道:倍美力霜(每克含结合雌激素 0.625 mg),葆丽软膏(国产结合雌激素阴道用剂型,每克含活性药 0.625 mg),欧维婷霜(每克含雌三醇 0.5 mg)。对具有慎用证中的第 4、5、6 条者,需用 HRT 时,推荐经皮用途径;对以泌尿生殖道症状为主诉者,推荐经阴道途径。

B. 孕激素

天然药物:注射用黄体酮针剂(每支含 20 mg 黄体酮)和口服及阴道用微粉化黄体酮胶丸(琪宁,每丸含 100 mg 黄体酮),均为国产。合成药物有两类:结构衍生于黄体酮与 17α-羟孕酮和衍生于 19-去甲睾酮。前者有较强的抗雌激素作用,该类中有甲地孕酮(国产品名妇宁,每片 1 mg)、较接近天然孕酮且无明显雄激素活性的醋酸甲羟孕酮(国产品名安宫黄体酮,每片 2 mg)和最接近天然孕酮的地屈孕酮(达芙通,每片 10 mg);后者有炔诺酮(国产品

名妇康片,每片 0.625 mg),该药具有轻度雄激素活性。

复方制剂目前仅有商品名为克龄蒙的口服片复方制剂。该药是由 11 片 2 mg 戊酸雌二醇和 10 片 2 mg 戊酸雌二醇加 1 mg 醋酸环丙孕酮组成。供周期性序贯联合应用雌、孕激素患者选用。

7-甲基异炔诺酮(替勃龙,进口药品在国内的商品名利维爱,每片 2.5 mg,为口服片剂;国产品名紫竹爱维,每片含 2.5 mg 活性药)是一种独特的化合物。该药在体内的作用具有雌、孕和雄激素 3 种活性。因其在子宫内膜处具有孕激素活性,因此有子宫的绝经后妇女,应用此药时不必再加用其他孕激素。

(8) 剂量和具体用法:原则上选用最低有效剂量。

1) 单纯雌激素治疗:适用于无子宫的患者。如结合雌激素 0.3~0.625 mg/d 或戊酸雌二醇 0.5~2 mg/d,连续应用。

2) 周期序贯:如结合雌激素 0.3~0.625 mg/d 或戊酸雌二醇 1~2 mg/d,连用 21~28 天,后 10~14 天加用甲羟孕酮 4~6 mg/d,停药 2~7 天后再开始新一周期。

3) 连续序贯:如结合雌激素 0.3~0.625 mg/d 或戊酸雌二醇 1~1.5 mg/d,不间断,间隔 2 周服用 2 周安宫黄体酮 4~6 mg/d。

4) 连续联合:如结合雌激素 0.3~0.625 mg/d 或戊酸雌二醇 0.5~1.5 mg/d,加用甲羟孕酮 1~3 mg/d。

5) 替勃龙:一般用法为 1.25 mg/d,连续应用。

3. 骨质疏松症治疗　可选用钙剂、维生素 D、降钙素、双膦酸盐类等药物。

(毕崇萍)

第四节　盆底功能障碍性疾病

女性盆底肌肉群、筋膜、韧带及其神经构成复杂的盆底支持系统,相互作用和支持以维持盆底器官的正常位置。盆底功能障碍(pelvic floor dysfunction, PFD)是各种病因引起盆底结构缺损而导致的盆底功能缺陷,主要表现为以子宫脱垂为主的盆腔器官脱垂(pelvic organ prolapse, POP)和压力性尿失禁(stress urinary incontinence, SUI)。随着人口老龄化,POP 发病率有明显增加趋势。据统计,>60 岁的妇女,至少 1/4 会遭遇不同程度的 POP。近年来,国外盆底重建外科迅速发展,在美国每年施行盆底重建手术约 40 万例,约占妇科大手术的 40%。

一、子宫脱垂

子宫脱垂是子宫从正常位置沿阴道下降,宫颈外口达坐骨棘水平以下,甚至子宫全部脱出阴道口外。

【病因与发病机制】

1. 分娩损伤　尤其是第二产程延长、助产分娩;产后过早参加体力劳动。

2. 子宫支持组织薄弱　主要是绝经后雌激素水平下降、营养不良及盆底组织先天发育不良。

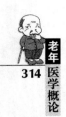

3. 长期腹压增加　慢性咳嗽、便秘、经常重体力劳动等。

【临床表现】

1. 症状　轻症患者一般无不适,有时腰骶部酸痛或下坠感。重症患者有外阴肿物脱出,劳累或过久站立后症状明显,卧床休息后减轻或自行回纳;常伴排便排尿困难、便秘、SUI、尿路感染。脱出在外的宫颈长期与衣物摩擦可发生溃疡、出血。

2. 体征　子宫脱垂常伴阴道前后壁膨出、阴道黏膜增厚角化、宫颈肥大等。

3. 临床分度

(1) 1981 年青岛会议建议的临床分度,以患者平卧用力屏气时子宫下降的程度计,将子宫脱垂分为 3 度。

Ⅰ度　轻型:宫颈外口距处女膜<4 cm,未达到处女膜缘;重型:宫颈外口已达处女膜缘,阴道口可见子宫颈。

Ⅱ度　轻型:宫颈脱出阴道口,宫体仍在阴道内;重型:宫颈及部分宫体脱出阴道口。

Ⅲ度　宫颈及宫体全部脱出阴道口外。

(2) 目前国内外多用盆腔器官脱垂定量分期法(pelvic organ prolapse quantitation, POP-Q):POP-Q 分类法采用阴道上 6 个指示点(前壁 Aa、Ba;后壁 Ap、Bp;中间 C、D)与处女膜之间距离描述器官脱垂程度。指示点位于阴道内,以负数记录;位于处女膜外,以正数记录;处女膜部位为 0。另外还有 3 个衡量指标:①生殖道缝隙长度(gh)。尿道外口中点至阴唇后联合的距离;②会阴体长度(pb)。阴唇后联合至肛门中点的距离。③阴道总长度(TVL)。将阴道顶端复位后的阴道深度。除 TVL 外,其他指标以用力屏气时为准(表 18-1、18-2)。

表 18-1　盆腔器官脱垂评估指示点(POP-Q 分类法)

指示点	内容描述	范围(cm)
Aa	阴道前壁中线距处女膜 3 cm 处,相当于尿道膀胱沟处	−3 至 +3
Ba	阴道顶端或前穹窿到 Aa 点之间阴道前壁上段中的最远点	在无阴道脱垂时,此点位于 −3,在子宫切除术后阴道完全外翻时,此点将为 +TVL
C	宫颈或子宫切除后阴道顶端所处的最远端	−TVL 至 +TVL
D	后穹窿的位置(未切除子宫者)	−TVL 至 +TVL 或空缺(子宫切除后)
Ap	阴道后壁中线距处女膜 3 cm 处,Ap 与 Aa 点相对应	−3 至 +3
Bp	阴道顶端或后穹窿到 Ap 点之间阴道后壁上段中的最远点,Bp 与 Ap 点相对应	在无阴道脱垂时,此点位于 −3,在子宫切除术后阴道完全外翻时,此点将为 +TVL

表 18-2　盆腔器官脱垂分度(POP-Q 分类法)

分度	内容
0	无脱垂。Aa、Ba、Ap、Bp 均为 −3 cm。C 点在 TVL 和 −(TVL−2)cm 之间
Ⅰ	脱垂最远处在处女膜内,距处女膜>1 cm 处

分度	内　容
Ⅱ	脱垂最远处在处女膜边缘 1 cm 内,在处女膜内或是在处女膜外
Ⅲ	脱垂最远处在处女膜外,距处女膜边缘>1 cm 但<(TVL-2)cm
Ⅳ	阴道完全或几乎完全脱垂。脱垂最远处≥+(TVL-2)cm

【诊断与鉴别诊断】

1. **诊断**　根据病史及检查容易确诊。妇科检查时,应嘱患者用力向下屏气或加腹压,判断脱垂的最重程度,并予以分度。同时嘱患者在膀胱充盈时咳嗽,观察有无溢尿情况,即 SUI 情况。还应检查阴道前后壁膨出、肛提肌松弛等情况。

2. **鉴别诊断**

(1) 阴道壁肿块或膀胱膨出:阴道壁肿块在阴道壁内,固定,边界清楚。膀胱膨出时可见阴道前壁有半球形块物膨出,柔软,可于肿块上方触及宫颈及宫体。

(2) 宫颈延长:阴道内宫颈虽长,但宫体在盆腔内,屏气并不下降。

(3) 子宫内翻:少见。阴道内见翻出的宫体,被覆暗红色绒样子宫内膜,两侧宫角可见输卵管开口,三合诊检查盆腔内无宫体。

【治疗】　个体化原则,因人而异。无症状的脱垂不需治疗。

1. **支持疗法**　加强营养,适当休息,避免重体力劳动,保持大便通畅,积极治疗慢性腹压增加的疾病。

2. **非手术疗法**　包括:①中药补中益气汤(丸)。②盆底肌肉锻炼。嘱患者行收缩肛门运动,用力使盆底肌肉收缩后放松,每次 15 min,每日 2~3 次。适用于国内分期轻度或 POP - Q 分期Ⅰ度和Ⅱ度的子宫脱垂者。③放置子宫托。子宫托是一种支持子宫和阴道并使其维持在阴道内而不脱出的工具,适用于不同程度子宫脱垂和阴道前后壁膨出者。应选择大小适中的子宫托并定期检查。使用子宫托的患者,其阴道应充分雌激素化,老年妇女需用 HRT 或阴道内定期使用雌激素软膏,使用子宫托前最好先用 4~6 周的阴道雌激素软膏以提高患者的顺应性,延长使用时间。

3. **盆底重建手术**　适用于国内分期Ⅱ度及以上或 POP - Q 分期Ⅲ度以上子宫脱垂或保守治疗无效者。手术治疗原则为恢复正常子宫解剖位置或切除子宫及阴道壁多余黏膜,缝合修补盆底肌肉,特别是肛提肌,重建会阴体,合并中度以上 SUI 应同时行膀胱颈悬吊术或悬吊带术。根据患者情况,治疗应个体化。

(1) 经阴道全子宫切除及阴道前后壁修补术。

(2) 阴道封闭术:又称 Le Fort 术。是将阴道前后壁各切除部分黏膜,缝合阴道前后壁以部分封闭阴道。手术简便,但术后失去性交功能,故仅适用于年老体弱不能耐受较大手术者。

(3) 子宫悬吊术:利用各种生物材料制成的悬吊带,把吊带的一端缝于宫骶韧带,另一端缝于骶骨前棘间韧带等组织,达到悬吊子宫和阴道的目的。

(4) 阴道壁修补、主韧带缩短及宫颈部分切除术:又称 Manchester 手术,适用于年轻、要求生育的妇女。

(5) 应用网片的全盆底重建术(Prolift 术):通过固定在皮肤、皮下及盆腔筋膜和韧带上的网带,从骶棘韧带和肛提肌腱弓水平提升并承托盆腔脏器使其恢复到正常的解剖位置从而纠正盆底缺陷。适用于 POP‐Q 分期Ⅲ度以上子宫脱垂、重度阴道穹窿膨出或阴道前后壁修补后复发者(必须不伴有 SUI)。

【预防】 本病的预防重于治疗。针对病因,做好妇女保健,推行计划生育,提高助产技术,加强产后体操锻炼,避免产后重体力劳动。积极预防和治疗使腹压增加的疾病。

二、阴道前壁膨出

阴道前壁膨出多因膀胱和尿道膨出所致,以膀胱膨出常见,常伴有不同程度的子宫脱垂。

【病因与发病机制】 分娩时膀胱宫颈筋膜、阴道前壁及耻尾肌损伤,产后过早体力劳动未能很好恢复,使膀胱底部失去支持力,与膀胱紧连的阴道前壁向下膨出,在阴道口或阴道口外可见,称膀胱膨出。若支持尿道的膀胱宫颈筋膜受损严重,尿道紧连的阴道前壁下 1/3 以尿道口为支点向下膨出,称尿道膨出。

【临床表现】

1. 症状 轻者无症状。重者阴道内有肿物脱出,可伴尿频、尿急、排尿困难或 SUI 症状。

2. 体征 检查见阴道口松弛,阴道前壁呈球状膨出。

3. 临床分度 以屏气时膨出的最大限度来判定,可分为 3 度。

Ⅰ度 阴道前壁向下突出达处女膜缘,但仍在阴道内。

Ⅱ度 阴道前壁部分脱出阴道口。

Ⅲ度 阴道前壁全部脱出阴道口外。

【诊断与鉴别诊断】 根据病史、体格检查容易诊断。但需注意是膀胱膨出还是尿道膨出,是否存在 SUI。

【治疗】 无症状的轻度患者不需治疗。重度有症状的患者应行阴道前壁修补术,合并中度以上 SUI 的患者应同时行膀胱颈悬吊术或悬吊带术。

【预防】 同"子宫脱垂"。

三、阴道后壁膨出

阴道后壁膨出常伴有直肠膨出。

【病因与发病机制】 阴道分娩时损伤的阴道筋膜、耻尾肌、直肠筋膜或尿生殖膈等盆底支持组织未能修复,直肠向阴道后壁中段逐渐膨出,在阴道口能见到膨出的阴道后壁黏膜,称直肠膨出。老年妇女盆底肌肉及肛门内括约肌肌力减弱,长期便秘、咳嗽或某些肛门手术后均会加重直肠膨出。如耻尾肌受损严重,可形成直肠子宫陷凹疝,阴道后穹窿向阴道内脱出,甚至脱出阴道口外,内有小肠,称肠膨出。

【临床表现】

1. 症状 轻者无症状。重者有外阴异物感、便秘、排便困难等。

2. 体征 检查可见阴道后壁黏膜呈球状物膨出,阴道松弛,多伴有陈旧性会阴裂伤。肛门检查手指向前方可触及呈盲袋状向阴道突出的直肠;阴道后壁有两个球状突出时,位于阴道中段的球状膨出为直肠膨出,位于后穹窿部的球状膨出为结肠或小肠膨出。

3. 临床分度 以屏气时膨出的最大限度来判定,可分为 3 度。

Ⅰ度 阴道后壁向下突出达处女膜缘,但仍在阴道内。

Ⅱ度 阴道后壁部分脱出阴道口。

Ⅲ度 阴道后壁全部脱出阴道口外。

【诊断与鉴别诊断】 根据病史、体格检查容易诊断。检查时注意肛提肌裂隙,肛门括约肌功能。肠膨出患者必要时行钡剂灌肠等检查。

【治疗】 无症状者不需治疗。有症状的阴道后壁膨出伴会阴陈旧性裂伤者,应行阴道后壁及会阴修补术。修补时应将肛提肌裂隙及直肠筋膜缝合于直肠前,以缩紧肛提肌裂隙。阴道后壁严重裂伤者,应多游离阴道后壁,将两侧宫骶韧带缝合,缩窄阴道。

【预防】 同"子宫脱垂"。重度子宫脱垂者在行经阴道子宫切除术时应同时行盆底重建术,以免术后发生穹窿膨出和肠膨出。

四、阴道穹窿膨出

子宫切除术后阴道穹窿顶端发生向下移位,称阴道穹窿膨出。

【病因与发病机制】 子宫切除后影响了阴道穹窿固定,加之年龄、绝经后雌激素降低或损伤等因素致盆底支持减弱。

【临床表现】

1. 症状 轻度患者有下坠感、腰酸痛等不适。重者有外阴异物感。

2. 体征 检查见阴道口黏膜呈球状物膨出,阴道松弛。

【诊断与鉴别诊断】 根据病史、体格检查容易诊断。注意有无肠膨出。

【治疗】

1. 非手术治疗 中药补中益气汤、盆底肌肉锻炼和物理疗法等。

2. 手术治疗 根据患者情况个体化治疗,常用术式有骶骨阴道固定术、骶棘韧带固定术、经阴道后路悬吊带术、阴道封闭术等。

【预防】 同"子宫脱垂"。

五、压力性尿失禁

压力性尿失禁(SUI)是指在腹压突然增加(如咳嗽、打喷嚏或运动)时出现不自主的尿液流出。其特点是正常状态下无遗尿,而腹压突然增高时尿液自动流出。美国报道>60岁的老年妇女 SUI 的发病率>40%。国内报道绝经后妇女的发病率为 17.1%,由于该病就诊率很低,故实际发病率远高于此。

【病因与发病机制】 SUI 分两型。①解剖型:尿道在解剖上过度活动造成压力下尿道闭合不全所致,占 80%~90%,为盆底组织松弛引起,其原因包括妊娠与阴道分娩损伤、绝经后雌激素降低或先天发育不良所致的支持薄弱、尿道或阴道手术或盆腔巨大肿块等。②内括约肌功能障碍型,多为先天发育异常所致。

【临床表现】 典型症状为腹压增加时不自主溢尿,常伴急迫性尿失禁。80%的 SUI 患者有膀胱膨出。

临床分度:有主观分度和客观分度。

(1)主观分度:轻度,尿失禁发生在咳嗽、打喷嚏或大笑时,至少每周发生 2 次;中度,尿失禁发生在行走等日常活动时;重度,在站立位时即发生尿失禁。

(2)客观分度:以尿垫试验为基准。较推荐 1 h 尿垫试验。轻度,1 h 尿垫试验<2 g;中

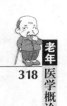

度,1 h 尿垫试验 2～10 g;重度,1 h 尿垫试验＞10～50 g;极重度,1 h 尿垫试验＞50 g。

【诊断与鉴别诊断】

1. 诊断　SUI 的诊断需以患者的症状为主要依据,结合体格检查,着重检查泌尿生殖系统的解剖和神经系统阳性体征,通过相关压力试验、指压试验、棉签试验和尿流动力学测定等辅助检查,并排除其他类型尿失禁。

(1) 压力试验:让患者充盈膀胱,取站立位或膀胱截石位,反复咳嗽 10 次,如有尿液漏出即为阳性。

(2) 指压试验:即膀胱颈抬高试验,检查者食、中两指放入阴道前壁的尿道两旁,指尖位于膀胱与尿道交界处,向前上抬高膀胱颈,再行诱发压力试验,如漏尿现象消失,则为阳性。

(3) 棉签试验:患者仰卧位,以特制的棉签插入尿道约 4 cm,其尖端达膀胱颈水平。嘱患者反复咳嗽或 Valsalva 动作(紧闭声门的屏气)下观察棉签摆动角度,如＞30°,说明解剖学支持薄弱。

2. 鉴别诊断　急迫性尿失禁的临床症状与 SUI 相似,可通过尿流动力学检查明确诊断。

【治疗】

1. 非手术治疗　用于轻、中度 SUI 治疗和手术治疗前后的辅助治疗。非手术治疗建立在控制疾病的诱因上,包括减少疾病恶化的因素(如肥胖、吸烟或大量液体摄入),或者积极增强盆底功能抵抗增加的腹压(如盆底肌功能锻炼、电刺激、尿道周围填充物注射、α 肾上腺素能激动剂和 HRT)。非手术治疗患者有 30%～60% 能改善症状。

2. 手术治疗　可分为以下 3 类。

(1) 传统的阴道前壁修补术:通过对阴道前壁的黏膜修剪和筋膜缝合达到增加膀胱尿道后壁的支持作用。该手术方法比较简单,但不足在于远期效果欠佳。因此主要适用于没有明显 SUI 而需行膀胱膨出修补术的妇女。

(2) 耻骨后膀胱颈悬吊术:术式很多,所有手术都是通过纠正尿道和膀胱筋膜的过度活动从而治疗 SUI,远期成功率 70%～90%。不同术式均遵循两个基本原则:缝合尿道旁阴道或阴道周围组织,以提高膀胱尿道交界处;固定至前盆腔的其他支持结构上,最常见为髂耻韧带(Cooper 韧带),称 Burch 术。Burch 术目前应用最多。

(3) 悬吊带术:除治疗解剖型 SUI 外,对尿道内括约肌障碍型 SUI、混合性尿失禁和复发性尿失禁也有效。悬吊带术可用自体组织或合成材料。近年来经阴道无张力尿道中段悬吊术(TVT)和经阴道悬吊带术(IVS)治疗 SUI 的疗效已得到普遍认同和广泛应用,治愈率在 90% 左右,为微创手术,尤其对年老和体弱患者增加了手术安全性。

【预防】　同“子宫脱垂”。

(夏　颖)

第十九章

老年眼科疾病

第一节　年龄相关性白内障

年龄相关性白内障又称老年性白内障(age - related cataract),是指中老年开始发生的晶状体混浊。随着年龄增加,患病率明显增高,>60岁老年人中大约96%可以发现晶状体有不同程度或不同形式的混浊。不过,大多数病例病程进展缓慢,且不影响视力。而在部分病例,确实因晶状体混浊而影响视力,此时年龄相关性白内障的诊断才真正具有临床意义。它的发生与环境、营养、代谢和遗传等多种因素有关。通常认为,氧化损伤在老年性白内障的形成过程中起主要作用。

1. 白内障诊断标准　有关白内障的流行病学调查,由于诊断标准不同,研究结果有很大差异,各研究资料难以进行比较,因此必须制订明确的诊断标准和规范的调查方法。目前我国采用的白内障流行病学调查主要参照以下3个标准来进行。

(1) 世界卫生组织(WHO)盲与低视力标准:矫正视力<0.05为盲;≥0.05且<0.3为低视力。

(2) WHO与美国国家眼科研究所诊断标准:视力<0.7、晶状体混浊,而无其他导致视力下降的眼病,作为白内障诊断标准。

(3) 特定年龄阶段标准:专为调查某一年龄段的白内障患病情况而制订的标准。如≥50岁,晶状体混浊,而无其他导致视力下降的眼病等。采用这种方法调查的结果仅说明特定年龄段白内障患病状况。

2. 我国白内障盲的现状　1987年,在全国范围内对双眼盲与低视力进行了流行病学分层随机抽样调查。采用WHO盲及低视力标准,调查1 579 316人中,盲6 826人,患病率0.34%;低视力患者9 097人,患病率0.53%。其中盲人中41.06%、低视力患者中49.38%为白内障所致,即双眼矫正视力<0.3的白内障患者共有7 336人,白内障患病率为0.46%。1988年北京顺义县的一项白内障流行病学调查,采用视力<0.7、晶状体混浊标准,白内障患病率高达5.99%。这些调查结果显示,白内障已成为我国首位致盲原因。随着我国人口老龄化趋势,与年龄相关的白内障发病率也将明显增加一倍。

【病因与发病机制】

1. 紫外线辐射　波长>295 nm的紫外线容易穿透角膜被晶状体有效吸收。流行病学研究提示,长期暴露于太阳光下可明显增加人类患白内障的危险性。

2. 糖尿病　研究结果显示,糖尿病人群白内障发病率较正常人群明显为高。对年轻的糖尿病患者,最重要的因素是糖尿病的持续时间;对成年的糖尿病患者,最重要的因素是调查时的年龄。不同流行病学研究结果高度一致,提示应对糖尿病患者的晶状体进行定期检查。

3. 过氧化反应　实验证实,当晶状体内的酶系统、蛋白质和生物膜抵抗氧化侵袭的能力不足时可引起白内障。如光、热、电磁、微波辐射等损伤。

4. 药物　长期应用糖皮质激素、别嘌呤醇和吩噻嗪类药物可引起晶状体混浊。

5. 其他　流行病学研究表明,酗酒、吸烟、妇女生育多、心血管疾病、精神病、机体外伤等与白内障的形成有关。

透光是晶状体的主要作用,任何影响其正常发育和代谢的因素均反应为晶状体透明性的改变,即混浊。此时晶状体的光散射增加,光透过降低,达到一定程度使视力下降,形成白内障。白内障形成的病理机制不完全清楚,在不同类型的白内障,其形成机制可能有所不同。白内障主要形成机制可能为:①氧化应激(oxidative stress);②渗透应激(osmotic stress);③蛋白质凝聚(protein aggregation);④相分离(phase separation);⑤翻译后蛋白质修饰(posttranslation protein change)。

【病理过程】

1. 皮质性白内障　上皮细胞在皮质性白内障形成中具有重要作用,不溶性蛋白质凝集是特征之一。随着年龄的增加,晶状体的光通透性降低,对短波长的光更加显著,在低照度下可出现明显的蓝色盲。形态学上可见细胞骨架结构减少,出现空泡和高电子密度小体。钠浓度增加伴随膜电位降低,表明离子通道功能下降。细胞死亡时,混浊进行性加重,在皮质表现为锲状混浊,当细胞失去与邻近细胞的交互嵌合,晶状体实质出现水裂和空泡。伴随老化形成的蛋白质聚合体由二硫键或其他共价键连接。有学者推测老年性白内障的发生是因为可溶性高分子量蛋白成分增加的结果,这些高分子量蛋白位于纤维细胞膜的内侧,能够进入细胞质内,并可进一步导致膜破坏。有报道老年正常晶状体内晶状体蛋白和 43 000 蛋白质蛋氨酸和半胱氨酸的氧化状态与同年龄的白内障晶状体不一样。生理状态含硫氨基酸位于正常蛋白质构型的内部,不易被氧化。暴露基团的轻度氧化能引起晶状体蛋白构型的变化,进一步导致其他基团的暴露,以致被氧化和形成聚合体。

2. 核性白内障　核硬化是核性白内障最突出的特点,色素沉着与核硬化导致晶状体透明性下降。正常情况下,随年龄增加,晶状体的黄颜色增强,这与色氨酸的变化有关。晶状体能吸收 $300 \sim 400$ nm 的紫外线(也存在于阳光)而致白内障,同时晶状体蛋白中的色氨酸能被紫外线光氧化形成醌类物质,导致晶状体核的棕褐色形成,并引起核 HM_4 内的非二硫键交联。在细胞形态方面,表现为不溶性蛋白聚合体和色团的聚积,使核的颜色从黄到褐或黑色。

3. 后囊下白内障　后囊下白内障主要由晶状体后极部成簇细胞发生水肿引起光的散射而形成。因位于视轴,对视力影响明显。通过细致观察可以发现,在后囊下白内障的患眼,晶状体赤道部最表面的纤维细胞往往排列紊乱,可以看到有一束混浊的皮质将赤道部的混浊和后囊下的异常连接起来。由此可见后囊下白内障是由上皮细胞不正常的移行或纤维细胞的异常分化引起的。

【临床表现】　年龄相关性白内障按晶状体混浊的部位分为皮质性、核性和后囊下 3 类。主要的临床表现为双眼患病，但发病可有先后，严重程度也可不一致。常表现为双眼渐进性、无痛性视力减退。早期患者常有眼前固定黑点，可有单眼复视或多视。多数患者在早期由于晶状体膨胀或核硬化而出现晶状体性近视，此种近视常伴有散光。由于光线通过部分混浊的晶状体时产生散射，干扰视网膜上成像，可出现畏光和眩光。

【诊断与鉴别诊断】

1. 诊断　诊断年龄相关性白内障主要依据是晶状体的混浊。必须用裂隙灯和检眼镜进行详细检查。注意患者的主诉和检查的实际结果是否符合，如视力减退和晶状体混浊程度有较大出入，则应再进一步做眼压、视野、超声波等检查，防止遗漏青光眼、视网膜脱离、视神经萎缩等其他眼内病变。

2. 鉴别诊断　年龄相关性白内障主要与并发性白内障、外伤性白内障等其他白内障相鉴别。通过询问病史和检查晶状体混浊的情况不难鉴别。

【治疗】

1. 药物治疗　目前世界各国有 40 多种抗白内障药物在临床使用，但能证明其有效性的直接证据甚少。目前常见的抗白内障药物有以下几类。

（1）抗醌体制剂：常见的有卡他灵、法可林等。这类制剂基于能竞争性抑制醌体类物质与晶状体蛋白结合，保护晶状体内活性巯基和防止晶状体蛋白变性损伤而达到防治白内障的效果。

（2）抗氧化损伤类药物：在老年人晶状体中，谷胱甘肽和超氧化物歧化酶的活性明显下降，导致抗氧化能力下降，出现晶状体混浊的一系列表现。抗氧化的药物很多，有谷胱甘肽、牛磺酸、超氧化物歧化酶、维生素 E、维生素 C、β-胡萝卜素，以及带有还原性巯基的各类化合物等。

（3）醛糖还原酶抑制剂。

（4）营养类制剂。

（5）中草药制剂：目前常用的有障眼明、可明片、石斛夜光丸、珍珠明目液等。

（6）其他：已被证明，小剂量阿司匹林类药物有延缓白内障发生和发展作用。此外，钙通道阻滞剂有望成为防治白内障的有效药物。雌激素可以减少绝经期妇女年龄相关性晶状体核硬化，抑制晶状体混浊。

2. 手术治疗　当晶状体混浊引起视力下降，影响患者日常生活和正常工作时，应考虑白内障摘除联合人工晶体植入手术。通常选择在矫正视力≤0.4 时手术。

（1）手术前准备

1）全身状况和全身疾病的评估：一般全身情况良好，排除可能引起手术危险的全身疾病，如严重的心血管疾病、呼吸系统疾病及其他重要组织或器官疾病，对特殊病例手术中可做心电、血压等监护。对长期服用抗凝药物的患者，建议术前 1 周暂时停用，防止术中出血。对高血压和糖尿病患者，应该将血压和血糖控制在稳定理想状态。

2）眼部检查

A. 视功能检查：视力、光感、光定位及红绿色觉。

B. 裂隙灯显微镜、检眼镜检查、眼压测量。

C. 泪道冲洗。

D. 结膜囊细菌培养：如短期内曾有睑缘、泪囊、结膜等炎症者，则需做结膜囊细菌培养及药敏试验。术前局部用抗生素滴眼液,每日 3 次,连续 3 天,有助预防术后感染。

E. 晶状体检查:需散瞳后检查,以了解白内障形状、晶状体成熟程度、晶状体核大小等以选择手术方法及评估术后效果。根据晶状体核的透明程度、颜色,将晶状体核的硬度分为 5 级。

Ⅰ级:晶状体核透明,囊膜混浊,眼底模糊但可窥见。

Ⅱ级:晶状体核轻度混浊,眼底红光反射可见。

Ⅲ级:晶状体核明显混浊,眼底红光反射隐约可见。

Ⅳ级:晶状体完全混浊,呈白色或琥珀色,眼底红光反射看不见。

Ⅴ级:晶状体完全混浊,呈棕红色或黑色,眼底红光反射看不见。

F. 眼超声检查:是白内障人工晶状体植入手术的术前常规检查。A 超测出眼轴长度,结合角膜曲率,根据公式计算出人工晶状体的屈光度。B 超可测出眼球后段病变,排除玻璃体积血、视网膜脱离和眼部肿瘤等。

G. 电生理检查:了解视网膜、视路功能,并可预测术后视力恢复情况。

H. 角膜内皮细胞检查:了解角膜内皮功能,有利于手术方法的选择,当角膜内皮细胞低于 $1\,000/mm^2$ 时,应慎重考虑白内障手术,以避免出现术后角膜失代偿而影响手术效果。对 4 级以上晶状体核、高龄老人(>80 岁)、二次内眼手术患者、合并角膜病变的患者以及有眼部外伤史的患者必须做角膜内皮细胞检查。

(2) 手术方法

1) 现代囊外白内障摘除术:其特点是将混浊的晶状体核和皮质摘除后完整保留晶状体后囊膜,减少眼内结构的干扰和破坏,使玻璃体脱入前房或接触角膜内皮的机会减少,由于手术切口小,术后散光小,不会发生瞳孔阻滞性青光眼,使术后黄斑囊样水肿及视网膜脱离的发生率明显减少,并为后房型人工晶状体植入提供了基本条件。这种手术适合各类年龄相关性白内障。手术步骤是先在晶状体前囊做 6 mm 直径的环形截开或撕开,然后剜出晶体核和吸出皮质,将人工晶状体植入囊袋内。

2) 超声乳化白内障吸出术:手术是应用超生震荡原理,将晶状体硬核破碎乳化并吸除干净。该手术具有白内障手术无可比拟的小切口,从而使手术切口对白内障手术效果的影响明显降低,并发症减少。由于切口小(最小仅为 1.5 mm),术后散光小,恢复快,被认为是安全有效的白内障手术方法。

(3) 人工晶状体:人工晶状体的结构和类型随着研究和制造技术的提高从原有的三片式发展到一片式。也因其植入眼内部位的不同,分为前房型、虹膜固定型和后房型人工晶状体;根据人工晶状体是否可折叠,又分为非折叠式和可折叠式人工晶状体。非折叠式人工晶状体的光学部分是用硬性聚甲基丙烯酸甲酯(PMMA)制成,而可折叠式人工晶状体制作主要材料为丙烯酸酯、硅胶和水凝胶等。

随着小切口超声乳化白内障手术的发展,可折叠的后房型人工晶状体已成为主要趋势,人工晶状体的材料和表面形态不断更新。可调节人工晶状体、双光学面设计的人工晶状体、多焦人工晶状体、非球面人工晶状体、可以矫正散光的人工晶状体、滤蓝光人工晶状体、适合微切口的人工晶状体以及特殊设计的人工晶状体不断出现,为临床提供了更多的选择机会。

(沈念慈)

第二节 青 光 眼

一、原发性闭角型青光眼

原发性闭角型青光眼(primary angle closure glaucoma，PACG)是全球重要的不可逆的致盲性眼病。在东亚，特别在我国，PACG 的患病率和致盲率均很高。近年来 PACG 的研究工作已经得到了国际眼科界的重视。

PACG 是指在无眼部继发因素的情况下，由于瞳孔阻滞增加所导致的前房角附着性或粘连性关闭，房水外流受阻而引起眼压升高的一类青光眼。

全球约 6 700 万的青光眼患者中，大约 50％是闭角型青光眼。PACG 在不同的民族和种族中，前房角关闭的患病率相差很大。在纽因特和亚洲人群中最高，在非洲和欧洲人群以及非洲裔和欧洲裔人群中较低。在一组未经治疗的具有窄前房角和可能关闭的前房角的格陵兰纽因特高危人群中随诊 10 年，发现确定的 PACG 的发病率为 16％，大多数患者为妇女。根据有关报道，PACG 占美国青光眼患者的 10％。在一些亚洲国家，闭角型青光眼占青光眼患者的大多数。在我国已经开展了一些流行病学调查。1996 年在北京郊区顺义区的调查结果显示，在＞50 岁人群中，原发性青光眼的发病率为 2.07％，其中 PACO 的发病率为 1.66％。

【病因与发病机制】 PACG 发病的危险因素已被明确，有远视眼、前房角关闭的家族史、年龄增加、妇女、亚洲裔和纽因特裔人、周边前房变浅等。

PACG 主要是由于瞳孔阻滞的增加使前房角发生附着性或粘连性关闭而引起的。当晶状体进一步向前移位时，或者瞳孔缘虹膜与晶状体接触增强时，后房水流进瞳孔的阻力会进一步增加，导致房水在后房中积聚，由此所引起的后房与前房之间的压力梯度使周边虹膜向前膨隆，从而使部分或全周边部虹膜覆盖了具有滤过功能的小梁部分，产生附着性前房角关闭，导致眼压升高。周边部虹膜与小梁网的长时间或反复接触可导致周边虹膜前粘连，产生粘连性前房角关闭，并使小梁网的功能受到损伤。

【临床表现】 PACG 的临床表现可以有很大差别，从毫无症状到剧烈疼痛、视力丧失，这与青光眼的类型有关。将其临床发展规律与病理发展过程相结合，临床上可分为急性和慢性两种临床表现类型。

1. 急性闭角型青光眼 根据其临床发展规律，可分为以下几个阶段，但各阶段之间也非所有病例都能明显区分。

(1) 临床前期：可有 PACG 的家族史，或对侧眼已有 PACG 急性发作，患眼前房浅、前房角窄，患者可无任何不适。

(2) 前驱期：出现阵发性视物模糊、虹视、患侧头痛、眼眶痛、鼻根部酸胀等症状。眼压升高，眼部可有轻度充血或不充血，角膜轻度雾状水肿，瞳孔可稍扩大，对光反应迟钝，前房角部分关闭。休息后可缓解，除浅前房外多无永久性损害，可反复多次发作。

(3) 急性期：眼压急剧升高，表现为剧烈头痛、眼胀，伴有恶心、呕吐等症状，患眼出现虹视，视力急剧下降。结膜混合充血，角膜水肿，前房浅，前房角关闭，虹膜脱色素。瞳孔中等散大,对光反应消失,常呈竖椭圆形,可有局限性瞳孔缘虹膜后粘连。眼底可发现视网膜中央动脉搏动,视盘水肿或出血。

(4)缓解期:急性经过治疗后,眼压恢复正常,症状消失,视力可部分或全部恢复,结膜、角膜可恢复正常,前房角大部分开放,但可有周边虹膜前粘连。虹膜呈扇形萎缩,脱色素。瞳孔无法恢复正常形态和大小。晶状体表面可留有青光眼斑。

(5)慢性期:急性期未经及时治疗,可转为慢性期。眼压下降但未正常,症状减轻但未消失。视力下降,眼底可出现视盘凹陷扩大、盘沿变窄等青光眼改变,视野出现青光眼特征性缺损。

(6)绝对期:无光感,眼压持续升高。球结膜混合充血,角膜可出现大疱,视神经萎缩苍白。

2. 慢性闭角型青光眼 临床表现与原发性开角型青光眼相似。临床上眼压缓慢上升,没有眼压升高所产生的症状,也没有虹膜萎缩、瞳孔变形等改变。前房中央深度稍浅,虹膜膨隆不明显,但周边前房明显变浅,前房角中度狭窄,可有周边虹膜前粘连。眼底视神经乳头出现青光眼性改变,视野发生相应进行性损害。

【诊断与鉴别诊断】

1. 诊断

(1)诊断急性闭角型青光眼的要点为起病急,疼痛、眼红、视力急剧下降,前房浅、房角关闭、眼压升高。

(2)诊断慢性闭角型青光眼的要点为起病缓慢,多无症状,眼压>3.20 kPa(24 mmHg),前房角关闭,视盘病理性凹陷,视野缺损。

2. 鉴别诊断

(1)PACG急性期应与下列疾病鉴别。

1)急性结膜炎:有分泌物,结膜充血,视力不受影响,眼压正常。

2)虹膜睫状体炎:前节有眼内炎症的表现,一般眼压不高。

3)青光眼睫状体炎综合征:一般为单眼眼压升高,反复发作,角膜后有灰白色沉着物,前房内有炎症表现。

4)恶性青光眼:常发生于眼外滤过术后,前房浅,但虹膜一般不膨隆。

5)继发性青光眼:这类青光眼继发于原有的眼部疾病。

6)急性胃肠道疾病:无眼部改变。

(2)慢性闭角型青光眼与开角型青光眼和继发性青光眼相鉴别。

【治疗】

1. 治疗原则

(1)解剖学上的窄前房角:有前房关闭时应考虑进行周边虹膜切除术。若房角虽窄但仍然开放,应定期随访观察眼压、房角变化及有否发生周边虹膜前粘连。

对前房角窄并有下列一种或多种其他情况时,虹膜切除术是适应证:①眼压升高;②房角可能会关闭;③因前房角多次关闭而发生周边虹膜前粘连;④前房角进行性变窄;⑤需用可能增加瞳孔阻滞的药物;⑥患者曾有前房角关闭的症状;⑦前房角窄但因其他眼病需反复散瞳的患者;⑧患者的工作或生活环境使其很难立即得到眼科医疗服务时;⑨曾有过急性PACG发作的对侧眼。

(2) 急性 PACG:治疗的目标是解除急性症状,控制潜在有害的高眼压。决定性治疗是手术治疗。通常先采用药物治疗来降眼压,为手术做准备,根据患者的前房角、眼压、视野等改变来选择手术的方式。常用的有虹膜周边切除和滤过性手术。

(3) 慢性 PACG:应选择小梁切除术等眼外滤过手术。

2. 药物

(1) 拟胆碱能药物:常用的为 1%～2% 毛果芸香碱滴眼液。其主要作用机制是收缩瞳孔括约肌,将周边部虹膜从小梁网上拉开,使前房角重新开放。

(2) β受体阻滞剂:主要作用为减少房水生成。常用的有 0.5% 噻吗洛尔,每日 1～2 次。

(3) α受体激动剂:常用的有 0.2% 溴莫尼定滴眼液,其作用机制为减少房水生成,还能增加房水经非常通道外流。这类药物对心率和血压影响很小。

(4) 碳酸酐酶抑制剂:有局部滴眼和全身口服两种制剂。作用机制为减少房水生成,口服后不良反应较多。

(5) 高渗剂:用于急性高眼压需要尽快降眼压时,常用的有 20% 甘露醇、50% 甘油盐水等。

3. 手术

(1) 周边虹膜切除术:可选用激光或手术切除等方法。

(2) 滤过性外引流手术、小梁切除术等。

二、原发性开角型青光眼

原发性开角型青光眼(primary open-angle glaucoma,POAG)为成年发病的一种慢性、进行性视神经病变,表现为单眼或双眼病理性高眼压;存在典型的青光眼性视乳头损害和视野缺损;双眼发病,但常不对称;高眼压状态下前房角开放、结构正常。

据估计,美国＞40 岁人口中有 225 万 POAG 患者,世界范围内每年有 200 万人发生此病。全球有 300 万人因 POAG 而双眼盲。欧美的多数研究中,＞40 岁人群患病率为 0.5%～1.0%。我国胡铮在北京顺义县的调查显示,POAG 的患病率为 0.11%。随着青光眼诊疗技术的发展和医疗保健技术的提高,流行病学资料显示青光眼的患病率谱系也发生了变化。广州荔湾区以人群为基础的调查显示,不同年龄阶段 POAG 发病率为 1.4%～2.8%,PACG 为 0.8%～2.1%,POAG:PACG＝1.38:1。这些数据提示,我国 POAG 并不比 PACG 发病率低,POAG 的筛查和早期诊断及早期治疗任重而道远。

【病因与发病机制】 流行病学调查与易发因素分析发现,青光眼性视神经病变相关的重要因素有:眼压升高、青光眼家族史、年龄、种族、高度近视、糖尿病、皮质类固醇敏感性、心血管系统的异常(包括血液流变学异常)及角膜中央厚度薄等。

POAG 的发病机制涉及眼压升高和视神经损伤两个方面,目前有多种理论假设来解释其机制。

1. 眼压升高机制

(1) 小梁网机制:一般认为眼压升高是由于房水外流通畅易度降低所致。房水外流的阻力主要来自小梁网紧贴 Schlemm 管内壁下方的部分。影响房水外流易度的因素:小梁细胞和 Schlemm 管内皮细胞的功能特性改变,包括小梁细胞数量减少、吞噬功能降低;细胞外基质堆积、细胞骨架重塑、细胞连接蛋白重组等。以上因素可单一或综合作用引起房水外流阻

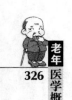

力升高,导致青光眼。

(2) 遗传机制:POAG 是一种复杂的遗传异质性疾病,可能属于多基因疾病的范畴。迄今已确定的 POAG 致病基因有 3 个(MYOC、OPTN 及 WDR36)。已相继发现 70 多个疾病相关的 MYOC 基因突变位点。OPTN 基因被认为与青光眼视神经病变相关。在功能基因组学研究时代,除在分子、细胞水平进行青光眼致病基因功能研究外,通过转基因技术制备青光眼自然动物模型,模拟人类青光眼发生、发展的自然过程,将为探明其致病机制提供确凿证据。

2. 视神经损伤机制

(1) 机械压力学说:视杯扩大、凹陷变深是 POAG 最显著的特征,目前认为青光眼性视神经损伤发生的主要部位是穿出眼球的筛板处。POAG 的筛板中央出现颗粒状弹性蛋白。随着青光眼进展,弹性纤维排列变得日趋紊乱,是青光眼慢性筛板压迫机制的证据。病变筛板对视神经的压迫,阻止神经节细胞的轴浆运输,节细胞轴突得不到胞体合成的能量和营养供应,轴突代谢产物堆积于轴突末端,最终导致轴突的损伤或缺失。

(2) 血管缺血学说:血管缺血学说包括两个不同的理论。①认为主要原因是微循环障碍、视盘灌注不良。高血液黏滞性在青光眼视神经损害的病因学中起一定作用。在正常情况下,微循环的主要影响因素是血管管径和灌注压的自动调节,血液黏度发挥作用很小。但血液黏度可随作用力而发生改变,血流快和血管管径小时,切变率高;血流慢和管径大时,切变率低。在视网膜受到切变率降低的影响时,红细胞比容、红细胞聚集性、红细胞刚性的增加就足以使局部血黏度增加,使视盘、视网膜血流减少,毛细血管非灌注,引起局部缺血,导致青光眼性视神经萎缩。②认为与眼局部血管本身有关。各种血管源性病理机制,如动脉粥样硬化、小血管病、血管收缩、自主调节功能不良或血液流变学因素改变均参与青光眼视神经病变中的神经纤维层丢失。

(3) 多因素学说:青光眼性视神经损害的原因是多方面的,目前认为是多种因素共同参与的结果。

【临床表现】 绝大多数 POAG 患者没有症状,直至晚期出现严重视野缺损才来就诊。少数患者单眼视物偶然发现视野缺损。出现严重视野缺损时表现为单眼或双眼固视不能,周边视野缺损而妨碍日常生活(如驾车)。POAG 早期,数月至数年时间内进展缓慢,然而随时间推移,一旦达到阈值,进展速度逐渐加快。据调查结果推测,人群中至少有 50% 的 POAG 患者未得到诊断。

【其他检查】 POAG 为双眼发病,但双眼病变可不对称。

1. 视力 一般不影响中心视力,病程晚期周边视野丧失表现为管状视野。

2. 眼压 POAG 的眼压高于正常眼压水平(≥21 mmHg)。大多数患者眼压在 2.9～5.3 kPa(22～40 mmHg),偶尔眼压可升高至 8 kPa(60 mmHg)甚至 10.6 kPa(80 mmHg)。部分患者眼压一直处于正常范围之内,称为正常眼压性青光眼。必须指出,眼压的正常范围是一个统计学正态分布眼压范围,95% 人群眼压处于 1.33～2.79 kPa(10～21 mmHg)范围内;事实上眼压＞2.79 kPa(21 mmHg)的正常人比例高于统计学预测值 2.5%,故病理性高眼压应该定义为引起某个体视神经损害的临界值。不同个体对眼压的耐受程度不同,正常范围内眼压在某个体可以引起视神经损伤,然而在部分个体视神经却能够耐受 3.99～5.3 kPa(30～40 mmHg)的高眼压。

正常眼压具有周期性"昼夜眼压波动","长期、短期眼压波动"现象,日间波动范围为0.4～0.8 kPa(3～6 mmHg),一般认为一日之内眼压波动≥1.1 kPa(8 mmHg)即为异常。

靶眼压或称目标眼压,是近年提出的一个临床概念,指视网膜神经节细胞所能耐受的眼压阈值,如果眼压超过这个水平,将导致节细胞损害。对任何一个患者,都无法精确地确定一个靶眼压值,当眼压控制在此值以下时就不再发生视神经损伤。欧美多项临床随机对照试验结果显示,最初选择的靶眼压应能将基线或初始眼压降低20%～30%。是否要将眼压降低40%或更多,应由视神经损害的严重程度、眼压大小、发生青光眼性损伤的速度及其他因素如青光眼家族史、种族等共同决定。

3. 前房角　前房角开放,有部分患者前房角可能较窄,但是没有周边房角粘连,虹膜与小梁网之间没有错位,无发育性房角异常。

4. 传入性瞳孔障碍　见于单侧或双侧不对称青光眼,也称Marcus Gunn瞳孔。

5. 眼底改变　为POAG最重要的体征,主要表现为视盘损害和视网膜神经纤维层萎缩。

(1)青光眼性视盘损害:①视盘凹陷扩大。可为局限性或同心圆性扩大;凹陷可加深、筛板暴露;视盘凹陷垂直方向杯/盘比值大于水平方向杯/盘比值;双侧杯眼不对称。②盘沿变窄,并可出现局限切迹。③视盘苍白区增加。④视盘血管改变。视盘边缘出血,血管架空、血管向鼻侧移位、血管屈膝、环形血管暴露。

(2)神经纤维层缺损,可分为局限性楔形缺损和弥漫性缺损,可单独出现也可共同存在。

(3)视盘周围脉络膜萎缩。

6. 视野检查　青光眼性视野缺损具有以下特点。

(1)早期改变

1)普遍敏感度降低:有可能提示早期青光眼,尤其是单侧发生或眼压较高、杯/盘比值比较大时。

2)旁中心暗点:在自动视野阈值检查中,表现为局限性视网膜光敏感度下降。典型的分布区域是在Bjerrum区。

3)鼻侧阶梯:为视网膜神经纤维束损害的特征性改变,表现为1条或多条等视线在鼻侧水平子午线处上下错位,形成阶梯状视野缺损。

(2)进展期改变:当病情进展,几个旁中心暗点可以融合或与生理盲点相连,形成典型的弓形暗点。弓形暗点是典型的神经纤维束型视野缺损。随着病情进展,暗点向鼻上周边进展,形成鼻上视野缺损,然后可以扩展到鼻下形成全鼻侧视野缺损,以后从周边部各方向逐渐向中心收缩。

(3)晚期改变:视野大部分丧失,仅残存5°～10°中心小岛,即管状视野。

【诊断与鉴别诊断】

1. 诊断　POAG的诊断主要根据眼压、视神经乳头和视网膜神经纤维层及视野改变的检查所见。

①眼压>2.7 kPa(21 mmHg);②青光眼性视盘损害和视网膜神经纤维层缺损;③青光眼性视野缺损;④前房角开放。具有以上4项或具有1、2、4或1、3、4才能诊断为POAG。

2. 鉴别诊断　POAG首先应与各类继发性青光眼或发育性青光眼相鉴别,包括剥脱综合征、色素播散、外伤、眼前段炎症、亚急性或慢性房角关闭、巩膜外静脉压升高、糖皮质激素引起的眼压升高。通过详细询问病史、仔细体格检查,以上疾病不难鉴别。

视盘改变为青光眼的典型体征,但不是特异性病证。在动脉炎性及非动脉炎性前段缺血性视神经病变中或者压迫性视神经损害中均可见到视杯变大、变深的改变。有时候,视神经乳头小凹或视神经缺损会被误诊为青光眼性视杯变大。总的说来 POAG 视盘表现以视杯扩大为主,视盘苍白往往不明显;而在其他原因引起的视神经萎缩中,情况恰恰相反。

【治疗】

1. 治疗目的 POAG 的治疗是比较困难的,目前还达不到治愈的水平,治疗目的在于减缓或停止病情的进展。不同个体 POAG 对眼压产生的耐受不同,因此没有一个使病情稳定的统一眼压标准。对每一个 POAG 患者的视神经及视野进行密切追踪观察,是衡量病情是否稳定的重要标志,如果视神经乳头凹陷进行性扩大、视野缺损继续恶化,尽管眼压在正常范围,也应该采取更为积极的措施,以阻止病情的发展。

控制眼压到目标眼压水平,有效控制昼夜眼压波动,使视神经和视网膜神经纤维层缺损稳定。可通过手术、药物治疗、激光治疗来降低眼压。目前有两种观点:一种倾向于早期手术治疗,一旦诊断明确,即行手术治疗;另一种观点主张药物或激光治疗为首选治疗。

2. 手术治疗 小梁切除术是最常用的滤过手术,通过术中控制巩膜瓣的厚度及大小,应用丝裂霉素 C(MMC)等抗代谢药物,可调节缝线、粘弹剂应用等改良方法,可以获得最佳疗效。对多次手术失败的患者,可以采用房水引流管植入术。对合并有白内障的患者,可以考虑青光眼白内障联合手术。

3. 药物治疗 若局部用 1～2 种药物即可达到目标眼压,视野和眼底改变不再进展,患者能配合治疗,并能做到定期复诊,则可选用药物治疗。POAG 的药物治疗,包括降眼压药物和视神经保护药物两大类。

(1)眼局部应用的降眼压药物:这类药物的作用机制有 3 方面:增加小梁网途径的房水引流;减少睫状体的房水生成;增加葡萄膜巩膜途径的房水引流。最早应用于 POAG 降眼压治疗的是增加小梁网途径的房水引流药物如拟胆碱作用药、肾上腺受体激动剂等。最广泛应用的是减少房水生成的药物如 β 受体阻滞剂(0.5% 噻吗洛尔、0.25% 倍他洛尔、0.3% 美替洛尔、0.5% 左布诺洛尔、2% 卡替洛尔滴眼液等)。最新应用的是增加葡萄膜巩膜途径的房水引流药物如前列腺素衍生物(拉坦前列素、曲伏前列素、贝美前列素等)。

(2)全身应用的降眼压药:只能作为局部用药不能很好控制眼压时的补充治疗,或作为术前用药,用药剂量和时间均不宜过大和过长,以免引起全身不良反应。主要有碳酸酐酶抑制剂和高渗脱水剂两大类。

(3)视神经保护药物:目前尚无证据证明单纯应用视神经保护药物治疗青光眼是有效的。治疗青光眼有效的方法是控制眼压的同时联合应用视神经保护的药物。如 NMDA 受体拮抗剂(memamtine)、钙离子通道阻滞剂(calcinerin)、β 分泌酶抑制剂(amyloid - β)、白细胞介素- 6(IL - 6)等。

4. 激光治疗 氩激光小梁成形术(ALT)用氩激光在房角小梁网上做不穿透的热烧灼,激光斑结痂后拉开小梁网的孔眼,改善房水流出易度,达到降低眼压的目的,可有效降低达30%,疗效维持 2 年左右。ALT 治疗病例虽然大多数最终需行滤过性手术,但可以延缓手术时间和减少抗青光眼药物的使用。

选择性激光小梁成形术(SLT)是一种在 ALT 基础上改良的激光小梁成形术,SLT 使用纳秒激光选择性作用于色素性小梁网;因脉冲时间短,有效功率下产生能量低,对周围非色素性小梁组织损伤小,可降低术后虹膜前粘连等并发症的发生。

(沈念慈)

第三节 年龄相关性黄斑变性

1967 年,Gass 根据老年人黄斑区出现的玻璃膜疣、视网膜色素上皮(RPE)和脉络膜毛细血管的退行性改变,提出了老年性黄斑变性。到了 20 世纪 80 年代,美国黄斑光凝研究组(macular photocogulation study,MPS)将它改称为年龄相关性黄斑变性(age‐related macular degeneration,AMD)。AMD 具有下面一个或多个特点,即玻璃膜疣形成、RPE 异常,如脱色素或色素增生以及累及黄斑中心凹的 RPE 和脉络膜毛细血管的地图样萎缩、新生血管性(渗出性)黄斑病变。AMD 多见于 >50 岁人群,而且随着年龄增加发病率也逐渐增加。可双眼发病,但往往先后发病。AMD 是西方发达国家主要的致盲原因之一。随着世界范围内人口老龄化趋势,AMD 将成为一个严重的社会公共卫生问题,如 AMD 导致抑郁症、摔倒的人数大大增加,患者的生活质量受到非常大的影响。

【病因与发病机制】

1. 患病率 美国 65~74 岁人群中患 AMD 者超过 10%,而 >74 岁者患病率达到 25%。有 10%~20% 的患者将从非渗出性 AMD 发展为湿性 AMD。到 2020 年,美国晚期 AMD 患者总数将达 300 万人。在我国吴乐正等调查了不同地区和种族 1 019 名 >40 岁人群,其中在 >70 岁人群中 AMD 患病率为 22.5%;胡铮在北京顺义调查显示,>70 岁者的患病率为 15.55%。最近,在上海曹家渡街道所做的调查,>50 岁以上人群的 AMD 患病率为 15.5%。

2. 种族 Sommer 报道高加索人患晚期 AMD 及视力下降者,较非洲人或西班牙裔者明显多。但高加索人种和亚裔人种发病率是否有区别没有明确证据。

3. 性别 很多大的以人群为基础的研究,如 Beaver Dam 研究,均表明女性患 AMD 的危险性较男性更高。

4. 年龄 所有流行病学研究均表明,AMD 发病与年龄高度相关,其发病年龄一般 >50 岁。

【临床表现】

1. AMD 的分型 临床上通常笼统地将 AMD 分为干性(dry type)和湿性(wet type)。干性和湿性的区别在于眼底是否有出血渗出和水肿,如果有,则称为湿性 AMD;反之,则称为干性 AMD。

国际年龄相关性黄斑病变流行病学研究组(1995,Birds)将 AMD 称为年龄相关性黄斑病变(age‐related maculopathy,ARM),其中早期 ARM 定义为:年龄 ≥50 岁;眼底可见,软性玻璃膜疣(较大,≥63 μm)和(或)可见色素增殖区(硬性玻璃膜疣周围的色素增殖除外)及与玻璃膜疣相关的色素脱失区,但无脉络膜血管暴露视力状况不予考虑,不考虑小的硬疣和有色素变动。晚期 ARM 定义为,眼底可见地图样萎缩;或可见黄斑区新生血管性病变(neovascular);晚期 AMD 视力常严重受损。

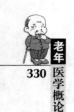

年龄相关性眼病研究(age‐related eye diseases study，AREDS)有关 AMD 的分型如下。

(1) 无 AMD(AREDS 分类 1)：无或者仅有很小的玻璃膜疣(直径<63 μm)。

(2) 早期 AMD(AREDS 分类 2)：同时存在多个小的玻璃膜疣和少量中等大小的玻璃膜疣(直径为 63~124 μm)，或有 RPE 异常。

(3) 中期 AMD(AREDS 分类 3)：广泛存在中等大小的玻璃膜疣，至少有 1 个大的玻璃膜疣(直径>125 μm)，或有未涉及黄斑中心凹的地图样萎缩。

(4) 晚期 AMD(AREDS 分类 4)：具有以下 1 个或几个特点(无其他原因)：累及黄斑中心凹的 RPE 和脉络膜毛细血管地图样萎缩或有下列表现的新生心血管性黄斑病变：①脉络膜新生血管(CNV)；②视网膜神经上皮或 RPE 浆液性和(或)出血性脱离；③脂性渗出(由任何来源的慢性渗漏所导致继发现象)；④视网膜下和 RPE 下纤维血管性增殖；⑤眼底见盘状瘢痕。

AREDS 的分型强调了如果仅有很小的玻璃膜疣不能诊断为 AMD，因为研究发现>60岁老年人几乎所有人的眼底可见 1 个或多个小的玻璃膜疣，这部分人不能诊断为 AMD。国内和国际分型各有交叉，见表 19‐1。

表 19‐1　国内和国际 AMD 分型

国内分型	萎缩性	渗出性
Birds 等	早期 ARM 地图样萎缩	新生血管性 AMR
AREDS	早、中期 AMD 地图样萎缩	新生血管性 AMD

2. AMD 的临床表现

(1) 萎缩型 AMD：萎缩型或干性 AMD 随着 RPE 的消失局部萎缩，病灶可融合扩大，呈不规则改变，由于 RPE 变性导致感光细胞死亡，所以相应病变区失去视觉功能。在没有脉络膜新生血管形成的情况下，随着玻璃膜疣退行，RPE 和脉络膜毛细血管萎缩，最终眼底表现为地图样萎缩。

在病变早期，患者多无明显视觉异常。如果玻璃膜疣融合或有 RPE 或视网膜下积液，在就诊时可能有视物模糊。个别患者可能有视物变形、色觉异常等。视野检查出现中心暗点。眼底检查可见黄斑区散在大小不等黄白色玻璃膜疣，边界清晰。如果发生钙化，则反光较强，有的病灶区有色素颗粒积聚，有的则由于 RPE 死亡脱色素使局部脉络膜显露而呈地图样萎缩改变。根据玻璃膜疣的形态大小，玻璃膜疣大致分为硬疣和软疣。大小与视盘边缘的静脉血管直径(约 125 μm)比较，如<63 μm 多为硬疣或称为小的玻璃膜疣；63~125 μm 可为硬疣，也可为软疣，或称为中等大小的玻璃膜疣；>125 μm 为软疣，或称为大的玻璃膜疣。

荧光素眼底血管造影，可见病变中心区有弥漫的强荧光，地图样萎缩区呈现圆形较强的窗样透视荧光，疣所在处为斑点状荧光着染。病变晚期，由于病变区 RPE、脉络膜毛细血管萎缩而变为弱荧光。硬性玻璃膜疣染荧光,而软性玻璃膜疣不染荧光,在地图样萎缩的病例由于视网膜毛细血管萎缩而表现为弱荧光。

(2) 渗出型 AMD:渗出型 AMD 只占所有 AMD 患者的 10% 左右,但却是视力损害的主要原因。由于渗出型 AMD 患者均有 CNV 产生,而 CNV 的存在可发生视网膜下渗出及出血,所以称为湿性 AMD,包括 CNV 以及同时伴有的其他病变,如 RPE 脱离、RPE 撕裂、玻璃体出血或纤维血管瘢痕形成。

患者主诉视物不清及视物变形、中心暗点、眼前黑影等症状,大多数情况下 AMD 患者视力下降表现为中心视力下降,然而如果有大量出血进入玻璃体,患者视力下降可仅存手动甚至眼前光感,神经纤维受到牵拉者还可能有疼痛的感觉。

Amsler 方格检查中心暗点或线条的弯曲。眼底检查,可见融合的软性玻璃膜疣以及深层和浅层的出血、渗出以及黄白色的机化膜;若有 RPE 脱落,眼底检查可见边界清晰 RPE 隆起,常伴有 RPE 萎缩或色素轮廓。晚期渗出型 AMD 在黄斑区见大小不等的白色或黄色盘状瘢痕。有时伴有色素积聚。在盘状瘢痕周围可能有出血或脂性物质沉着,眼底类似 Coats 病的表现,有时可见 CNV 和视网膜血管吻合。视力功能的损害程度与纤维瘢痕累及黄斑中心凹的范围成正比,纤维瘢痕位于中心凹者,中心视力可能受损严重,视力可降 <0.1。如纤维血管组织位于 RPE 与 Bruch 膜之间为 I 型 CNV,位于 RPE 与感光细胞之间为 II 型 CNV。

【诊断与鉴别诊断】

1. 诊断 一般 >50 岁,视力渐进性减退,眼底检查可见玻璃膜疣或 RPE 异常,包括 RPE 增殖和萎缩以及脉络膜毛细血管萎缩,排除其他眼底疾患和 CNV 形成的可能,可诊断为萎缩型 AMD。如突然严重视力下降,后极部深、浅层出血并伴有视网膜下新生血管膜、玻璃膜疣,或有黄斑区盘状瘢痕,可诊断为渗出型 AMD。

2. 鉴别诊断 萎缩型 AMD 应与正常的老年黄斑改变相鉴别。深层大量出血致黄斑隆起者应与脉络膜黑素瘤相鉴别。渗出型 AMD 眼底出血及渗出吸收后可出现黄色类脂质沉着堆积,故需与 Coats 病相鉴别。

【治疗】

1. 干性 AMD 的治疗 尚无明确有效的治疗方法。AREDS 的研究表明,营养干预,如抗氧化剂和微量元素锌等的补充对防止干性 AMD 向晚期 AMD 发展有用。玻璃膜疣预防性光凝对 CNV 形成的预防作用的多中心研究未得出正面结果。但 Scorolli 等报道用 810 nm 激光行阈值下激光光凝可能防止干性 AMD 向湿性 AMD 发展。

一般建议干性 AMD 患者多吃新鲜蔬菜、水果,户外活动如太阳光强烈要戴墨镜,补充叶黄素、多种维生素以及锌等微量元素。

2. 湿性 AMD 的治疗

(1) 激光治疗:从 1980 年开始,美国国立卫生研究院投入大量的人力和物力进行了近 20 年的 PMS,该项研究证明了激光光凝中心凹外和旁中心 CNV 可以降低严重视力下降的风险。这为激光光凝治疗 CNV 提供了科学依据。用氩激光光凝中心凹 200 μm 以外的 CNV,仍然是首选的治疗法之一。治疗时可用中等强度的光凝斑覆盖整个 CNV 以及外围约 100 μm 范围。治疗时要小心勿接近中心凹的边缘,以免激光直接伤及黄斑或激光瘢痕扩大累及黄斑。但是,常规的激光光凝是通过激光将视网膜的局部温度提高约 42℃,从而发生热凝固效应而发生作用,对于中心凹下的 CNV 患者,这种热凝固治疗方法,必将产生严重的中心暗点,而且 CNV 的复发率也高。约有近半数的患者在进行激光光凝后随访 3 年内,CNV 持续存在或复发。传统的激光光凝只适合经 FFA 证明为典型性的 CNV,但只有 13% ～ 26% 的患者为典型性 CNV。所以,用传统的激光光凝治疗 CNV 有很大的局限性。

(2) 经瞳孔温热疗法(transpupillary thermal therapy, TTT):TTT 是在了解激光光凝缺点的情况下应运而生的。它是采用二极管激光(810 nm)产生中等程度能量对脉络膜和视网膜进行阈值下的光凝。其目标是通过在治疗区产生相对较低的温度(10 ℃)升高,使得 CNV 发生萎缩或者瘢痕化,而对神经视网膜没有严重的损伤作用。自 1999 年 Reichel 等率先报道了用 TTT 治疗 AMD 隐匿性 CNV 的效果以来,大量的研究显示,TTT 治疗可以使得 50% 以上的患者治疗后视力提高或保持稳定。国内张承芬等报道的病例,在随访平均 10 个月的观察中,视力稳定或改善者达 90% 以上,视网膜恶化者 7.84%。王光璐等报道的病例中,视力提高和稳定者占 93.5%,视力恶化者只占 6.5%。

(3) 光动力疗法(photodynamic therapy, PDT):2000 年 4 月,美国食品药品管理局(FDA)批准了用维替泊芬 PDT 治疗中心凹下 CNV,包括 AMD、病理性近视和组织胞浆菌综合征继发的 CNV。

维替泊芬 PDT 治疗 CNV 的原理是用一种非热能激光,激发结合于 CNV 上的光敏剂维替泊芬,产生光动力学反应,从而使得 CNV 封闭的一种疗法。当维替泊芬从肘静脉注入后,迅速与血液中的低密度脂蛋白(LDL)结合,这种维替泊芬-LDL 复合体循环到眼底,与 CNV 内皮细胞上的 LDL 受体结合,由于新生血管内皮细胞表面的 LDL 受体是正常组织的近 10 倍,加之所用的是非热能激光,保证在 PDT 治疗 CNV 时,选择性地破坏异常血管,而对正常组织几乎没有损害。TAP 研究表明,用 PDT 治疗中心凹下典型 CNV 能降低 AMD 视力下降风险的程度,VIP 研究证明,PDT 治疗对轻微典型和隐匿性 CNV 治疗同样有效。用 PDT 治疗 CNV,突破了传统激光光凝的禁区,使得治疗中心凹下的 CNV 有了可能。根据 PDT 治疗的治疗指南,对中心凹下或中心凹旁的 CNV,如果 CNV 成分是典型为主型,采用 PDT 治疗;对轻微典型或隐匿性 CNV,则要根据病变大小和视力情况而定。但是 PDT 对 AMD 并发 CNV 的治疗,主要是稳定或降低湿性 AMD 视力下降的风险,并非对因治疗,不能阻止复发的可能性。因此,一般需要多次治疗。TAP 研究表明,在 PDT 治疗的第 1 年里,平均治疗次数为 3.4 次。张美霞等报道我国 CNV 再次治疗率为 1.5 次左右。

(4) 抗新生血管治疗:CNV 的确切发病机制至今不明,但最近的研究表明很多炎性细胞因子参与新生血管的发生、发展过程。循环的内皮细胞祖细胞、单核细胞、循环和常驻的巨细胞作为潜在分泌细胞因子的细胞来源,均参与 CNV 的形成。有研究认为,当 Bruch 膜受到损害,巨噬细胞分泌血管生长因子促进新生血管生长。目前上市的针对血管内皮细胞生长因子(VEGF)的药物有以下 3 种。

1) pegaptanib(商品名 Macugen):美国辉瑞公司的产品。2004 年 12 月,美国 FDA 批准其用于治疗 CNV。它是一种化学合成的寡核苷酸序列,对血管(VEGF165)具有高度的亲和力,成为 VEGF 的类似于抗体功能的拮抗剂,从而抑制新生血管形成。在 VISION 随机对照双盲研究中,用 pegaptanib(0.3 mg)玻璃体腔注射 1 年后,在所有 CNV 病变亚种中 70% 患者视力下降<15 个字符,而安慰剂对照组为 55%;2 年后,pegaptanib 组 59% 的患者视力下降<15 个字符,而对照组为 45%,VISION 研究显示了 pegaptanib 具有与 PDT 相当的保护

视力功能的作用。

2) ranibizumab（商品名 Lucentis）：2006 年 6 月，FDA 批准其用于治疗 CNV。ranibizumab 是人源化重组抗 VEGF 单克隆抗体片段 Fab 部分，可结合所有检测到的 VEGF 异构体，减少血管的渗透性并抑制 CNV 形成。该药使用方法为玻璃体腔内注射每 4 周 1 次，单用可以治疗所有类型中心凹下 CNV。在 MARINA 多中心临床研究中，患者接受 ranibizumab（0.3 或 0.5 mg）注射每月 1 次持续 2 年，结果在 1 年时，0.5 mg ranibizumab 治疗组可以稳定或改善 95％湿性 AMD 患眼的视力，而对照组仅 65％稳定或改善视力，比对照组平均视力提高达 17.7 个字符。ANCHOR 临床研究进一步研究了 ranibizumab 和 PDT 在治疗典型为主性 CNV 的价值，结果表明在随诊 1 年的观察中，ranibizumab 组约 95％患者视力损失＜15 个字母，而 PDT 组这一数字仅约 64％。并且 ranibizumab 组患者视力提高不受病灶大小的影响。

3) bevacizumab（商品名 Avastin）：这是美国 FDA 批准用于结肠直肠癌治疗的药物。它是全长人源化的抗 VEGF 单克隆抗体。Michels 等首先尝试在全身用 bevacizumab 治疗 AMD，给予 bevacizumab 5 mg/kg 静脉注射，每 2 周 1 次，共 2～3 次，随诊 12 周，平均视力（$P = 0.008$）和中央视网膜厚度（$P = 0.001$）较基线比较均有改善，也没有发现明显的全身不良反应。但真正意义上的眼科应用是 Rosenfeld 等报道采用玻璃体腔注射方法治疗 CNV。用 bevacizumab 1.25 mg 玻璃体腔注射治疗 AMD 引起的 CNV，注射后视网膜厚度明显减低，注射 2 个月后平均视力由 0.1 提高到 0.25，没有明显眼内并发症发生。bevacizumab 价格低廉，临床疗效好，但是由于其适应证是结肠和直肠恶性肿瘤，没有玻璃体腔注射治疗 CNV 的适应证，因此存在合法性的问题。bevacizumab 在我国尚未完成注册，因此目前还不能正当地应用该产品，另外其长期应用的安全性和疗效尚有待进一步观察。Shah 等就报道了 2 例 AMD 合并隐匿性 CNV 的患者，在 bevacizumab 注射后发生了 RPE 的撕裂。

其他围绕 VEGF 这个轴心的药物还有很多，如 VEGF trap。VEGF trap 是一种高亲和力的重组融合蛋白，其由 VEGF‐R1 受体的 Ig 决定簇和 VEGF‐R2 受体决定簇融合成 Ig 的结晶片段，可以结合并中和所有的外源性 VEGF‐A，如同 VEGF 陷阱，阻止 CNV 的形成，初步结果令人鼓舞。其他还有像小干扰 RNA 疗法能抑制 VEGF 的表达，而不是直接拮抗 VEGF。正在进行临床试验的产品有 Sirna‐027 和 Cand‐5。其他正在开发的抑制 CNV 的产品还有 squalamine、PEDF 等等。

（沈念慈）

第四节 老 视

随着年龄的增加，眼调节力下降，调节幅度＜5D，造成患者视近困难，在近距离工作时需在静态屈光矫正之外附加正透镜才能得到清晰的近视力，这一现象称为老视（presbyopia）。老视是一种生理现象，是中老年人群中最常见的视觉问题。

【病因与发病机制】 1855 年，Helmholtz 提出，老视乃因晶状体随年龄增加逐渐硬化，从而导致调节力下降,以致出现了阅读近距离工作困难。因而老视的治疗要从改善晶状体弹性入手。自此,众多的理论支持并补充了 Helmholtz 的理论,使之成为广为接受的调节和老视机制的经典理论。但近 10 年来,Schachar 等对 Helmholtz 的理论提出质疑,他认为由于年龄的增长,睫状肌纤维张力减少,作用于晶状体赤道的牵引力下降,使调节变得日渐困难。Schachar 的假说提出后引起了学术界的争论。近年来研究发现,睫状体到 60 岁以后才有变化,而临床上老视一般都开始于 40 岁,因此老视的原因可能不是睫状体的变化,而很可能是晶状体对睫状体收缩反应能力的变化。

【临床表现】 老视的发生和发展首先与年龄密切相关,在青少年时代,人眼的调节在15～25D。随着年龄的增加,调节力逐渐下降,到了 40 岁左右,眼的调节力量已不足以舒适地完成近距离工作,老视出现了。除了年龄因素外,老视的症状还与患者的静态屈光状态、用眼习惯、身体素质、患者的居住地以及全身用药情况有关。一般来说远视眼,从事近距离精细工作,手臂较短的人,相较近视框架眼镜矫正,从事远距离工作手臂较长的人老视发生早。另外,由于温度对晶状体的影响和一些全身用药对睫状体的影响使得居住在热带和伴发全身病的患者老视发生较早。老视的临床症状:①视近困难。随着老视的发生,患者逐渐看不清位于正常工作距离的小字体。起初患者习惯性把阅读材料放在较远的地方,以便看清字体。随着年龄的增加,需要的阅读距离变得越来越远;同时患者还喜欢较亮的光线,因为较亮的光线可以使瞳孔缩小,加大景深并且增加阅读材料的对比度,最终提高近视力。②视疲劳症状。一部分老视患者首次就诊的主诉往往是视近久后发生的流泪眼痛、眼胀,甚至头痛等一系列视疲劳症状。其原因是由于调节力减退,患者在近距离工作时使用的调节力接近极限,同时过度调节引起过度集合,引发上述症状,使患者视近不能持久。

【诊断】

1. 病史的询问 包括患者的年龄、职业以及眼科及全身疾病史(如糖尿病、甲状腺疾病等)都应详细地了解。

2. 近用工作距离和近视力的测定 对患者习惯的近用工作距离的了解和近视力的测定对老视的合理验配是很重要的,最常见的近用工作距离为 40 cm。

3. 屈光不正的检测 老视的检测必须建立在屈光不正完全矫正的基础上,因此准确的验光矫正近视、远视和散光是老视验配的成功开端。

4. 初步阅读附加度数的获得 有多种方法,包括根据年龄进行试验性附加;根据调节幅度的测量和"一半"原则;根据正负相关调节值,根据融像性交叉柱镜检查等来获得初步的阅读附加度数。

5. 老视处方的最终确定 在远用屈光不正矫正和初步阅读附加的基础上,验配人员还要根据患者的生活环境,习惯阅读距离和习惯阅读字体等进行调整,最后确定处方。

【治疗】 作为每个人一生中必将经历且将伴随半生的老视,选择一种合适的矫正方式就显得尤为重要。目前的矫正方式如下。

1. 框架眼镜 是最易被接受和使用最广的一种矫正方式,包括传统的单焦镜、双焦镜、三焦镜和新型的渐变多焦镜。渐变多焦镜的设计原理是在镜片上方的视远区和镜片下方固定的视近区之间有一段屈光力连续变化的过渡区域,该镜片区域即称为渐变区。在该区域通过镜片曲率半径的逐渐变小而达到镜片屈光力的逐渐增加。渐变多焦镜方便、美观、拥有自远到近不间断的视力,现已在发达国家广泛流行。

2. 角膜接触镜　包括普通单焦点角膜接触镜和多焦点角膜接触镜。前者主要是以矫正一眼视近、一眼视远的单视(monovision，MV)方式矫正老视，其成功是基于两眼间的模糊抑制，对立体视觉有一定影响。后者包括区域双焦、同心双焦、环区多焦和渐变多焦角膜接触镜。接触镜由于其配戴及护理要求较高且存在一定并发症不易被老视者接受。

3. 手术　包括多焦点人工晶体植入、角膜屈光手术、基于 Schachar 学说的巩膜扩张术和射频角膜热成形术。随着手术技术和手术材料的发展，手术矫正老视逐渐被越来越多的中老年人所接受。

（朱静吟）

第二十章

老年耳科疾病

第一节 概　　述

老年耳科疾病是老年医学的重要组成部分。该类疾病是增龄性耳部组织器官退变,伴随全身器官衰老并出现相应耳部症状的临床疾病。

一、耳部解剖

耳部解剖结构包括外耳、中耳及内耳 3 部分。

1. 外耳　包括耳郭和外耳道。耳郭由韧带、肌肉、软骨和皮肤组成。耳垂由脂肪与结缔组织构成,耳郭的其他部分均为弹性软骨组织,外覆软骨膜和皮肤。外耳道起自耳甲腔底,向内侧止于鼓膜,由软骨部和骨部组成。外耳道皮下组织少,皮肤几乎与软骨膜和骨膜相贴。软骨部皮肤相对较厚,含有类似汗腺结构的耵聍腺,能分泌耵聍,并富有毛囊和皮脂腺。

2. 中耳　包括鼓室、咽鼓管、鼓窦及乳突。鼓室为颞骨内不规则的含气腔,位于鼓膜与内耳外侧壁之间。鼓室前方经咽鼓管与鼻咽腔相通,后方经鼓窦入口与鼓窦及乳突气房相连。鼓室内含有听骨,包括锤骨、砧骨、镫骨,三者相互衔接构成听骨链。听骨链位于鼓膜和前庭窗之间,将鼓膜感受到的声波传入内耳。

3. 内耳　藏于颞骨岩部,结构复杂,故又称迷路。按结构和功能分为前庭、半规管和耳蜗。从组织学上分骨迷路和膜迷路,骨迷路内有相应的膜迷路;膜迷路内有听觉感受器和位置觉感受器。前庭位于耳蜗和半规管之间,呈椭圆形,容纳椭圆囊和球囊。耳蜗位于前庭的前部,形似蜗牛壳。骨蜗管内有相应的膜蜗管,为听觉感受器。

二、耳生理

耳生理主要有两种功能,即听觉和位置平衡觉功能。

声音经两条途径传入内耳,一是通过鼓膜和听骨链(即空气传导),二是通过颅骨(即骨传导)。生理状态下以空气传导为主。声波传导过程图示见图 20-1。

平衡是使身体在空间保持适宜位置的必要前提,依赖于外周感受器对外界环境刺激的反应向中枢发出的神经冲动,通过一系列的反射性运动调整身体在空间中的位置,以达到体

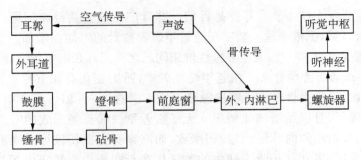

图 20-1　声波传导过程简示

态平衡。前庭神经上行到达前庭神经核,与小脑、眼外肌运动核、锥体外系、脊髓及自主神经系统有着广泛的联系,当体位变化产生刺激传到神经中枢时,可引起眼球、颈肌和四肢的肌反射以保持身体平衡。

三、耳部增龄性变化

1. **病理学变化**　随个体年龄的增加,耳出现一系列组织学和功能上的增龄性改变,并出现病理学特征。

(1) 外耳道退变:随着增龄,外耳道皮肤萎缩变薄,腺体退化。易出现耵聍栓塞,出现阻塞性听力障碍。外耳道皮肤干燥,抗感染能力差,易出现外耳道炎。

(2) 中耳退变:部分老年人中耳出现退行性改变,听骨链关节因长期摩擦而出现纤维素样渗出,空泡样变,关节囊变薄钙化,关节盘出现透明物沉着,关节腔狭窄,重者出现整个关节囊钙化,关节僵硬、融合、固定,出现传音性耳聋。

(3) 内耳退变:内耳听觉感受器(Corti 器)的毛细胞变性,支持细胞变性、萎缩,基底膜增厚、纤维化、钙化,透明样变,血管纹萎缩变薄,毛细血管减少,透明样变甚至闭塞。前庭器也出现血液循环障碍,血管病变,前庭感受器细胞、前庭神经节及传出纤维等部分存在神经元退变及数量减少。老年人听觉系统从外耳到大脑皮质的整个传导通路都存在衰退改变,出现感音神经性耳聋。

2. **病理生理学变化**　伴随耳组织学改变,老年人耳亦出现一系列功能性改变。表现为双耳缓慢进行性的听力减退,耳聋患病率升高;伴随年龄增加,内耳前庭及中枢血供不足,前庭等神经反应开始迟钝,老人出现眩晕等前庭病变表现,中枢性眩晕及周围性眩晕的发病率随年龄增加呈增高趋势;耳鸣的发病率在老年人群中也明显升高,有资料显示,65 岁老人耳鸣发生率达 33.7%,耳鸣伴耳聋者占 36.7%。

3. **听觉的老年性变化及临床意义**　听觉的老年性变化在临床上表现为老年性耳聋。老年性耳聋在老年人群中发病非常普遍。老年性耳聋的病理生理过程与内耳功能性老龄变化有关。老龄的进程受遗传因素决定,同时又受一些内在和环境因素的影响。从其他影响老龄改变的因素中区分正常年龄增长发挥的作用比较困难。年龄相关性耳聋可引起明显的生理、功能和精神健康紊乱。虽然听力降低可以通过佩戴助听器或者其他的辅助放大设备进行补救,但听力相关的健康恢复需要的远不仅仅是简单的对外部声音的放大。因此,只有更好地研究老龄化过程及老龄对听力功能影响,才能更好地改善老年人日常交流对听力的

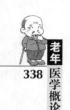

需求。

4. 老年性耳聋的流行病学　耳聋是目前一非常广泛的公共健康问题。在美国有超过2 800万的人患有耳聋,据推测这一数字正随老年患者数量的增加而增加。老年性耳聋占老年人群的25%,是老年人群中四大主要慢性健康问题之一。耳聋随年龄升高而显著增加。

5. 老年性耳聋的听力学特点　在老年性耳聋中,听力变化有如下特点:①低频听力缺失表现为年龄依赖性,且女性较男性听阈改变严重。②在4~8 kHz高频听力范围,听阈改变随年龄增加而降低,且起始听阈比例男女无显著差别。③低频形式的听力改变可能是由于血管纹(产生内耳电压的内耳组织)损伤所致,而高频听力损伤极可能同毛细胞功能紊乱有关。④有研究发现,男性高频听力缺失的数量优势与职业噪声暴露史相关。⑤老年性耳聋是以随年龄增加发生,从高频向低频发展的双侧听力敏感性降低为特点。⑥听力降低率是非线性且高度可变的,说明年龄相关性改变不是独立发生的,而是有其他因素共同参与的。这一可变性亦可作为老年性耳聋是复杂的基因和环境因素相互作用的病因学的间接证据。此外,外周和中枢听觉通路可能共同参与老年性耳聋的发生。

6. 老年性耳聋的危险因素

(1) 老年性耳聋的非遗传性因素:老年性耳聋与噪声、耳毒性药物、吸烟、高血压、高血脂等因素有关。现已发现一些环境和药物危险因素参与老年性耳聋的发病。目前对这些危险因素促进耳老龄化的发展是否具有特殊的病理过程仍不清楚。通常认为老年性耳聋的发病是各种生理性退化与环境因素、药物滥用和个体易感基因共同作用的结果。长期噪声暴露首先引起外毛细胞损伤,如果持续暴露,可导致内毛细胞损伤缺失。其他因素,如耳毒性物质、药物或食物均可影响老年性耳聋的易感性。

(2) 老年性耳聋的遗传因素:老年性耳聋具有家族发病和遗传倾向。有研究表明,遗传与老年性耳聋具有相关性。另有研究发现,基因与血管纹性耳聋(平坦型听力曲线)相关程度高于感应性耳聋(陡然的高频听力缺失)。迄今为止,大约40种类的耳聋相关基因已被克隆。这些基因分属于具有多种功能的不同基因家族,包括翻译因子、胞外基质分子、细胞骨架组分、离子通道和转运体。除此,所有参与耳蜗功能的大量基因可能是影响老年性耳聋发生的危险因素。

老年性耳聋的遗传研究已引起关注。随着人类基因组计划的完成,人类遗传变异图谱研究的拓展,寻找老年性耳聋易感基因的研究有广阔前景,并对老年性耳聋的预防和治疗有重要意义。

(章如新)

第二节　耳　聋

老年性耳聋(presbycusis)是一种因年龄增长及听觉器官衰退而致听觉功能障碍的耳科疾病。以感音神经性耳聋为主要临床表现;亦可伴有传音性耳聋,表现为混合性耳聋。>65岁老年人群中,约有40%的个体存在不同程度的听力减退。耳聋多发于老年人群,约占耳聋疾病的80%。

【病因与发病机制】 老年性耳聋的发病因素可能与外界因素和遗传因素有关。

1. **外界因素** 老年性耳聋相关外界因素主要与噪声环境、化学物质、耳毒性药物、嗜酒吸烟、不良饮食等有关。

(1) 噪声环境:噪声环境对耳蜗产生机械性和代谢性的损伤。实验研究发现,小鼠低龄时的噪声环境能增加小鼠高龄时的内耳易感性。

(2) 化学物质:化学物质如三氯乙烯、苯乙烯及二甲苯等可引起老年性耳聋的发生。

(3) 药物因素:氨基糖苷类药物、顺铂及襻利尿剂等可能与该病的易感性有关。

(4) 不良嗜好:研究发现吸烟和饮酒可增加老年性耳聋的发生风险。

(5) 不良饮食:高脂肪、高胆固醇过多摄入,也是该病高危因素之一。

(6) 全身性疾病:全身性疾病如糖尿病、心血管疾病、骨质疏松症等,与老年性耳聋的发病存在正相关。

2. **遗传因素** 目前发现老年性耳聋相关基因仍较少。实验研究发现,小鼠的 10 号染色体 Ahl1(age-related hearing loss 1)基因突变可导致高鼠龄小鼠的高频听阈明显升高。位于小鼠 5 号染色体 Ahl2 基因和位于小鼠 17 号染色体的 Ahl3 基因也与该病的易感性相关。另外,某些基因表达水平的改变也参与老年性耳聋的发生,如 β_2 烟碱型乙酰胆碱受体基因表达下调及 5-羟色胺 β_2 受体表达水平升高都可促进老年性耳聋的发生。目前发现可能参与老年性耳聋发生的相关基因主要有 KFNA5、NAT2(N-乙酰转移酶 2)及 KCNQ4 基因等。

【病理生理学】 听力谱高频区听阈敏感性的下降是老年性耳聋发生的第一表现。这种改变多数发生于 >60 岁的人群。随着病情的进展,听阈升高逐渐向低频区偏移(图 20-2)。许多

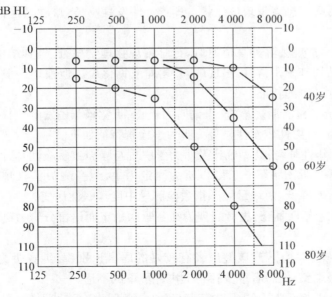

图 20-2 老年性耳聋进展过程(右耳)

患者存在基底膜外毛细胞减少,引起感音性老年性耳聋,这种改变与过量噪声刺激引起的耳聋相似。感音性老年性耳聋测听表现为高频听力缺失呈陡坡状,4 000 Hz 区域常存在切迹。

【病理】 根据 Schuknecht 实验室对颞骨光镜观察,按病理特征将老年性耳聋分为 6 类。

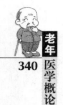
1. 感音性老年性耳聋　本型病理主要表现为耳蜗基底部螺旋器衰退。病变进展缓慢，可起始于中年甚至儿童。对言语频率的听力影响不明显。早期螺旋器内毛细胞出现轻度变形，继而以部分毛细胞和支持细胞消失，偶尔出现上皮细胞成堆状或全部消失而遗留一全裸的基底膜。

2. 神经元性老年性耳聋　病理表现为耳蜗神经元大量神经纤维损害及数量减少。

3. 代谢性/血管纹性老年性耳聋　该型是老年性耳聋中常见的一种。病理退变主要表现为血管纹板块萎缩性改变，以顶回部最为明显。血管纹表现出囊性结构的变化，偶见实质性沉淀物，伴血管3层细胞全部消失。血管纹的改变可影响内淋巴质量而造成全频率的听力损害。

4. 耳蜗传导性老年性耳聋　该型耳蜗结构或听神经无明显的形态学改变，而可见基底膜钙化，脂肪及胆固醇沉积及基底膜硬化。这种病理改变直接影响声波在耳蜗内传导的行波而出现耳聋。

5. 混合型老年性耳聋　患者同时表现为上述4种病理类型中的2种或多种。

6. 未定型性老年性耳聋　部分病例可无1~4型中的病理变化或光镜下无法分辨。

【临床表现】　老年性耳聋主要表现为双侧对称性高频听力缓慢进行性下降，有时可先为一侧性，随后成双侧性。在过度应激下，听力可大幅下降。偶然可在双耳听力进行性损伤的基础上，有一耳突然产生极其严重的听力减退。多数患者有持续性高频耳鸣，偶有伴发眩晕和平衡障碍。患者还出现语言识别能力下降，由此产生心理障碍。

【诊断与鉴别诊断】　老年性耳聋主要依据患者病史、物理检查、听力学检查等进行诊断。

1. 病史　老年性耳聋常静态发病，常表现为漏听，听力损伤可引起日常交流困难而降低生活质量。家属常先于患者发现该症状。耳聋常伴发耳鸣（需排除其他器质性疾病，如听神经瘤）。

2. 耳部检查　常规去除外耳道耵聍，行耳常规物理学检查，外耳结构应正常，耳郭皮肤粗糙、干瘪，鼓膜结构基本正常，可出现内陷、萎缩或钙化斑。但前述一般检查中的老年性改变不可视作老年性耳聋的特征。

3. 听力学检查　纯音听力检查、言语听力检查、听觉脑干诱发电位检查等。老年性耳聋听力下降以高频为主，男性较女性显著。听力学检查特征如下。

（1）感音性老年性耳聋：此型临床及听力学表现与噪声致感应性耳聋相似。主要表现为高调耳鸣和高频部分听阈下降。诊断以听力测定为主，纯音测听示双侧高频听力下降。可有中度的语言分辨率降低，短增量敏感指数检测呈中度耳蜗性病变。

（2）神经元性老年性耳聋：患者表现为纯音听阈稳定而语言分辨力进行性下降。音衰减试验可呈阳性。

（3）血管纹性老年性耳聋：该型患者有较好的语言识别率，纯音听力平坦或轻微下降。听力检测可有重振现象，但患者很少存在大声环境下的不适。

（4）耳蜗传导性老年性耳聋：从中年起渐重，两侧听力对称性下降，电测听图多以下降型为特征。

（5）混合型老年性耳聋：患者听力损失表现为前述几种类型的混合，如感觉性老年性聋和血管纹性老年性耳聋的混合，电测听力图上表现为附加在平坦听力图上的高频陡降的听力损失曲线。

依据患者的年龄、性别、病史及听力学检查可诊断老年性耳聋。但对某些年轻患者由听觉器官早衰老化等引起的感应性耳聋，其他类型神经性耳聋与老年性耳聋的鉴别诊断仍较困难。诊断老年性耳聋常需分析可能存在的其他衰老体征。

【治疗】

1. 使用助听器　耳聋不仅影响交流，同时严重影响患者的生活质量。老年患者使用助听器的效果可改善患者的听觉感受，提高生活质量。

2. 药物治疗　维生素 A、鱼肝油、维生素 E 等可能对老年性耳聋有缓解进展的作用；改善微循环的药物可提高内耳供血供养，改善听觉细胞的代谢。辅酶 A、辅酶 Q、ATP 及山莨菪碱(654-2)等药物可能对老年性耳聋有一定的治疗效果。

3. 中医药治疗　气血亏虚，耳失温养者选用八珍汤加减；气滞血瘀，经脉瘀痹者选通窍活血汤加减；肾精亏损，耳窍失养者选用耳聋左慈丸。

【预防】　老年性耳聋预防主要提倡健康饮食，多食易消化、补肾益脑、开窍益聪功能的食物；改善生活及工作环境，降低或消除环境噪声污染；放松心情，适当体育运动，避免精神紧张及情绪波动；避免使用耳毒性药物等。

（喻红之　胡　华　章如新）

第三节　耳　鸣

耳鸣是患者耳内或颅内有声音的主观感觉，但其体外环境中并无相应声源。耳鸣是听觉功能紊乱所致的一种常见症状，也是老年人的常见病症。轻者如飞蚊嗡嗡作响，间歇发作，休息或治疗后好转；重者如蝉鸣，或如潮水的波涛声，持续不断，十分扰人。美国一组资料报道，55～64 岁患病率为 9%，65～74 岁为 11%。我国的研究资料显示，>60 岁人群患病率为 33%，按此比例计算，我国有 3 900 万老年人患耳鸣。

【病因与发病机制】　耳鸣多由全身性疾病及心理问题所引起。耳源性即外耳、中耳、内耳及听觉中枢的功能发生障碍时出现耳鸣，如外耳道内的异物、肿瘤、颞颌关节疾患、听神经瘤、颅内外血管畸形、桥小脑角胆脂瘤等。全身性疾病引起的如血管系统、内分泌功能失调及肾脏疾病等。精神心理因素也是引起耳鸣的原因之一。耳鸣可与以下因素相关。①全身性疾病：如高血压、低血压、动脉硬化、高血脂、糖尿病的小血管并发症、微小血栓、颈椎病等使听觉系统(包括耳蜗和听觉中枢)的血供发生障碍。②内分泌失调(甲状腺、胰腺、垂体等)，影响耳蜗内、外淋巴液循环以及离子浓度发生变化。③神经退行性变(如脱髓鞘病变)、血管襻压迫、炎症(如病毒感染)、外伤、肿瘤(听神经瘤)、药物中毒等，引起听神经的绝缘性能下降。已经发现颈椎棘神经节与脑干的听核区有直接的神经通路联系，因此颈椎疾病可能通过这种神经通路影响听路。下颌关节病变引起的耳鸣机制可能类似于颈椎病。④自主神经功能紊乱、精神紧张、抑郁等神经精神疾病可以通过边缘、情感系统影响听觉中枢。

老年人耳鸣发病率较高，且随年龄增高而增高。有些老年人患耳鸣的时间较长。从青壮年开始耳鸣延续到老年，这些患者常有外伤，或使用过对听神经有毒性的药物，或有病毒感染、神经官能症等病史。另有部分老年人到老年时才患有耳鸣，他们大多有并存的全身性疾病,如高血压、高血脂、糖尿病、贫血、甲状腺功能异常、脑动脉硬化、偏头痛、颅内肿瘤、颈椎关节病、椎-基底动脉供血不足、多发性硬化、肾病、自身免疫性疾病、Paget 病、碘锌缺乏及神经官能症等。耳鸣可使患者出现一系列的心理障碍,这些心理障碍又可加重耳鸣,形成恶性循环,给患者带来苦恼,也影响治疗效果。

老年性耳鸣的发病机制尚不清楚,耳蜗毛细胞的损害可能是主要机制之一,此学说认为毛细胞的损伤可产生持久的去极化状态,继而引起神经元产生异常的自发性放电信号,这种异常的自发性放电会被大脑听觉皮质错误地感知而产生耳鸣。另外可能还有其他原因,听觉中枢特别是大脑皮质参与了耳鸣的产生与维持,外周病变(中耳、内耳)消除后,耳鸣仍可持续存在,特别是迷路切除或听神经切断后,部分患者仍有耳鸣,甚至原有的耳鸣加重,因此耳鸣可能原发于中枢(如中枢供血障碍、脑肿瘤、颅脑外伤、神经衰弱或神经外科术后)。对无法找到明确病因或去除病因后耳鸣仍持续存在的患者,听觉系统的重组(包括外周听觉系统重组及中枢听觉系统重组)可能起了重要的作用。

【临床表现】　耳鸣的音调可分为低调、中调、高调。外、中耳病变常引起低、中调耳鸣,内耳及中枢性耳鸣常为高调。有单调、复调、可变调。复调常提示有多个病变部位或病理过程;可变调的耳鸣常提示颈椎病。双侧同频率的耳鸣,感觉声音弥散在颅内称为颅鸣,提示耳鸣的部位可能在听觉中枢。老年人耳鸣多为高频,如蝉鸣、蚊叫、钟声等。耳鸣可能是耳本身的疾病,也可以是某些疾病的首发症状,如脑血管疾病就常以耳鸣开始。因此,耳鸣常在患有耳科、神经科、内科及外科疾病的患者中出现,可同时伴有眩晕、耳聋、耳鸣、头痛等症状。

耳鸣的时间特征:①根据病程,耳鸣可分为急性、亚急性、慢性耳鸣。3 个月之内发生的耳鸣为急性,病程 4 个月～1 年的为亚急性,病程＞1 年的为慢性。②间断、持续、阵发性耳鸣。许多正常人可以出现短暂的一过性耳鸣,提示短暂的内耳血管痉挛或听觉系统功能障碍。梅尼埃病的耳鸣与病情波动有关。

【实验室及其他检查】

1. **系统检查**　耳鸣患者应注意血压、心肺病变、神经系统及脑血管病变、肾病及内分泌疾病等,应进行相关疾病的检查。必要时可做血液学、红细胞沉降率、血液流变学、肝肾及甲状腺功能、血糖、血脂以及免疫学检查。

2. **耳鼻喉科检查**　尤其是耳科检查,包括耳郭、外耳道、乳突、鼓膜等部位的检查,以及鼓膜的活动度、鼓气耳镜加压后耳鸣变化情况等。另外,应做颈部检查,颞颌关节功能检查。

3. **心理学评价**　由于耳鸣与焦虑互为因果,故应对耳鸣患者作出心理学的评价,同时也应对耳鸣患者的性格进行了解。

4. **影像学检查**　必要时可做颞骨及颅脑 CT、MRI 检查。

5. **实验室检查**　包括听力学检查[纯音测听、声导抗、耳声发射、听觉脑干诱发电位和(或)多频稳态诱发电位等]、前庭功能检查、耳鸣测试(包括耳鸣响度、音调匹配测试、耳鸣掩蔽曲线图)。

【诊断与鉴别诊断】

1. **诊断**　耳鸣的临床诊断至少应包括以下内容。①听力评估:如正常听力、高频听力损失以及听力损失导致听觉交流障碍程度等;②部位与性质诊断:如分泌性中耳炎、蜗性病变及蜗后病变等;③诊断或诱因诊断:如噪声性、药物性、突发性耳聋及颅脑外伤后遗症等;

④心理素质诊断:如性格特征、心理承受能力及抑郁症、焦虑程度等。

2. 耳鸣参数的确定　①响度:响度指数分为 7 级,有助于医生及患者了解及评价耳鸣的变化情况。0 级:无耳鸣;1 级:耳鸣若有若无,极为轻微;2 级:响度轻微,但可肯定;3 级:中等响度;4 级:耳鸣声音较大;5 级:耳鸣声音很大;6 级:耳鸣声音极大,难以忍受。②部位:耳内(右耳或左耳,单侧或双侧),颅内(颅内部位明确或无法确定)。③时间特征:可为连续性、间断性,稳定或波动。④性质:是单一声音,或是两种或两种以上声音的复合声。⑤音调:低频声、中频声、高频声。⑥对患者生活的影响:可分无、轻、中、重,从中也可提示患者的心理状态。

【治疗】

1. 医学随访　有些老年患者耳鸣症状很轻,且持续时间很短暂,常被忽略,患者并不感受到干扰或痛苦。有些老年患者耳鸣史较长,开始感觉耳鸣较强,随着时间的推移,自己感觉已经适应,且耳鸣程度并未加重或已减轻,不影响日常生活和睡眠,经过必要的检查,未发现器质性疾病,这些患者不采取治疗措施,定期随访。

2. 耳部基本疾患的治疗　①外耳道耵聍附于鼓膜,耵聍取出后即症状消失;②外耳、中耳炎症导致耳鸣,通过炎症的控制可使耳鸣消失。③梅尼埃病的可逆期和迟发性内淋巴积水,通过限制盐的摄入,利尿剂、耳蜗血管扩张剂、钙离子拮抗剂、组胺衍生物的应用,随着疾病本身的好转,耳鸣也可得到控制。

3. 全身性疾病引起耳鸣的治疗　甲状腺功能异常、糖尿病、贫血、高血脂、血压异常、血黏滞度增加、自身免疫性疾病等均可引起耳鸣。

(1) 病因学治疗:原发疾病治愈,则耳鸣也随即消失。

(2) 维生素及微量元素辅助性治疗:老年性耳鸣多伴有维生素及微量元素缺乏,可适量补充维生素 B 类药物、维生素 E 及锌制剂等。

(3) 急性耳鸣(病程在 3 个月内):可采用扩血管药物、高压氧舱等治疗。

(4) 慢性耳鸣(病程超过 3 个月):采取综合治疗。

4. 药物治疗　减轻耳鸣影响的药物主要为抗焦虑药及抗抑郁药。氯硝西泮、卡马西平也可用于耳鸣的治疗。扑痫酮为抗癫痫药,当卡马西平无效时可试用此药。药物对耳鸣的治疗疗效尚不确定,且有一定的不良反应。老年患者用药剂量应严格控制,慎重使用。复方丹参注射液、川芎可能对耳鸣有一定的治疗效果。

5. 掩蔽治疗　掩蔽治疗是一种生理性的疗法,简便、安全、无明显不良反应,是适合老年患者治疗耳鸣的常用方法。掩蔽治疗是指通过外界给声来达到减轻或消除耳鸣的目的。在进行掩蔽治疗前需要对患者实行纯音测听以及耳鸣匹配检查,了解耳鸣的音调频率和响度;测定各频率能有效掩蔽耳鸣的最小响度——最小掩蔽阈。掩蔽治疗可以采用助听器、耳鸣掩蔽器或两者的联合装置。

6. 心理治疗　在愉快而轻松的心理状态下,大约有 1/3 的患者自觉耳鸣减轻;在抑郁的心情下,有半数的患者感到耳鸣加重。医生应该多给耳鸣患者(特别是因耳鸣带来极大痛苦的患者)耐心解释,减轻或消除他们的心理障碍。心理因素严重者则需心理医生治疗。

7. 生物反馈疗法　生物反馈是指把患者的生物状态或身体状态的某些信息反馈给他本人。生物反馈疗法是让患者根据反馈来的生理变化有意识地调整自身的功能状态从而达到缓解应激状态、放松全身肌肉张力的目的。

8. 习服治疗(retraining therapy)　习服治疗的原理是部分耳鸣的原发部位在听觉中枢,

而且慢性耳鸣有中枢化的趋势。因此治疗方法就是让中枢系统对耳鸣的敏感度下降乃至消失，即努力重建听觉系统的过滤功能，中止对耳鸣的听觉感受。习服治疗包括耳鸣不全掩蔽、松弛疗法、转移注意力以及心理咨询。国外采用类似于耳背式助听器的一种噪声仪发送各种频率的声音，也可以采用特制的光盘、收音机、磁带等进行训练以达到对耳鸣的适应习惯。习服治疗需要一定的强度和足够长的治疗时间。

9. 放松疗法　耳鸣会引起精神紧张反应，如神经质、过度兴奋、睡眠障碍等，可以通过放松疗法进行抑制。放松疗法可采用针灸、按摩、生物反馈等物理疗法，可分散患者的注意力，控制睡眠障碍及注意力过于集中的障碍。

（司徒慧如　章如新）

第四节　眩　　晕

眩晕是空间定向紊乱引起的一种运动错觉，主要表现为人体有一种不稳定感或平衡失调，感觉到头或周围环境在旋转或摇晃。眩晕是人群中一种较为常见的症状，随着年龄的增长其发作有上升趋势，在老年人中较为多见。老年性眩晕的发病率在 24% 左右，女性较男性更易发生眩晕。

老年性眩晕，是指＞60 岁老年人群中发作性眩晕及平衡功能障碍的一类疾病。它既是老年性前庭系退行性变的结果，也是一些老年性疾病的前庭系损害，又是许多易发于老年人的眩晕疾病的临床表现。临床表现可为眩晕、头晕或头昏，也可为平衡障碍。椎-基底动脉供血不足是老年性眩晕中最常见的病因之一。

【病因与发病机制】

1. 耳部疾病　外耳道异物或耵聍栓塞，尤其是豆类异物或耵聍块经水泡胀压迫外耳道后壁的迷走神经，经神经反射到前庭系统引发眩晕。气压性中耳炎、分泌性中耳炎、化脓性中耳炎、中耳及乳突肿瘤，均可引发眩晕。迷路瘘管、各种迷路炎、梅尼埃病、前庭神经元炎、突发性听力损失伴眩晕、位置性眩晕、迷路供血障碍也可引发眩晕。

2. 神经系统疾病　椎-基底动脉系统供血不足、桥小脑角占位病变、多发性硬化、眩晕性癫痫等。

3. 全身性疾病　血液病、糖尿病、出血性紫癜等引起迷路出血；高血压、低血压、高血脂、血管硬化、心脏病、结缔组织病等引起迷路供血障碍；代谢病、内分泌等引起内耳体液循环和代谢紊乱等；颈性疾病如颈肌扭伤、颈椎病等。

当一侧前庭感受器或前庭神经元受到刺激，不论引起反应属兴奋还是抑制，均会引起两侧前庭核群中的张力即兴奋性不平衡，这样的信息经有关中枢传入大脑皮质引起一种有一定方向和规律的"身体在运动"的错觉，就是眩晕。如果两侧前庭受到的刺激相同时，则不引起眩晕。前庭感受器受刺激后的反应传入各级前庭中枢，各级中枢又通过前庭传出系统对下级神经元起负反馈作用。因此，如疲劳、饥饿或某些药物（如酒精、巴比妥类药）令大脑皮质受到抑制，负反馈作用减弱，前庭反应会增强。眩晕的强度主要取决于双侧前庭核中兴奋性的差距和上级前庭中枢负反馈作用的强弱两方面的因素。

【病理】 前庭系统的结构和功能随着年龄的老化而改变。随着年龄的增加,血管硬化的程度加重,供应前庭系统的血液减少,前庭系统组织缺血而致功能障碍。前庭系统的退行性变及萎缩多开始于 50 岁时,表现为耳石器的钙沉着、耳石断裂及移行、前庭上皮包涵体处空泡出现、脂褐质蓄积、毛细胞丧失及萎缩、前庭神经纤维减少、前庭神经节细胞减少、突触变质、前庭核脂褐质蓄积、轴索变性、神经细胞膜内陷。

上述组织病理学的改变,导致前庭功能减退,闭眼时站立不稳,尤其是单腿站立时。冷热试验反应减低,旋转试验反应减退,姿势图检查异常。本体感觉也随着年龄增长而变化,周围神经的传导速度减慢,下肢关节的被动本体感觉减弱。老年人的视觉灵敏度下降,视觉对姿势的控制反应也减慢。中枢神经系统中的神经元之间突触及神经元数量减少,导致小脑脊髓反射及动眼反射过程变慢,老年人的感觉中枢对信息的处理能力也降低。

【临床表现】 前庭系统退行性变致眩晕为老年性迷路退行性变化的临床表现,如突然、短时发作性倾倒,起床时突发眩晕,行走时出现平衡失调。老年性退行性变致眩晕的可能原因为前庭感受器、机械感受器、视觉、皮肤、肌肉、关节等的感觉缺陷,及皮质神经元退行性变等功能减退所致,也即多为感觉性眩晕。此类眩晕特点主要以平衡失调为主。

发生于老年人的眩晕疾病有良性阵发性位置性眩晕、迷路炎、梅尼埃病、耳毒性药物中毒、耳硬化症、前庭神经炎、血管性眩晕等。

老年性病眩晕多见于脑血管病所致,尤其是椎-基底动脉供血不足或短暂性缺血发作。

【诊断与鉴别诊断】 ①病史:首先要对眩晕和全身系统疾病史进行分析,详细询问眩晕的性质特征、时程特征、伴发的耳蜗及神经系症状、以往的疾病史以及以往有无眩晕的发生、此次眩晕发作与以往发作的性质是否一致等。②前庭功能检查。③必要时行心脑血管及其他全身性检查,对各项结果进行综合分析。对于老年性眩晕首先要考虑是否有心脏血管方面的疾病,是否有椎-基底动脉供血不足。

【治疗】

1. 病因治疗 针对引起眩晕的病因进行治疗,治疗原发病,如高血压、颈椎病、冠状动脉供血不足等。

2. 药物治疗 ①镇静药:如茶苯海明(晕海宁)、盐酸氯丙嗪;②血管扩张药:如山莨菪碱(654-2)等;③降低血黏度药:如丹参、川芎等;④神经营养药:如维生素 A、维生素 B 等。在用药时要慎重,药物不宜过量,以免发生不良反应。

3. 其他 平衡康复治疗,前庭功能锻炼。急性期需卧床休息,防止摔倒。对症处理:如伴有恶心、呕吐则做相应的处理。注意低钠、低脂饮食。忌烟酒,避免刺激性食物。

(王 沁 章如新)

第二十一章

老年皮肤疾病

　　皮肤是保护机体的第一道防线,就面积和重量而言,皮肤是人体最大的器官,在抗衰老研究中,朝向"驻颜有术"和"年既老而不衰"的方向努力,确实任重道远、形势逼人。

第一节　皮肤衰老及干预

一、皮肤老化分型

　　皮肤年代老化(intrinsic aging):也称固有性老化、慢性老化、自然老化等。皮肤组织学、功能和临床发生改变,且随增龄而出现在整体表面皮肤上,其中部分受遗传基因制约,其功能包括表皮转换率,真皮化学物质的清除,表皮细胞及成分构成,体温调节,外伤愈合的上皮形成率,机械屏障保护作用,免疫应答,温、触、痛觉,汗腺及皮脂的分泌,维生素 D 的合成能力,血管的反应性及流变学改变等。

　　皮肤光照老化(photoaging):外源性环境因素中,以日光照射最为显著,其中紫外线(UVR)尤以中波紫外线(UVB)及长波紫外线(UVA)对暴露部位皮肤的刺激,使之在固有性老化的基础上,叠加出现颇具特征的光老化,且有早期、中度、重度的不同类型。

二、皮肤组织形态的变化

　　老年人皮肤干燥、粗糙,可见鳞屑、皱纹增加、皮肤松弛、弹性减退、色素增加乃至萎缩、角化斑出现等。首先发现皮沟变浅,皮嵴变宽,构型虽然存在但不规则。曝光处构型消失明显,表皮变薄,表皮和真皮交界处界面变平等。

　　1. 表皮(epidermis)

　　角质层(stratum corneum):厚度虽无改变,但其含水量和黏着性下降。临床表现为干燥和粗糙。

　　角朊细胞(keratinocyte):随着增龄,其厚度略有减少,但系渐进性,男性从 20～30 岁已开始,女性则开始于绝经期。

　　黑素细胞(melanocyte):占表皮细胞的 2%～4%,具有酶活性的黑素细胞量每 10 年约递减 10%～20%。

　　郎格汉斯细胞(Langerhans' cell, LC):占表皮细胞的 1%～2%,为人体第一道免疫监视系统,来源于骨髓,老年人大约减少 40%。

基底膜(basement membrane):表皮和真皮接触面积与年龄呈负相关,21~40 岁时约为 2.6/mm²,而 61~80 岁时则减为 1.9/mm²,即表皮和真皮之间的衔接变弱。

2. 真皮(dermis) 真皮体积可减少 20% 左右。

胶原纤维(collagen fiber):胶原纤维网致密,胶原束变直,交织排列较疏松,部分纤维束有散开现象。

弹力纤维(elastic fiber):真皮乳突弹力纤维增加、变粗,部分聚集或缠结在一起。网状层内弹力纤维增粗。真皮上部有嗜碱性变。

成纤维细胞(fibroblast):形态变小,数目减少。

肥大细胞(mast cell):数目减少约 50%。

血管(blood vessel):数目减少约 30%,毛细血管缩短。

神经成分(neural element):压觉和触觉神经纤维减少约 1/3,且粗细和结构不规则。触盘和游离神经末梢改变少。

脂肪(fat):皮下脂肪减少。

3. 皮肤附属器(appendage)

汗腺(sweat gland):小汗腺减少约 15%,大汗腺数目未变。大小汗腺分泌细胞中脂褐素(lipofuscin)沉积增多,其功能减退。

皮脂腺(sebaceous gland):分泌功能减少 40%~60%,然而皮脂腺却增生,腺体、导管和管腔增大。

发(hair):头发灰白稀少,生长速度减慢,发中黑素细胞可完全缺如,或虽存在但细胞质中大量空泡。

甲(nail):生长缓慢,甲板变脆,出现条状纵嵴。

三、皮肤功能的衰减

1. 生理学

表皮更替速率:青年人表皮更换时间为 28 天,而 70 岁约较 30 岁降低 50%,角质层更换延迟约 100%,甲生长率减慢 30%~50%。

皮肤修复率:包括皮肤创伤愈合,再生修复,紫外线损伤和 DNA 受损后修复均有所下降,角质层修复也明显延长,>75 岁老人皮肤修复时间为 25 岁时的 2 倍。

药物的经皮吸收:与药物结构有关。

其他:老年人皮肤对损伤的反应、屏障作用、清除化学物速率、感觉功能、血管反应性、体温调节、碱性中和力以及出汗、皮脂腺分泌能力均有所下降。

2. 生物化学 胶原交联增加,可溶性与不可溶性胶原比例减少,弹力纤维交联和钙化增加,脯氨酸和赖氨酸羟化酶活力降低。随着增龄,表皮产生维生素 D 能力下降。

3. 生物物理学 胶原纤维抗张力强度增加,出现异常交联以及纤维变直,更难伸展,主要归因于与衰老有关的组氨酸、丙氨酸交联增加。同时非酶糖化的增多也是原因之一。角质层变应力减退,承受机械应力减弱,更易发生皲裂。

4. 免疫学 郎格汉斯细胞能分泌表皮细胞衍生的胸腺细胞活化因子(epidermal cell-derived thymocyte activating factor, ETAF)并能激活 T 细胞。郎格汉斯细胞数量减少,T 细胞也随之减少,再加老年时白细胞介素-2(IL-2)的产生也减少,因而导致免疫力功能下降。

至于老年人皮肤的其他细胞免疫功能,如对移植物排斥、抗感染能力、T辅助细胞活力及T细胞生长因子的产生功能均下降。

四、中医中药抗衰老研究摘要

1. 肾虚衰老论研究　"肾气盛则寿延,肾气衰则寿夭","肾为先天之本,脾为后天之本"。补肾益脾之方,主要药物为枸杞子、益智仁、女贞子、人参、菟丝子、茯苓、五味子、党参、白术、补骨脂等。

以右归丸(《景岳全书》)为例,系补肾阳之代表方。据研究具有多种抗衰老作用,从22例肾阳虚治疗中,显示男性可提高血清睾酮和降低血清雌激素水平,女性患者血清雌二醇水平得到提高。

2. 脾虚为主衰老学说的探索　根据中医胃主受纳、脾主运化为气血生化之源的理论。中医脾胃并非限于消化系统,还包括神经、内分泌、免疫、能量代谢、核酸蛋白质代谢等多系统多功能在内。研究中已发现许多单味中药,经方、时方的复方制剂确具抗衰老的有效作用,值得深入研究。

五、防治皮肤衰老研究的若干进展

1. 推荐制剂　光老化概念取得共识后,预防晒伤和皮肤老化的研究应运而生。目前多推荐物理和化学遮光剂的复合制剂,其日晒防护系数(SPF),一般SPF 8~15即可。关于湿润剂与抗氧剂的研究也取得进展。

2. α-羟基酸(α-hydroxy acid, AHAS)　又称果酸,它可使角化过度正常化,还可能促进皮肤细胞再生,亦可增加表皮厚度和真皮黏多糖和透明质酸酶含量,使胶原形成增加,从而改善光老化。光老化老年人平均接受AHAS治疗6个月后皮肤厚度增加25%。

3. 维A酸(维甲酸,retinoic acid, retinoid)　尤其是全反式维A酸(all-trans retinoic acid, at RA)外用,近20年来取得令人瞩目的进展。

4. 抗氧剂(antioxidant)　用于自由基的清除,如维生素A、维生素E、维生素C、半胱氨酸、谷胱甘肽等。实验证明,抗氧化辅酶Q10局部应用可提高表皮的抗氧化能力以预防衰老。

5. 5-氟尿嘧啶(5-fluorouracil, 5-FU)　可用于治疗光化性角化斑以及暴露于日光下引起的皮肤改变。

6. 其他　属皮肤外科范畴的治疗尚有化学剥脱(chemical peeling)、激光治疗(laser therapy)、充填疗法(augmentation)、皮肤削磨术(dermabrasion)等。

(何芳德)

第二节　瘙痒症

老年皮肤瘙痒症(pruritus senilis),中医称为"诸痒"、"痒风"、"风痒"等。"遍身瘙痒,并无疮疗,搔之不止",就是指仅有皮肤瘙痒,而无原发损害的常见皮肤病。2/3 老人都有瘙痒的体会,但患老年瘙痒症者约占老人的 1/10。据调查,北京地区发病率为 10.4%,上海地区为 9.91%。同济医科大学报道,13% 的住院老人有瘙痒症。

【病因与发病机制】 除一般引起炎症性皮肤瘙痒的化学介质,如组胺、5-羟色胺、前列腺素、IL-2 等外,瘙痒的发生与随老化而来的皮肤改变有关。如皮肤屏障功能的改变,包括表皮中角质透明蛋白颗粒形成减少,皮肤表面水合作用减少,角质层脂质也有减少,角质屏障作用修复缓慢。此外,皮肤中少量纤细传入纤维的局限性兴奋、中枢抑制性神经元的异常变化以及类阿片性肽能通路可能在非炎性致痒中起一定作用。据报道,有 10%～50% 瘙痒症为系统性疾病的表现,如糖尿病、肾衰竭可致瘙痒。胆汁郁积、黄疸患者 20%～25% 伴发瘙痒症。30%～50% 的红细胞增多症和 20% 霍奇金淋巴瘤患者伴有瘙痒症。尚有神经精神因素诱发瘙痒的许多病例。泛发性瘙痒症亦可见于干燥综合征、类风湿关节炎、风湿热等自身免疫性疾病以及习惯性便秘等患者。总之病因复杂,也可能是复合因素导致。当然确有部分患者的病因不明,谓之特发性。

【临床表现】

1. 泛发性瘙痒症(pruritus universal) 常由一处开始,逐渐扩延,甚至可遍布全身,如常见的冬令瘙痒症(winter itch),与皮脂缺乏有关。

应因人而异查清致病的内外因素。如某病房一时间老年瘙痒症频发,归因于病床新近统一换用含化纤成分的被里。

2. 局限性瘙痒症(pruritus localis)

阴囊瘙痒症(pruritus scroti)可扩展到阴茎根部,往往伴有阴囊血管角皮瘤,或有股部的浅部真菌感染等。

女阴瘙痒症(pruritus vulvae)多见于大阴唇,近有研究发现很多属于接触性过敏因素,有斑贴和皮肤划痕证明。

肛门瘙痒症(pruritus ani),中医称谷道痒,一般局限于肛门及其周围皮肤,多由痔疮、肛裂、蛲虫所致,也要注意去除浅部真菌感染的外因。

【诊断与鉴别诊断】 仅有瘙痒症状而无原发损害,就可排除瘙痒性皮肤病(炎性和非炎性)的可能。

泛发性瘙痒症,要寻找全身性系统性疾病的因素,需要结合实验室检查:血、尿、粪三大常规,肝、肾功能及血糖等。

局限性瘙痒,除外虱病可找到其成虫或虫卵。疥疮则注意指缝,特征性隧道,疥疮结节,集体发病史,并可找到疥虫或虫卵。

【治疗】 治疗原发疾病,排除诱因,镇静止痒,中西医结合,全身治疗和局部治疗相结合。

抗组胺药物选用,第 1 代、第 2 代药物的合并应用,或与 H_2 受体拮抗剂合用。瘙痒剧烈者可考虑封闭疗法,对老年患者可短期采用性激素治疗,注意禁忌证。

局部对症,合理应用皮质类固醇的单方或复方。

中医辨证施治,选用养血润肤、疏风止痒、祛风利湿的中药。

(何芳德)

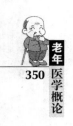

第三节 带状疱疹

带状疱疹(herpes zoster, shingles, H. Z, 缠腰火丹,蛇丹,俗称蜘蛛疮)是由水痘-带状疱疹病毒(varicella - zoster virus，VZV)引起的急性疱疹性皮肤病,其特征为簇集性水疱沿身体一侧神经呈带状分布,有神经痛和局部淋巴结肿大,有自限病程,愈后复发较少。

其发病率在青少年和成人为 0.1%～0.2%，>80 岁老人为其 10 倍。病程也随增龄而延长。神经痛也随增龄而增多,一般<40 岁伴发神经痛者为 1/10,>60 岁患者则超过 50%。

【病因与发病机制】 VZV 为疱疹病毒,有亲神经和皮肤的特征,在不同免疫力的人群中,可引起两种独立的临床疾病即水痘或带状疱疹。当 VZV 侵入人体后,即进入皮肤感觉神经末梢,且沿脊髓后根或三叉神经节的神经纤维向中心移动,持久地以一种潜伏的形式长期存于脊神经或脑神经感觉神经节的神经元中,平时不产生症状,一旦机体的免疫力削弱,潜伏的病毒可再次活动,生长繁殖,使受侵犯的神经发炎导致神经痛,同时再活动的病毒从 1 个或邻近的几个神经节沿相应的感觉神经纤维传播到其分布的皮肤而发疹。近年有报道病毒疫苗的研制和探讨疱疹后神经痛的病因分析研究,以冀解决疱疹后神经痛的难题。

【临床表现】 发疹前常有轻度全身症状,将发疹的部位往往先有疼或痒感或皮肤感觉过敏,而以神经痛为突出。多数于神经痛后 1～4 天发疹,其中约 3% 可无自觉症状。皮损表现为红斑、丘疹、丘疱疹、疱疹。自限病程为 2～3 周,老年人为 3～4 周。

其皮疹分布的区域,最多累及的是胸神经分布的皮节,约占 57%;其次是脑神经(20%,最常见为三叉神经单支),腰神经(15%),骶神经(5%),颈神经(不足 5%)分布的皮节。

侵犯三叉神经上支者,有损害视力和眼球的风险。当膝状神经节受累,影响面神经的运动部位,可产生周围性面瘫,侵及面神经的上颌或下颌分支的带状疱疹,可出现口腔损害,侵犯骶 2 或骶 3 皮节的带状疱疹,也可出现阴部损害。

特殊严重类型带状疱疹,如坏疽性、出血性、大疱性等,应探讨原因,如机体免疫功能,体内有无恶性病灶,排除人类免疫缺陷病毒(HIV)感染等。

至于双侧分布和播散型疱疹的 H. Z,极为罕见。

【组织病理】 主要变化见于神经及皮肤,受累神经节在显微镜下细胞核内有嗜伊红包涵体(Lipchuetz 小体)。变性的改变可从受累的神经节沿感觉神经扩展到皮肤。

疱疹位于表皮深部,呈多房性,内含透明浆液,疱内及其边缘可见膨大的气球状细胞,由棘细胞发生变性而成。疱疹周围水肿,乳头肿胀,毛细血管扩张,周围有炎症细胞浸润。疱疹内上皮细胞或变性细胞核中可发现嗜伊红核内包涵体。

【诊断与鉴别诊断】 根据皮疹单侧分布、带状排列、红斑基础上群集小疱疹且伴有明显的神经痛等临床表现易于诊断。但对发疹前或无疱疹型带状疱疹,需与肋间神经痛、心绞痛、急性阑尾炎等相鉴别。

【治疗】

1. 抗病毒药物 常规应用阿昔洛韦(aciclovir)0.2 g,每 4 小时 1 次;每日 5 mg/kg 静脉滴注,每 8 小时 1 次,临床证明有效。目前多用其前体药:伐昔洛韦(valaciclovir)300 mg,每日 3 次,共 10 天。以剂量提高为宜,但应低于文献推荐的剂量。局部治疗以抗病毒和预防细菌继发感染为治则。

2. 免疫调节剂 如干扰素(IFN-α)和重组干扰素 α-2b,适用于免疫功能低下的老人。胸腺素包括胸腺素或胸腺素-α₁,均可选用。

3. 皮质类固醇激素的应用 应权衡利弊,趋利避害,且用于严重类型的早期,但必须与抗病毒药物联合应用。

4. 中医中药治疗 总的治疗原则是利湿解毒,通络止痛。湿热困阻者用利湿解毒汤;湿毒火盛者用龙胆泻肝汤加减;气滞血瘀者用疏肝化瘀止痛汤。

5. 其他 疼痛症状严重者,慎选止痛药物:非甾体抗炎药物如吲哚美辛、布洛芬等;抗癫痫药如卡马西平;抗抑郁药如阿米替林;阿片类如曲马朵(人工合成的中枢神经止痛剂)等。

(何芳德)

第四节 大疱性类天疱疮

大疱性类天疱疮(bullous pemphigoid,BP)是以好发于老年人表皮下的张力性大疱为特征的自身免疫性疾病。大部分患者发病年龄>60 岁,尚未见有性别、种族差异。法国和德国研究发现,其发病率约为每年 7/百万。如能早期诊断,及时治疗,预后良好。由于我国人口寿命越来越长,此病发病人数逐渐增多,应认真对待。

【病因与发病机制】 一般认为是自身免疫性疾病,直接免疫荧光(DIF)发现在皮损周围皮肤基底膜有线状的 C3 和 IgG 沉积。间接免疫(IIF)荧光发现 70%～85% 的 BP 患者血清有抗基底膜带的 IgG 循环抗体,相当多的患者也有抗基底膜带的 IgE 抗体,损害周围存在大量嗜酸性粒细胞及脱颗粒现象,因此有可能 I 型变态反应参与皮损形成。

目前认为,BP 损害形成的机制可能是抗体结合于 BP 抗原,从而激活了补体经典途径,也同时激活了 C3 放大机制,激活的补体成分引起白细胞趋化反应和肥大细胞脱颗粒,肥大细胞产物引起嗜酸性粒细胞的趋化反应,最后白细胞和肥大细胞释放的蛋白酶导致真、表皮分离。某些药物也可引起 BP。

【临床表现】 基本损害为正常皮肤或红斑基底上发生紧张性大疱或水疱,呈半球形,直径数厘米,最大可达 7 cm。

好发于腹部、大腿前内侧,Nikolsky 征阴性。疱破后形成糜烂,但愈合迅速。10%～35% 出现口腔黏膜受累,尤其是颊黏膜,有完整水疱。

临床变型有局限性 BP,汗疱疹样类天疱疮,小疱性类天疱疮,增殖性类天疱疮,结节性类天疱疮,红皮病性 BP。

【组织病理】 以取水肿性红斑处活检最有价值。特征性改变是表皮与真皮分离,形成表皮下水疱。早期疱壁表皮细胞一般无明显变化,后因受压力而变薄,更久则坏死。真皮乳头早期即有水肿,小血管周围炎症细胞浸润。炎症细胞以单核细胞、嗜酸性粒细胞为主,或有少许中性细胞。浸润细胞扩展至整个乳头时,可在疱疹周围乳头顶部出现嗜酸性微脓疡。

【免疫病理】 ①取患者末梢血做 IIF,以正常人皮肤、猴食管或豚鼠食管作底物,大部分患者血中有抗表皮基底膜带的 IgG 抗体。②取皮损周围皮肤做 DIF,示基底膜带有 IgG 和

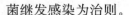

（或）C3 沉积所致的带状荧光。

【实验室及其他检查】 半数以上患者血清 IgE 升高，并且与 IgG 抗基底膜带抗体的滴度一致，IgE 抗体水平与瘙痒程度相关。周围血嗜酸性粒细胞明显增高。血细胞沉降率增快，血清白蛋白下降。

【诊断与鉴别诊断】

1. 诊断　诊断根据好发于老年人，红斑或正常皮肤上有张力性大疱，疱壁紧张不易破裂，Nikolsky 征阴性；黏膜损害少而轻微；病理变化为表皮下水疱，基底膜带有 IgG 和 C3 呈线状沉积，血清中有抗基底膜带自身抗体。

2. 鉴别诊断

（1）获得性大疱性表皮松解症（epidermolysis bullosa acquisita，EBA）：因 BP 与 EBA 有许多共同点：老年发病；张力性大疱；病理为表皮下疱；DIF 为基底细胞膜带 IgG 或 C3 沉积。不同的是 EBA 皮疹好发于受摩擦，外伤的肢端及肘、膝关节伸侧。最可靠的鉴别是活检皮肤的 DIF。BP 是荧光染色在皮肤表皮侧，EBA 则在真皮侧，因为 BP 的抗原 BPAg2 位于基底膜的透明板，而 EBA 的抗原Ⅶ型胶原位于基底膜的致密板下带。

（2）天疱疮（pemphigus）：天疱疮为表皮内疱，疱壁薄、松弛、Nikolsky 征阳性，DIF 示表皮棘细胞间荧光。

（3）疱疹样皮炎（dermatitis herpetiformis）、线状 IgA 大疱性皮肤病（linear IgA bullous dermatosis，LABD）：均为表皮下疱，疱壁厚，张力性均好发于中青年，DIF 示 IgA 基底膜带的沉积。

【治疗】

1. 一般疗法　应用高蛋白饮食及多种维生素等；按皮肤科外用药原则处理皮肤损害，减轻症状，促进愈合，防止细菌继发感染；避免可能致敏药物和发现合并疾病及内脏恶性肿瘤。

2. 皮质激素　是目前治疗本病的首选药物，一般首次每日口服泼尼松 30～40 mg。严重时可加量或应用冲击疗法，病情稳定后阶梯式减药以免反跳和复发。

3. 免疫抑制药物　硫唑嘌呤或环磷酰胺。

4. 局部对症处理　疱疹初发时可用复方皮质类固醇乳膏，疱疹破损或遗留糜烂，结痂之际应注意防止细菌继发感染。

5. 中医中药治疗　治疗原则为清热利湿解毒，健脾渗湿，养阴利气，生津润燥。酌加补气、滋阴、理脾补肾之品。中药雷公藤制剂对部分病例有效。

6. 其他　①氨苯砜对部分病例有效，100～150 mg/d。②米诺环素 100～150 mg/d，烟酰胺 1.5～2 g/d，分次口服。③大剂量丙种球蛋白静脉冲击疗法，每日 400 mg/kg，每月 3～5 天。

（何芳德）

第二十二章

老年口腔疾病

第一节 概　述

老年口腔医学是以老年人为主要对象,研究老年口腔颌面部衰老的生理、病理变化和以研究防治老年口腔疾病为主要内容的一门学科。

老年口腔医学和老年医学最先都是从欧洲和美国发展起来的,还成立有老年牙科协会和研究所。欧美各国的牙医学院或口腔医学院还先后开设了老年牙医学课程。在我国,20世纪80年代后期老年口腔医学也迅速发展起来了。

【口腔颌面部增龄性变化的特点】

1. 皮肤的变化

(1) 皮肤松弛、皱纹增加:一般50～60岁以后,由于皮下脂肪减少,体内结合水减少,引起皮下组织的组织学改变。如弹力纤维变性、胶原物质变硬,致使颌面部皮肤松弛,弹力下降,出现皱纹。

(2) 色泽变化:由于汗腺、皮脂腺的萎缩及分泌减少,出现皮肤干燥、粗糙,失去光泽。此外,由于皮肤功能性黑素细胞逐渐减少,其他的色素细胞代偿性增生,在颜面可形成边缘清楚、大小不等的暗褐色斑,称为老年斑。

2. 肌肉的变化　老年时期肌组织细胞的体积随年龄增加而明显下降,肌细胞结构变化很大,每个运动单元的毛细血管密度下降,肌收缩时间、潜伏期和舒张期延长,表现为肌组织松弛、收缩无力、咀嚼力下降、表情肌反应迟钝。

3. 颌骨的变化　由于老年人骨吸收超过骨形成,表现为牙槽骨吸收、牙槽窝变浅窄、骨小梁减少、骨密度下降、骨皮质变薄等,其中牙槽骨的吸收尤为明显,可导致牙根暴露、牙移动。

无牙颌的下颌支与体部都变得较窄,下颌角变得更钝,给口腔义齿修复带来困难。

4. 牙与牙列的变化

(1) 磨耗:随着年龄的增长,咬合面和邻面开始磨耗,牙冠表面的牙尖、嵴等由于磨耗而降低,沟窝变浅,甚至消失,牙冠高度降低,颌间垂直距离缩小。严重者可由于牙本质过度磨耗而引起牙髓病或根尖周病。

(2) 牙根部分暴露:老年人牙龈萎缩,可致近牙颈部的牙根逐渐暴露,易患根面龋。另外,牙槽骨吸收或牙磨耗后代偿性萌生,也可引起牙根暴露,严重者可使牙松动、脱落。

(3) 牙列缺损或缺失:由于龋病、牙周病及衰老等原因造成牙列缺损或缺失,影响咀嚼及发声。

(4) 牙釉质颜色变暗:牙釉质本身色素含量随年龄增加而增加,使其原有的半透明度逐步降低。

(5) 牙本质厚度增加:主要由继发性或修复性牙本质形成所致。已形成的牙本质,其牙本质小管内造牙本质细胞突周围的钙盐沉着,使牙本质小管阻塞,折光率改变,这些变化可使牙的颜色逐渐呈灰黄色。

(6) 牙骨质的变化:牙骨质随年龄增加而不断沉积。

(7) 髓腔与牙髓的变化:继发性牙本质的沉积,使髓腔的体积逐渐缩小,髓腔低平,根管变细,根尖孔缩小。另外,牙髓血供逐渐下降,进入根尖孔的动脉数量明显减少,致使牙髓组织萎缩、纤维组织逐渐增加,而细胞成分逐渐减少。

5. 黏膜与牙周组织的变化 口腔黏膜上皮细胞层和角化层变薄,使黏膜光滑、干燥,黏膜弹性降低,舌黏膜萎缩,舌乳头及味蕾减少、萎缩,导致味觉不同程度退化;牙龈退缩、龈乳头亦退缩,邻间隙暴露,易形成食物嵌塞。

6. 唾液腺腺体萎缩 唾液腺细胞数量减少,纤维成分增加,唾液分泌量减少,致口腔自洁作用差,口腔卫生状况下降。

【我国老年口腔疾病的概况】

1. 老年有牙人群中牙体、牙周病的患病率随增龄而增加 有学者统计,170万人的总患龋率为 37.3%,龋均为 2.47 只,但老年人患龋率更高,高达 83.9%,龋均达 4.62 只(表 22-1)。

表 22-1 上海、北京、成都、武汉 4 349 名老年人患龋情况

地区	受检人数	患龋率(%)	龋 均(只)
上海	955	75.9	3.12
北京	1 611	76.3	3.52
成都	926	78.16	3.49
武汉	827	83.9	4.62

牙周病患病情况也随增龄而增加,<30 岁牙周病的患病率约 10%,而>60 岁的老年人可高达 80%。

2. 口腔的黏膜病、肿瘤和自身免疫病是老年常见口腔疾病 据上海第九人民医院口腔黏膜病门诊 5 820 例的统计,>60 岁患者有 663 例,占 11.34%。在老年人群中最常见的口腔黏膜病为白斑。老年人在口腔颌面部恶性肿瘤中所占的比例约为 1/3,其中口腔鳞癌的高发年龄为 60~69 岁。自身免疫病中的舍格伦综合征(Sjögren syndrome)好发于老年前期和老年期,约 60%的病例发生在此时期。

3. 失牙率高,义齿修复率低 牙缺失一直被视为老年人的特征之一,根据我国各地区老年缺牙的调查,几乎很少见到老年人有完整牙列。综合我国四大城市 2 909 名老年人的缺牙情况见表 22-2。大约只有 55%的老年人进行缺失牙修复。

表 22－2　我国部分地区 2 909 名老年人缺牙情况的调查资料

地区	受检人数	失牙率（%）	平均失牙数（只）	全口失牙率（%）
上海	955	82.3	13.6	20.2
北京	728	77.0	8.5	15.1
成都	926	95.2	14.2	19.7
武汉	300	80.1	14.8	14.6

（周伟德　解耀邦）

第二节　牙体疾病

老年人牙体疾病包括牙体硬组织疾病、牙髓和根尖周围组织病。牙体硬组织疾病又分为龋病和非龋性牙体硬组织疾病。

老年人龋病

龋病是在以细菌为主的多种因素影响下，牙齿硬组织发生慢性进行性破坏的一种疾病。

【老年人冠龋和老年人根龋的发病情况】　冠龋指发生于牙齿冠部的龋齿，老年人冠龋患病率高于中青年人。我国第 2 次口腔健康流行病学抽样调查（1995）的结果显示，＞65 岁人口患龋率为 64.75%，高于中年（33～44 岁）的 56.29%，也高于青年人（15 岁）的 52.43%。

根龋是指发生于牙齿根部上的龋齿。随着年龄增加，牙龈逐渐退缩，根部牙骨质或牙本质暴露，在口腔卫生不良的情况下，牙根面容易堆积菌斑，导致根面龋。我国第 2 次口腔健康流行病学抽样调查（1995）的结果显示，65～74 岁年龄组患根龋率为 17.92%。美国的一项调查发现，＞65 岁老年人中，男性 61.5%、女性 64.29% 有 1 个以上的根龋。

【老年人龋病的组织病理学特点】

1. 老年人冠龋　众所周知，牙菌斑为龋病发生的始动因子。菌斑中的产酸菌利用糖所产的酸，尤其是有机酸对牙更具侵袭力。菌斑中 pH 呈周期性地变化，使菌斑与牙表面之间发生脱矿和再矿化，如果在相当长时间内脱矿过程占优势，则牙中的无机物如钙、磷逐渐丢失，遂发生龋。由于脱矿而致多孔性增加使光泽的半透明釉质变为白垩色的龋斑。老年人常因口腔中一些着色物质被釉质摄取而致早期龋呈现浅棕或黑色。由于唾液的冲洗和钙、磷的沉积，可由活动龋变为静止龋。这种黑色的釉质龋损的磨片显示一个特征的三角形病损，三角形的尖头对着釉牙本质界。另一特征为在病损内部，广泛的脱矿区与较高的矿物质区相混合，向釉牙本质界蔓延的釉质龋患牙的牙髓牙本质器亦有些变化，相应的牙本质有脱矿区，部分牙本质小管发生硬化，相应部分的牙髓中有相当宽度的反应性牙本质带。

2. 老年人根龋　牙根面比牙冠部对机械性和化学性的损伤更敏感。冠部成熟的牙釉质所含的有机物质仅占其重量的 0.4%～0.8%，而根部牙骨质和牙本质所含的有机物质却占其重量的 30%，表明根部的有机物质比冠部高很多，因此根龋的形成过程与冠龋的主要不同在于有机基质的降解和丢失，具体表现为胶原蛋白和非胶原蛋白的水解。这种渐进性的有机基质的降解,是根龋形成的重要病理特征。在早期根龋的显微放射图像中可看到,病损局部的表层呈 X 线阻射区,而表层下为透射区。在透射电镜下可看到,牙骨质中磷灰石晶体溶解,有许多细菌在基质内,表明根龋的发生过程先是牙骨质中无机物质的脱失,然后是基质蛋白的水解。有学者指出,牙骨质脱矿过程是可逆的。如在周围环境中有氟化物质存在,脱矿速度可减慢甚至静止,但当基质出现破坏时,则病损的发展不可逆,终使根面出现龋。能使脱矿后的基质降解的蛋白酶可来自根面菌斑中致龋的产酸菌、龈沟液内的牙周致病菌,也可来自唾液中的蛋白酶或牙本质的内源性蛋白酶。

【临床表现】

1. 老年人冠龋 老年人由于咬合面多已被磨损,牙面上菌斑难以堆积,故较少见窝沟龋,而两牙邻接面靠牙颈部的冠龋,是老年人口腔中常见的龋病类型。老年人牙龈乳头萎缩,易食物嵌塞,引发邻面牙颈部的冠龋,这种类型的冠龋由于发生于较隐蔽的部位,常不易被察觉,并且容易向牙根方面蔓延而形成冠根联合的龋。

2. 老年人根龋 已知牙釉质和牙骨质在牙颈部的连接以牙骨质覆盖釉质这一类型为多,因此根龋为发生在牙骨质上的龋,亦称牙骨质龋。根龋早期表现为 1 个或多个局限着色区,常呈黄或浅棕色,上面覆盖着不同厚度的牙菌斑,轻探诊时有皮革样的韧性感。向侧方扩展,常呈浅碟状,亦可沿着釉牙骨质界蔓延而开成环形龋,但很少向根尖方向发展。

由于牙龈退缩后牙根暴露在口腔中,随时有唾液的冲洗,故根龋的发展进程有两个趋势,一为早期牙骨质龋转向静止,另一为牙骨质龋向内层进展而成为牙骨质牙本质龋。静止龋可在牙根面上形成局限的暗棕或黑色龋损,其表面有光泽,以中等压力探诊时有光滑和硬感。而持续发展的活动性龋为黄色或浅棕色龋斑,上有菌斑覆盖,以中等压力探诊有皮革样韧性感。

【防治特点】

1. 促进活动龋转化为静止龋 该原则的建立是基于龋病发展的物理-化学动力学,对老年人牙釉质上微孔样脱矿的早期龋损或牙骨质-牙本质复合体上的早期根龋,应采取加强口腔卫生的措施,及时有效地去净菌斑和局部使用含氟制剂,使活动龋转化为静止龋。对老年患者的𬌗面窝沟龋的治疗也可遵循这个原则,当探诊发现老年人后牙𬌗面的窝沟有粘拉感,切勿使用过大力度的探诊,以免机械损伤釉质窝沟的微孔样脱矿结构,如能长期保持其上无菌斑覆盖,并涂布氟化物等促进矿物质沉积的药物,该类型龋损也可转化为静止龋。

2. 控制菌斑 因为天然牙表面或人工修复体表面的外环境是唾液,唾液蛋白所形成的获得性薄膜是牙菌斑形成的基本结构,当牙彻底清洁后十几分钟,就有获得性薄膜在牙表面沉积,随之渐渐形成菌斑,所以人们对菌斑只能做到控制其发展,而不能做到消灭牙菌斑。研究证实,只要能有效地控制牙菌斑,就能预防龋病,具体方法如下。①牙周洁治:定期进行全口龈上洁治和龈下刮治,以 3 个月或半年 1 次为宜。②刷牙:老年人选用刷头较小,刷毛较软的磨毛牙刷,在显微镜下可看到刷毛头为光滑的圆钝形,刷牙时不但对牙龈无刺激而且还能起到按摩牙龈的作用。③牙线或牙签:即使是较正确的刷牙方法,仅能去净约 70% 的菌斑,而两牙邻接面接触点下方仍有菌斑积存,就需用适合邻面清洁的牙线或牙签。牙线由尼龙丝或丝线做成,有涂蜡或不涂蜡两种,前者较为光滑,易于穿行于牙缝隙中;后者具有摩擦力,可直接与牙面接触去掉菌斑。牙签宜选用软质木质的牙签,其横断面呈三角形或扁圆形,尖头较细,易于进入牙间隙者。有条件的老年人还可选用冲牙器。④局部使用氟化物:许多实验室研究表明,局部使用氟化物是治疗早期龋的最有效方法,当口腔内液体中氟浓度在 1 mg/L 左右时,可增进唾液中钙离子沉积于初龋的牙面上,氟化物能使牙根表面形成致密的高矿化层,将根面原始的矿物盐转化为不易被酸溶解的富含钙、磷、氟的矿物盐,从而提高根面的抗龋力,抑制龋损的进一步脱矿。氟化物防龋的作用已被公认,各种类型的含氟保健品随之产生,如含氟漱口水、含氟牙膏、含氟凝胶等。

3. 充填修复 如果根面的龋损已达深层,口腔卫生措施和使用氟化物达不到治疗效果时,则需施行充填术。充填材料选用玻璃离子为宜,由于充填材料与牙根组织之间很难达到光滑的边缘,充填后易发生继发龋,故学者们强调充填后的根面比无龋的根面更需要经常有效的口腔卫生措施以控制菌斑的堆集。

4. 合理的营养和饮食 注意饮食营养,适当控制糖。糖是提供人体能源的物质,但应从防止龋病发生的角度适当地摄入糖。近年来,也有研究指出糖的摄入总量在龋病的发病中并不起主要作用,而糖的摄入频率与龋病有关,因此要控制餐间甜食的摄入次数,少吃含糖软饮料,宜摄取一些不致龋或抗龋的食物如奶酪,富含钙、磷、氟等元素的饮食以及富含维生素的新鲜蔬菜、水果等。

(周伟德 解耀邦)

第三节 牙周组织疾病

牙周组织包括牙龈、牙周韧带、牙槽骨和牙骨质。牙周疾病主要指造成牙周支持组织破坏的牙周炎。牙周病是人类广泛流行的疾病之一。根据一些资料,我国牙周炎患病率为 50%～60%。随着增龄,老年人患病率较高,病情也较严重。老年人群对有关口腔健康的知识甚少,相当部分的老年人有不正确的观念,认为就像生老病死一样,人老掉牙是必然的,牙好坏是天生的,与自身口腔卫生保健关系不大。约有 1/4 的老年人从未看过牙医。实际上,老年人牙周病是可以预防和治疗的。随着经济的发展、社会的进步、生活水平的提高、长寿人群的增加,老年人的口腔医疗工作应当大大加强。

【病因学特点】 牙周炎的发生、发展主要是微生物与宿主相互作用的结果,菌斑中的细菌是牙周炎的始动因子。绝大多数老年人存在牙龈炎症,其病因主要为菌斑和微生物、牙石、食物嵌塞以及其他局部刺激因素,老年人的牙周炎多由慢性牙龈炎发展而来。

1. 菌斑和微生物 厌氧菌的检出率极高,有学者检测了 18 例中老年人慢性牙周炎牙周袋内的细菌,结果厌氧菌的检出率为 100%。老年人牙缺失率高,义齿的修复增加了菌斑的集聚,而不同的义齿修复形式,菌斑的集聚量不同,使菌斑指数有显著差异。

2. 免疫功效 由于老年人机体和牙周组织的增龄性变化,唾液分泌量减少,成分改变,全身及局部的免疫功能降低,可影响牙周组织对菌斑微生物的反应,同时对治疗的预后也会产生影响。衰老过程中,自由基生成增加,超氧化物歧化酶(SOD)清除自由基的防御功能逐渐减弱,导致老年人生理及机体免疫功能逐渐减弱。李丽华等(1998)的调查资料显示,随着 SOD 活性逐渐下降,与中老年组相比,老年前期和老年组的牙体病、牙周病有逐步增多的趋势。毛钊等(1998)观察了老年人牙周炎龈组织 T 细胞和 B 细胞免疫组织学变化,结果发现 IgM 阳性细胞阳性率明显高于 IgA 阳性细胞阳性率,CD_4/CD_8 比值降低。结果提示老年人牙周炎牙龈组织产生分泌性 IgA 功能降低,有革兰阴性菌反复感染等情况存在,这可能是造成老年人局部牙周破坏程度重和患病率高的原因。周群(1997)对老年人牙周炎患者牙龈组织内 T 细胞及亚群进行研究发现,老年牙周炎患者总 T 细胞数及抑制性 T 细胞数均较低,指出老年人牙周炎可能存在局部免疫功能低下。

3. 内分泌因素　我国糖尿病的患病率已达 2.5%,而糖尿病多发生于中老年人群,糖尿病患者常患有一系列的口腔症状,如牙龈出血、肿胀增生、反复牙周脓肿、牙松动等。一些学者认为,糖尿病患者对感染的抵抗力降低,器官内的小血管管壁和基底膜增厚,管腔闭塞,导致牙周组织供氧不足和代谢废物堆积,从而使糖尿病患者的牙周组织病多于非糖尿病患者。不仅如此,其组织破坏也较非糖尿病患者迅速。

4. 微量元素缺乏　有资料显示,血清锌、铜含量与牙周组织萎缩呈正相关,推测低锌可能导致牙周纤维细胞、骨细胞退化萎缩,而缺铜可使牙周膜胶原蛋白成熟减慢,牙周膜结构和功能受影响。

5. 局部因素　老年人由于牙周萎缩和牙面磨耗而致的𬌗面形态改变,以及牙接触区磨耗可导致食物嵌塞、𬌗力过大、楔状缺损和根龋。这些都会导致和加重牙周病的发生。

【临床特点】

1. 牙龈炎的临床表现　老年人牙龈炎和牙周炎的基本组织反应仍然是炎症。临床上牙龈炎的典型特点:牙龈充血、水肿、探诊出血,但由于老年人牙龈结缔组织纤维成分增多,牙龈色泽不呈明显鲜红状,牙龈增生性反应较为少见。

2. 牙周炎的临床表现　如果牙龈炎长期存在而延误治疗,炎症可向深部牙周组织发展,形成典型的牙周炎临床表现。①牙龈红肿出血。②牙周袋形成和溢脓,炎症扩展,结合上皮向根部移行,牙周附着丧失,龈沟加深形成真性牙周袋,由于老年人常有咬𬌗创伤,在局部可探及窄而深的牙周袋。③牙松动及移位。④牙槽骨吸收,老年人牙槽骨吸收常以水平和垂直形式并存,形成复合型病损。⑤牙龈退缩,是老年人牙周炎患者常见的临床症状,可由炎性和增龄性两个因素共同作用所致,龈缘常位于釉牙骨质界下,牙根面暴露。

【并发症】　①牙周肿胀。②根分叉病变,磨牙区常存在不同程度的根分叉感染。③牙周牙髓综合征,深的牙周袋达根尖孔或通过侧支根管、副根管等途径,感染进入牙髓组织,造成牙髓炎。④食物嵌塞。⑤牙髓症状:由于牙周组织萎缩,根面暴露,患者常出现对甜食、温度刺激敏感。

【治疗及预后】　老年牙周炎患者治疗目的在于消除感染,减少病痛,最大限度改善咀嚼功能,维护口腔健康,增强全身体质。

1. 判断预后及确定治疗计划的　老年人全身各器官系统相应性产生衰老变化,生理功能及适应性减退,心理状况也有不同程度的变化。>60 岁的老年人约有 50% 以上至少患有一种慢性病,并经常服用多种药物,这些都可能影响口腔疾病的诊断、治疗和预后。临床医师对老年人进行病史采集和临床检查时需要较多的时间和耐心,增加医患交流,对患者的总体情况作出正确的评估。对老年牙周病的预后应包括对不进行治疗的自然病程的评价和治疗预期反应的评价。通常认为,如果是同等程度的牙周病,老年人预后要好于青年人,因为患者的病程进展速度相对慢,同时老年人牙周治疗的效果不亚于青年人。临床医师在制订治疗计划前必须通过观察，了解患者的生理、心理及情结状态而充分认识患者整体的功能状况，同时了解患者口腔健康状况，本人对疾病治疗的态度和需求，以往的牙科治疗经历等，治疗方案可灵活多样。

2. 治疗方法　老年人牙周炎的治疗要本着早期治疗的原则，并在治疗中贯彻局部治疗为主，全身治疗为辅的方针。老年人牙周病治疗包括以下内容。

（1）拔除患牙。

（2）龈上洁治、龈下刮治和根面平整：牙周病治疗的目的在于消除感染、防止复发、促进牙周组织再生。因此，彻底去除龈上、龈下菌斑及其毒素和代谢产物是治疗的基础。可采用超声波治疗器和手工洁治器。老年人可根据身体状况分区分次完成。如有安装心脏起搏器的患者，严禁使用超声波洁牙器。

（3）咬𬌗调磨：调磨接触点，尽量恢复牙冠的生理形态。

（4）牙周手术：老年牙周炎患者经基础治疗后，如仍有＞4 mm牙周袋存在或根面牙石不易彻底清除，炎症不能控制时，可施行牙周外科手术。常用手术：①袋内壁刮治术；②牙龈切除成形术；③切断新附着术（ENAP）；④翻瓣术。达到彻底清除根面牙石和牙周袋内壁的炎性肉芽组织和上皮，必要时还可施行修整牙槽骨外形、移植骨材料等牙周骨手术。历年来国内外广大学者积极探讨促进牙周组织再生的新方法，并在牙周手术过程中联合应用，其中有引导组织再生手术（GTR）等。

（5）药物治疗：包括局部用药和全身用药。出现急性牙周炎症状，可采用一些全身抗生素，如甲硝唑0.2 g，每日3次，7天为1个疗程。局部治疗时可用一些局部消炎药或漱口水，如氯己定含漱液。

（6）口腔卫生保健：应定期口腔保健治疗，牙周炎患者应3个月接受1次复查和预防性治疗，才能保证牙周健康状况的稳定。同时自我口腔菌斑的控制也十分关键，应有良好的口腔卫生习惯，如正确使用牙线、牙缝刷等。

（周伟德　解耀邦）

第四节　常见口腔黏膜病

口腔黏膜病是指发生在口腔黏膜与软组织上的类型各异、种类众多疾病的总称。上海市第九人民医院曾调查了上海市3 091名＞60岁居民的口腔黏膜情况，结果发现口腔黏膜病的患病率为35.1%；北京医院和北京天坛医院分别对北京市1 048名和2 191名＞60岁老人调查，结果显示口腔黏膜病的患病率分别为20.1%和44.9%。老年人常见口腔黏膜病为复发性阿弗他溃疡、沟纹舌、白斑、白色角化病、萎缩性舌炎、白色水肿、扁平苔藓、白念珠菌斑、灼口综合征和创伤性溃疡等。

老年人口腔黏膜的增龄性变化包括：①黏膜上皮的角化作用降低，黏膜上皮变薄，色素形成增多，细胞分化程度差，更易受刺激形成癌变。②成纤维细胞数量减少活力下降，从而使结缔组织中的纤维成分减少，老年人口腔黏膜的抗张力下降，伸展性和弹性均差。同时透明质酸水平下降，又会造成黏膜储水能力下降，黏膜干燥、萎缩，进一步降低抵抗咀嚼力的能力。③感觉细胞敏感度下降,味蕾细胞和 Merkel 细胞随增龄发生退行性变化,因而造成老年人味觉迟钝和口腔黏膜对温度和疼痛的反应能力差。④腺体分泌功能降低:处于黏膜下层的外分泌腺主要是颊、唇、腭等部位的小唾液腺,随着年龄增加而逐渐减少,由此唾液分泌减少,导致口腔干燥,自洁能力下降,免疫功能降低。

一、复发性阿弗他溃疡

复发性阿弗他溃疡是口腔黏膜病中患病率居首的疾病,患病率达 1.14%~37.79%,有周期性复发、自限性、明显灼痛感等临床特点。

【病因】

1. 免疫异常　包括细胞免疫异常和体液免疫异常。前者的依据是,有学者在溃疡病损中分离得到腺病毒,在患者体内发现单纯疱疹病毒,认为存在病毒抗原;有学者用免疫组化方法测定患者溃疡区和外周血 T 细胞亚群,发现溃疡各期中 CD_3、CD_4、CD_8 和 CD_4/CD_8 有规律性的异常变化。后者的依据是,有学者在病损中分离得到 L 型链球菌,与口腔黏膜上皮有交叉抗原决定簇,会产生自身抗体;有学者用直接免疫荧光法测定溃疡病损区免疫球蛋白和补体,发现 45% 的基底有荧光反应,间接免疫荧光法发现 66% 的患者血循环中存在抗口腔黏膜抗体。

2. 遗传因素　国内外报道父母均无该病,或一方有该病,或双方均有该病,其子女发病率分别为 12%~29%、30%~45% 和 62%~67%

3. 系统疾病　胃溃疡、十二指肠溃疡、溃疡性结肠炎、肝炎、肝硬化、胆道疾病被发现与该病有关。糖尿病、更年期综合征等患者该病的发病率比正常人群高。

4. 环境因素　心理压力、营养条件差、生活空间差等因素也会促发该病。

【病理】　为一般炎性特征,重型阿弗他溃疡可深及黏膜下层,甚至侵犯肌层。

【临床表现】

1. 轻型阿弗他溃疡　最常见,约占 80%,溃疡不大,一般直径 2~4 mm,呈圆形或椭圆形。每次 1~5 个不等。好发于角化程度差的区域,如唇、颊、舌黏膜。整个发作期一般持续 1~2 周。

2. 重型阿弗他溃疡　溃疡大而深,"似弹坑"。直径可达 10~30 mm,常单个发生。发作期可达月余甚至数月。

3. 疱疹样口疮　溃疡小而多,直径<2 mm,可达数十个之多,似有"满天星"感觉,散在分布于黏膜任何部位。

【诊断】　根据临床特征,复发性和自限性的病史规律,不必做活检即可诊断。但对大而深且长期不愈的溃疡,应警惕癌症,需尽早做活检明确诊断。

【防治】

1. 局部治疗　以消炎止痛、促进愈合为主要原则。如用金霉素、氯己定以及表面麻醉剂、皮质激素制成药膜贴于患处。

2. 全身治疗　可用肾上腺皮质激素、免疫抑制剂和免疫增强剂。如地塞米松、环磷酰胺、转移因子等。

3. 中医中药治疗　用中医辨证施治比较适用于老年患者。

二、口腔白斑病

口腔白斑是发生在口腔黏膜上的一种白色损害。病理变化有上皮角化不良和不典型增生的特点，是一种癌前病变。癌变率 0.9%～19.8%，好发于中年以上，男性多于女性，患病率为 0.59%～10.11%。

【病因】 病因不十分清楚，可能与吸烟、饮酒有关；不良修复体及残冠对黏膜的长期刺激可成为致病因素，另外也可能与假丝酵母感染有关。研究发现白斑患者伴有假丝酵母感染的比例高达 10.8%～35%。

【病理】 过度正角化或过度不全角化，棘层细胞和粒层细胞列数增多，上皮钉突伸长，呈"水滴状"。细胞出现极性不整、核浓染和核/浆比例失常、核分裂相等非典型表现，固有层有明显的淋巴细胞、浆细胞等炎性细胞浸润。

【临床表现】 口腔白斑的好发部位依次为颊、唇、腭、龈、舌下、唇红、牙槽嵴、磨牙后垫和颊沟等，临床表现为乳白色或暗白色的斑块，边界清楚。患者有粗糙感、牵拉感、厚着感、疼痛感等不适。白斑可分为均质型白斑和非均质型白斑。

【诊断】 根据上述临床表现的特点可作出临床诊断和分型，但为了符合世界卫生组织（WHO）白斑诊断标准，排除虽有白色斑块损害但无上皮异常增生的其他良性白色角化病，必须活检。

【防治】

1. 药物治疗 维 A 酸及其衍生物是最常用的治疗药物，维生素 E 可用于配合维 A 酸治疗白斑。

2. 手术治疗 当病理证实确有重度上皮异常增生或癌变时才行外科切除术。

3. 预防措施 包括戒烟、戒酒；拔除残根、残冠；防治假丝酵母感染。适当补充微量元素和多种维生素。

三、口腔扁平苔藓

口腔扁平苔藓是一种慢性浅在性非感染性炎症。多见于＞40 岁女性，＞50 岁男性，老年人患病率为 0.87%～20.0%。文献报道有 0.4%～10% 的癌变率，WHO 将口腔扁平苔藓归入癌变前状态。

【病因】 尚不明确。但与肝炎、细菌、真菌、寄生虫、遗传、精神因素、微量元素缺乏等诱因有关。局部刺激因素对扁平苔藓的发病有一定的促发作用，而全身系统疾病被认为具有更加重要的相关性。

【病理】 光镜下固有层内淋巴细胞带状浸润；上皮基底层细胞液化变性。细胞呈空泡状，排列错乱或上皮与其下的结缔组织分离，在上皮深层与固有层浅部之间可见到由上皮细胞退行性变形的嗜酸小体（称希瓦特小体）。

【临床表现】 口腔黏膜的病损表现为灰白色角化小丘疹，针尖大，组成细小的花纹，称为 Wickham 纹。表面光滑，呈珠光色。白纹相互交织成网状、环状、条索状、树枝状、斑块状等多种多样形态。可伴有红斑、萎缩、充血、糜烂、溃疡、水疱等多种损害。好发部位依次为颊、舌、龈、唇、腭等部位。

【诊断】 有典型珠光灰白色网状、条索状、环状、树枝状损害时不难作出临床诊断。须

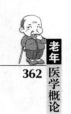

警惕扁平苔藓发生癌变的征象：长期糜烂溃疡不愈，或在同一部位反复发生；疣状上皮增生活跃；斑块表面粗糙和呈绒毛状；萎缩表面光亮等。好发癌变的部位是舌腹、口底。

【防治】

1. 全身治疗　①皮质类固醇：如泼尼松、地塞米松等。②免疫抑制剂：如磷酸氯喹等。③维A酸内服。④中医辨证施治。⑤雌激素：女性患者可考虑用己烯雌酚等。

2. 局部治疗　可用氯己定漱口液漱口，维A酸糊剂或锡类散等局部涂布。

（周伟德　解耀邦）

第五节　唾液腺疾病

随着年龄的增长，唾液腺功能和其他脏器一样，也发生一定的退行性变化。镜下可见腺体成分减少，被脂肪或结缔组织代替。老年人下颌下腺形态学研究发现，腺体导管增多，腺泡减少，导致分泌功能下降。衰老对唾液分泌的影响多以腮腺为研究对象。研究指出，不同年龄组中，由柠檬酸刺激产生的腮腺分泌量并无显著差异，所以在生理性衰老过程中，腮腺分泌功能很少有改变。对下颌下腺流量的研究显示，老年人较青少年减少70%。常见的老年唾液腺疾病有口干症、慢性复发性腮腺炎、唾液腺良性肥大和舍格伦综合征等。

一、口干症

口干是口腔内唾液缺乏所引起的一种症状，唾液的产生和分泌受全身、局部，外界、自身因素的影响。

【病因】

1. 外界刺激减少　老年人常出现口干症状，除腺泡实质减少这一因素外，可能与外界刺激减少或向中枢传入冲动减少，导致唾液分泌受限有关。

2. 唾液腺神经支配异常　常见药物引起的口干，包括抗高血压药物及精神疾病治疗药物，特别是抗抑郁剂。

3. 唾液产生减少　全身性慢性疾病可以引起口干，如糖尿病患者，由于水的缺乏可使唾液减少。全身脱水亦可引起口干。腺实质缺乏也可引起口干，原因有手术切除部分唾液腺，局部放疗引起唾液腺不可逆受损。舍格伦综合征是一种自身免疫性疾病，局部炎症可使腺实质萎缩。唾液腺长期慢性炎症也可破坏腺实质而引起口干。

4. 中枢性唾液分泌异常　精神因素可引起口干，更年期妇女容易出现此症状。

5. 唾液消耗过多　新戴义齿，特别是老年人大范围的义齿修复，可增加唾液消耗量，导致患者口干等不适感。长期张口呼吸也能引起口干。

【临床表现】　主诉为口干。口腔内唾液分泌减少，导致局部环境变化，牙体由于缺乏刺激作用以及唾液本身具有的抗菌效能下降，容易造成猖獗齿或牙周病。口腔黏膜干燥、萎缩，舌质红绛，舌苔减少，舌背出现沟纹，有烧灼感。

【诊断】　患者主诉口干仅作为一般的诊断依据，需经过一些客观检查进一步确诊。常用方法为全唾液流率的测定。在相对恒定的条件下，流率<0.2 ml/15 min，可诊断为口干

症;流率介于 0.2～0.9 ml/15 min,可称为唾液减少。

方糖试验也可间接判断口干。置一般食用方糖于舌背上,观察溶化时间,超过 30 min 未完全溶化,可诊断为口干症;10 min 内完全溶化,则为正常,10～30 min 溶化,则可能为口干。

口干症的主观检查往往不一致,特别是在老年患者,还需进行全身检查,如血糖、免疫系统等,以明确口干的程度和原因。

【治疗】 口干症的治疗包括病因治疗和对症治疗。如药物性口干,通过调整药物及其剂量,可缓解口干。对唾液腺实质破坏所引起的口干,则应充分发挥残余腺体的分泌功能,可使用药物促进唾液分泌,如毛果芸香碱、环戊硫酮;其次可应用模仿自然唾液的人工唾液。

二、慢性复发性腮腺炎

【病因】 多与导管局部阻塞有关,在阻塞的基础上引起腮腺的逆行性感染。阻塞的原因有以下几种:①腮腺腺体内和导管内结石;②导管口创伤性瘢痕挛缩;③解剖结构异常,如导管过细、导管口过于窄小。

【临床表现】 主要表现为腮腺区反复肿胀、疼痛,常为双侧同时发生或交替发作。进食时症状加剧,患者常感到口内有异味液体自导管溢出。

临床检查可见腮腺区轻度肿胀,压痛,导管口轻度红肿,挤压腮腺区可见黏稠冻状液体流出,或呈雪花样脓性液体流出,病程长久者,可扪及腺体有硬韧感,导管有条索感。

【诊断和鉴别诊断】

1. 诊断 患者自诉有腺体反复肿胀、疼痛史,口内有异味液体自导管口溢出,检查双侧腮腺肿胀、压痛。挤压腮腺,可见导管口有异常分泌物溢出。扪诊时在颊部可触及条索状导管。腮腺造影显示主导管,叶间、小叶间导管部分狭窄,部分扩张,可呈腊肠样改变,部分伴有点状扩张。

2. 鉴别诊断

(1)舍格伦综合征感染型:该病是一种全身性的自身免疫性疾病,患者也可有腮腺反复肿胀、导管流脓史。鉴别点在于该病多为中老年女性,常伴有口干、眼干及全身表现;造影片以末梢导管点、球状扩张为特征,主导管出现特征性改变,自身抗体产生;类风湿因子(RF),抗 SS-A,抗 SS-B;唇腺活检有特征性表现。

(2)腮腺良性肥大:该病常与全身营养、代谢、内分泌功能紊乱等全身性疾病有关。在病理和影像学上无明显表现异常,或仅呈退行性变化。鉴别要点:常为双侧腮腺腺体肥大,有时伴有双侧下颌下腺肥大,腮腺质软,导管口分泌物无异常;腮腺造影见导管及腺泡组织正常显影,但较正常为大。

【治疗】 以保守治疗为主,积极去除发病原因,如去除导管结石、松解瘢痕、扩张导管、维持导管通畅。促进分泌可按摩腮腺,进食酸性食物,也可用促分泌药物如毛果芸香碱。在保守治疗效果不明显的基础上,可应用手术治疗,如导管结扎术和保留面神经的腮腺切除术。

三、舍格伦综合征

舍格伦综合征是一种系统性的自身免疫性疾病,好发于中老年女性,除了口干、眼干症状外,还可有其他各系统的表现,患病率 1.5%～3%。

【病因及发病机制】 尚未完全明了,一般认为与病毒感染、遗传、微循环、免疫反应等因素有关。有学者应用免疫荧光技术检测舍格伦综合征唇腺 EB 病毒核抗原,阳性率为 72%,患者的腮腺导管口可分离培养出病毒。腺上皮细胞内发现 EB 病毒的 DNA,说明舍格伦综合征与 EB 病毒有关。舍格伦综合征患者 HLA-DR 抗原表达阳性的唾液腺上皮细胞明显增多;HLA-DR3 的基因位点出现率高达 60%~80%,说明控制免疫应答相关的遗传基因变化与舍格伦综合征的发病有关。舍格伦综合征患者外周血 CD 系统检测及对唾液腺组织的 T、B 细胞分布的免疫组化研究显示,患者 T 抑制细胞功能缺陷,T 辅助细胞功能亢进,B 细胞激活,产生多种自身抗体。抗凋亡蛋白 Bcl-2 在舍格伦综合征患者唾液腺组织浸润的细胞中过度表达,提示淋巴细胞的凋亡受到抑制,说明舍格伦综合征是一种与自身免疫密切相关的疾病,此外尚有患者血黏度增高和微循环障碍的证据。

【病理】 光镜下大小唾液腺组织均可见大量淋巴细胞、浆细胞和组织细胞浸润。腺管周围常有纤维变性,电镜观察有大量炎细胞散在或聚集于导管上皮细胞或腺细胞周围,以不同活化阶段的淋巴细胞为主。

【临床表现】

1. 口干 口腔黏膜普遍变薄发红,舌背光剥无乳头,唾液减少,呈泡沫或黏丝状。腮腺、下颌下腺肿大,早期肿大可能消退。反复发作后可引起持续性肿胀,弥散或局限,中等硬度,唾液腺导管口逆行感染时有脓性分泌物流出。挤压腮腺,唾液分泌极少。

2. 眼干 以干燥性角膜结膜炎为主,泪液呈黏丝状或缺如。

3. 结缔组织病 以类风湿关节炎为多见,表现为关节对称性多关节炎,皮下结节,关节侵蚀性改变和进行性关节畸形,严重者可有其他结缔组织病。

4. 其他 出汗减少,皮肤干,阴道分泌液减少,外阴瘙痒,脱发,体毛脱落等。

【诊断和鉴别诊断】

1. 诊断标准 ①口腔干燥症群;②干燥性角膜炎和其他眼干症群;③类风湿关节炎或其他结缔组织病;④腮腺造影或唇活检阳性结果。具有以上 3 条即可确诊。

2. 诊断方法 ①唾液腺功能测定。唾液流量:静坐、收集唾液 10 min,<0.25 ml±0.17 ml/min 为不正常。腮腺造影:用碘油或碘水造影,显示腮腺导管点状或小球状扩张呈腊肠状或葱皮状,空腔形成,腺体破坏,造影剂外渗,散呈在雪花或团块状。下唇唇腺活检,见腺体萎缩,周围淋巴细胞浸润。②泪腺功能测定:施墨法(Schimertest):0.5 cm×5 cm 消毒滤纸 2 条。纸端 2~5 mm 处折叠成直角,置双眼睑结膜穿窿处。5 min 后取出滤纸,泪湿长度≥15 mm 为正常,≤10 mm 为泪液减少。

3. 其他 包括血常规、红细胞沉降率、肝功能、免疫球蛋白、细胞免疫功能、补体试验等检查。可能出现异常,但缺乏特异性。

【防治】 本病目前尚无理想的治疗方法,多采用对症治疗、免疫治疗和中医中药治疗。急性发作期用泼尼松等免疫抑制剂,泼尼松 10~30 mg/d,分 3 次口服,连续 2 周后逐步减量,同时给予抗生素。人工唾液口服有助于改善口干症状,每次 10 ml,每餐前服用。眼干可用 0.5% 羧甲基纤维素液滴眼。

(周伟德　解耀邦)

第二十三章

老年病康复治疗

第一节　康复医学简介

一、康复

1. **定义**　康复(rehabilitation)是通过综合、协调地应用各种措施,通过功能增强、功能补偿,消除或减轻病、伤、残者身心和社会功能障碍,发挥自身生理、感官、智力精神和(或)社会功能上的最佳水平,增强自立能力,提高其功能生命质量,使病、伤、残者能重返社会。

2. **内涵**　康复的各种措施包括医学的、工程的、教育的、社会的、职业的一切手段,分别称为医疗康复(medical rehabilitation)、康复工程(rehabilitation engineering)、教育康复(educational rehabilitation)、社会康复(social rehabilitation)、职业康复(vocational rehabilitation),从而构成全面康复(comprehensive rehabilitation)。

康复针对病、伤、残者的功能障碍,以提高局部与整体功能为主线,以整体的人为对象,也许局部或系统功能无法恢复,但仍可带着某些功能障碍而过着有意义、有成效的生活。康复以提高生存质量(the quality of life)最终融入社会(social integration)为目标。康复不仅训练患者提高其功能,以适应环境;还需要环境和社会作为一个整体来参与,以利于他们重返社会。要求患者本人、家庭及所在社区,均参与康复服务计划制订和实施。尽早进行康复干预,使病、伤、残者所丧失或削弱的身心、社会功能,能尽快、尽最大可能地恢复、代偿或重建,以达到最佳状态,使病、伤、残者能担负起他们能负担、应负担的社会职能。

康复也是一种理念、指导思想。必须渗透整个医疗系统,包括预防、早期识别、门诊、住院和出院后患者的医疗计划中。

3. **服务方式**

(1) 康复机构的康复(institution-based rehabilitation,IBR):包括综合医院中的康复医学科(部)、康复门诊、专科康复门诊,康复医院(中心)。

(2) 专科康复医院(中心)以及特殊的康复机构等:它有较完善的康复设备,有经过正规训练的各类专业人员,工种齐全,有较高专业技术水平,能解决病、伤、残各种康复问题。康复服务水平高,但病、伤、残者必须来该机构,方能接受康复服务。

(3) 上门康复服务(out-reaching rehabilitation service,ORS):具有一定水平的康复人

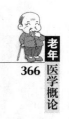

员，走出康复机构到病、伤、残者家庭或社区进行康复服务。服务数量和内容均有一定限制。

（4）社区康复（community - based rehabilitation，CBR）：依靠社区资源（人、财、物、技术）为本社区病、伤、残者就地服务。强调发动社区、家庭和患者参与，以医疗、教育、社会、职业等全面康复为目标，但应建有固定的转诊（送）系统，解决当地无法解决的各类康复问题。3种服务之间是相辅相成的关系，并不互相排斥。没有良好康复机构的康复建设，就难有良好的社区康复；没有社区康复，康复机构的康复无法解决残疾、残障者的所有康复问题。

二、康复医学

1. 定义　康复医学（rehabilitation medicine）是具有基础理论、评定方法及治疗技术的独特医学学科，是医学的一个重要分支，是促进病、伤、残者康复的医学。它研究有关功能障碍的预防、评定和处理（治疗、训练）等问题。与保健、预防、临床共同组成全面医学。康复医学是卫生保健不可缺少的部分，缺少康复意味着卫生保健模式的缺陷，必须加以补充。

世界卫生组织（WHO）将康复医学、临床医学、预防医学、保健医学作为现代化医院的基本功能。这4个学科的关系不是以时间划分的阶段关系，而是互相关联、互相交错、环环相扣的关系（表23-1）。

表 23 - 1　康复医学与临床医学的关联

项　目	临床医学	康复医学
核心理念	以人体疾病为中心	以人体运动障碍为中心
医学模式	强调生物学模式	强调生物、心理、社会模式
工作对象	各类患者	各类功能障碍者和残疾者
临床评估	疾病诊断和系统功能	躯体、心理、生活/社会独立功能
治疗目的	以疾病为核心，强调去除病因，挽救生命，逆转病理和病理生理过程	以功能障碍为核心，强调改善、代偿、替代的途径来提高功能，提高生活质量，回归社会
治疗手段	以药物和手术为主	以非药物治疗为主，强调患者主动参与和合理训练
工作模式	专业化分工模式	团队模式

2. 服务对象

（1）残疾者：据 WHO 统计，全世界目前约有占总人口 10% 的各种残疾者，每年以新增1 500 万人的速度递增。康复治疗是改善残疾者躯体、内脏、心理和精神状态的重要手段，也是预防残疾发生、发展的重要手段。

（2）老年人：老年人有不同程度退行性变化（包括内脏、肌肉、骨关节等）和功能障碍，这些功能障碍往往都与缺乏运动有关。中国正在进入老龄社会，因此老年人的康复锻炼是防治老年性疾病，保持身体健康的重要环节。

（3）慢性病患者：主要是指各种内脏疾病、神经系统疾病和运动系统疾病患者。这些患者往往由于疾病而减少身体活动，并由此产生继发性功能衰退，如慢性支气管炎导致的肺气肿和全身有氧运动能力降低，类风湿关节炎患者的骨关节畸形导致功能障碍等。这些问题除了临床医疗之外，进行积极的康复治疗，常有助于改善患者的躯体和心理功能，减轻残疾程度，提高生活独立性。

（4）疾病或损伤急性期及恢复早期患者：许多疾病和损伤需要早期开展康复治疗，包括理疗，以促进原发性功能障碍的恢复，并防治继发性功能障碍。如骨折后在石膏固定期进行肌肉的等长收缩运动，有利于骨折愈合、预防肌肉萎缩、减少关节功能障碍。心肌梗死后的早期运动治疗，有助于减少并发症，维护心功能，是心肌梗死住院时间减少到3～5天的关键措施之一。

（5）亚健康人群：康复锻炼对许多疾病或病态有预防和治疗双重作用。合理的运动锻炼有利于提高组织对各种不良应激的适应性，预防疾病的发生。如积极的有氧训练有利于降低血脂，控制血压，改善情绪，从而提高体质，减少心血管疾病的发作或延缓发展。

3. **工作内容**　康复医学包括康复功能评定、康复治疗学、临床康复学、社区康复、康复预防，以及康复护理等基本内容。

（1）康复评定：主要是指对患者的全面性功能评定，包括对运动、感觉、知觉、语言、认知、职业、社会生活等方面的功能性评定。功能评定包括器官和系统功能的评定，个体生活自理和生活质量的评定，以及患者进行工作和社会活动能力的评定。完整的康复治疗方案应当包括初期和末期评定。

（2）康复治疗学

1）物理治疗（physical therapy）：包括运动疗法和理疗，是康复治疗最早开展的治疗方法，也是目前应用最多的康复治疗。如各种主动和被动运动（有氧训练、肌力训练、关节活动训练等）和电、光、声、热、磁等理疗技术。

2）作业治疗（occupational therapy）：包括木工、金工、各种工艺劳动（编织、陶土、绘画）、日常生活功能（衣食住行和个人卫生）的基本技能。职业性劳动包括修理钟表、缝纫、车床劳动等。文娱治疗包括园艺、各种娱乐和琴棋书画等。作业疗法诞生的基础是强调患者生活独立和回归社会的特征，在措施上特别注重患者独立生存能力的训练，是康复医学中发展非常活跃的领域。

3）言语治疗（speech therapy）：对因听觉障碍所造成的言语障碍、构音器官异常、脑血管意外或颅脑外伤所致的失语症、口吃等进行治疗，以尽可能恢复其听、说、理解能力。吞咽治疗近年来受到越来越高的重视，但是尚未形成独立的专科，目前暂时归在言语治疗的范畴。

4）心理治疗（rehabilitation psychology）：对心理、精神、情绪和行为有异常的患者进行个别或集体的心理治疗。有时这种心理治疗可与咨询教育相结合进行。心理疗法在各种疾病或功能障碍的康复治疗时都需要介入，是涉及面最广的康复治疗措施。

5）康复工程（rehabilitation engineering）：指矫形器和辅助具的应用，以弥补残疾者生活能力的不足，包括假肢、矫形器、助听器、导盲杖等各种辅助工具及轮椅等。这是康复医学与现代科技的结合点，也是多学科合作的交叉点。我国康复工程的开展尚不普及，需要大力提倡和发展。

6）中国传统康复治疗（traditional Chinese medicine for rehabilitation）：最常用按摩、针灸、拳、功、操等。中国传统康复治疗方法已有数千年的历史。

（3）临床康复学（clinical rehabilitation）：指综合采用各种康复治疗手段，对各类伤、残、病患者的病理和病理生理异常以及相应的功能障碍，进行针对性康复医疗实践，包括神经瘫痪康复、骨关节疾病康复、脏器病康复、慢性疼痛康复等。

（4）社区康复：指在社区层次上采取综合性的康复措施，利用和依靠社区资源，使残疾人得到及时、合理和充分康复服务,改善和提高其躯体和心理功能,提高生活质量和回归正常的社会生活。

(5)康复预防:指采取各种措施,预防损伤发生或发生损伤后防止继发残疾或恶化。

一级预防:指预防可能导致残疾的各种损伤或疾病,避免发生原发性残疾的过程。

二级预防:指疾病或损伤发生之后,采取积极主动的措施防止发生并发症及功能障碍或继发性残疾的过程。如在脑血管意外后,早期进行肢体的被动活动以预防关节挛缩,采取合适的体位避免痉挛畸形,定时翻身以避免发生压疮等。

三级预防:指残疾已经发生,采取各种积极措施防止残疾恶化的过程。这是康复预防中康复医学人员涉入最深和最多的部分。主要措施包括通过积极的功能训练,改善或提高患者躯体和心理功能;通过适应、代偿和替代的途径,提高患者生活自理和自立能力,恢复或增强娱乐、工作和学习能力;通过职业咨询和训练,促使残疾者重返家庭和社会。

(6)康复护理(rehabilitation nursing):康复护理的特征是护理人员强调鼓励和指导患者自己主动进行护理相关的活动,而不是动手为患者完成活动。床上体位、膀胱训练、直肠训练、压疮处理等通常是康复护理的内容。

4. 康复工作模式和介入时间和方式

(1)康复团队模式(team work):指多学科和多专业合作的工作方式。

(2)团队组成(team member):有以下多种形式。

1)学科间团队:指与康复医学密切相关的学科,包括神经内科和神经外科、骨科、风湿科、心血管内科和心血管外科、内分泌科、老年医学科等。

2)学科内团队:指康复医学机构内部的多种专业,包括物理治疗师、作业治疗师、言语治疗师、假肢/矫形技师、康复医师、运动医学医师、康复护士、心理医师等。

3)团队会议(team meeting):团队会议模式是传统的康复医疗工作方式。团队会议一般由康复医师召集,由物理治疗师、作业治疗师、言语治疗师、康复护士、心理治疗专家、假肢/矫形技师、社会工作者、营养师等组成,从各自专业角度讨论患者的主要功能障碍、治疗情况、进一步治疗计划等。但是近年来趋向于采用康复医师、康复治疗师及相关治疗人员床边查房或者治疗室查房的方式,以提高工作效率和质量。

(3)康复介入的时间:在功能障碍出现之前进行预防康复可以有效地减少残疾的数量与程度。康复医学着眼于整体康复,因而具有多学科性、广泛性、社会性,充分体现生物-心理-社会医学模式。

5. 康复医疗的基本原则

(1)因人而异:因人而异的原则就是个体化原则,即根据各个患者功能障碍的特点、疾病情况、康复需求等制订康复治疗目标和方案,并根据治疗进度和功能及时调整方案。

(2)循序渐进:康复治疗的难易程度、强度和总量都应该逐步增加,避免突然改变,以保证身体对运动负荷或相关治疗的逐步适应。

(3)持之以恒:以功能锻炼为核心的康复治疗需要持续一定的时间才能获得显著效应,停止治疗后治疗效应将逐步消退。因此许多康复治疗需要长期持续,甚至维持终生。

(4)主动参与:运动时患者的主观能动性或主动参与是运动疗法效果的关键。

(5)全面锻炼:人体的功能障碍是多器官、多组织、多系统功能障碍的综合,康复的目标应包括心理、职业、教育、娱乐等多方面,最终目标是重返社会。因此康复治疗应该全面审视,全面锻炼。由于康复治疗的特性,不可能用一种方式涵盖所有的锻炼目标,因此需要强调全面锻炼的原则。

第二节 老年病康复概要

老年病康复是老年医学中的一个较重要的领域,它的宗旨是增强和补偿已有功能障碍的老年人,使他们重返家庭和社会而采取的综合诊疗措施。近年来,党和政府高度重视医疗改革的发展需要,在实践中明确提出体现预防、治疗、康复三结合的模式。老年病康复是老年医学的另一大分支,已呈专科化发展趋势,如老年神经系统康复学、老年骨关节疾病康复学、老年心肺功能康复学、老年代谢系统疾病康复学等。

1. **老年病康复特点** 由于老年人各组织结构及生理功能随增龄而衰退,各种功能储备减少及伴有多病共存等特点,其适应内、外环境变化的能力下降,易出现并发症。如卧床 1～2 周就可出现关节挛缩、便秘、体位性低血压、体力明显衰退、肺炎等综合征。老年人的疾病转归与青年人迥然不同,因此康复治疗也存在较大的差异。

2. **老年病康复治疗** 老年病康复治疗应根据各项功能评定结果制订综合康复处方。一般应包括:①功能障碍情况;②废用和误用综合征;③日常生活活动能力状况;④对康复治疗和预后有影响的伴发病及并发症等;⑤社会背景情况;⑥生活质量等。

康复评定应该是综合多方面、多层次的,包括躯体、心理和社会等各方面因素。既要评定身体结构的功能损害、个体活动能力、社会参与能力等,还要注重影响整体活动能力水平的累积效应(如环境、社会、心理、陪护、功能等)的相关因素。

3. **老年病康复的复杂性和困难性**

(1) 老年病康复的适应证和禁忌证

1) 适应证:广义的康复对象包括通过康复治疗或康复指导可使其功能得到改善的老年人或老年病患者。

预后差的老年患者如严重痴呆、持续植物状态等,即使进行康复治疗也难以取得明显的效果,重点是加强护理,防治并发症。

2) 禁忌证:一般认为病情过于严重或不稳定者(如意识障碍、严重的精神症状、病情进展期或生命体征尚未稳定等),或伴有严重并发症者(如严重感染、重度失代偿性心功能不全、不稳定型心绞痛、急性肾功能不全等),由于不能配合康复治疗或有可能加重病情,不宜主动训练等。

禁忌证进入稳定期则又成为康复的适应证。在不能进行主动康复期间,应重点进行预防性康复,尤其是预防关节挛缩。

(2) 明确障碍的种类、程度:在进行康复治疗前,首先应进行全面评定,明确患者的障碍种类及程度,哪些是疾病或外伤引起的,哪些是衰老引起的;哪些是影响患者目前生活状况、康复效果和预后的主要因素;哪些是可逆的和可治疗的,哪些是优先需要处理的;患者存在哪些潜在的风险(如潜在的并发症、跌倒、病情加重、死亡等)。

(3) 清楚老年患者病情的复杂性、康复的困难性:总体而言,老年患者多病及多种障碍共存、影响预后的因素很多、体质差、不能耐受大的活动量、易发生并发症、病情易波动、多种疾病及处理间易相互干扰、恢复慢,甚至有些患者不能重获已丧失的功能和能力,因此,在选择康复方案和实施时应非常谨慎。

(4)综合各种因素确定康复目标:应综合考虑患者及家属的想法、康复评定结果及可利用的医疗和社会资源确定康复目标。充分调动患者的主观能动性作为评价康复潜能的一个指标。康复主观能动性低的患者比主观能动性高的患者康复潜能小。

(5)强调任务指向性锻炼、简化康复程序:应采取任务指向性锻炼,老年人多难以耐受大的训练强度、复杂的治疗项目。不但要减少主要训练内容的训练量,而且因为老年人记忆力差,往往难以取得好的效果,所以必须简化康复程序,活动量遵循"少量多次"的原则,重点进行基本动作训练,尽快恢复生活自理能力,逐渐增强体质。

(6)强调预防性康复、避免废用和误用、防止恶性循环:由于疾病和衰老,患者的许多功能和能力已有明显的损害,如进一步出现废用,很可能使老年人丧失康复的机会。与青年人相比,老年人更易发生废用,废用对老年患者的影响往往更明显、更严重,因此老年人早下床、早活动非常重要。老年人对各种治疗的耐受程度差,治疗过程中一定要小心谨慎,防止误用性并发症。尽量少用药,减少药物不良反应。

(7)充分利用辅助器具:辅助器具如支具、拐杖、助行器等有利于老年患者尽早活动和活动安全等。

(8)注重康复和生活的安全性:老年人对内外环境变化、康复刺激、压力的耐受性和适应能力下降,易发生不安全事件。老年人心肺功能的限制,应禁忌极量运动,一般避免等长练习。老年人运动十分强调安全。最方便和有效、实用的方法是监测运动中的心率,要求应比一般青年人低。据报道,对休息时脉搏每分钟≥100次或步行后即时≥120次者应特别小心,而>130次者则提示运动过量,应予中止。

第三节　常见老年疾病康复要点

一、老年骨性关节炎康复

骨关节炎在老年人较为常见。因疼痛及肢体运动减少,可致废用性肌萎缩,肌力软弱、关节活动障碍是影响老年人日常生活活动能力的常见原因。

【康复治疗目标】　矫正或补偿关节活动的生物力学缺陷,减轻受患关节的负荷,预防进一步劳损。减轻或消除关节疼痛,使患者免除痛苦,自觉舒适。减轻关节肿胀,恢复或增大关节运动范围,增强肌力,改善关节运动,矫正关节畸形。改善日常生活活动技能,提高步行能力,改善步态,减轻身心功能障碍,提高生活质量。

【康复治疗方法】

1. 肌力训练　常用的肌力训练方法包括等长、等张和等速肌力训练。

2. 关节活动训练　适宜的关节活动可以促进关节内滑液循环,改善软骨营养,减轻滑膜炎症,防止关节僵硬,保持或增加关节运动度,预防关节挛缩。可先进行关节不负重的主动运动,如肩、肘、腕等关节常采用摆动运动训练的方式。下肢宜采取坐位或卧位进行训练,以减少关节的负荷。如关节活动障碍明显,可利用康复器械进行关节连续被动运动(CPM)

训练。

3. 有氧运动　有氧运动可促进体内脂肪消耗、减轻体重、减少关节负荷,有利于缓解骨关节炎的症状。有氧运动包括游泳、散步、太极拳、园艺以及轻松的舞蹈等。在骨关节炎有急性发作表现或有剧痛时,暂停医疗体操,或仅做少量等长收缩的肌肉练习。

4. 物理治疗　可采用热疗法,如蜡疗法或红外线疗法等,具有镇痛、消肿作用;应用低中频电疗,如音频电疗法、干扰电疗法、调制中频电疗法等,具有促进局部血液循环的作用;应用高频电疗法,如短波、超短波、微波疗法,具有消炎、镇痛、缓解肌肉痉挛、改善血液循环的作用。由于感觉功能减退,老年患者进行物理治疗时,调整治疗剂量应格外小心,以免皮肤电灼伤等治疗事故。

5. 矫形器的应用　对骨关节炎患者可利用各种矫形器进行辅助治疗,如关节支持用具、夹板、手杖、助行器、支架及轮椅等。矫形器的应用可预防、矫正由于骨关节炎引起的关节畸形,保持和补偿关节功能,减轻负重关节的应力负荷等,从而减慢关节畸形的发展。

6. 药物及手术治疗　骨关节炎的晚期出现畸形或持续性疼痛,影响生活自理时,可采取药物治疗,必要时手术治疗。

7. 心理治疗　针对存在的抑郁或焦虑进行心理辅导、卫生教育,心理状态改善有助于预防和控制疼痛。

二、老年骨折后康复

老年人多伴有骨质疏松,骨质强度差,易发生骨折,且骨折后由于制动更易发生肌肉萎缩、挛缩,关节僵硬,静脉血栓形成,便秘,尿路结石,坠积性肺炎,呼吸功能降低,心脏代偿能力下降等一系列改变,导致老年患者整体生活能力更加低下。早期康复治疗可避免骨折制动所引起不良反应。因此,康复需要尽早介入,使老年患者尽快开展肢体各种形式的主动和被动训练,让患者尽可能全面地恢复日常生活活动功能。

【康复治疗原则和目标】

1. 骨折后康复基本原则　整复、固定、功能训练。

2. 康复治疗目标　①促进血肿和渗出物的吸收;②加速骨折断端的纤维性连接和骨痂形成;③防止关节粘连僵硬,恢复关节活动;④防止肌肉萎缩,恢复肌力;⑤防止患者发生制动综合征,尽早恢复日常生活活动能力。

【康复治疗方法】

1. 外伤炎症期康复治疗　此期约在外伤后 3 周内。病理改变以组织渗出为主,临床上肢体疼痛、肿胀、丧失运动功能。

(1) 运动疗法:患肢肌肉等长收缩;患肢非固定关节主动及被动关节活动训练;健肢正常活动训练。

(2) 光、电、声、磁等疗法。

(3) 骨折部位近心侧可进行向心性手法按摩。

2. 骨痂形成期康复治疗　此期在伤后的 3~10 周。病理变化主要是骨痂形成。临床上疼痛和肿胀多已消失,但易发生肌肉萎缩、组织粘连以及关节挛缩。康复治疗的主要作用是促进骨痂形成,恢复关节活动范围,增加肌肉收缩力量,提高肢体活动能力。

(1) 运动治疗:基本同外伤炎症期,此期骨折端已形成纤维骨痂,骨折已转稳定不易发生

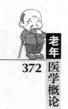

错位,可以加大运动量,增加运动时间。

(2)物理因子光、电、声、磁等治疗:基本同外伤炎症期,具体内容详见相关章节。

(3)作业治疗:此期可进行适当的日常生活能力训练,提高患者的生活能力和肢体运动功能。上肢以训练手功能为主,下肢以训练站立和肢体负重为主。

3. 骨痂成熟期康复治疗　此期在伤后 8～12 周,病理变化是骨痂经改造已逐渐成熟为板状骨。临床上骨折端已较稳定,一般已去除外固定物,故又称临床愈合期。此期康复治疗重点在于骨折后并发症的处理,如防治瘢痕、组织粘连等,并最大限度地恢复关节活动和肌肉收缩力量,提高患者日常生活活动能力和工作能力。

(1)运动治疗:重点是增加关节活动度训练,以主动运动为主,并根据需要辅以被动运动和抗阻运动。

(2)物理因子光、电、声、水等治疗:促进钙质沉着,促进血液循环,改善关节活动功能。

(3)夹板、石膏、矫形器等治疗:可在运动和牵引治疗的间歇期用夹板、石膏托或矫形器固定患肢,以减少纤维组织的弹性回缩,加强牵引的效果。

(4)作业治疗:在临床愈合期内应给患者施行适度的作业疗法尤其是日常生活能力训练,以增进上肢的功能活动,促进下肢的站立及行走活动,提高患者生活自理能力,尽早回归家庭和社会生活。

三、老年关节置换术后康复

关节置换术是指用人工关节替代和置换病损关节。对老年人严重的骨性关节炎,或因外伤、肿瘤切除后形成的大块骨缺损等,现在使用最为广泛的是人工全髋关节置换术和人工全膝关节置换术。康复训练是关节置换手术成功必不可少的一部分,是关节置换后能获得最大关节功能重建的重要保证,并且可以将术后并发症降到最低,有效提高术后老年患者日常生活能力。因此,围术期的康复治疗介入对老年关节置换术的效果具有重要意义。

【康复评定】

1. 术前评定　①首先要确定受累的关节是否需要外科治疗;②确定上下肢肌力;③对各关节,尤其手术关节的关节活动度确定有无关节挛缩畸形;④观察步态,确定步态类型;⑤测定手术肢体的长度;⑥X 线片检查。

2. 术后评定　可分别在术后 1～2 天,术后 1 周、2 周(住院患者),以及术后 1 个月、3 个月和半年(门诊患者)进行评测。评定内容包括:①评测患者心、肺功能;②手术式与伤口情况;③关节水肿;④关节疼痛;⑤关节活动状况;⑥X 线检查;⑦活动及转移能力;⑧根据患者术后的不同阶段,评定患者床上活动及转移能力;⑨分析步态;⑩功能性活动能力等。

【康复治疗】

1. 术前康复治疗　①让老年患者了解手术、手术并发症、术后康复的意义。②增加患肢及其他肢体的肌力训练。③教会患者深呼吸及咳嗽,预防卧床引起肺部感染。④教患者术后应用的训练方法,床上及转移活动,各关节的主动/助力活动,使用助行器等。⑤指导老年患者使用必要的辅助器具,如手杖等,能够相对缩短术后康复训练的时间。

2. 术后康复治疗　①消肿、止痛,包括冰疗、经皮神经电刺激等。②体位的摆放。对髋关节置换术,有 4 种危险而应避免的体位:髋屈曲＞90°;下肢内收超过身体中线;伸髋外旋;

屈髋内旋。③预防并发症的训练,术后老年患者应尽早开始深呼吸训练、咳嗽练习、踝关节"泵"式往返训练、床上活动。④增强肌力的训练,手术关节周围肌肉进行等长收缩运动,非手术关节下肢和双上肢进行主动活动和抗阻训练。⑤关节活动范围的训练。⑥髋(膝)关节控制训练。髋(膝)关节的稳定对行走至关重要,增强髋(膝)关节周围软组织的生理功能可大大提高其稳定性。⑦转移能力的训练。⑧负重训练和步态训练。获得一定步行能力后,患者开始进行上、下楼梯的训练。⑨功能性独立能力的训练。术后鼓励老年患者立即进行床上的功能性活动,如桥式运动及翻身练习。老年患者尽早从卧位转为坐位,良好的躯干旋转是老年患者完成床上功能活动的重要基础。⑩心理咨询与支持。心理治疗师应当帮助老年患者积极地改善心态。

四、老年颈椎病康复

老年人颈椎慢性劳损、退行性改变,引起颈椎间盘变性、突出及其邻近骨关节与软组织病变累及周围神经根、脊髓、椎动脉、交感神经而出现相应颈椎病的临床表现。

【康复评定】

1. 临床表现 颈椎病主要分为颈型、神经根型、脊髓型、椎动脉型、交感神经型和混合型。

(1)颈型:临床表现为颈项僵硬、颈肩背部疼痛、颈部活动明显受限,少数患者有头痛、头晕等症状。

(2)神经根型:因颈椎增生、椎间盘退变刺激或压迫神经根所致。临床表现为与神经根受压的节段和程度相一致的运动、感觉及反射障碍。主要表现有一侧或双侧颈肩臂痛、麻感,平时呈持续性或间歇性酸、胀、痛、麻感,夜间加重,咳嗽、打喷嚏等胸腹腔内压升高时,可引起肩臂放射性剧痛,少数患者有手无力、手指伸屈不利、不能握拳等症状。

(3)脊髓型:颈椎病症状复杂,早期不易发现,容易误诊,致残率高,是最重的类型。主要表现为下肢无力、沉重、迈步困难、步态笨拙、足趾或足底酸麻;一侧或双侧上肢无力、不能提重物、取物坠地、手的精细动作明显障碍;有时甚至有大小便异常,大小便次数增多或大小便困难(老年男性患者应与前列腺增生症等泌尿系统疾病相鉴别);后期可出现不全瘫痪的脊髓损害表现。

(4)椎动脉型:颈椎病主要表现为姿势性偏头痛,常因头颈部突然向健侧旋转而诱发眩晕、恶心、呕吐、突然摔倒等。常伴有头痛、耳鸣、听力下降、一时性耳聋、弱视、复视、视物模糊、暂短失明、思维迟钝、记忆力减退等症状。其特点是症状的出现与消失多与头部位置有关。

(5)交感神经型:颈椎病主要表现为交感神经兴奋的症状,如头痛、头晕、眼花、耳鸣、心慌、胸闷、心前区疼痛(假性心绞痛症状)、多汗、怕冷、胃肠功能紊乱等。

(6)混合型:为两型或两型以上的症状和体征混合存在。严格地说单一类型的颈椎病较少见,老年患者多几种类型的症状同时存在,仅某一型症状为主要表现而已。

2. 评定原则 ①具有颈椎病的临床表现。②影像学检查显示颈椎间盘有变性、膨隆、突出征象,邻近骨关节及软组织有软骨退化、骨质增生、韧带钙化、颈椎不稳等退行性改变。③影像学征象与临床表现相一致,影像学所见能够解释临床表现。④仅有影像学检查证实的颈椎退行性改变不应诊断为颈椎病。⑤日常生活能力评定。⑥专项评定包括颈椎稳定性评定、颈椎间盘突出功能评定和脊髓型颈椎病功能评定等。

【康复治疗】

1. 治疗原则

(1) 颈型颈椎病以非手术治疗为主。

(2) 神经根型颈椎病仍以非手术治疗为主。牵引有明显的疗效,推拿治疗切忌操作粗暴。

(3) 脊髓型颈椎病先试行非手术疗法,如无明显疗效应尽早手术治疗。该类型较重者禁用牵引治疗,特别是大重量牵引,手法治疗多视为禁忌证。

(4) 椎动脉型颈椎病非手术治疗为主。具有以下情况者可考虑手术:老年人有颈性眩晕或猝倒发作;经非手术治疗无效者;经动脉造影证实者。

2. 康复治疗

(1) 牵引疗法:牵引时间10～30 min较合适。牵引角度以颈椎前倾10°～20°较合适。牵引重量与患者的年龄、身体状况、牵引时间、牵引方式等有很大的关系。老年患者一般选择6～15 kg,重量逐渐增加。若牵引时间短,患者身体状况好,牵引重量可适当增加;若牵引时间长,牵引重量要小些。在牵引时,可根据患者的反应作适当调整。

(2) 手法治疗:手法治疗可以达到改善椎间关节的活动功能,改善椎间盘的营养,拉开椎间隙,扩大椎间孔,减轻骨刺和突出椎间盘对神经根的刺激和压迫,改善血液循环。

推拿治疗前对老年患者的病情应有全面的了解,手法要得当,切忌粗暴。

(3) 物理治疗:物理治疗的主要作用是扩张血管,改善局部血液循环,解除肌肉和血管痉挛,消除神经根和脊髓水肿,减轻粘连,调节自主神经功能,促进神经和肌肉功能恢复。常见物理治疗方法:超短波疗法、调制中频电疗法、超声波疗法、低频脉冲磁疗法、光疗、蜡疗、激光穴位照射等。

(4) 运动疗法:各型颈椎病症状缓解期或术后均可应用。运动可借助各种器械,但最简便易行的是徒手操。脊髓型或术后卧床不起的老年患者应每日做四肢被动运动;下肢痉挛重者可借助拐杖练习行走;手无力者可捏圆形橡皮圈或用两个圆球在手心旋转练习手功能。

(5) 中医疗法:针灸有调节神经功能、解除肌肉和血管痉挛、改善血液循环和舒筋活血的作用。按不同类型、临床症状循经辨证取穴或局部对症取穴。

按摩、推拿治疗有舒筋活血、解痉镇痛、松解粘连、调节神经、去除关节嵌顿的作用。对脊髓型肢体不全瘫痪的老年患者,按摩可防止关节僵直、减轻肌肉张力、防止肌肉萎缩的作用。常用的手法有推、拿、按、摩、擦、揉、滚、捏、提、搓、摇、颤、弹拨等。

(6) 日常生活活动指导:枕头过高或过低对颈椎都可产生不利影响。一般来说,枕头的合适高度是患者拳头的1.5倍高。枕芯填充物不要太软,最好用荞麦皮、稻壳、绿豆壳等透气好、经济实惠的材质作枕芯。

看书、写字不要驼背和过分低头,桌宜高、凳宜低,坐位、站立、行走要保持躯干挺直,要挺胸收腹,不要低头、弯腰。

洗脸、修面、漱口、喝水等动作不要过分低头或仰头。

操作计算机、写作、看电视不要持续固定一种体位,最好1 h左右做1次头颈部活动或体位改变。

(7) 矫形器:颈托和颈围对颈椎有固定和制动作用,可保持正常力线,避免外伤,减轻头部负荷,有助于缓解症状和组织修复。但注意不可长期使用,以免肌肉萎缩、关节粘连僵直,影响颈部活动功能。

五、老年腰椎间盘突出症康复

老年人腰椎间盘突出症主要是腰椎间盘在随增龄发生退行性改变的基础上,在急性损伤或慢性劳损作用下,纤维环破裂和髓核突出压迫,刺激相应水平的一侧或双侧坐骨神经所引起的一系列症状和体征。腰椎间盘突出的老年患者常有不同程度的功能障碍,如腰椎活动受限、腰痛和下肢疼痛影响日常生活活动能力,患侧下肢肌肉萎缩和麻木影响行走和工作能力,巨大突出物影响排便和排尿等。

根据腰椎间盘突出症髓核突出的位置、程度、方向、退变程度、与神经根的关系及不同的影像学检查方法,有多种分型方法。目前常用病理分型:退变型、膨出型、突出型、脱出后纵韧带下型、脱出后纵韧带后型和游离型。前 3 型为未破裂型,后 3 型为破裂型。根据上述分型方法,前 4 型主要采取非手术治疗,后 2 型主要采取手术治疗。

【康复评定】 康复评定主要包括疼痛评定、腰椎活动度评定、下肢肌力和感觉评定、步态分析、日常生活活动能力评定及神经电生理评定等。但症状、体征和影像学检查是主要的评定内容。

【康复治疗】

1. 卧床休息 卧床休息的时间以 4～7 天为宜,时间过长,可造成肌肉废用性萎缩、心血管疾病和骨质疏松症等。床以足够宽大的硬床上铺褥垫为宜,患者平卧后可使脊柱得到充分放松。过软的床垫不适于腰背痛患者,以免使脊柱处于侧弯状态得不到休息。

2. 腰椎牵引

(1)慢速牵引:适用于腰椎间盘突出症、腰椎退行性变引起的腰腿痛,急性腰扭伤,腰椎小关节疾患。对老年人特别是心肺疾病患者应特别谨慎,另外慢速牵引重量过大也可造成神经根刺激或损害。

(2)快速牵引:适用于腰椎间盘突出症、腰椎小关节紊乱、腰椎假性滑脱、早期强直性脊柱炎。牵引重量为体重的 2～3 倍,牵引的持续时间 1～3 s,每次重复 3 次。多方位牵引床或称三维牵引,牵引距离 45～60 mm,屈曲 10°～15°,旋转角度 13°～16°,保持时间 1 s,每次重复 2～4 次,多数患者牵引 1 次即可,若需再次牵引,一般间隔 5～7 天。对重度腰椎间盘突出、结核和肿瘤、老年重度骨质疏松症、后纵韧带骨化、突出椎间盘的骨化以及髓核摘除术后的患者都应慎用。

3. 物理治疗 适用于各类型的腰椎间盘突出症的老年患者,主要目的是镇痛、消炎、促进组织再生、兴奋神经肌肉和松解粘连,促进腰部及患肢功能的恢复。常用物理因子有超短波,直流电药物离子导入,干扰电,低频调制的中频电,红外线、紫外线坐骨神经区分野照射,蜡疗,水疗。牵张训练增加腰背部韧性,腰腹肌肌力训练增加脊柱稳定功能。

4. 运动疗法 腰椎间盘突出症老年患者应积极配合运动疗法,其治疗目的是提高腰背肌肉张力,改变和纠正异常力线,增强韧带弹性,活动椎间关节,维持脊柱正常形态。腰背肌训练有助于防止肌肉萎缩,使肌强度和耐力增加,并有助于纠正小关节功能紊乱,减少结缔组织粘连,恢复关节的活动度。姿势矫正训练很重要。如功能出现力学变形时用屈曲或伸展原则。椎间盘后方移位时,若伸展使疼痛向心化或减轻,则用伸展原则;椎间盘前方移位

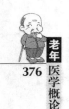

时,若屈曲使疼痛向心化或减轻,则用屈曲原则。神经根粘连用屈曲原则。

5. **手法推拿** 适用于初次发作,病程短(3个月以内)者;症状和体征较轻者;由于全身性疾病或局部皮肤疾病,不能施行手术者。禁忌证有巨大中央型腰椎间盘突出;突出物与神经根严重粘连;伴较严重腰椎管狭窄、腰椎滑脱、侧隐窝狭窄,以及有脊椎骨质病变者。

6. **注射疗法** 骶裂孔硬膜外注射主要适用于下腰椎的椎间盘突出。

六、老年骨质疏松症康复

老年骨质疏松症是以骨量减少、骨的微观结构退化及骨的强度降低为特征,致使骨的脆性增加,易于发生骨折的一种全身性骨骼疾病。目前老年人发病率高已成为公共健康的严重问题。

骨质疏松症可分为三大类:第1类为原发性骨质疏松症,它是随年龄的增长必然发生的骨质疏松症,表现为疼痛、身长变短、驼背、骨折及呼吸系统障碍。第2类为继发性骨质疏松症,它是由其他疾病或药物等一些因素诱发的骨质疏松症,临床常见于如截瘫、偏瘫、骨折后肢体及截肢后残肢等。第3类为特发性骨质疏松症。老年人骨质疏松症都需要积极康复治疗。

【康复评定】 WHO的定义和诊断标准。①严重骨质疏松症:骨矿密度(BMD)低于青年人BMD峰值均数的2.5个标准差,或伴有脆性骨折;②骨量减少:BMD低于健康青年人峰值均数1.0~2.5个标准差;③正常:BMD低于健康青年人峰值均数不足1个标准差。BMD检查方法有双能X线吸收法、定量Cr测定、定量超声波测量、单光子吸收测定法、生化检查等。

【康复治疗】

1. **运动疗法** 运动疗法不仅是骨矿化和骨形成的基本条件,而且能促进性激素分泌、改善骨皮质血流量、阻止骨量丢失、促进钙吸收和骨形成,因而是一种防治骨质疏松症的有效方法。

(1)运动方式:大负重、爆发力的运动对骨骼的应力刺激大于有氧运动,因此这些运动方式在维持和提高BMD上有优势,但单纯采用此方式会对老年患者循环系统不利。

(2)运动项目:各项运动对于BMD增加都有部位的特异性,这些部位是参与活动的工作肌及其附着骨。因此,选择运动项目要有目的性,如登楼梯可预防股骨和髋部骨质疏松症造成的骨折,体操训练可预防腰椎骨质疏松症所造成的骨折。渐进抗阻练习是促进骨质疏松症逐渐走向恢复的重要方法。

(3)运动量:在一定范围内,运动强度越大,对骨的应力刺激也越大,也越有利于骨密度的维持和提高;运动强度大,时间短一些;运动强度小,时间可稍长一些;一般采用每周3~5天为宜。坚持长期有计划、有规律的运动习惯,对延缓骨质丢失有一定作用。

2. **物理治疗**

(1)脉冲电磁场疗法:20 Hz,5~10 mT治疗可增加BMD、降低骨质疏松症患者骨折的发生率,减轻骨痛,促进骨折愈合。

(2)紫外线疗法:采用无红斑量紫外线全身照射或经常接受阳光照射,可预防及治疗骨质疏松症。

(3)直流电钙离子导入疗法:2%~5%氯化钙全身法直流电钙离子导入,增加钙补充。

3. 药物治疗 有证据表明许多药物可预防或降低骨质疏松症患者骨折的发生。常用的药物治疗方法有以下几种：①钙制剂、维生素 D；②抗骨吸收药：如雌激素、孕激素、双膦酸盐类、降钙素类等；③促骨形成药：如氟化物、雄激素、前列腺素、骨生长因子、依普黄酮等，有报道维生素 K_2 有望成为治疗骨质疏松症的新药物。

【康复预防】 改变生活方式、坚持体育锻炼、增加户外活动、注意合理营养等，积极预防骨质疏松症骨折发生。

七、老年脑卒中康复

老年脑卒中的高致残率给人群和社会造成了相当大的危害。老年脑卒中康复不仅要依靠医院机构内康复训练，还需要社区和家庭延续康复训练，增强和补偿缺失的功能，从而尽可能达到生活自理，争取实现整体康复，回归社会。

【康复评定】

1. 运动功能评定 脑卒中运动功能评估可采用 Brunnstrom、Bobath、上田敏、Fugl‐Meyer 评估等方法。运动功能评估主要是对运动模式、肌张力、肌肉协调能力进行评估。

2. 感觉功能评定 评定患者的痛温觉、触觉、运动觉、位置觉、实体觉和图形觉是否减退或丧失。

3. 认知功能评定 评定患者对事物的注意、识别、记忆、理解和思维是否出现障碍。

4. 言语功能评定 评定患者的发音情况及各种语言形式的表达能力，包括说、听、读、写和手势表达。

5. 摄食和吞咽功能评定

(1) 临床评定：对患者吞咽障碍的描述，吞咽障碍发生的时间、频率；吞咽过程发生的阶段；症状加重的因素（食物的性状、一口量等）；吞咽时的伴随症状（梗阻感、咽喉痛、鼻腔、反流、误咽等而不同）。

(2) 实验室评定：视频荧光造影检查（video-fluorography，VFG），即吞钡试验。

6. 日常生活活动能力评定 脑卒中患者由于运动功能、认知功能、感觉功能、言语功能等多种功能障碍并存，常导致衣食住行、个人卫生等基本动作和技巧能力下降或丧失。常采用 Pulses 评估法、Barthel 指数评估法或功能独立性评估法（FIM）。

7. 心理评定 评估患者的心理状态、人际关系与环境适应能力，了解有无抑郁、焦虑、恐惧等心理障碍，评估患者的社会支持系统是否健全有效。

8. 社会活动参与能力评定 采用社会活动参与量表评定。

【康复治疗】

1. 软瘫期康复治疗 生命体征平稳，康复治疗措施应早期介入，以不影响临床抢救，不造成病情恶化为前提。目的是预防并发症和继发性损害，同时为下一步功能训练做准备。一般每 2 h 更换一次良姿位，以预防压疮、肺部感染及痉挛模式的发生。

(1) 软瘫期的良姿位摆放：床上良姿位是早期抗痉挛治疗的措施之一。良姿位能预防和减轻上肢屈肌、下肢伸肌的典型痉挛模式，预防出现病理性运动模式方法之一。

(2) 软瘫期的被动活动：如病情较稳定，在病后第 3~4 天患肢所有的关节都应做全范围的关节被动运动，以防关节挛缩。每日 2~3 次，活动顺序从大关节到小关节，循序渐进，缓慢进行，切忌粗暴，直到主动运动恢复。

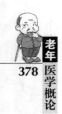

（3）软瘫期的按摩：对患肢进行按摩可促进血液、淋巴回流，防止和减轻水肿，同时又是一种运动感觉刺激，有利于运动功能恢复。按摩要轻柔、缓慢、有节律地进行，不使用强刺激性手法。对肌张力高的肌群用安抚性质的推摩，对肌张力低的肌群则予以摩擦和揉捏。

（4）软瘫期的主动活动：软瘫期的所有主动训练都是在床上进行的。主要原则是利用躯干肌的活动以及各种手段，促使肩胛带和骨盆带的功能恢复。

2. 痉挛期康复治疗　一般在软瘫期2～3周后开始，肢体开始出现痉挛并逐渐加重。这是疾病发展的规律，一般持续3个月左右。此期的康复治疗目标是通过抗痉挛姿势体位来预防痉挛模式和控制异常的运动模式，促进分离运动的出现。

大部分患者患侧上肢以屈肌痉挛占优势，下肢以伸肌痉挛占优势。表现为肩胛骨后缩，肩带下垂，肩内收、内旋，肘屈曲，前臂旋前，腕屈曲伴有尺偏，手指屈曲内收；骨盆旋后并上提，髋伸、内收、内旋，膝伸，足趾屈内翻。

3. 恢复期康复治疗　恢复期早期患侧肢体和躯干肌还没有足够的平衡能力，因此坐起后常不能保持良好的稳定状态。帮助患者坐稳的关键是先进行坐位平衡训练。

（1）平衡训练：静态平衡为一级平衡，自动动态平衡为二级平衡，他动动态平衡为三级平衡。平衡训练包括左右和前后平衡训练。一般静态平衡完成后，进行自动动态平衡训练，即要求患者的躯干能做前后、左右、上下各方向不同摆幅的摆动运动。最后进行他动动态平衡训练，即在一定的外力推动下仍能保持平衡。

（2）步行训练：学习平行杠内患腿向前迈步时，要求患者躯干伸直，用健手扶栏杆；重心移至健腿，膝关节轻度屈曲。治疗师扶住其骨盆，帮助患侧骨盆向前下方运动，防止患腿在迈步时外旋。

（3）上下楼梯训练：原则为上楼时健足先上，患足后上；下楼时患足先下，健足后下。上楼时，健足先放在上级台阶，伸直健腿，把患腿提到同一台阶；下楼时，患足先下到下一级台阶。

（4）上肢控制能力训练：包括臂、肘、腕、手的训练。

（5）改善手功能训练：患手反复进行放开、抓物和取物品训练，纠正错误运动模式。

4. 后遗症期康复治疗　一般病程经过1年左右，患者留有不同程度的后遗症，主要表现为肢体痉挛、关节挛缩畸形、运动姿势异常等。此期是指导患者继续训练和利用残余功能。①进行维持功能的各项训练。②加强健侧的训练，以增强其代偿能力。③指导正确使用辅助器，如手杖、步行器、轮椅、支具，以补偿患肢的功能。④改善步态训练，主要是加强站立平衡、屈膝和踝背屈训练，同时进一步完善下肢的负重能力，提高步行效率。

八、老年帕金森病康复

老年帕金森病又称震颤麻痹，发病率较高，病因不明。主要症状有静止性震颤、肌张力增高、运动迟缓及姿势异常。半数患者以震颤起病，震颤从一侧手指开始，逐渐发展到同侧的手、上肢或下肢，以及对侧手指，肌僵直与运动缓慢也是如此，一般发展至对侧需要1～2年，因此两侧肢体症状的不对称性是帕金森病的临床特点之一。

康复治疗目前尚不能改变疾病的进程和结局，应当减轻继发性功能障碍及由此带来的残损，从而延缓病情的发展，提高老年患者独立生活的能力。

【康复目标】　促进所有关节的充分活动，预防挛缩，增强姿势的稳定性，帮助患者对慢性残疾进行心理调整和生活模式的修正。

【康复治疗】

1. **面部动作的锻炼** 老年帕金森病患者的特殊面容是"面具脸"。由于面部肌肉僵硬，导致面部表情呆板，所以做一些面部动作的锻炼是必要的。如皱眉动作，尽量皱眉，然后用力展眉，反复数次。用力睁、闭眼。鼓腮锻炼首先用力将腮鼓起，随后尽量将两腮吸入。露齿和吹哨动作，尽量将牙齿露出，继之做吹口哨动作。

2. **躯干的锻炼** 侧弯运动，即双脚分开与肩同宽，双膝微曲，右上肢向上伸直，掌心向内，躯干向左侧弯，来回数次；然后左侧重复。转体运动，即双脚分开，略宽于肩，双上肢屈肘平端于胸前，向右后转体两次，动作要富有弹性然后反方向重复。

3. **手部的锻炼** 帕金森病患者的手部关节容易受肌肉僵直的影响，往往呈一种奇特屈曲的姿势，掌指关节屈曲，导致手掌展开困难，而其他手指间的小关节伸直，又使手掌握拳困难。针对这种情况，患者应该经常伸直掌指关节，展平手掌，可以用一只手抓住另一只手的手指向手背方向搬压，防止掌指关节畸形。可反复练习握拳和伸指的动作。

4. **下肢的锻炼**：双腿稍分开站立，双膝微屈，向下弯腰，双手尽量触地。左手扶墙，右手抓住右脚向后拉，维持数秒钟，然后换对侧下肢重复。印度式盘坐：双脚掌相对，将膝部靠向地板，维持并重复。双脚呈"V"形坐下，头先后分别靠向右腿、双脚之间和左腿，每个位置维持 $5\sim10$ s。在帕金森病患者的康复治疗中，在安静场所进行主动性放松和松弛训练极为重要。对于痉挛的肌肉使用本体感觉神经肌肉促进技术（如维持-放松技术）有时会取得良好的肌肉松弛效果。同时，避免劳累和抗阻运动，把日常生活活动的某些内容简化，如衣服要宽大、易穿脱。

帕金森病是一个进展性疾病，坚持长期的康复治疗可以使患者的症状稳定，甚至可以在一定程度上出现逆转，达到延缓病情发展，提高老年患者生活自理能力和生活质量。

九、老年冠状动脉粥样硬化性心脏病康复

老年冠心病康复是指综合采取康复措施，帮助老年患者缓解症状，改善心血管功能，提高生活质量。同时，积极干预冠心病危险因素，阻止或延缓疾病发展过程。根据冠心病康复治疗特征，国际上将冠心病康复治疗分为 3 期。

Ⅰ期：指急性心肌梗死或急性冠脉综合征住院期间康复，发达国家为 $3\sim7$ 天。

Ⅱ期：指从患者出院开始，至病情稳定，时间为 $5\sim6$ 周，由于急性期缩短，Ⅰ期康复的时间也趋于逐渐缩短。

Ⅲ期：指病情处于较长期的稳定状态，或Ⅱ期过程结束的冠心病患者，包括陈旧性心肌梗死、稳定型心绞痛及隐性冠心病。康复程序一般为 $2\sim3$ 个月，自我锻炼者应该持续终身。

【康复评定】

1. **运动试验** 老年人主张采用低水平运动试验。一般主张急性心肌梗死、冠脉搭桥术后等住院过程中，以及出院前评价，应用低水平运动试验。在心血管疾病康复活动早期，如急性心肌梗死或心脏手术后康复，康复活动都很有限，一般无需参考心脏功能的最高限界，不必冒次极限量运动的风险。常用方案如下。

（1）平板试验方法：应用改良的 Bruce 运动试验方案，颇为适合。

（2）踏车试验方法：开始时按 3 个能量代谢当量（MET），给予功量 150 KPM，增至 4 个 MET 时，可给 300 KPM，转速每分钟 60 次，前后两次共 4 min，中间可休息 2 min。

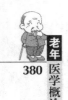

（3）二级梯运动试验方法：本法简便易行，1/2 单倍量试验相当于 4 个 MET，单倍量和双倍量试验分别相当于 5.6 或 6.7 个 MET。

以上低水平运动试验时，应有医生在场监护，心率一般每分钟不应超过 115 次，出现症状时，应及时终止运动试验。

2. MET 方法　近年来主张应用 MET 指导康复活动，特别是用于老年冠心病的康复。

应用 MET 指导康复活动，首先应精确了解心脏能够负担的体力活动限度，结合 MET 指导心脏康复的体力活动。MET 系指机体在坐位休息时，摄氧 3.5 ml/kg·min，将此定为 1 个 MET。应用 MET 指导康复活动时，应参考运动生理学知识，避免机械搬用，一般对所求得的容量，主张适当留有余地，按 70% 左右予以应用。如二级梯 1/2 单倍量、单倍量和双倍量试验阴性患者，经折算后只按 3、4、5 个 MET 指导患者活动。也有学者将各项活动的 MET 划一个范围，以便合理地应用这项方法。

【康复治疗】

1. Ⅰ期康复方案

（1）治疗目标：低水平运动试验阴性，可以按正常节奏连续行走 100～200 m 或上下 1～2 层楼而无症状和体征。运动能力达到 2～3 个 MET，能够适应家庭生活，使患者理解冠心病的危险因素及注意事项，在心理上适应疾病的发作和处理生活中的相关问题。

（2）治疗方案：康复治疗的基本原则是根据患者的自我感觉，尽量进行可以耐受的日常生活活动。

1）床上活动：活动一般从床上的肢体活动开始，包括呼吸训练。肢体活动一般从远端肢体的小关节活动开始，从不抗地心引力的活动开始，强调活动时呼吸自然、平稳，没有任何憋气和用力的现象。然后可以逐步开始抗阻活动，抗阻活动可以采用捏气球、皮球，或拉皮筋等，一般不需要专用器械。徒手体操十分有效。吃饭、洗脸、刷牙、穿衣等日常生活活动可以早期进行。

2）呼吸训练：呼吸训练主要指腹式呼吸。呼气与吸气之间要均匀连贯，可以比较缓慢，但是不可憋气。

3）坐位训练：坐位是重要的康复起始点，应该从第一天就开始。开始坐时可以有依托，如把枕头或被子放在背后，或将床头抬高。有依托坐的能量消耗与卧位相同，但是上身直立体位使回心血量减少，同时射血阻力降低，心脏负荷实际上低于卧位。在适应有依托坐位后，患者可以逐步过渡到无依托独立坐。

4）步行训练：步行训练从床边站立开始，然后开始床边步行（1.5～2.0 个 MET），以便在疲劳或不适时能够上床休息。此阶段开始时最好进行若干次心电监护活动。要特别注意避免上肢高于心脏水平的活动。此类活动的心脏负荷增加很大，常是诱发意外的原因。

5）大便：患者务必保持大便通畅。卧位大便时由于臀部位置提高，回心血量增加，使心脏负荷增加，同时由于排便时必须克服体位所造成的重力，所以需要额外用力（4 个 MET）。因此，卧位大便对患者不利，应该在床边放置简易的坐便器，尽早让患者坐位大便。但是禁忌蹲位大便或在大便时过分用力。如果出现便秘，应该使用通便剂。患者有腹泻时也需要严密观察，因为过分的肠道活动可以诱发迷走神经反射，导致心律失常或心电不稳。

6）上下楼：上下楼的活动是保证患者出院后在家庭安全活动的重要环节。下楼的运动负荷不大，而上楼的运动负荷主要取决于上楼的速度。必须保持非常缓慢的上楼速度，一般每上一级台阶可以稍事休息,以保证没有任何症状。

7)心理康复与常识宣教:康复人员帮助患者消除焦虑和恐惧,使其理解冠心病的发病特点、注意事项和预防再次发作的方法。特别强调戒烟、低脂低盐饮食、规律的生活、个性修养等。

8)康复方案调整与监护:如果老年患者在训练过程中没有不良反应,运动或活动时心率增加每分钟<10次,次日训练可以进入下一阶段。运动中心率增加在每分钟20次左右,则需要继续同一级别的运动。心率增加每分钟>20次,或出现任何不良反应,则应该退回到前一阶段运动,甚至暂时停止运动训练。为了保证活动的安全性,可以在心电监护下开始所有的新活动。在无任何异常的情况下,重复性的活动不一定要连续监护。

2. Ⅱ期康复方案

(1)康复目标:逐步恢复一般日常生活活动能力,包括轻度家务劳动、娱乐活动等。运动能力达到4~6个MET,提高生活质量。对体力活动没有更高要求的患者可停留在此期。此期在患者家庭内完成。

(2)治疗方案:室内外散步,医疗体操(如降压舒心操、太极拳等),气功(以静功为主),家庭卫生,厨房活动,园艺活动或在邻近区域购物,作业治疗。活动强度为40%~50%最大心率活动时主观用力计分(RPE)不超过13~15。注意循序渐进,禁止过分用力,活动时不可有气喘和疲劳。所有上肢超过心脏平面的活动均为高强度运动,应该避免或减少。训练时要注意保持一定的活动量,但日常生活和工作时应采用能量节约策略。

3. Ⅲ期康复方案

(1)康复目标:巩固Ⅱ期康复成果,控制危险因素,改善或提高体力活动能力和心血管功能,恢复发病前的生活和工作。此期可以在康复中心完成,也可以在社区进行。

(2)治疗方案:全面康复方案包括有氧训练、循环抗阻训练、柔韧性训练、医疗体操、作业训练、放松性训练、行为治疗、心理治疗等。有氧训练是最重要的核心。

1)运动方式:最常用的方式包括步行、登山、游泳、骑车、中国传统形式的拳操等。

2)训练形式:可以分为间断性和连续性运动。

3)运动量:每周总运动量700~2 000 cal(相当于步行10~32 km)。运动量的基本要素为强度、时间和频率。合适运动量的主要标志:运动时稍出汗,轻度呼吸加快但不影响对话,早晨起床时感舒适,无持续的疲劳感和其他不适感。

4)训练实施:每次训练都必须包括准备活动、训练活动和结束活动。

十、老年高血压病康复

老年高血压病的康复治疗主要强调非药物治疗,主要内容包括规律的运动锻炼、放松训练、医疗体操、行为治疗和高血压危险因素控制。高血压病的社区康复近年来得到重视。

【康复评定】 详见冠心病相关评定。

【运动治疗】

(1)运动治疗的方式

1)有氧训练:常用方式为步行、踏车、游泳、慢节奏的交谊舞等。强度一般为50%~70%最大心率或40%~60%最大吸氧量,RPE一般为8~10。停止活动后心率应在3~5 min内恢复正常。步行速度一般为50~80 m/min,每次锻炼30~40 min,其间可穿插休息或医疗体操、太极拳等中国民族形式的拳操。>50 岁者活动时的心率一般每分钟<120 次。活动强度越大,越要注重准备活动和结束活动。训练效应的产生需要至少 1 周的时间,达到较显著的降压效应需要 4~6 周。一阶段时间训练后,收缩压一般可降低 1.33 kPa(10 mmHg),舒张压一般降低 1.06 kPa(8 mmHg)左右。

2) 循环抗阻运动:以往任何形式的抗阻运动均视为高血压患者的禁忌项目,理由是高血压患者在抗阻运动时有可能产生过强的心血管反应。但近年来的研究提示,在一定范围内,中小强度的抗阻运动可产生良好的降压作用,而并不引起血压的过分升高。一般采用循环抗阻训练,即采用相当于 40% 最大一次收缩力作为运动强度,做大肌群(如肱二头肌、腰背肌、胸大肌、股四头肌等)的抗阻收缩,每节在 10~30 s 内,重复 8~15 次收缩,各节运动间休息 15~30 s,10~15 节为一循环,每次训练 1~2 个循环,每周 3~5 次,8~12 周为 1 个疗程。逐步适应后可按每周 5% 的增量逐渐增加运动量。

3) 太极拳:太极拳动作柔和,姿势放松,意念集中,强调动作的均衡和协调,有利于高血压患者放松和降压。一般可选择简化太极拳,或者选择个别动作(如云手、野马分鬃等)练习。不宜过分强调高难度和高强度。

(2) 运动治疗的适应证与禁忌证

1) 适应证:临界性高血压,Ⅰ~Ⅱ期高血压病以及部分病情稳定的Ⅲ期高血压患者。

2) 禁忌证:急进性高血压,重症高血压或高血压危象,病情不稳定的Ⅲ期高血压病,合并其他严重并发症如严重心律失常、心动过速、脑血管痉挛、心衰竭、不稳定型心绞痛、出现明显降压药的不良反应而未能控制、运动中血压过度增高[>29.33/14.67 kPa(220/110 mmHg)]。

十一、老年慢性阻塞性肺病康复

老年慢性阻塞性肺病(COPD)影响呼吸功能,康复训练能减轻患者呼吸困难的症状,提高通气量,促进组织气体交换,提高老年患者日常生活活动能力以及社会活动参与能力,改善老年患者的生存质量。

【康复评定】

1. 呼吸功能评定

(1) 气短气急症状分级:根据 Borg 量表改进(南京医科大学),1 级——无气短气急;2 级——稍感气短气急;3 级——轻度气短气急;4 级——明显气短气急;5 级——气短气急严重,不能耐受。

(2) 呼吸功能改善或恶化程度:用以下分值半定量化:-5 明显改善;-3 中等改善;-1 轻度改善;0 不变;1 加重;3 中等加重;5 明显加重。

(3) 肺功能测试:包括肺活量和第一秒末最大呼气量(FEV_1)。FEV_1/肺活量的比值与 COPD 的严重程度和预后相关良好。

2. 活动能力评定

(1) 运动能力评定:运动肺功能试验对评定运动耐力和运动引起的血气变化有很大价值,同时对了解心脏功能和心脏并发症有重要意义。

(2) 日常生活活动能力评定:主要包括基本日常生活活动能力(BADL)和使用工具的日常生活活动能力(IADL)的评定。但目前建议使用 WHO 公布的 ICF 中的活动和参与功能的评定量表。

【康复治疗】

1. 重建腹式呼吸模式

（1）放松：用以放松紧张的辅助呼吸肌群，减少呼吸肌耗氧量，缓解呼吸困难症状。可采取前倾依靠位、椅后依靠位及前倾站位。

（2）暗示呼吸法：通过触觉诱导腹式呼吸，常用方法有双手置上腹部法、两手分置胸腹法、下胸季肋部布带束胸法以及抬臂呼气法等。

（3）缓慢呼吸法：这是与呼吸急促相对而言的缓慢呼吸。这一呼吸有助于减少解剖死腔，提高肺泡通气量。每分钟呼吸频率宜控制在 10 次左右。通常先呼气后吸气，呼吸方法同前。

（4）缩唇呼吸法：增加呼气时的阻力，这种阻力可向内传至支气管，使支气管内保持一定压力，防止支气管及小支气管被增高的胸膜腔内压过早压瘪，增加肺泡内气体排出，减少肺内残气量，从而可以吸入更多的新鲜空气，缓解缺氧症状。其方法为经鼻腔吸气，呼气时将嘴缩紧，如吹口哨样，在 4～6 s 内将气体缓慢呼出。

（5）膈肌体外反搏呼吸法：使用低频通电装置或体外膈肌反搏仪。刺激电极位于颈胸锁乳突肌外侧，锁骨上 2～3 cm 处（膈神经部位），先用短时间低强度刺激，当确定刺激部位正确时，即可用脉冲波进行刺激治疗。一日 1～2 次，每次 30～60 min。

2. 姿势训练

（1）增加一侧胸廓活动：患者坐位，以扩展右侧胸为例，先做向左的体侧屈，同时吸气，然后用手握拳顶住右侧胸部，做屈向右的侧屈，同时呼气。重复 3～5 次，休息片刻再训练。每日多次。

（2）活动上胸及牵张胸大肌：吸气时挺胸，呼气时两肩向前、低头缩胸。亦可于仰卧位训练。

（3）活动上胸及肩带训练：坐于椅上或站立位，吸气时两上臂上举，呼气时弯腰屈髋同时两手下伸触地，或尽量下伸。重复 5～10 次，每日多次。

（4）纠正头前倾和驼背姿势：站于墙角，面向墙，两臂外展 90°，手扶两侧墙（牵张锁骨部）或两臂外上举扶于墙（可牵张胸大、小肌），同时再向前倾，做扩胸训练。也可两手持体操棒置于后颈部以牵伸胸大肌和做挺胸训练。以上训练每次 2～3 min，每日多次。

3. 气管分泌物廓清技术

（1）咳嗽训练：咳嗽训练的目的是控制无效咳嗽，学会有效咳嗽，促进气管分泌物的排出。训练时患者取坐位或立位，上身略前倾，缓慢深吸气，屏气几秒钟，然后张口连咳几声，咳嗽时收缩腹肌，腹壁内缩，或用自己的手按压在上腹部，帮助咳嗽。停止咳嗽，缩唇将余气尽量呼出，再缓慢深吸气，连续重复以上动作 2～3 次，待休息和正常呼吸几分钟后再重复进行。训练患者用力呼气，可降低疲劳，减少支气管痉挛，提高咳嗽、咳痰的有效性，尤其对黏液分泌物多的 COPD 患者非常必要。

（2）体位引流：依据支气管肺段解剖位置，利用重力原理，使肺部病患部位自高位沿引流的支气管开口向下将支气管内分泌物顺体位方向引流至气管而被咳出。

体位引流应在饭前、晨起进行，引流的时间通常为每日 30～45 min（分 2～4 次进行）。有支气管痉挛的患者，引流前应先吸入支气管舒张剂；分泌物黏稠的患者应进行气管雾化疗法。引流期间应让患者咳嗽或助咳以排痰。

（3）拍背与胸壁震荡：患者取侧卧位，操作者指关节微屈、手呈空碗状，轻拍胸壁。排背顺序：自肺底开始由外向内、由下向上，边拍边鼓励患者咳嗽。叩拍频率为每秒 5 次左右。操作时避免叩拍患者脊柱、胸骨、肾脏处的软组织或其他重要器官区。

（4）雾化吸入疗法：雾化吸入疗法可以湿化气管，稀释痰液，将药液直接送到呼吸道局部，甚至可到达下呼吸道深部；用药量少，药物作用直接，对缓解支气管痉挛效果显著且迅速。最常用的药物有扩张支气管药（如异丙托溴铵、喘乐宁）、祛痰药物（如糜蛋白酶、沐舒痰）、抗生素（如庆大霉素）等。

4. 体力的恢复与运动康复训练

（1）体力的恢复：体力恢复训练是肺康复的主要内容。包括上肢耐力训练、下肢耐力训练、力量训练和呼吸肌肉训练，训练强度因人而异。大部分肺康复计划强调耐力训练，一般每周 2～5 次，每次持续运动 20～30 min（运动量为 60％的最大运动负荷），对不能耐受连续大运动量的患者，可以采取大运动量（60％的最大运动负荷）运动 2～3 min、休息 2～3 min交替进行的训练方法。

（2）运动康复训练：慢性肺部疾病的患者在缓解期应进行可以耐受的、符合自身条件的适当锻炼，如呼吸操、打太极拳、散步、耐寒锻炼等，以增强体质，提高抗病能力，减少疾病发作次数及减轻发作程度。

1）呼吸体操：主要包括呼吸与扩胸、弯腰、下蹲和四肢活动在内的各种体操活动。体操分为卧位体操、坐位体操、立位体操。原则上通常从卧位体操开始，熟练掌握后，按顺序转移为坐位和立位体操。

2）散步：散步不受年龄、性别、体质及场地的限制，适应范围广，施行起来也较方便。散步的要领在于全身放松，呼吸均匀，平静和缓，步履从容。对年老体弱者及慢性支气管炎患者尤其适合。

3）打太极拳：太极拳是一种意识、呼吸、动作密切结合的运动。通过呼吸协同动作，"以意领气，以气运身"，可以活动筋骨，疏通脉络，行气活血，协调呼吸动作，使患者的周身肌肉、关节均得到锻炼。

5. 氧疗 COPD 的病理基础是缺氧和低氧血症，通过长时间、低流量的氧气吸入，可以改善缺氧和低氧血症引起的症状，增加患者的运动耐力。长期氧疗应注意适应证和正确的氧疗方法，避免高浓度吸氧导致的氧中毒、高碳酸血症和吸收性肺不张等并发症的发生。

6. 其他物理治疗 超短波治疗、超声雾化治疗等有助于消炎，抗痉挛，利于排痰保护黏液毯和纤毛功能。超短波治疗的方法是应用无热量或微热量，每日 1 次，15～20 次为 1 个疗程。超声雾化治疗每次 20～30 min，每日 1 次，7～10 次为 1 个疗程。

7. 自然疗法 提高机体抵抗力是预防 COPD 发作的基本措施，包括合适的户外运动锻炼、保健按摩等。空气浴、森林浴、日光浴、冷水浴等均有一定效果。

8. 预防性康复措施

（1）COPD 的预防要点首先是应用特异性的保护手段，如接种疫苗提高老年人的免疫水平，预防流行性感冒和肺炎的发生。

（2）戒烟教育。

（3）经常参加户外锻炼，增强体质及呼吸道的抗病能力。

（4）保持良好心态，消除抑郁、焦虑，提高生活质量。

9. 心理行为矫正　COPD 患者往往表现焦虑、沮丧,不能正确对待疾病,会进一步加重残障程度。因此,心理及行为干预是非常必要的,指导患者学会放松肌肉、减压及控制惊慌有助于减轻呼吸困难及焦虑,另外家人、朋友的支持也必不可少。

10. 教育和宣教　教育和宣教是 COPD 康复的重要组成部分,教育内容除一般知识,如呼吸道的解剖、生理、病理生理、药物等作用外,还应包括以下内容。

(1) 正确及安全使用氧气:长期低流量吸氧(<5 L/min)可提高患者生活质量,使 COPD 患者的生存率提高 2 倍。

(2) 预防感冒:COPD 患者易患感冒,继发细菌性感染后使支气管炎症状加重。可采用防感冒按摩、冷水洗脸、食醋熏蒸、增强体质等方法来预防感冒。

(3) 戒烟:各种年龄及各期的 COPD 患者均应戒烟。

十二、老年糖尿病康复

运动疗法是老年糖尿病基本治疗方法之一,尤其对 2 型糖尿病治疗作用较大。大量临床观察和动物实验已经证实,运动疗法在老年糖尿病防治中起着很重要的作用。

【运动疗法】　运动锻炼是肥胖型糖尿病患者减轻体重、控制症状的最有效的治疗方法之一。运动的种类可包括步行、慢跑、阻力自行车、游泳、划船等,也可选用有氧体操、球类活动、原地跑、登楼梯或跳绳等活动。老年人为了达到消耗体内脂肪的目的,运动强度可选择偏低,40%～50%最大摄氧量或 60%～70%最高心率,但运动时间应相应延长,达到 40～60 min或更长。运动锻炼不可避免会引起食欲增加,消化功能增强,此时应注意饮食控制。只有当运动疗法和限制饮食相结合,才能切实达到能量负平衡的目的,使体重持续下降直至达到理想体重。

对于肥胖糖尿病患者每日体重减轻多少为宜,目前尚无统一意见,但一般主张缓慢减肥,避免对生活和工作产生不利影响或引起生理功能紊乱,也有利于防止反跳。一般以每日减重 50～70 g,每周减重 400 g 为宜。

运动疗法的适应证与禁忌证如下。

1. 适应证　糖尿病运动疗法主要适用于轻度和中度的 2 型糖尿病患者,肥胖型 2 型糖尿病是最佳适应证。1 型糖尿病患者,由于体内胰岛素绝对不足,必须依赖胰岛素治疗。但对稳定期的 1 型糖尿病患者,病情得到较好控制后也可进行运动锻炼,以促进健康和正常发育。

2. 禁忌证　①合并各种急性感染;②伴有心力衰竭、心律失常,活动后加重;③严重糖尿病肾病;④糖尿病足;⑤严重的眼底病变;⑥新近发生的血栓;⑦血糖未得到较好控制(血糖>16.8 mmol/L);⑧有明显酮血症、酸中毒等。

【康复教育】　在老年糖尿病康复治疗中,糖尿病康复教育是防治糖尿病的核心。糖尿病康复教育使患者了解长期高血糖的危害性,特别是对控制未达标的老年患者,要让其了解慢性高血糖与糖尿病慢性并发症的发生、发展有密切联系,同时也要让老年人认识到糖尿病的可防性和可治性,最大限度地控制高血糖,减少慢性并发症的发生和发展。

十三、跌倒预防与康复

老年人容易发生跌倒现象,从而造成各类骨折或肢体瘫痪。老年人跌倒的发生率高、疾病负担重,因此加强开展跌倒预防与康复工作显得尤为重要。

老年人的跌倒是一种非特异性表现,是多种因素影响的结果,其中肌力减退、神经-肌肉控制能力下降、本体感觉能力及老年认知注意力的功能减退是造成平衡能力下降,容易发生跌倒的主要原因。因此,老年人需要在日常生活中重视跌倒预防的运动锻炼,同时对跌倒高危人群,需要进行规范的跌倒康复干预训练。通过平衡功能训练、本体感觉训练、空间位置觉训练、动态认知注意力训练、肌群协调训练等针对性的跌倒预防干预,增强个体对运动平衡控制的能力,降低跌倒发生率。

因此,积极开展跌倒预防工作,进行规范的循序渐进的康复训练,对提高老年人功能生命质量,具有重要的现实意义。

【康复评定】 老年人跌倒的评定量表如下。

1. Berg 平衡量表(Berg balance scale, BBS) 该量表用于测评平衡与移动功能,15~20 min 可完成。包括 14 项日常生活测试项目,每项 5 级评分(0~4 分),0 分为不能完成,4 分为独立完成,总分 56 分,得分越高,提示平衡功能越好;BBS 评分<45 分提示有跌倒可能。BBS 是目前应用较广泛的量表之一。

2. Tinetti 步态和平衡测试(Tinetti gait and balance test) 通过测试受试者的步态和平衡来预测老年人跌倒的危险性,包括步态测试和平衡测试两部分。平衡测试有 9 项,满分 16 分;步态测试有 7 项,满分 12 分;总分(平衡+步态)为 28 分。完成时间 10~15 min。总分 19~24 分,预示有跌倒风险;<19 分,预示有高跌倒的风险。研究表明,其敏感度和特异度分别为 70% 和 53%。

3. 计时起立行走测试(time up and go test,TUG) 此测试是经 Podsiadlo 将原版本改良而成的一种简便、实用的定时能力测试,1~2 min 可完成,不受场地限制。通过计算完成指定任务花费的时间来测评受试者的稳定功能。完成时间<20 s,表明有独立的活动能力;完成时间>30 s,则表明受试者需要帮助才可完成大部分活动;完成时间 20~29 s,需附加测试评定其功能活动水平。该测试敏感度和特异度性均在 85% 以上,是一项可靠的测试,与 BBS 有很好的相关性。

4. 老年人活动与害怕跌倒量表(survey of activities and fear of falling in the elderly, SAFFE) 用于区分害怕跌倒及活动受限的程度。SAFFE 主要考察 11 项可量化的日常社会活动。总分越高,提示害怕跌倒的程度越大。与其他量表相比,最大的优势是可以识别因害怕跌倒而限制活动的情况。

【康复治疗】

1. 平衡训练 原则上是从稳定的、较宽的步基(支撑面)通过逐渐增加不稳定性和减小支撑面的方法,以训练适应能力,训练从颈部到躯干,从坐位、起立到站位。

(1) 坐位平衡:第 1 步,患者端坐训练台,两足分开平放地面,两手支撑在台面躯干两方;第 2 步,撤去两手支撑,增加两臂运动;第 3 步,升高训练台,撤去两足支持,增加身体移位运动;最后坐在可以摇动的台上,进行左右摇摆的运动。

(2) 起立平衡:患者臀部滑到椅子前部,两足跟保持在椅前沿下方,身体略前倾,使重心稍前移,而后两手撑住扶手起立。坐下时先后退使两腿后面靠住椅子,然后两手握住扶手或撑住双膝坐下。

(3) 站位平衡:两足稍分开站立,两手扶持,如较稳定则进入动态训练,逐渐缩小步基,减少两手支撑,最后在摇动的台面上做左右摇摆的运动。

2. 认知注意力训练　详见相关章节。

3. 本体感觉训练　关节本体感觉是一种自觉的或不自觉的感受肢体空间位置的感觉,是指人对自己身体的肌肉、关节、韧带等运动器官本身在不同状态(运动或静止)时产生的感觉。

在综合性医院可以采用等速肌力训练仪对运动系统,主要是四肢大关节、腰背部等进行准确的肌肉功能评定,并提供科学的训练方法,有利于促进老年人本体感觉的把握和根据本体感觉进行运动的微调,对本体感觉和肌力恢复都有重要意义,是增强肌力、加强下肢平衡功能、改善老年人生活质量的一种有效训练方法。

4. 下肢肌群协调性训练　肌肉力量及肌群协调性是老年人维持平衡功能的重要因素。人到老年,肌肉会发生退行性变化,表现为肌肉的弹性、力量、耐力、控制力、协调性减弱等。下肢肌群协调性训练可提高老年人的平衡能力、运动协调性和动作敏捷性。训练方法包括平衡板训练、平衡木内训练、平衡仪上协调性训练。

5. 生物反馈训练(肌电图反馈、平衡仪反馈训练)　生物反馈训练是将身体功能的变化利用各种仪器、器材转变为人体可以感受到的信号,让老年人学会控制自身运动,改善平衡功能。可以从以下几个方面训练。

(1) 增强训练:指导肌力低下和萎缩肌肉的训练。

(2) 放松训练:指导高活动肌肉的放松训练。

(3) 稳定训练:复杂任务中主动肌的等长收缩训练。

(4) 共济协同训练:改善复杂任务中开和关的肌肉活动模式。

(5) 耐力/持续训练:改善复杂任务中开和关的肌肉活动模式。

6. 心理、行为治疗　鼓励信心,并教给增加稳定、防止跌倒的自身保护技术。

【跌倒预防和跌倒后措施】

1. 跌倒预防　对具有多项跌倒危险因素,尤其是发生过跌倒者采取针对性预防措施。

2. 跌倒后措施　对老年人特别是独居者,采取跌倒后应急措施,如呼唤救援、保暖以及从地上爬起的辅助设施等。跌倒在地可扶持家具,借力支撑爬起;若在仰卧位可先转为侧卧位,再转身成四点位再爬起。

十四、老年人尿失禁与尿潴留康复

随着年龄的增长,老年人膀胱肌萎缩,容量逐渐减少,排尿时膀胱收缩能力减弱,残余尿量增多,易导致泌尿系统感染。另外,老年人的膀胱括约肌萎缩、肌张力减低,因而常出现尿急、尿频以及尿失禁等。尿失禁是老年人常见的功能障碍。据统计,约70%的>65岁老年人有不同程度的尿失禁现象。在老年男性尿失禁患者中,多表现为尿淋漓,即小便后,膀胱括约肌不能有力地完全关闭,致使尿液滴滴答答不能完全中断。在老年女性,多表现为腹压增高(如用力憋气举重物、大笑时等)时,膀胱括约肌松弛,不能自主控制地使一股尿流排出,即间断性尿失控。特别是老年人在患有神经系统疾病时尿失禁尤易发生,如脑卒中、痴呆等。老年人尿失禁不仅影响个人卫生,而且使老年人的社会参与受到一定的限制。

老年男性激素分泌减少,前列腺结缔组织增多,严重的前列腺肥大可出现尿潴留;在脑卒中或其他脑损伤时尿潴留也可以出现。由于膀胱括约肌痉挛,尿液潴留在膀胱内排不出来,膀胱过度充盈扩张,产生剧烈的下腹痛,甚至可使患者晕厥。患者不得不保留导尿管或进行间歇性导尿。

【康复评定】 在康复处理中,要对尿失禁以及尿潴留的性质和程度进行评定。尿失禁评定:评定内容之一是尿失禁形式的定性,是尿淋漓不尽还是间断性尿失控;之二是每日发生的次数,是每次小便后都存在还是不定时出现,每日平均有几次。根据这些评定结果判定老年尿失禁的严重程度。在有条件的情况下应当进行尿动力学检查,以确定是否有神经系统损害造成的神经性膀胱,并确定膀胱逼尿肌和膀胱括约肌的功能,这样可以更好作出量化的功能评定。

【康复治疗】 在康复训练中,膀胱括约肌的控制训练是最重要的手段。反复进行提肛和提高腹压(如用力憋气)的训练,使患者有意识地控制排尿是最重要的训练内容。配合中医的治疗方法,如针灸、按摩等可能更为有效。对尿失禁严重的老年患者,可能需要进行手术以克服膀胱括约肌的松弛状态。

除针对疾病做相应处理外,心理康复也非常必要,注意消除老年人紧张和忧虑情绪。夜间要在床边放置便器,以减少排尿顾虑。排尿时,等候者不要催促,以免影响排尿。对于老年尿潴留患者,应采用诱导、热敷等方法解决,尽量避免留置导尿管,以预防泌尿道感染。特殊情况下,可通过手术安置自控排尿装置。

老年人尿失禁的康复性预防,应特别注意大腿内侧、臀部、外阴部及肛周皮肤的保护,应及时更换尿垫,清洗后擦干皮肤,保持局部清洁干燥,必要时使用一些油膏或消炎药膏擦拭肛周皮肤,以免发生压疮。

（郑洁皎　王传馥）

图书在版编目(CIP)数据

老年医学概论/郑松柏,朱汉民主编. —上海:复旦大学出版社,2010.8(2020.8 重印)
(复旦博学·临床医学系列)
ISBN 978-7-309-07509-0

Ⅰ. 老⋯ Ⅱ.①郑⋯ ②朱⋯ Ⅲ. 老年医学-医学院校-教材 Ⅳ. R592

中国版本图书馆 CIP 数据核字(2010)第 148534 号

老年医学概论
郑松柏 朱汉民 主编
出品人/贺圣遂 责任编辑/贺 琦

复旦大学出版社有限公司出版发行
上海市国权路 579 号 邮编:200433
网址:fupnet@ fudanpress. com http://www.fudanpress.com
门市零售:86-21-65102580 团体订购:·86-21-65104505
外埠邮购:86-21-65642846 出版部电话:86-21-65642845
上海春秋印刷厂

开本 787×1092 1/16 印张 25.25 字数 583 千
2020 年 8 月第 1 版第 2 次印刷

ISBN 978-7-309-07509-0/R · 1167
定价:56.00 元